全国优秀教材二等奖

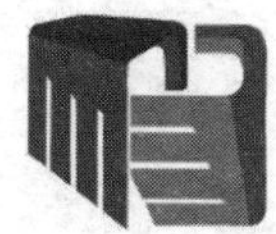

“十三五”职业教育国家规划教材

食 品 类 专 业 教 材 系 列

# 食品营养与健康

（修订版）

郑 琳 贾润红 主编

科 学 出 版 社

北 京

## 内 容 简 介

本书主要介绍营养学基础知识、卫生学基础知识、合理营养和健康管理等相关知识，具体分为食物的消化与吸收、基础营养、各类食物的营养价值、公共营养、健康管理、食品安全认知、技能训练七个项目。全书提供配套电子资源库、课程测评系统，每个项目将教学重点转化为任务驱动，便于学生自主学习和教师信息化教学。

本书可作为职业院校食品类专业教材，也可作为健康管理师职业资格考试教材、食品行业工作人员参考书和大众营养科普用书。

**图书在版编目（CIP）数据**

食品营养与健康/郑琳，贾润红主编. —北京：科学出版社，2018.3
（“十三五”职业教育国家规划教材　食品类专业教材系列）
ISBN 978-7-03-055798-8

Ⅰ. ①食…　Ⅱ. ①郑…　②贾…　Ⅲ. ①食品营养-关系-健康-高等职业教育-教材　Ⅳ. ①R151.4

中国版本图书馆 CIP 数据核字（2017）第 300834 号

责任编辑：沈力匀 / 责任校对：赵丽杰
责任印制：吕春珉 / 封面设计：耕者设计工作室

科学出版社 出版
北京东黄城根北街 16 号
邮政编码：100717
http://www.sciencep.com
三河市骏杰印刷有限公司 印刷
科学出版社发行　各地新华书店经销
*
2018 年 3 月第　一　版　开本：787×1092　1/16
2021 年 1 月修　订　版　印张：19 1/4
2024 年 1 月第十五次印刷　字数：462 000

定价：59. 00 元
（如有印装质量问题，我社负责调换〈骏杰〉）
销售部电话 010-62136230　编辑部电话 010-62130750

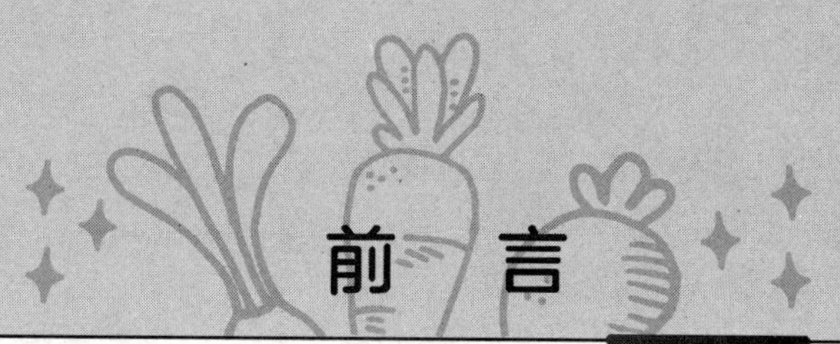

# 前 言

民以食为天，食物是人类健康的物质基础，人类只有遵循营养学基本原理，合理营养平衡膳食，科学安排日常饮食和生活方式，才能达到健康的状态，近年来，随着生命科学和食品科学的飞速发展，通过改善饮食条件与食物组成，发挥食物本身的生理调节功能，以提高人类健康水平已成为人们共同追求的目标。同时，日益突发的食品安全事件也成为人们关注的焦点，作为食品从业者，必须掌握食品卫生的相关知识。

《食品营养与健康》是职业教育食品类专业必修的专业课程，学生通过本课程的学习应掌握食品营养与卫生的基本知识和技能。本书包括食物的消化与吸收、基础营养、各类食物的营养价值、公共营养、健康管理、食品卫生的基础知识和技能训练等七个项目。本书内容是根据最新版《中国居民膳食营养素参考摄入量》(2013 版)、《中国居民膳食指南》(2016)及 GB 28050、GB 14880 等食品安全国家标准的内容进行编写，将营养学基础知识、卫生学基础知识、合理营养和健康管理等相关知识纳入教材。教材将营养与卫生的理论知识体系转化为项目教学、任务驱动的内容框架体系，以提高学生的学习兴趣。任务中涉及学生食谱设计、营养标签编制、膳食调查等内容，有利于提高学生的创新能力。同时，将健康管理师、公共营养师等职业技能等级标准的相关内容及要求有机融入教材内容，符合书证融通、课证融通的教学理念，体现在“学中做、做中学”、以学生为中心的教学理念。

为了使学生能够掌握食品营养与健康的相关知识和技能，全书配备了二维码，以拓展和强化学生食品营养与健康方面的知识。同时，为了方便教师开展智慧课堂，作者还建立了网络课程，配备了该课程的练习测试题、微课、教学视频、拓展视频、营养配餐软件和“课程思政案例”等教学资源。

参加本书编写的都是多年从事食品营养与健康教学科研和应用实践的教师，其中佛山职业技术学院郑琳教授、连云港师范高等专科学校贾润红副教授任主编，并负责全书的统稿工作，广东科贸职业学院李咏梅、广东食品药品职业学院马丽萍、安徽职业技术学院曹川、佛山职业技术学院刘健南和河源职业技术学院徐艳担任副主编，编委会成员还有青岛啤酒（三水）有限公司岑翠芹、佛山职业技术学院郑培君、鲍玲玲和王小博，广东农工高职业技术学院苏新国教授作为主审审阅了全稿。

本书为佛山职业技术学院与青岛啤酒（三水）有限公司联合开发的校企合作教材，本教材可以作为高等职业教育食品营养与检测、食品质量与安全、食品加工技术等食品类相关专业的专业必修课或作为其他专业《食品营养与健康》公共选修课教材使用，还可以作为公共营养师、健康管理师培训教材使用。

在本书的编写中，参考了许多文献资料，对于相关作者难以一一鸣谢，在此一并表示感谢。此外，在本书的编写中得到了全国食品工业职业教育教学指导委员会和科学出版社的大力支持，在此一并感谢。

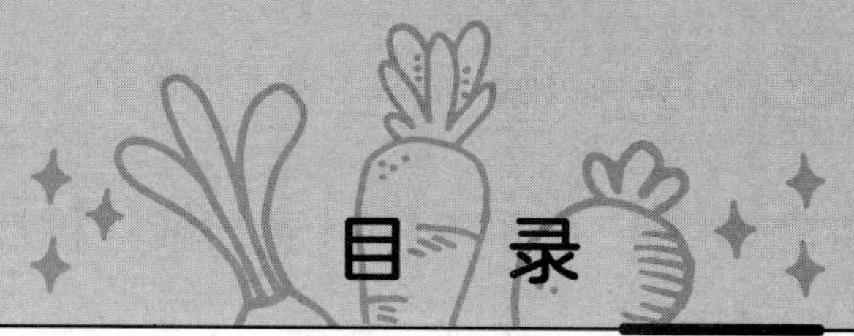

# 目 录

# 实　践　篇

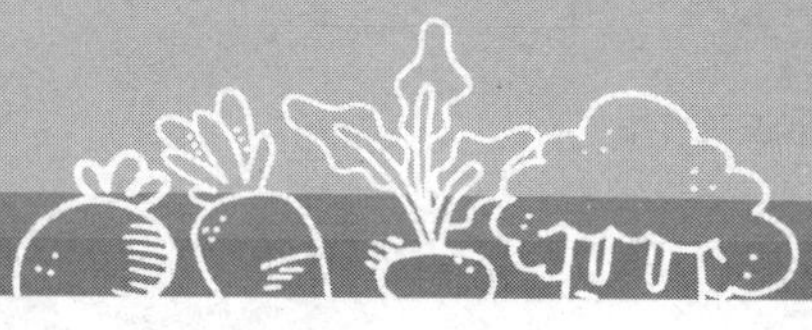

# 课 程 导 论

## 知识目标

课程导论

（1）掌握营养学的基本概念。
（2）了解中国居民目前面临的营养问题。
（3）了解营养与健康的关系。

## 能力目标

（1）能读懂《中国居民膳食营养素参考摄入量》。
（2）能读懂《中国食物与营养发展纲要（2014—2020）》，并制定自己的营养目标。

## 【任务引领】

（1）请指出《中国居民膳食营养素参考摄入量》2013版与2010版中指标的具体变化，并说明2013版《中国居民膳食营养参考摄入量》各参考值的含义。

（2）请指出《中国居民膳食营养素参考摄入量》2013版与2010版中各类人群能量、蛋白质、脂肪和碳水化合物的推荐摄入量的变化。

（3）请结合《中国居民膳食营养素参考摄入量》和《中国食物与营养发展纲要（2014—2020）》，制定自己的营养目标。

## 一、基本概念

### （一）食物与食品

**1. 食物**

食物是维持人类生存和健康的物质基础，广义的理解是指供给人类或动物食用的物质，即能被食用并经消化吸收后构成机体组织、供给活动所需能量或调节生理功能的无毒物质。从营养学（science of nutrition，nutrition，nutriology）的角度，食物是指供食用、消化、吸收，并至少含有一种营养素（nutrient）的无毒物质。人类的食物除少数物质如盐类外，几乎全部来自生物界。

**2. 食品**

食品是指各种供人食用或饮用的成品和原料，以及按照传统既是食品又是中药材的物品，但是不包括以治疗为目的的物品。

食品的功能包括以下三点。

（1）为机体提供一定的能量和营养素，满足人体的需要，即食品的营养作用，这是

既是食品又是药品的物品名单、可用于保健食品的物品名单及保健食品禁用物品名单

主要的作用。

（2）满足人们的感官要求，即满足人们不同的嗜好，如对食品色、香、味等的需要。

（3）生理调节功能，即对身体的生理调节作用。这与防病、保健有直接或间接的关系。

既满足上述营养（第一功能）和感官（第二功能）的基本要求，又具有特定调节和改善人体生理活动（第三功能）功能的食品通常称为功能食品或健康食品，在我国也称为保健食品。

### （二）营养与营养素

**1. 营养**

营养（nutrition）是人体从外界环境摄取食物，经过消化、吸收和代谢，利用其有益物质供给能量，构成和更新身体组织，以及调节生理功能的全过程。

**2. 营养素**

营养素是指食物中具有特定生理作用，能维持机体生长、发育、活动、生殖及正常代谢所需的物质。目前发现维持人体生命所需的营养素有蛋白质（protein）、脂类（lipids）、碳水化合物（carbohydrate）、矿物质（mineral）、维生素（vitamin）、水（water）和膳食纤维（dietary fiber）七大类40多种。蛋白质、脂类、碳水化合物为在人体内含量及需要量相对较多的营养素，称为宏量营养素；矿物质和维生素为在人体内含量及需要量相对较少的营养素，称为微量营养素。

除了营养素外，食物中还含有许多其他成分，如膳食纤维、生物活性物质等。这些成分也都有重要的生理功能或一定的健康保障作用。

营养素来自食物，但是没有一种天然食物含有人体需要的全部营养素，也没有一种营养素具备所有的营养功能。因此，食物中所含的营养素和能量能满足人体营养需要的程度，则体现了该食物的营养价值。

### （三）营养学

营养学是研究人体营养规律及改善措施的科学，包括基础营养、食物营养、人群营养、公共营养、临床营养等。

食品营养学是研究食物与人体健康关系的一门科学。研究内容包括营养素和其他膳食成分在人体中的生理功能，以及其在人体内的消化、吸收、利用与排泄的过程和对人体健康、疾病的作用，营养素之间的相互作用和平衡，营养素需要量和膳食营养素参考摄入量（dietary reference intakes，DRIs），营养缺乏病和营养相关慢性病的预防与营养治疗，特殊人群的营养，食物的营养素保存和营养素强化，植物化学物与保健食品，社区营养管理和营养教育，食物营养政策和营养法规等。

营养学与生物化学、生理学、病理学、临床医学、食品科学等学科有着密切的联系，具有很强的实践性。从应用方面看，它可以指导群体或个体合理安排饮食、防病保健，影响国家的食物生产、分配及食品加工政策，改善国民体质，促进社会经济发展。

### （四）膳食营养素参考摄入量

膳食营养素参考摄入量是评价膳食营养素供给量能否满足人体需要、是否存在过量摄入风险，以及有利于预防某些慢性非传染性疾病的一组参考值，包括平均需要量（estimated average requirement，EAR）、推荐摄入量（recommended nutrient intake，RNI）、适宜摄入量（adequate intake，AI）、可耐受最高摄入量（tolerable upper intake level，UL）及建议摄入量、宏量营养素可接受范围（acceptable macronutrient distribution ranges，AMDR）。膳食营养素参考摄入量是在推荐膳食营养素供给量（recommended dietary allowance，RDA）的基础上发展起来的每日平均膳食营养素摄入量的一组参考值。随着营养学研究的不断发展，2013 年修订版的《中国居民膳食营养素参考摄入量》，在平均需要量、推荐摄入量、适宜摄入量、可耐受最高摄入量的基础上，增加了与慢性非传染性疾病有关的三个参数：宏量营养素可接受范围、预防非传染性慢性病的建议摄入量（proposed intakes for preventing non-communicable chronic diseases，PI-NCD；简称建议摄入量，PI）和特定建议值（specific proposed levels，SPL）。

**1. 平均需要量**

EAR 是指某一特定性别、年龄及生理状况群体中个体对某营养素需要量的平均值。按照 EAR 水平摄入营养素，根据某些指标判断可以满足某一特定性别、年龄及生理状况群体中 50%个体需要量的摄入水平，但不能满足另外 50%个体对该营养素的需要。

EAR 是制定 RNI 的基础，也可用于评价或计划群体的膳食摄入量，或判断个体某营养素摄入量不足的可能性。针对群体，EAR 可用于评估群体中摄入不足的发生率；针对个体，可检查其摄入不足的可能性。EAR 不是计划个体膳食的目标和推荐量，当用 EAR 评价个体摄入量时，如果某个体的摄入量远高于 EAR，则此人的摄入量有可能是充足的；如果某个体的摄入量远低于 EAR，则此个体的摄入量很可能不足。由于某些营养素的研究尚缺乏足够的个体需要量资料，因此并非所有营养素都能制定出其 EAR。

**2. 推荐摄入量**

RNI 是指可以满足某一特定性别、年龄及生理状况群体中绝大多数（97%～98%）个体需要量的某种营养素摄入水平。RNI 可以满足机体对该营养素的需要，维持机体健康和组织中适当的营养素储备。RNI 相当于传统意义上的 RDA，它的主要用途是作为个体每日摄入该营养素的目标值。

RNI 是根据某一特定人群中体重在正常范围内的个体需要量而设定的。对个别身高、体重超过此参考范围较多的个体，可能需要按每千克体重的需要量调整其 RNI。

能量需要量（estimated energy requirement，EER）是指能长期保持良好的健康状态、维持良好的体型、机体构成及理想活动水平的个体或群体，达到能量平衡时所需要的膳食能量摄入量。

群体的能量推荐摄入量直接等同于该群体的 EAR，而不是像蛋白质等其他营养素那样等于 EAR 加 2 倍标准差。所以能量的推荐摄入量不用 RNI 表示，而使用另一个术语“能量需要量”来描述推荐的人体能量摄入量。

**3. 适宜摄入量**

当某种营养素的个体需要量研究资料不足而不能计算出 EAR，从而无法推算 RNI

时，可通过设定 AI 来代替 RNI。AI 是通过观察或实验获得的健康群体某种营养素的摄入量。例如，纯母乳喂养的足月产健康婴儿，从出生到 4～6 个月，他们的营养素全部来自母乳，故摄入的母乳中的营养素数量就是婴儿所需各种营养素的 AI。AI 的主要用途是作为个体营养素摄入量的目标。

AI 和 RNI 的相似之处是两者都可以作为目标群体中个体营养素摄入量的目标，可以满足该群体中几乎所有个体的需要。但值得注意的是，AI 的准确性远不如 RNI，且可能高于 RNI，因此，使用 AI 作为推荐标准时要比使用 RNI 更加小心。

**4. 可耐受最高摄入量**

UL 是指平均每日摄入营养素的最高限量。“可耐受”是指这一摄入水平在生物学上一般是可以耐受的。对一般群体来说，摄入量达到 UL 水平对几乎所有个体均不致损害健康，但并不表示达到此摄入水平对健康是有益的。对大多数营养素而言，健康个体的摄入量超过 RNI 或 AI 水平并不会产生益处。UL 并不是一个建议的摄入水平。在制定个体和群体膳食时，应使营养素摄入量低于 UL，以避免营养素摄入过量可能造成的危害。但 UL 不能用来评估群体中营养素摄入过多而产生毒副作用的危险性，因为 UL 对健康人群中最易感的个体也不应造成危害。目前有些营养素还没有足够的资料来制定 UL，所以对没有 UL 的营养素并不意味着过多摄入这些营养素就没有潜在的危险。

根据现代风险评估理论，营养素安全摄入范围可避免营养素摄入不足和摄入过量两种风险，保证营养素摄入量的充足和安全。人体每天都需要从膳食中获得一定量的各种必需营养成分。如果人体长期摄入某种营养素不足，就有发生该营养素缺乏的危险；当通过膳食或其他途径长期大量摄入某种营养素时就可能发生一定的危害作用。

当日常摄入量极低时，随机个体摄入不足的概率为 1.0，就是说如果一个体在一定时间内没有摄入某种营养素就会发生该营养素的缺乏病；如果一个群体长期不摄入某种营养素，该群体将全部发生该营养素的缺乏病。随着摄入量的增加，摄入不足的概率相应降低，发生缺乏的危险性逐渐减少。当一个随机个体摄入量达到 EAR 水平时，缺乏该营养素的概率为 0.5，即有 50%的机会缺乏该营养素；一个群体的平均摄入量达到 EAR 水平时，人群中有半数个体的需要量可以得到满足，另外半数个体的需要量得不到满足。摄入量增加，达到 RNI 水平时，随机个体摄入不足的概率变得很小，在 3%以下；一个群体的平均摄入量达到 RNI 水平时，人群中有缺乏可能的个体仅占 2%～3%，也就是绝大多数的个体都没有发生缺乏的危险。摄入量超过 RNI 若继续增加可能达到某一点，此时开始有摄入过多的征象出现，这可能就是该营养素的 UL。RNI 和 UL 之间是一个安全摄入范围，日常摄入量保持在这一范围内，发生缺乏和中毒的危险性都很小。摄入量超过安全摄入范围继续增加则产生危害作用的概率随之增加，理论上可以达到某一水平，机体出现危害反应的概率等于 1.0，即个体一定会或群体全部都发生中毒。在自然膳食条件下这种情况是不可能发生的，但为了避免摄入不足和摄入过多的风险，应当把营养素的摄入量控制在安全摄入范围之内。

**5. 宏量营养素可接受范围**

AMDR 指为预防产能营养素缺乏，同时又降低慢性病风险而提出的每日摄入量的下限和上限。糖类、脂类、蛋白质这三种被称为宏量营养素。蛋白质、脂肪和碳水化合物都属于在体内代谢过程中能够产生能量的营养素，因此也被称为产能营养素。它们属于人体的必需营养素，但摄入过量又可能导致机体能量储存过多，增加非传染性慢性病的发生风险。因此有必要提出既能预防营养素缺乏，同时又减少摄入产能营养素过量导致慢性病风险的 AMDR。

传统上 AMDR 常以某种营养素摄入量占摄入总能量的比例来表示，其显著的特点之一是具有上限和下限。如果一个个体的摄入量高于或低于推荐的范围，可能引起罹患慢性病的风险增加，或引起必需营养素缺乏的可能性增加。

**6. 预防非传染性慢性病的建议摄入量**

PI 是为预防非传染性慢性病而建议的必需营养素的每日摄入量。某些营养素的 PI 可能高于 RNI 或 AI，如维生素 C、钾等；而另一些营养素的 PI 可能低于 AI，如钠。

非传染性慢性病不是特指某种疾病，而是对一类起病隐匿，病程长且病情迁延不愈，缺乏确切的传染性生物病因证据，且有些尚未完全被确认的疾病的概括性总称。由《中国防治慢性病中长期规划（2017—2025 年）》中的定义，慢性病主要包括心脑血管疾病、癌症、慢性呼吸系统疾病、糖尿病（diabetes mellitus，DM）和口腔疾病，以及内分泌、肾脏、骨骼、神经等疾病，这些疾病具有病程长、病因复杂、损害健康和社会危害严重等特点。

**7. 特定建议值**

SPL 为维持人体健康而对必需营养素以外的食物成分建议的每日摄入量。据研究，食物中某些传统营养素以外的一些食物的成分具有健康效应。根据流行病学资料及群体干预研究，以充足的证据证明了某些食物成分，其中多数属于食物中的植物化合物，具有改善人体生理功能、预防慢性疾病的生物学作用。

《中国居民膳食营养素参考摄入量》提出的特定建议值，专用于营养素以外的其他食物成分，一个人每日膳食中这些食物成分的摄入量达到这个建议水平时，有利于维护人体健康。

## 二、营养与健康的关系

营养与健康的关系已成为现代营养学的一项重要内容。越来越多的研究表明，一些重要慢性疾病（癌症、心脑血管疾病、糖尿病等）与膳食营养关系十分密切，膳食营养因素是这些疾病的重要成因，或者是预防和治疗这些疾病的重要手段。例如，高盐可引起高血压（hypertension）；蔬菜和水果对多种癌症有预防作用；叶酸、维生素 $B_6$ 和维生素 $B_{12}$、同型半胱氨酸与冠心病（coronary heart disease，CHD）有重要关系等。另外一些研究表明，癌症、高血压、冠心病、糖尿病，乃至骨质疏松症（osteoporosis，OP）等的发生都与一些不良的膳食因素有关，尤其是由于营养不平衡而导致的肥胖，是大多数慢性病共同的危险因素。所以，世界卫生组织强调在社区中用改善膳食和适当体力活动为主的干预策略来防治多种慢性病。

### （一）营养素是维持人体健康的物质基础

营养素对于维持人体组织构成、生理功能、身体健康及预防疾病具有重要的意义，良好的营养状况能有效维护人体健康。目前发现维持人体生命所需的六大类40多种营养素的功能各不相同，概括起来主要有三个方面：①供给能量，以满足人体生理与体力活动所需的能量；②营养素是构成和修补机体组织的原料；③调节生理功能，维持体内物质代谢的动态平衡。

### （二）不良膳食损害人体健康

人类膳食经过近万年的演变，形成了各种各样的膳食文化与膳食习惯，机体通过膳食获取的食物是否有利于维护与促进机体健康，与膳食文化和膳食习惯密切相关。

**1. 人类不良的膳食状况**

（1）膳食不合理。其原因为长期形成的不良的膳食模式，如以动物性食品为主的膳食模式，偏食、挑食等不良饮食习惯，暴食症、神经性厌食症、健康食品痴迷症等疾病导致的饮食失调，贫穷或食物缺乏导致的营养摄入不足等。

（2）长期食用含有有毒有害物质的食品。食品在加工、储存过程中使用了有害的化学物质或产生了有毒有害物质。例如，反式脂肪酸在食品加工业中的使用；亚硝酸盐、苏丹红、吊白块、三聚氰胺、罂粟壳等违法添加到食品中；滥用食品添加剂等。

（3）地壳中某种营养素含量过少或过多，导致膳食中长期缺乏某些营养素或某些元素摄入过多。例如，食品中长期缺碘引起的碘缺乏病，饮水中砷含量过高引起的慢性砷中毒等。

（4）空气、饮水或土壤受到污染后会导致食物被污染，从而引起人体发生急、慢性中毒性疾病及致癌、致畸、致突变损害。例如，水俣病、痛痛病、恶性肿瘤等。

**2. 不良的膳食状况导致的健康损害**

（1）营养性疾病。①营养缺乏病：如蛋白质-能量营养不良、维生素A缺乏病、维生素D缺乏病、维生素$B_1$缺乏病（脚气病）、维生素C缺乏病（坏血病）、营养性贫血、碘缺乏病等。②营养过剩或比例失调性疾病：能量、脂肪等摄入过多可致肥胖症、高脂血症、动脉粥样硬化（atherosclerosis），维生素A、维生素D及某些必需微量元素摄入过多可导致中毒；此外，营养过剩与结肠癌、乳腺癌、胃癌等有明显关系。

（2）食物中毒。例如，亚硝酸盐中毒、发芽马铃薯中毒、四季豆中毒、毒蕈中毒等。

（3）慢性损害。例如，反式脂肪酸导致心脏损害；长期高盐和低纤维素膳食可引起高血压，长期高脂饮食引起血脂异常，长期食用大量食品添加剂和食用被化学农药、重金属、微生物等污染的食品也会导致慢性机体损害。

（4）免疫功能降低。营养不良可以造成胸腺和其他淋巴组织等免疫器官发育不良、萎缩，从而使细胞免疫、体液免疫、补体功能和吞噬作用等受损，导致机体免疫功能降低。例如，缺铁时，淋巴器官功能异常，血液中的淋巴细胞数会减少，线粒体（mitochondrion, MT）会发生空泡样变。

（5）感染性疾病。营养不良常与感染同时存在，两者有协同作用。营养缺乏使非特异性免疫和非免疫性保护机制受损，机体对感染的敏感性会增加。

## 三、本书的研究内容

### （一）食物的消化与吸收

消化系统是人体的一个重要系统，对食物中营养素的消化和吸收起着重要的作用，健康的消化系统是人体健康的重要基础。

### （二）基础营养

食品中的营养素对人体的健康有着重要的影响。要达到健康的目标，就要了解人体对能量和营养素的需要，营养素在人体内的生理功能，影响营养素的吸收和利用的因素，能量和营养素摄入过多或不足会对人体的危害，以及各种营养素的食物来源。

### （三）各类食物的营养价值

自然界供给人类食用的食物种类非常丰富，各种食物由于所含能量和营养素的种类和数量能满足人体营养需要的程度不同，营养特点不同，其营养价值的高低也会不同，所以全面了解各种食物的天然组成，包括营养素、非营养素类物质、抗营养因子等；了解各种食物中所含营养素的种类、数量、相互比例；了解某些食物天然营养成分的不足或缺陷，并通过营养强化来提高食品的营养价值，也是食品营养与健康研究的重要内容。

### （四）公共营养

营养学具有很强的科学性、社会性和应用性，应将营养学的研究成果应用于人民的生活中，要以人群的营养状况为基础，有针对性地提出解决营养问题的措施，从宏观上研究解决合理营养的有关理论、技术和社会措施。公共营养既包括成人和特定人群、慢性病患者等各类人群的膳食营养素参考摄入量、居民膳食指南的制定、《中国居民平衡膳食宝塔》等内容的研究，还包括营养配餐的基础知识。

人体的生理状况随着性别的差异和年龄的变化而有所不同，因此对膳食中营养素的需求也不尽一致。在食品营养学基础部分主要介绍成年期的营养需要。而特定人群营养以孕妇、乳母、婴儿、幼儿、学龄前儿童、学龄儿童及老年人等不同人群的生理特点为依据，分别介绍这些人群的营养需要和膳食指导。

营养缺乏是产生慢性病的基础，营养不平衡是慢性病发展的重要原因之一，通过合理营养可以控制病情的发展，因此了解慢性病患者的营养需求对指导慢性病患者的饮食和制定食谱具有重要的作用。

### （五）健康管理

健康管理是对个人或人群的健康危险因素进行全面管理的过程。其宗旨是调动个人及集体的积极性，有效地利用有限的资源来达到最大的健康效果。健康管理是以控制健康危险因素为核心，包括可变危险因素和不可变危险因素。食谱营养与健康介绍了健康管理的基础知识。

### （六）食品卫生的基本知识

民以食为天，食以安为先，掌握食品安全知识对食品加工中的安全控制和食源性疾病的预防具有重要作用。确保摄入的食品卫生是人类健康的重要基础。

### （七）技能训练

技能训练部分包括测量人体的体格指标、测量成人健康基本生理指标、膳食调查、食品营养标签的制作与解读、编制食谱几个任务，每个任务分为知识准备、实训准备和实训任务三个部分，让学生掌握各种常用技能。

## 四、目前我国居民营养与健康现状

我国于 1959 年、1982 年、1992 年、2002 和 2012 年分别开展过五次全国营养调查，根据中国疾病预防控制中心、国家心血管病中心、国家癌症中心近年来监测、调查的最新数据，结合国家统计局等部门人口基础数据，国家卫生计生委组织专家综合采用多中心、多来源数据系统评估、复杂加权和荟萃分析等研究办法，编写了《中国居民营养与慢性病状况报告（2015 年）》（以下简称《报告》）。《报告》指出，尽管我国城乡居民的膳食、营养状况与过去相比有了明显改善，营养不良和营养缺乏病率继续下降，但我国仍然面临着营养缺乏与营养过度的双重挑战，慢性病呈现患病率上升和死亡率下降的趋势。

### （一）我国居民膳食能量供给充足，体格发育与营养状况总体改善

居民膳食营养状况总体改善，2012 年居民每人每天平均能量摄入量为 9088kJ，蛋白质摄入量为 65g，脂肪摄入量为 80g，碳水化合物摄入量为 301g，三大营养素供能充足，能量需要得到满足。全国 18 岁及以上成年男性和女性的平均身高分别为 167.1cm 和 155.8cm，平均体重分别为 66.2kg 和 57.3kg，与 2002 年相比，居民身高、体重均有所增长，尤其是 6～17 岁儿童青少年身高、体重增幅更为显著。成人营养不良率为 6.0%，比 2002 年下降 2.5%。儿童青少年生长迟缓率和消瘦率分别为 3.2%和 9.0%，比 2002 年分别下降 3.1%和 4.4%。6 岁及以上居民贫血率为 9.7%，比 2002 年下降 10.4%。其中 6～11 岁儿童和孕妇贫血率分别为 5.0%和 17.2%，比 2002 年分别下降 7.1%和 11.7%。

### （二）膳食结构有所变化，超重肥胖问题凸显

2002～2012 年这 10 年间，我国城乡居民粮谷类食物摄入量保持稳定。总蛋白质摄入量基本持平，优质蛋白质摄入量有所增加，豆类和奶类消费量依然偏低。脂肪摄入量过多，平均膳食脂肪供能比超过 30%。蔬菜、水果摄入量略有下降，钙、铁、维生素 A、维生素 D 等部分营养素缺乏依然存在。2012 年，居民平均每天烹调用盐 10.5g，较 2002 年下降 1.5g。全国 18 岁及以上成人超重率为 30.1%，肥胖率为 11.9%，比 2002 年上升了 7.3%和 4.8%，6～17 岁儿童青少年超重率为 9.6%，肥胖率为 6.4%，比 2002 年上升了 5.1%和 4.3 %。

### （三）我国居民慢性病患病情况

**1. 重点慢性病死亡情况**

2012年全国居民慢性病死亡率为533/10万，占总死亡人数的86.6%。心脑血管疾病、癌症和慢性呼吸系统疾病为主要死因，占总死亡人数的79.4%，其中心脑血管疾病死亡率为271.8/10万，癌症死亡率为144.3/10万（前五位分别是肺癌、肝癌、胃癌、食道癌、结直肠癌），慢性呼吸系统疾病死亡率为68/10万。经过标化处理后，除冠心病、肺癌等少数疾病死亡率有所上升外，多数慢性病死亡率呈下降趋势。

**2. 慢性病危险因素**

我国现有吸烟人数超过3亿，15岁以上人群吸烟率为28.1%，其中男性吸烟率高达52.9%，非吸烟者中暴露于二手烟的比例为72.4%。2012年，全国18岁及以上成人的人均年酒精摄入量为3L，饮酒者中有害饮酒率为9.3%，其中男性为11.1%。吸烟、过量饮酒、身体活动不足和高盐、高脂等不健康饮食是慢性病发生、发展的主要行为危险因素。经济社会快速发展和社会转型给人们带来的工作、生活压力，对健康造成的影响也不容忽视。

## 五、我国2014～2020年营养目标

2014年，国务院公布了《中国食物与营养发展纲要（2014—2020年）》，其中明确提出，我国食物生产还不能适应营养需求，居民营养不足与过剩并存，营养与健康知识缺乏，必须引起高度重视。

《中国食物与营养发展纲要（2014—2020年）》

**1. 食物消费量目标**

推广膳食结构多样化的健康消费模式，控制食用油和盐的消费量。到2020年，全国人均全年各类食物的消费量应分别为口粮消费135kg、食用植物油12kg、豆类13kg、肉类29kg、蛋类16kg、奶类36kg、水产品18kg、蔬菜140kg和水果60kg。

**2. 营养素摄入量目标**

保障充足的能量和蛋白质摄入量，控制脂肪摄入量，保持适当的维生素和矿物质摄入量。到2020年，全国人均每日摄入能量应为9205～9623kJ，其中谷类食物供能比不低于50%，脂肪供能比不高于30%；人均每日蛋白质摄入量为78g，其中优质蛋白质摄入比例占45%以上；维生素和矿物质等微量营养素摄入量基本达到居民健康的需求。

**3. 营养性疾病控制目标**

基本消除营养不良现象，控制营养性疾病增长。到2020年，全国5岁以下儿童生长迟缓率应控制在7%以下；全人群贫血率应控制在10%以下，其中孕产妇贫血率应控制在17%以下，老年人贫血率应控制在15%以下，5岁以下儿童贫血率应控制在12%以下；居民超重、肥胖和血脂异常率的增长速度应明显下降。

## 六、我国2014～2020年食物与营养发展重点

我国2014～2020年食物与营养发展重点包括“三个三重点”，即三个重点产品、三

个重点发展地区和三个重点关注人群。三个重点产品为优质食用农产品、方便营养加工食品和奶类与大豆食品；三个重点发展地区为贫困地区、农村地区和流动人群集中及新型城镇化地区；三个重点关注人群为孕产妇与婴幼儿、儿童青少年和老年人。

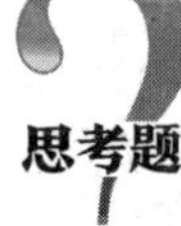


1. 食物与食品的区别与联系是什么？
2. 《中国居民膳食营养素参考摄入量》包含哪几个指标？各有什么含义与应用？
3. 简述我国居民营养现状。
4. 简述我国2014～2020年营养目标的主要内容。

# 理论篇

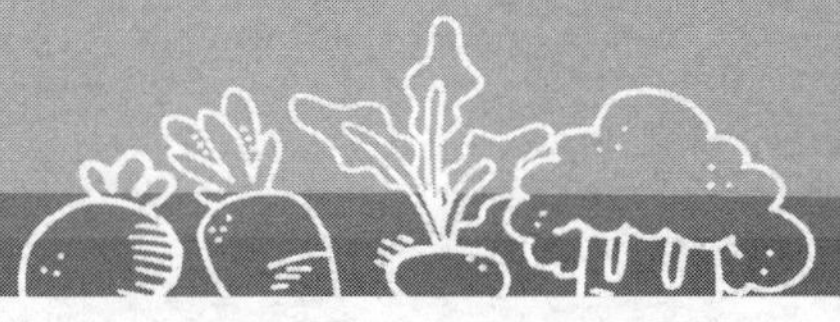

# 项目一　食物的消化与吸收

## 知识目标

（1）了解人体消化系统的主要组成。
（2）掌握各消化器官的作用。
（3）了解食物的消化与吸收过程。

食物的消化与吸收

## 能力目标

（1）能够正确识别各消化器官。
（2）能通过合理饮食保护和增强消化器官的功能。

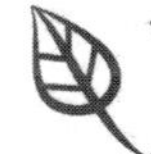

## 任务一　认识人体的消化系统

【任务引领】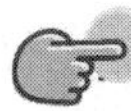

部分婴儿及成人在食用牛奶时会出现腹痛、腹胀及渗透性腹泻的现象。
（1）请简述牛奶在人体内是如何经过消化道的。
（2）请简述每个器官和消化腺在牛奶消化过程中所起的作用。
（3）请分析婴儿及成人食用牛奶后出现腹痛、腹胀及渗透性腹泻的原因。

人体的消化系统由消化道和消化腺两部分组成，如图 1-1 所示。消化道是食物消化吸收的场所，主要由口腔、咽、食管、胃、小肠（十二指肠、空肠、回肠）、大肠和肛门组成，全长 8～10m。消化腺是分泌消化液的器官，主要有唾液腺、胃腺、胰、肝和小肠腺等。

### 一、消化道

消化道在临床上可分为上消化道和下消化道。上消化道由口腔、咽、食道、胃、十二指肠、肝脏、胰腺等附属腺体及腺体导管组成，下消化道包括空肠、回肠和大肠。

**1. 口腔**

口腔由口唇、颊、腭、牙、舌和口腔腺组成。口腔受到食物的刺激后，口腔内腺体即分泌唾液，嚼碎后的食物与唾液搅和，借唾液的滑润作用通过食管，唾液中的淀粉酶能部分分解碳水化合物。

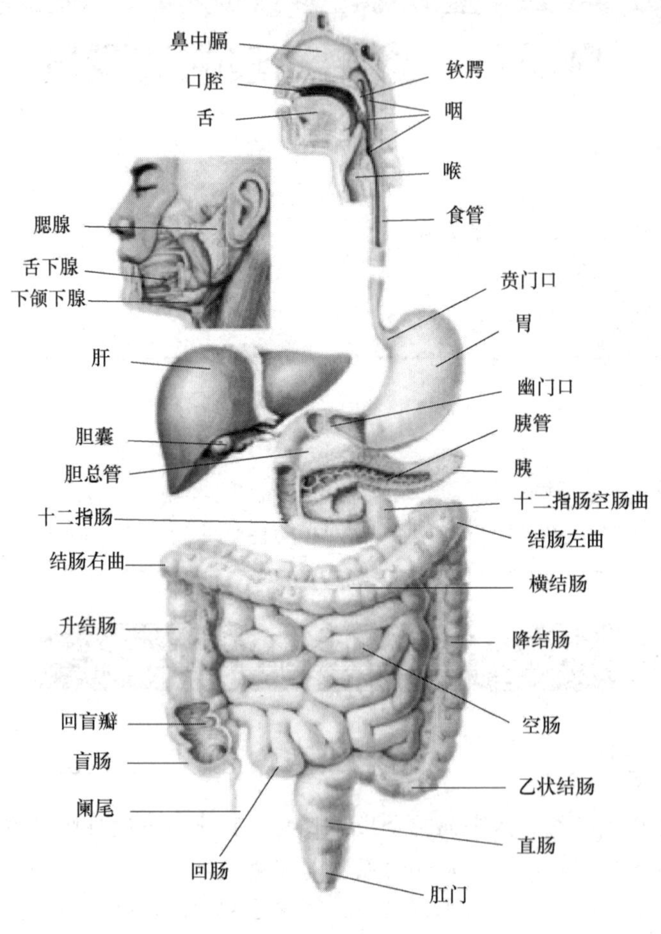


图1-1 消化系统

**2. 咽**

咽是呼吸道和消化道的共同通道，按照咽与鼻腔、口腔和喉等的通路，可分为鼻咽部、口咽部、喉咽部三部分。咽的主要功能是完成吞咽这一复杂的反射动作。

**3. 食道**

食道是一个长条形的肌性管道，全长25～30cm。食道有三个狭窄部位，这三个狭窄部位易滞留异物，也是食道癌的易发部位。食道的主要功能是运送食物入胃，其次有防止呼吸时空气进入食道，以及阻止胃内容物逆流进入食道的作用。

**4. 胃**

胃由贲门、胃底、胃体、胃窦和幽门组成，胃的总容量为1000～3000mL。胃壁黏膜中含大量腺体，可以分泌胃液，胃液呈酸性，其主要成分有盐酸、钠和钾的氯化物、消化酶、黏蛋白等。胃液的作用很多，其主要作用是消化食物、杀灭食物中的细菌、保护胃黏膜及润滑食物，使食物在胃内易于通过等。

胃的主要功能是容纳和消化食物。由食管进入胃内的食团，经胃内机械性消化和化学性消化后形成食糜，食糜借助胃的运动逐次被排入十二指肠。

**5. 十二指肠**

十二指肠为小肠的起始段，介于胃与空肠之间。其长度相当于本人12个手指的指幅（25～30cm），因此而得名。十二指肠呈“C”形弯曲，包绕胰头，可分为上部、降部、下部和升部四部分。其主要功能是分泌黏液、刺激胰消化酶和胆汁的分泌，为蛋白质的重要消化场所等。

**6. 空肠、回肠**

空肠起自十二指肠空肠曲，下连回肠，回肠连接盲肠。空肠、回肠无明显界限，空肠和回肠的长度分别占全长的2/5和3/5，两者均属小肠。空肠、回肠的主要功能是消化和吸收食物。

**7. 大肠**

大肠为消化道的下段，包括盲肠、阑尾、结肠和直肠四部分。成人大肠全长1.5m，起自回肠，全程形似方框，围绕在空肠、回肠的周围。大肠的主要功能是进一步吸收水分和电解质，形成、储存和排泄粪便。

## 二、消化腺

消化腺是分泌消化液的器官，属外分泌腺，有小消化腺和大消化腺两种。小消化腺分散在消化管各部的管壁内（如口腔内的小唾液腺、食管腺、胃腺和肠腺等），大消化腺包括三对唾液腺（腮腺、下颌下腺、舌下腺）、肝脏和胰腺，肝脏为人体内最大的消化腺。各消化腺均借导管将分泌物排入消化管内，消化食物。

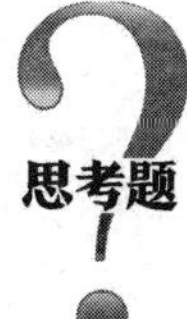

**思考题**

1. 人体主要的消化器官有哪些？
2. 人体各消化器官的作用是什么？

# 任务二　认识食物在人体内的消化吸收过程

**【任务引领】**

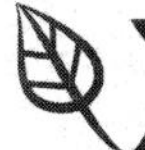

混合膳食中含有蛋白质、脂肪、碳水化合物、维生素、矿物质及水六大类营养素，请简述：

（1）各类营养素消化过程中参与的酶有哪些？

（2）各类营养素在消化道内的吸收过程。

食物中所含的营养素中只有水、矿物元素和某些维生素能被人体直接利用，其余的营养素必须通过消化系统分解转变成为简单、易于吸收的形式，才能被人体吸收利用，其中无营养价值的残渣和未被吸收的部分肠道分泌物及一些肠道微生物一起构成粪便排出体外。食物中的蛋白质、脂肪和碳水化合物等大分子物质，在消化道内被消化酶分解成为可吸收的小分子物质的过程称为消化。消化后的营养成分通过消化道黏膜进入血液循环的过程称为吸收。

食物的消化吸收过程是一个十分复杂的过程，包括咀嚼、吞咽、胃肠运动、消化液分泌及各种营养素吸收。食物的消化有两种形式，一种是靠消化液和消化酶的作用对食物进行化学性分解的化学性消化，另一种是通过牙齿的咀嚼和胃肠的蠕动，将食物磨碎、搅拌并与消化液混合的机械性消化。

**1. 口腔内消化**

食物在口腔内经牙齿的咀嚼和舌的搅拌与唾液混合，达到机械性消化。唾液中含有唾液淀粉酶，可使谷物中的淀粉转化为麦芽糖，因食物在口腔中停留时间短，淀粉不能被完全消化。因唾液中不含脂肪和蛋白质相应的特异性酶类，所以脂肪和蛋白质等在口腔中不能被分解。

**2. 胃内消化和吸收**

食物入胃后暂时储存，在此期间受到胃液的化学性消化和胃壁肌肉的机械性消化。胃壁的蠕动可使食物与胃液充分混合成为食糜。胃液是胃腺各种细胞分泌的混合物，主要含胃蛋白酶原、盐酸（胃酸）和黏液三种成分。成年人每天可分泌 1.5～2.5L 胃液。

胃蛋白酶原经胃酸作用后活化成胃蛋白酶，可将各种水溶性蛋白质分解为蛋白胨。胃酸还可将随食物进入胃内的细菌杀死，进入小肠后刺激胰液、胆汁和小肠液的分泌。胃黏液有润滑作用，可减少食物对胃黏膜的摩擦损伤，能防止胃酸和胃酶对胃黏膜的腐蚀作用，故对胃具有保护作用。

食糜从胃进入小肠的过程称为胃的排空。胃的排空时间因食物形态、性质和胃蠕动情况而异。一般流体比固体快，碳水化合物排空较快，蛋白质较慢，脂肪最慢，因此人们食用脂肪含量高的食物不易饥饿。一般混合食物的排空时间为 4～5h。

胃的吸收功能很弱，只能吸收少量的水和乙醇。

**3. 肠内消化和吸收**

食糜进入十二指肠后，因带酸性，刺激胰腺分泌胰液、肝胆分泌胆汁、小肠黏膜分泌小肠液，在小肠的作用下，基本完成食物的消化吸收过程。

胰液是一种碱性消化液，pH 为 7.8～8.4，成人每天分泌 1～2L。胰腺中含有的胰淀粉酶能将食物中的淀粉分解成麦芽糖，并在麦芽糖酶的作用下进一步分解成葡萄糖；胰蛋白酶、胰凝乳蛋白酶和羧肽酶可将蛋白质消化成蛋白胨、肽和氨基酸；胰脂肪酶将脂肪消化分解成为脂肪酸（fatty acid）和甘油。

胆汁是一种味苦的碱性液体，成人每天可分泌 0.8～1L，其成分包括胆盐、胆红素、胆固醇（cholesterol）、卵磷脂、脂肪酸等。胆盐可乳化脂肪，有利于胰脂肪酶的作用，也可增加胰脂肪酶的活性。胆汁中没有消化酶，但胆盐对脂肪的消化吸收有重要的意义。

肠液是一种弱碱性液体，pH 约为 7.6，成人每天分泌 1～3L，它主要含有的消化酶是淀粉酶、麦芽糖酶、蔗糖酶、乳糖酶、脂肪酶、肠肽酶等。这些酶和胰液中的消化酶及胆盐相配合，将食物中的多糖和双糖分解成单糖，将脂肪分解成甘油和脂肪酸，将蛋白胨、肽分解成氨基酸，使食物得以彻底地消化。

小肠是人体最主要的吸收部位。小肠具有皱褶、大量绒毛及微绒毛，形成巨大的吸收面积（可达 $200m^2$），食物在小肠内停留 3～8h，均有利于小肠的吸收。

吸收作用是一个复杂的过程，包括物理过程和生理过程两个方面，物理过程有滤过、扩散、渗透等作用；生理过程主要是小肠壁上皮细胞膜的主动运输作用。

糖类几乎全部在十二指肠和空肠吸收，脂肪的吸收主要在十二指肠下部和空肠上部，氨基酸的吸收在小肠上段，水和无机盐的吸收也在小肠。此外，结肠也吸收一部分水、盐类等剩余的营养物质。

食糜在小肠的运动过程中完成上述消化作用，其营养成分绝大部分在小肠壁吸收，剩余的食物残渣形成粪便，到达直肠经肛门排出体外。

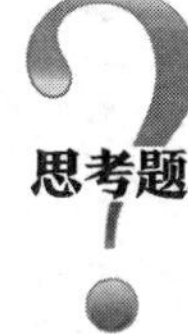

**思考题**

1. 简述各类营养素的吸收过程。
2. 各类营养素的吸收部位分别是哪里？
3. 简述食物在人体内的消化吸收过程。

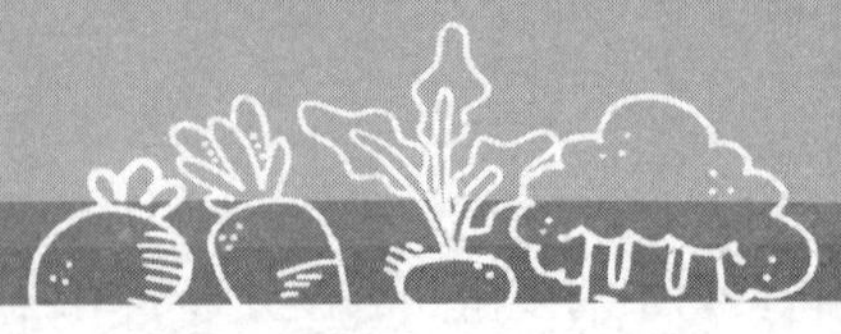

# 项目二 基础营养

## 知识目标

（1）掌握能量的单位、三大类供能物质的生理供能值及能量的主要来源。
（2）掌握蛋白质、脂肪、碳水化合物的生理功能。
（3）掌握蛋白质、必需脂肪酸的缺乏症及成人蛋白质、脂肪、碳水化合物的 DRIs 及主要食物来源。
（4）掌握水的生理功能及成人水的DRIs。
（5）掌握膳食纤维的生理功能及主要食物来源。
（6）掌握维生素 $B_1$、维生素 $B_2$、叶酸、维生素 C、维生素 A、维生素 D 的主要生理功能、缺乏症、成人的 DRIs 及主要食物来源。
（7）了解 B 族维生素与能量代谢和各种慢性病的关系。
（8）掌握钙、铁、锌、碘的生理功能、缺乏症、成人的 DRIs 及主要食物来源。

## 能力目标

（1）会查《中国居民膳食营养素参考摄入量》确定居民的能量需要量及各种营养素的参考摄入量。
（2）能够根据《中国食物成分表》计算一定量的食物所含的能量。
（3）能够根据营养缺乏病的症状正确判断各种营养缺乏症。
（4）能够合理选择食物预防营养缺乏症。
（5）能够根据《中国食物成分表》计算一定量各类食物所含的各种营养素的量。

基础营养

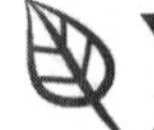

## 任务一 认识人体的能量需求

### 【任务引领】

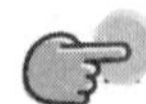

张先生，35 岁，体重为 90kg，身高为 160cm，从事办公室文员工作，每天摄入食物的总能量为 15 062kJ。

（1）计算其基础代谢能量。
（2）请根据《中国居民膳食营养素参考摄入量》，查出其每日能量需要量。
（3）请为其设计营养处方。

一切生物都需要能量来维持其生命活动，蛋白质、脂肪、碳水化合物三大产能营养素供给人体能量，维持机体正常的生理机能。这些物质通过被氧化释放能量，以维持机体代谢、神经传导、呼吸、循环及肌肉收缩等功能，同时在产能过程中释放能量以维持体温。对于健康人来说，能量代谢的最佳状态应为能量平衡。

## 一、人体能量的储存形式

人体内的能量主要以脂肪的形式储存在脂肪组织中，少量以肝糖原和肌糖原的形式储存在肝脏和肌肉组织中。当机体需要能量时，肌糖原和肝糖原分解，释放出能量；脂肪氧化分解供能以满足机体需要，蛋白质分解部分氨基酸也会释放能量。

能量平衡是指能量摄入与能量消耗之间的动态平衡。能量摄入与能量消耗基本相等（不超过±5%）为平衡；能量摄入大于能量消耗为正平衡；能量摄入小于能量消耗则为负平衡。

当人体摄入的能量不足时，机体会动用自身的能量储备甚至消耗自身的组织以满足生命活动的能量需要，人若长期处于饥饿状态则将导致生长发育迟缓、消瘦、活力消失，甚至生命活动停止而死亡。长期摄入过多的能量，会使人发生异常的脂肪堆积，引起肥胖疾病。

## 二、能量单位

国际上通用的能量单位是焦耳（J）、千焦耳（kJ）和兆焦耳（MJ）。营养学以前习惯使用的能量单位是卡（cal）和千卡（kcal）。1J 指用 1N 的力，其作用点在力的方向上移动 1m 的距离所做的功。1kcal 指在标准大气压下，1L 纯净水由 15℃升高到 16℃所需要的能量。两种能量单位的换算关系如下：

$$1\text{cal}=4.184\text{J}$$

$$1\text{kcal}=4.184\text{kJ}$$

$$1000\text{kcal}=4.184\text{MJ}$$

$$1\text{J}=0.239\text{cal}$$

$$1\text{kJ}=0.239\text{kcal}$$

$$1\text{MJ}=1000\text{kJ}=239\text{kcal}$$

## 三、产能营养素及能量系数

**1. 产能营养素**

产能营养素是指在体内代谢过程中能够产生能量的营养素，包括碳水化合物、脂肪和蛋白质。

碳水化合物来源于食物，一般提供机体 50%左右的能量，其能量储存的方式为肌糖原和肝糖原，其中肌糖原主要用来满足机体活动的需要，肝糖原主要用来维持血糖水平和提供脑组织需要的能量；脂类来源于食物，一般提供机体所需能量的 30%左右；蛋白质来源于食物及机体代谢产物，能量不足或消耗过大时可用于机体供能。由于食物在人体内不能被完全消化吸收，故表现为在体内供能与体外测量的能量值存在差异。

**2. 食物能值**

食物能值是指食物在体外弹式能量计内彻底燃烧时所测得的能值。食物中每克碳水化合物、蛋白质、脂肪在体外弹式能量计内充分燃烧时所产生的食物能值分别为 17.15kJ（4.10kcal）、23.64kJ（5.65kcal）和 39.54kJ（9.45kcal）。

**3. 生理能值**

三大类供能物质在体内不能被完全消化吸收，一般混合膳食中碳水化合物的吸收率为 98%、脂肪为 95%、蛋白质为 92%。碳水化合物和脂肪在体内氧化的最终产物都是二氧化碳和水，而蛋白质在体内的氧化并不完全，其最终产物有尿素、尿酸、肌酐等含氮物质，由尿排出体外。

生理能值又称生物卡价、产能系数或能量系数，是指食物中人体可利用的能值。

生理能值=（食物能值−代谢废物能值）×相应的消化吸收率

例如，蛋白质的食物能值为 23.64kJ，代谢产物中含有一定能量的尿素、尿酸、肌酐，它们的能值为 5.44kJ，蛋白质的消化率为 92%。

每克蛋白质的生理能值=（23.64−5.44）kJ×92%≈16.7kJ

三大类供能物质及其他食物成分的食物能值、消化率及生理能值分别见表 2-1。

**表 2-1 不同物质的能值**

| 种类 | 碳水化合物 | 蛋白质 | 脂肪 | 乙醇 | 有机酸 | 膳食纤维 |
|---|---|---|---|---|---|---|
| 食物能值/[kJ/g(kcal/g)] | 17.15（4.10） | 23.64（5.65） | 39.54（9.45） | 29.70（7.10） | — | — |
| 消化率/% | 98 | 92 | 95 | 100 | — | — |
| 生理能值/[kJ/g(kcal/g)] | 16.8（4.0） | 16.7（4.0） | 37.6（9.0） | 29.29（7.0） | 13（3.0） | （1.7～4） |

## 四、人体的能量消耗

成人的能量消耗主要用于基础代谢、身体活动和食物热效应三方面。孕妇还应包括胎儿的生长发育及母体子宫、胎盘、乳房等组织的增长和体脂储备等能量需要，乳母还应包括合成、分泌乳汁的需要，婴幼儿、儿童、青少年还应包括生长发育的能量需要。

### （一）基础代谢

基础代谢（basal metabolism，BM）指维持机体最基本生命活动所消耗的能量，是人体能量消耗的主要部分，基础代谢消耗的能量占总能量消耗的 60%～70%。

联合国粮食及农业组织/世界卫生组织（Food and Agriculture Organization of the United Nations/World Health Organization，FAO/WHO）在 1990 年对基础代谢的定义为空腹（饭后 10～12h）和良好的睡眠，清醒仰卧，恒温条件下（一般为 22～26℃），无任何身体活动和紧张的思维活动，全身肌肉放松时所需的能量消耗。此时机体处于能维持最基本的生命活动状态，能量消耗仅用于维持体温、心跳、呼吸、各器官组织和细胞功能等最基本的生命活动。

**1. 基础代谢率**

基础代谢率（basal metabolic rate，BMR）指人体处于基础代谢状态下，每小时每千克体重（或每平方米体表面积）的能量消耗。BMR 的常用单位为 kJ/（kg·h）或 kJ/（$m^2$·h）。

**2. 影响基础代谢率的因素**

基础代谢率受许多因素影响，如体表面积大小、性别、年龄、内分泌状态、气候等的影响，其中年龄、性别与基础代谢率的关系见表 2-2。

**表 2-2 人体基础代谢率**

| 年龄/岁 | 男 | | 女 | | 年龄/岁 | 男 | | 女 | |
|---|---|---|---|---|---|---|---|---|---|
| | kJ/（$m^2$·h） | kcal/（$m^2$·h） | kJ/（$m^2$·h） | kcal/（$m^2$·h） | | kJ/（$m^2$·h） | kcal/（$m^2$·h） | kJ/（$m^2$·h） | kcal/（$m^2$·h） |
| 1 | 221.8 | 53.0 | 221.8 | 53.0 | 30 | 154.0 | 36.8 | 146.9 | 35.1 |
| 3 | 214.6 | 51.3 | 214.1 | 51.2 | 35 | 152.7 | 36.5 | 146.4 | 35.0 |
| 5 | 206.3 | 49.3 | 202.5 | 48.4 | 40 | 151.9 | 36.3 | 146.0 | 34.9 |
| 7 | 197.7 | 47.3 | 200.0 | 45.4 | 45 | 151.5 | 36.2 | 144.3 | 34.5 |
| 9 | 189.9 | 45.2 | 179.1 | 42.8 | 50 | 149.8 | 35.8 | 139.7 | 33.9 |
| 11 | 179.9 | 43.0 | 175.7 | 42.0 | 55 | 148.1 | 35.4 | 139.3 | 33.3 |
| 13 | 177.0 | 42.3 | 168.6 | 40.3 | 60 | 146.0 | 34.9 | 136.8 | 32.7 |
| 15 | 174.9 | 41.8 | 158.8 | 37.9 | 65 | 143.9 | 34.4 | 134.7 | 32.2 |
| 17 | 170.7 | 40.8 | 151.9 | 36.3 | 70 | 141.4 | 33.8 | 132.6 | 31.7 |
| 19 | 164.0 | 39.2 | 148.5 | 35.5 | 75 | 138.9 | 33.2 | 131.0 | 31.3 |
| 20 | 161.5 | 38.6 | 147.7 | 35.3 | 80 | 138.1 | 33.0 | 129.3 | 30.9 |
| 25 | 156.9 | 37.5 | 147.3 | 35.2 | — | — | — | — | — |

BMR 在个体间的差异大于体内，其变异系数约为 8%。

（1）个体体表面积和体型的影响。个体体表面积越大，散热面积就越大，基础代谢率也越高。人体瘦体组织是代谢的活性组织，包括肌肉、心脏、脑、肝、肾等，其消耗的能量占基础代谢的 70%～80%。而脂肪组织是相对惰性的组织，消耗的能量明显低于瘦体组织。因此，瘦高的人基础代谢高于矮胖的人，主要原因是前者体表面积大，瘦体质量或瘦体重（lean body mass，LBM）高。对于群体，平均体重对基础代谢的贡献远大于身高。

（2）年龄。生长期的婴幼儿基础代谢率高，随着年龄的增长基础代谢率下降。成年以后，每隔 10 年，基础代谢率下降 2%，60 岁以后下降更多。故一般成人比儿童的基础代谢率低。

（3）性别。女性脂肪含量高于男性，因此在相同年龄、相同体重的情况下，一般女性比男性的基础代谢率低 5%～10%。妇女在孕期和哺乳期因需要合成新组织，基础代谢率增加。

（4）环境温度。寒冷地区居民的基础代谢率比温带地区居民高 10%左右，而热带居民基础代谢率比温带居民低约 10%。

（5）内分泌。许多激素对细胞代谢起调节作用，内分泌腺（如甲状腺、肾上腺）分泌异常时甲状腺素的分泌量可影响基础代谢率。甲状腺机能亢进或低下时，基础代谢率可比正常值增加或降低 10%以上。

（6）其他。一切应急状态如发热、创伤、心理应急等均可使基础代谢率升高；女性在月经期基础代谢率有波动，妇女在怀孕期间基础代谢率可增加 28%。

一般一个人正常的基础代谢率比较恒定，一个正常的成年人其代谢率在 20 年内不会偏离正常值的 5%～10%，同年龄、同体重、同性别的正常成年人基础代谢率差别大多在 110%以内。

### （二）身体活动

从事体力活动所消耗的能量与劳动强度、劳动持续时间及工作熟练程度有关。用于身体活动（physical activity）的能量消耗一般占总能量的 15%～30%。

每日从事各种活动消耗的能量，主要取决于体力活动的强度和持续时间。身体活动一般分为职业活动、交通活动、家务活动和休闲活动等，其中以职业活动消耗的能量差别最大，如静态或轻体力活动者，其身体活动的能量消耗约为基础代谢的 1/3；而重体力活动者如运动员，其总能量消耗可达到基础代谢的 2 倍或以上。

**1. 身体活动水平**

身体活动水平（physical activity level，PAL）是指总能量消耗与基础能量消耗的比值，它涵盖了职业和工作强度及工作以外的体力活动强度，如家务活动、社会活动及身体锻炼等信息。

**2. 中国人群成人 PAL 分级**

2013 年，中国营养学会专家委员会在制定中国居民营养素参考摄入量时，将中国人群成人的 PAL 划分为轻体力活动水平（PAL：1.50）、中体力活动水平（PAL：1.75）及重体力活动水平（PAL：2.00）三个等级，见表 2-3。

**表 2-3 2013 年中国营养学会建议中国成年人活动水平分级**

| 活动强度 | 职业工作时间分配 | 工作内容举例 | PAL |
|---|---|---|---|
| 轻 | 75%时间坐或站立，25%时间特殊职业活动 | 办公室工作、修理电器钟表、售货员、酒店服务员、化学实验操作、讲课等 | 1.50 |
| 中 | 25%时间坐或站立，75%时间特殊职业活动 | 学生日常活动、机动车驾驶、电工安装、车工、金工等 | 1.75 |
| 重 | 40%时间坐或站立，60%时间特殊职业活动 | 非机械化农业劳动、炼钢、舞蹈、体育运动、装卸、采矿等 | 2.00 |

体重 50kg 的人各种活动每分钟消耗的能量（kJ）

### （三）食物热效应

食物热效应（thermic effect of food，TEF）也称食物特殊动力作用（specific dynamic action，SDA），为人体摄食过程中所引起的能量额外消耗。不同能量物质的食物热效应见表 2-4。

表 2-4 不同能量物质的食物热效应

| 食物成分 | 食物热效应（占成分能值）/% |
| --- | --- |
| 脂肪 | 0～5 |
| 碳水化合物 | 5～10 |
| 蛋白质 | 20～30 |
| 成人混合性膳食 | 10 |

### （四）生长发育

婴幼儿、儿童、青少年的生长发育需要能量，主要包括机体生长发育中形成新的组织所需要的能量，以及新生成的组织进行新陈代谢所需要的能量。3～6 个月婴儿生长发育消耗能量占总消耗能量的 15%～30%；儿童每增加 1g 体重约需 20kJ 的能量。

### （五）怀孕

怀孕期间，胎儿、胎盘的增长和母体组织（如子宫、乳房、脂肪储存组织等）的增加需要额外的能量，还需要额外的能量维持这些增加组织的代谢。

### （六）哺乳

哺乳期的能量附加量由两部分组成，一是乳汁中含有的能量，二是产生乳汁所需要的能量。营养良好的乳母哺乳期所需要的附加能量可部分来源于孕期储存的脂肪。

## 五、总能量消耗的测定

人体总能量消耗的测定是预测能量需要量的关键。从 1985 年开始，WHO 建议各国应尽可能以实际测定的能量消耗量为基础，来确定人体的能量需要量。FAO/WHO/UNU（United Nations University，联合国大学）2004 年的报告指出要运用不同的方法进行测定，以获得人体能量消耗及相应的消耗模式方面的信息，从而为制定不同身体活动模式人群的能量需要量提供基础数据。能量的测定方法主要有直接测热（direct calorimetry）法、间接测热法、双标记水（doubly labeled water，DLW）法、生活观察法、心率监测（heart rate monitoring，HRM）法等。

各种总能量的测定方法

## 六、人体能量的推荐摄入量及食物来源

### （一）人体能量的推荐摄入量

能量需要量是指能长期保持良好的健康状态、维持良好的体型、机体构成及理想活动水平的人或人群，达到能量平衡时所需要的膳食能量摄入量。这一概念也包括维持儿童的适宜生长发育水平、孕期母体和胎儿的组织生长及乳母分泌乳汁所需的能量附加量。

能量的推荐摄入量与其他营养素不同，是以平均需要量为基础，不需要增加安全量，也没有可耐受最高摄入量，因为只要能量摄入高于需要量，就可能在体内储存或出现体重超重。为了与其他营养素区别，美国/加拿大引入了能量需要量的概念，即针对特定年龄、性别、体重、身高并具有良好健康状况的个体或人群，保持能量平衡的平均膳食能量摄入量。

碳水化合物、脂肪和蛋白质这三种供给能量的营养素在代谢中可以互相转化，但彼此不能完全替代，因为它们在人体内还各自有独特的生理功能。它们在膳食中应保持恰当的比例。

根据中国人的膳食特点和习惯，成年人膳食中碳水化合物提供的能量应占总能量的50%～65%，脂肪占 20%～30%，蛋白质占 10%～15%。年龄越小，脂肪供能占总能量的比例应适当增加，但成年人脂肪的摄入量不宜超过总能量的 30%。

不同人群的能量消耗及推荐摄入量各不相同，各年龄组的能量参考摄入量标准见附录。其中，2013 年 18～50 岁成人男性和女性的参考体重分别为 66kg 和 56kg。

能量的摄入必须满足机体对能量的需求，一般成人能量的摄入和消耗保持平衡，就能维持人体的健康和正常体力活动的需要。一般人体的能量需要与其食欲相适应，当正常食欲得到满足时，其能量需要也可以满足。成人的体重是评定膳食能量摄入适当与否的标志，如能量摄入量过多或不足时，则导致人体肥胖或消瘦，机体每增加 25～33MJ，体重将增加 1kg。

儿童和青少年正处在生长发育时期，其身高、体重和活动量皆随其年龄的增长而逐渐增加，所以能量的摄入量应随之增高，才能满足其生长发育的需要。中年以后，人体基础代谢率下降，活动量减少，因而能量的摄入量应适当降低，以避免发胖。孕妇和乳母的能量摄入量应适当增加，以保证胎儿的正常发育和泌乳的需求。

常见食物中的能量含量

### （二）人体能量的来源

根据中国居民膳食平衡宝塔，最高层的油脂类属于能量密度最高的食品，第三层的肉类次之；第一层的谷薯及杂豆类能量密度适中；第三层鱼虾类、奶类能量密度更低些，第二层的蔬菜水果类属于能量密度较低的食品。

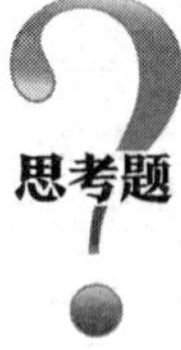

**思考题**

1. 生理能值（或称能量系数）、食物热效应（食物的特殊动力作用）、基础代谢、基础代谢率的概念分别是什么？
2. 影响基础代谢率的因素有哪些？

## 任务二 认识碳水化合物

**【任务引领】**

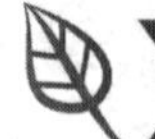

张先生，35 岁，从事办公室文员工作，体检发现其餐后血糖为 200mg/dL（11.1mmol/L）。

（1）请根据《中国居民膳食营养素参考摄入量》，查出其每日能量需要量。

（2）计算其每日碳水化合物的需要量。

（3）请推荐适合其食用的食物的种类，并说明原因。

碳水化合物（carbohydrate, CHO），亦称糖类（Saccharides），是由碳、氢、氧三种元素组成的一大类化合物，绝大多数分子中的氢原子是氧原子的2倍，与水分子的组成相似，所以称为碳水化合物。碳水化合物是机体的重要组成成分，与机体某些营养素的正常代谢密切相关，具有重要的生理功能，是人体能量最重要和最经济的来源。

## 一、碳水化合物的分类

根据FAO/WHO专家组的建议，碳水化合物根据其聚合度（degree of polymerization, DP）可分为糖、寡糖和多糖三个组。聚合度＜10 为寡糖和多糖的分界点，其亚组按照生理学中消化吸收的概念区分。

按生理学或营养学的理解将碳水化合物分为可消化利用碳水化合物、不可消化利用碳水化合物。主要的膳食碳水化合物的分类见表2-5。

**表2-5　主要的膳食碳水化合物**

| 分类（DP） | 亚组 | 组成 |
|---|---|---|
| 糖（1～2） | 单糖 | 葡萄糖、半乳糖、果糖 |
| | 双糖 | 蔗糖、乳糖、麦芽糖、海藻糖 |
| | 糖醇 | 山梨醇、甘露糖醇 |
| 寡糖（3～9） | 异麦芽低聚寡糖 | 麦芽糊精 |
| | 其他寡糖 | 棉子糖、水苏糖、低聚果糖 |
| 多糖（≥10） | 淀粉 | 直链淀粉、支链淀粉、变性淀粉 |
| | 非淀粉多糖 | 纤维素、半纤维素、果胶、亲水胶质物 |

### （一）单糖

单糖（monosaccharide）是不能被水解的、最简单的碳水化合物。

**1. 葡萄糖**

葡萄糖（glucose）主要存在于各种植物性食物中，人体利用的葡萄糖主要由淀粉水解而来，此外还来自蔗糖、乳糖等的水解。葡萄糖不需经消化过程就能直接被人体小肠壁吸收，是为人体提供能量的主要原料。血液中的葡萄糖即血糖浓度保持恒定具有极其重要的生理意义。

**2. 果糖**

果糖（fructose）的甜度很高，是糖类中最甜的物质。它主要存在于水果和蜂蜜中，人体易于吸收，在体内被吸收后转变为肝糖，然后分解为葡萄糖。

过去认为使用果糖代替砂糖，在相同甜度下可以减少能量摄取，其升糖指数也很低，果糖在预防及控制糖尿病上效果较佳。但此观点已经遭到反驳，现代医学认为果糖只是不会醉的酒精（会造成脂肪肝、肥胖及成瘾性），必须限制及预防上瘾，否则会造成代谢综合征。现在医学认为，果糖可能导致新陈代谢紊乱，使人罹患心脏病和糖尿病的概率增加。高果糖浆的化学结构会刺激食欲，并可能使肝脏将更多的威胁心脏安全的甘油三酯（triglyceride TG）输出到血液中。另外，果糖可抑制体内的微量元素铬，而正三价的铬在维持血糖、胰岛素和胆固醇的正常水平上起重要的作用。

**3. 半乳糖**

半乳糖（galactose）不单独存在于天然食物中，但在奶中和脑髓里都有半乳糖成分，是神经组织的重要成分。

### （二）双糖

**1. 蔗糖**

蔗糖（sucrose）是植物界分布广泛的一种双糖（disaccharide），在甘蔗和甜菜中含量很高，它们是制糖工业的重要原料。日常食用的绵白糖、砂糖、红糖的主要成分是蔗糖。

多食蔗糖容易引起龋齿，大量摄入蔗糖可能与肥胖症、糖尿病、动脉硬化、冠心病等发病率有关。

**2. 麦芽糖**

麦芽糖（maltose）是由两个分子葡萄糖缩合而成的，在麦芽中含量最高。人们吃米饭、馒头时，在细细咀嚼中感到的甜味就是由淀粉水解麦芽糖产生的。麦芽糖在饴糖、高粱饴、玉米糖浆中大量存在，是食品工业中重要的糖质原料。

**3. 乳糖**

乳糖（lactose）是动物乳汁中特有的糖，甜味是蔗糖的 1/6。乳糖是婴儿主要食用的碳水化合物，它较难溶于水，在消化道中吸收较慢，有利于保持肠道中合适的肠菌丛数，并能促进钙的吸收，故对婴儿有重要的营养意义。乳糖是哺乳动物乳腺分泌的一种特有的碳水化合物，一般仅存在于乳制品中。在不同动物的乳中乳糖含量略有不同，常见的几种动物乳中的乳糖浓度分别为人乳 7.0%、牛乳 4.7%、马乳 2.6%、绵羊乳 4.4%、山羊乳 4.6%。

乳糖不耐受（lactose intolerance）是指有的人由于体内缺乏乳糖酶，喝了牛奶，其中的乳糖不能被水解，在肠道细菌的作用下产酸、产气，引起胃肠不适、痉挛、胀气和腹泻等症状。

研究表明，世界上 80%的成年人都存在乳糖不耐受的情况，有些婴儿先天性缺乏乳糖酶；多数人长期不喝牛奶引起乳糖酶的水平下降（可下降到出生时的 5%～10%）；某些药物如抗癌药物或肠道感染也会引起乳糖酶分泌减少。在持续腹泻或肠胃炎后，正常肠道外层的黏膜会短暂受损，这里也是乳糖及其他消化酵素存在的地方，受损的黏膜有碍食物养分的吸收及乳糖的消化；一旦肠道恢复健康，消化乳糖的能力便会恢复。未经消化的乳糖会被肠道细菌分解，造成胃气、腹胀及腹绞痛，未吸收的过量乳糖还会升高肠道内部的渗透压，阻止对水分的吸收而导致腹泻。

### （三）糖醇

糖醇（alditol）广泛存在于生物界，特别是植物中。糖醇是糖的衍生物，食品工业中常用其代替蔗糖作为甜味剂使用，在营养上也有其独特作用。

**1. 山梨醇**

山梨醇（sorbitol）是工业上将葡萄糖氢化，使其醛基转化为醇基而成。其特点是代谢时可转化为果糖，而不转变成葡萄糖，不受胰岛素控制，食用后不影响血糖的迅速上升，因而适宜作为糖尿病等患者的甜味剂。

**2. 木糖醇**

木糖醇（xylitol）存在于多种水果、蔬菜中，如香蕉、南瓜等。木糖醇的甜度及氧化供能情况与蔗糖相似，但其代谢利用可不受胰岛素调节，因而可被糖尿病患者食用。此外，木糖醇不能被口腔细菌发酵，是具有防龋或抑龋作用的甜味剂。

**3. 麦芽糖醇**

麦芽糖醇（maltitol）是由麦芽糖氢化而来的。麦芽糖醇为非能源物质，不升高血糖，也不增加胆固醇和中性脂肪的含量，因此是心血管疾病、糖尿病等患者食用的理想甜味剂。

**4. 肌醇**

肌醇（inositol）又称环己六醇。由于其具有降低胆固醇、促进健康毛发生长、防止脱发、预防湿疹等功能，近年来被作为一种保健功能因子添加于食品中。富含肌醇的食物包括动物肝脏、啤酒酵母、白花豆、牛脑和牛心、美国甜瓜、葡萄柚、葡萄干、麦芽、未精制的糖蜜、花生、甘蓝、全麦谷物等。

### （四）寡糖

寡糖（oligosaccharide）也称低聚糖，是指其分子结构由 3～9 个单糖分子以糖苷键相连接而形成的糖类。作为特定保健用食品的低聚糖是指具有特殊生物学功能，特别有益于胃肠健康的一类低聚糖，故又称功能性低聚糖。它们常常与蛋白质或脂类共价结合，以糖蛋白或糖脂的形式存在。寡糖如低聚果糖、麦芽糊精、棉子糖、水苏糖、低聚木糖、低聚半乳糖、低聚异麦芽寡糖等，在人体胃肠道内没有水解它们（除异麦芽酮糖外）的酶，因而它们不被消化吸收而直接进入人肠优先为双歧杆菌所利用，是双歧杆菌的增殖因子。另外，这些低聚糖还带有不同程度的甜味（除低聚龙胆糖外），一般甜度相当于蔗糖的 30%～60%。功能性低聚糖已被广泛应用于食品工业中。

低聚糖的获得途径可分为从天然原料中提取、微波固相合成、酸碱转化和酶水解四种。低聚糖具有多方面的作用，主要表现在以下几个方面。

（1）改善人体内微生态环境，有利于双歧杆菌和其他有益菌的增殖，经代谢产生有机酸使肠内 pH 降低，抑制肠内沙门氏菌和腐败菌的生长，调节胃肠功能，抑制肠内腐败物质，改变大便性状，防治便秘，并增加维生素合成，提高人体免疫功能。

（2）低聚糖类如水溶性植物纤维，能改善血脂代谢，降低血液中胆固醇和甘油三酯的含量。

（3）低聚糖属非胰岛素所依赖的一类糖，它不会使血糖升高，适合于高血糖人群和糖尿病患者食用。

（4）由于难被唾液酶和小肠消化酶水解，产能量很低，很少转化为脂肪。

（5）不被龋齿菌形成基质，也没有凝结菌体作用，可防龋齿。

因此，低聚糖作为一种食物配料被广泛应用于乳制品、乳酸菌饮料、双歧杆菌酸奶、谷物食品和保健食品中，尤其是应用于婴幼儿和老年人的食品中。在保健食品系列中，也有单独以低聚糖为原料而制成的口服液，直接用来调节肠道菌群、润肠通便、调节血脂、调节免疫等。

### （五）多糖

多糖（polysaccharide）为聚合度≥10 的碳水化合物。它由许多单糖分子通过糖苷键结合而成，一般为 1, 4-及 1, 6-糖苷键。由于构成多糖的单糖形式、数量、连接方式等不同，造成多糖结构复杂、数量种类庞大。大多数多糖没有固定的分子质量，部分多糖的分子结构尚不清晰。营养学上具有重要作用的多糖有三种，即糖原、淀粉和纤维。

**1. 糖原**

糖原（glycogen）又称动物淀粉，是存在于动物肝脏和肌肉组织中类似于植物淀粉的一类物质。它也由葡萄糖组成，是人体储存碳水化合物的主要形式，它在维持人体能量平衡方面起着十分重要的作用。肝糖原可以维持正常的血糖水平，肌糖原提供运动所需的能量。

**2. 淀粉**

淀粉（starch）由葡萄糖聚合而成，因聚合的方式不同可分为直链淀粉和支链淀粉；按照淀粉的消化吸收性能可将其分为可吸收淀粉和抗性淀粉。

（1）可吸收淀粉是一类数量不等的葡萄糖以 $\alpha$-1, 4-糖苷键所组成和 $\alpha$-1, 6-糖苷键连接的大分子，可以被人体消化酶消化吸收的植物多糖。其主要储存在植物细胞中，尤其以谷类、薯类和豆类中含量丰富，是人类碳水化合物的主要来源。

（2）抗性淀粉是指不能被人体小肠消化吸收，但能在大肠中发酵或部分发酵的淀粉。其发酵产物是短链脂肪酸（short-chain fatty acid, SCFA）和气体，主要是丁酸和 $CO_2$，$CO_2$ 可调节肠道菌群和降低粪便的 pH。

**3. 纤维**

纤维（fiber）指存在于植物体中不能被消化吸收的多糖，也称非淀粉多糖。

（1）纤维素（cellulose）是植物细胞壁的主要成分，一般不能被肠道微生物分解。

（2）半纤维素（hemicellulose）是一些与纤维素一起存在于植物细胞壁中的多糖的总称。半纤维素是谷类纤维的主要成分，纤维素和半纤维素在谷类麸皮中含量较多，有些半纤维素是可溶解的。人体因缺少水解纤维素的酶，故不能利用食物纤维。动物体内含有水解纤维素的酶，故能够利用食物纤维。

（3）木质素（lignin）是植物木质化过程中形成的非碳水化合物，不能被人体消化吸收，食物中木质素含量较少，主要存在于蔬菜的木质化部分和种子中。例如，草莓籽、老化的胡萝卜和花茎甘蓝之中。

（4）果胶（pectin）是植物细胞壁的成分之一，存在于相邻细胞壁的中胶层，在植物体内一般有原果胶、果胶和果胶酸三种形态。果胶常存在于水果和蔬菜中，尤其是柑橘类和苹果中含量较多。果胶分解后产生甲醇和果胶酸，这就是过熟或腐烂的水果中及各类果酒中甲醇含量较多的原因。

（5）树胶（gum）和黏胶是由不同的单糖及其衍生物组成的，阿拉伯胶（gum arabic）、瓜尔胶（guar gum）属于这类物质。

上述纤维中纤维素、半纤维素和木质素属于不溶性纤维，而果胶、树胶和黏胶属于可溶性纤维，部分半纤维素也可以溶于水。

## 二、碳水化合物的消化吸收

**1. 消化吸收**

碳水化合物的消化从口腔开始，但由于食物停留时间短，其消化量有限。淀粉首先经唾液中的淀粉酶初步消化，到达小肠后，通过小肠上端胰腺分泌的淀粉酶继续被消化。小肠是碳水化合物消化吸收的主要部位。食物中的淀粉和糖原被胰淀粉酶作用于 $\alpha$-1, 4-糖苷键，使之水解成为 $\alpha$-糊精、麦芽寡糖、麦芽糖，再经小肠黏膜上皮细胞刷状缘的 $\alpha$-糊精酶、麦芽糖酶等继续分解成为葡萄糖（图 2-1）。

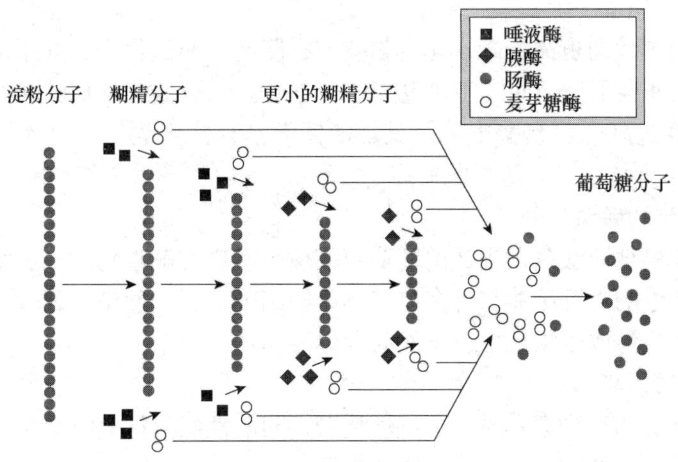


图2-1 淀粉分子被消化酶逐步分解为葡萄糖

**2. 结肠发酵**

结肠发酵是指在小肠中不消化的碳水化合物到达结肠后，被结肠菌群分解，产生氢气、甲烷、二氧化碳和短链脂肪酸的一系列过程。这些成分经循环被转运到呼气系统和直肠中，发酵产生的物质如短链脂肪酸（乙酸、丁酸、丙酸等）很快被肠壁吸收并被机体代谢。乙酸（acetic acid）入血并被肝脏、肌肉和其他组织吸收。丁酸（butyric acid）能够调节上皮细胞的更新，从而影响细胞凋亡。不消化碳水化合物的酵解产物对肠道有良好的保健作用，如促进肠道特定菌群的生长繁殖，因此被称为“益生元（prebiotics）”。

## 三、碳水化合物的生理功能

**1. 提供和储存能量**

碳水化合物是维持人体健康需要的主要能量来源。每克葡萄糖可以产生 16.7kJ（4kcal）的能量。脑组织、骨骼肌和心肌活动都只能靠碳水化合物供给能量，大脑活动靠糖的有氧氧化供能，血糖的 2/3 被大脑消耗。

**2. 构成机体的重要物质**

碳水化合物是构成机体的重要物质，并参与细胞的多种活动。糖和脂肪形成的糖脂是细胞膜和神经组织的重要成分，对维持神经组织系统的机能活动有特别的作用。糖与蛋白形成的糖蛋白是抗体、酶、激素、核酸的组成成分，核糖及脱氧核糖是核酸的重要组成成分。

**3. 节约保护蛋白质**

当体内碳水化合物供给不足时，机体为了满足自身对葡萄糖的需要，则通过糖异生（gluconeogenesis）作用产生葡萄糖，由于脂肪一般不能产生葡萄糖，所以主要动用体内蛋白质，甚至是器官中的蛋白质，如肌肉、肝脏、肾、心脏中的蛋白质，这会对人体及各器官造成伤害。不当节食减肥的危害性也与此有关。碳水化合物有利于机体的氮储留，充足的碳水化合物摄入，可以节省体内蛋白质或其他代谢物的消耗，使氮在体内的储留增加，这种作用称为碳水化合物对蛋白质的节约作用（sparing protein action）。

**4. 抗生酮作用**

脂肪在体内的代谢也需要碳水化合物参与，脂肪代谢过程中，如果碳水化合物供应不足，脂肪氧化便会不完全而产生过量酮体（丙酮、乙酰乙酸等）。酮体是酸性物质，它在血液中的浓度过高会引起酸中毒。足量的糖类具有抗生酮作用。人体每天至少需要50～100g 碳水化合物才可以防止酮血症（ketonemia）的产生。

**5. 参与肝脏的解毒作用**

碳水化合物经糖醛酸途径生成的葡萄糖醛酸是重要的解毒物质。肝脏中的糖原储备充足时，葡萄糖醛酸在肝脏能与许多有害物质如细菌毒素、酒精、砷等结合，以消除或减轻这些物质的毒性或生物活性，从而起到解毒作用。

**6. 增强肠道功能**

非淀粉多糖类如纤维素和果胶，抗性淀粉、功能性低聚糖等抗消化的碳水化合物，能刺激肠道蠕动，有助于正常消化和增加排便量。

## 四、血糖指数

碳水化合物的类型不同，消化吸收率不同，引起的餐后血糖水平也不同。

### （一）血糖指数的定义

血糖指数（glycemic index，GI）指进食含 50g 碳水化合物的食物后，2～3h 内的血糖曲线下面积相比空腹时的增幅除以进食 50g 葡萄糖后的相应增幅。它是反映食物类型和碳水化合物消化水平的一个参数。

$$\text{血糖指数}=\frac{\text{试验餐后 2h 血浆葡萄糖曲线下的面积}}{\text{等量葡萄糖餐后 2h 血浆葡萄糖曲线下的面积}}\times 100\%$$

食物 GI 越高，说明这种食物升高血糖的效应越强。通常定义 GI＜55 的食物为低 GI 食物，GI 为 55～75 的食物为中 GI 食物，GI＞75 的食物为高 GI 食物。

### （二）影响食物血糖指数的因素

食物中碳水化合物的类型、结构、食物的化学成分和含量，以及食物的物理状况和加工制作过程都会影响 GI。

**1. 食物中碳水化合物的类型、结构的影响**

不同的碳水化合物食物在肠胃内消化吸收的速度不同，而消化、吸收的快慢与碳水化合物本身的结构（如支链和直链淀粉）、类型（如淀粉或非淀粉多糖）有关。一般果糖含量和直链淀粉含量高的食物，GI 偏低。

**2. 食物的化学成分和含量的影响**

膳食纤维高，一般 GI 低，可溶性纤维也能降低食物的 GI（如果胶和瓜尔胶），脂肪可延长胃排空和减少淀粉糊化，因此脂肪也有降低 GI 的作用。

**3. 加工的影响**

颗粒大小、软硬、生熟、稀稠及时间、温度、压力等对 GI 都有影响。

总之，越是容易消化吸收的食物，GI 就越高。

### （三）食物血糖指数的应用

**1. 低 GI 食物的应用**

低 GI 食物在调节能量代谢、控制食物摄入量等方面优于高 GI 食物，选择低 GI 食物有利于对体重、血糖、血脂及血压的控制。但是，值得注意的是，尽管含脂肪高的个别食物（如冰激淋）的 GI 较低，但对糖尿病患者来说仍是应限制食用的食物。

**2. 高 GI 食物的应用**

过多食用高 GI 食物对健康不利，因为高 GI 食物会造成血液中的葡萄糖和胰岛素幅度上下波动；但是运动员在运动量大的训练和比赛中，尤其是参加运动时间长的项目，为了维持血糖水平，就需要选择高 GI 的食物；高 GI 食物对消化吸收功能差的人群有益。

常见食物的 GI

## 五、碳水化合物的缺乏与过量

**1. 缺乏**

人体储存葡萄糖的能力有限，成年人一般只能储存 400g 左右，其中 200～300g 是作为肌糖原储存于肌肉中。中枢神经系统、红细胞只能依赖葡萄糖的无氧酵解提供能量，在饥饿、禁食或某些病理状态下，细胞中的碳水化合物储备（如糖原）耗竭，为了维持血糖浓度的稳定和满足脑部的供能，体内的糖异生反应得到激活，脂肪动员加强，大量的脂肪酸经过 $\beta$-氧化提供能量的同时产生酮体，可导致酮症酸中毒。治疗儿童癫痫的生酮饮食具有非常低的碳水化合物含量，长期进食会引起严重酸中毒、便秘、其他营养素缺乏。同时，酮体的积累也被证实是血管和组织损伤的潜在因素。日常利用低碳膳食减肥的人群，可以观察到有呕吐、便秘和口臭等症状。

**2. 过量**

碳水化合物的摄入量会对血脂、低密度脂蛋白胆固醇产生明显的影响。当膳食中饱和脂肪酸摄入量保持不变时，碳水化合物摄入量的改变对血浆低密度脂蛋白胆固醇无影响。高碳水化合物和低脂膳食，可提高血脂含量 13%，增加心血管疾病发生的危险。

## 六、碳水化合物的参考摄入量及食物来源

**1. 参考摄入量**

世界上大多数国家居民都以碳水化合物作为主要能量来源。除小于1岁的婴儿外，碳水化合物的适宜摄入量占总能量的50%～65%，孕妇和乳母比成人分别增加10g/d和40g/d，其中外加糖占总能量的10%以下。这些碳水化合物应来自包括复合碳水化合物淀粉、不消化的抗性淀粉、非淀粉多糖和低聚糖等不同来源。要限制纯能量食物如蔗糖和其他添加糖的摄入量，提倡摄入营养素/能量密度高的食物，以保障人体能量和营养素的需要及改善胃肠道环境和预防龋齿。

常见食物中碳水化合物的含量

**2. 食物来源**

碳水化合物的食物来源丰富，其中谷类、薯类和豆类是淀粉的主要来源，一般谷类提供的碳水化合物占总能量的50%左右较合理。水果、蔬菜主要提供包括非淀粉多糖如纤维素和果胶、不消化的抗性淀粉、单糖和低聚糖类等碳水化合物，牛奶能提供乳糖。总之，我国居民应以谷类食物为主要碳水化合物，增加豆类及豆制品的摄入量，并应多吃水果、蔬菜和薯类。

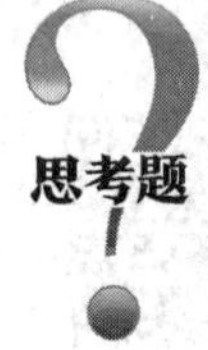

**思考题**

1. 简述碳水化合物的分类及生理功能。
2. 简述碳水化合物的食物来源及成人供给量标准。
3. 什么是血糖指数？糖尿病患者选择碳水化合物的依据是什么？

# 任务三 认识脂类

【任务引领】

刘女士为孕妇，35岁，从事办公室文员工作，体检发现其血脂处于临界高水平。

（1）请根据《中国居民膳食营养素参考摄入量》，查出其每日能量需要量。

（2）计算其每天脂肪的需要量。

（3）请推荐适合其食用的烹调用油和合理选用食用油的指导方案。

（4）请为其制定关于血脂健康的知识普及宣传材料。

脂类又叫脂质，包括脂肪（fat，通常人们把来自动物性食物的甘油三酯称为脂，把来自植物性食物的甘油三酯称为油）和类脂（lipid）。类脂是一种在某些理化性质上与脂肪相似的物质，主要包括磷脂（phospholipid）、固醇类（steroids）和结合脂类。营养学上重要的脂类主要有甘油三酯、磷脂、固醇类。食物中的脂类95%是甘油三酯，5%是其他脂类。正常体重的成人体内脂类的含量，男性为10%～15%，女性为15%～22%。人

体内储存的脂类中，脂肪高达 99%。

## 一、脂肪酸的分类及功能

### （一）脂肪酸的分类

甘油三酯是 3 分子脂肪酸与 1 分子甘油所形成的酯，组成甘油三酯的脂肪酸的结构，决定了甘油三酯的功能。目前，在自然界中还未发现单一脂肪酸组成的甘油三酯。目前已知组成脂肪的脂肪酸有 40 多种，脂肪酸是具有长烃链的羧酸，其结构通式为 $CH_3(CH_2)_nCOOH$，根据脂肪酸碳链的长短、饱和程度的不同和空间结构的不同，脂肪酸可以有不同的分类方法。

**1. 按照脂肪酸碳链的长度分类**

按照脂肪酸碳链的长度可将脂肪酸分为短链脂肪酸（含 4～6 碳）、中链脂肪酸（medium-chain fatty acid，MCFA，含 8～12 碳）、长链脂肪酸（long-chain fatty acid，LCFA，含 14～20 碳）和极长链（>22 碳）脂肪酸。高等动植物脂肪中的脂肪酸碳链长度多在 14～22 碳之间，且多为偶数。

中链脂肪酸对特殊人群也有一定的营养意义。中链脂肪酸含量较高的食物有，椰子油（含 13.9%）、棕榈油（含 71%）、牛奶及其制品（含 4.0%～4.7%）、人奶（含 1.5%～29%）。

**2. 按照脂肪酸碳链的饱和程度分类**

按照脂肪酸碳链的饱和程度可将脂肪酸分为饱和脂肪酸（saturated fatty acid，SFA，即没有不饱和双键的脂肪酸）、单不饱和脂肪酸（monounsaturated fatty acid，MUFA，即含一个不饱和键的脂肪酸）和多不饱和脂肪酸（polyunsaturated fatty acid，PUFA，即含两个以上不饱和键的脂肪酸）。

食物中常见的饱和脂肪酸有软脂酸、硬脂酸、花生酸和月桂酸等。通常 4～12 碳的脂肪酸都是饱和脂肪酸。已经证明，血浆中胆固醇的含量可受食物中饱和脂肪酸与多不饱和脂肪酸的影响。饱和脂肪酸可增加肝脏合成胆固醇的速度，提高血胆固醇的浓度。摄取过多的饱和脂肪酸会增加引发冠心病的危险。

食物中最常见的单不饱和脂肪酸为油酸（oleic acid），单不饱和脂肪酸在降低血胆固醇、甘油三酯等方面的作用与多不饱和脂肪酸相近，但不具有多不饱和脂肪酸潜在的不良作用，如促进机体脂质过氧化，促进化学致癌作用和抑制机体的免疫功能等。所以膳食中为了降低饱和脂肪酸，以单不饱和脂肪酸取代部分饱和脂肪酸具有重要意义。

食物中重要的多不饱和脂肪酸是亚油酸（$C_{18:2}$，linoleic acid，LA）、亚麻酸（$C_{18:3}$，$\alpha$-linolenic acid，ALA）、花生四烯酸（$C_{20:4}$，arachidonic acid，ARA）、二十碳五烯酸（$C_{20:5}$，eicosapentaenoic acid，EPA）和二十二碳六烯酸（$C_{22:6}$，docosahexaenoic acid，DHA），其中 ARA、EPA 和 DHA 在体内可由其他脂肪酸代谢生成。

**3. 按照脂肪酸的空间结构分类**

按照脂肪酸的空间结构可将脂肪酸分为顺式脂肪酸（*cis*-fatty acid，即双键上的氢原子连在碳原子的同侧，如图 2-2 所示）和反式脂肪酸（*trans*-fatty acid，TFA，含有一个或一个以上非共轭反式双键的不饱和脂肪酸，如图 2-3 所示）。

图2-2 顺式脂肪酸（油酸）结构

图2-3 反式脂肪酸（反油酸）结构

反式脂肪酸的危害

食物中的反式脂肪酸多数是由植物油氢化制成的，少量存在于反刍动物的脂肪中。反式脂肪酸的摄入除可氧化供能外，还有升高血浆胆固醇的作用，因此要限制其摄入量，特别是“三高”人群。

虽然摄入过多的反式脂肪酸对人体健康不利，但并不是所有的反式脂肪酸对人体的健康都有害，共轭亚油酸就是一种有益的反式脂肪酸，它具有一定的抗肿瘤作用。因此，在对待反式脂肪酸的问题上，人们要有严谨的科学态度。

在自然状态下，食物中大多数的不饱和脂肪酸为顺式脂肪酸，反式脂肪酸天然存在于牛奶中，牛奶、羊奶中反式脂肪酸的含量是3%～5%。而在植物油氢化过程和长期高温油炸的过程中会产生反式脂肪酸，其中氢化植物油中反式脂肪酸的含量为14.2%～34.3%，以氢化油脂油炸的食品、加工的食品中反式脂肪酸的含量也较高。美国、加拿大、瑞士等国家都要求限制加工食品中反式脂肪酸的含量，有些国家要求必须在食品标签上列出其含量。

**4. 按照双键的位置分类**

常见脂肪酸的种类及结构

按照双键的位置可将不饱和脂肪酸分为$\omega$-3、$\omega$-6、$\omega$-9系列脂肪酸。目前国际上一般从$CH_3$—的碳起计算不饱和脂肪酸中不饱和键的位置。例如，亚油酸为$C_{18:2}$，$\omega$-6，即亚油酸中有两个不饱和键，第一个不饱和双键从甲基端数起，在第6个碳原子和第7个碳原子之间，即为$\omega$-6系列脂肪酸。此外，国际上还有以$n$来代替$\omega$的表示方法，即$\omega$-6系列脂肪酸就是$n$-6系列脂肪酸。

大多数脂肪酸含偶数碳原子，因为它们通常从2碳单位生物合成。除了常见的偶数碳脂肪酸外，在许多生物体内还存在一些奇数碳脂肪酸。日本沼田光弘博士在研究抗癌药物时发现，奇数碳的脂肪酸具有抗癌活性。橄榄核仁油、野生大豆种子、翅果油树果实、乌柏脂等中含有少量奇数碳脂肪酸。

## （二）重要的脂肪酸及其功能

**1. 必需脂肪酸**

必需脂肪酸（essential fatty acid，EFA）是指人体必需、自身不能合成、需要从食物中获得的脂肪酸，包括亚油酸（$C_{18:2}$）和$\alpha$-亚麻酸（$C_{18:3}$）。

必需脂肪酸在人体内具有重要的生理功能：它是组织细胞的组成成分，对线粒体和细胞膜的结构特别重要。在体内必需脂肪酸参与磷脂的合成，并以磷脂的形式出现在线粒体和细胞膜中；对胆固醇的代谢也很重要，胆固醇与必需脂肪酸结合后才能在体内转运进行正常代谢。动物的精子形成也与必需脂肪酸有关，缺乏可出现不孕症，授乳过程也会出现障碍。膳食中长期缺乏必需脂肪酸，就会发生必需脂肪酸缺乏症。在人体中尚未发生过缺乏症的全部症候群，但婴儿缺乏亚油酸可出现湿疹，长期摄入不含脂肪膳食的人会发生皮炎和伤口难于愈合，长期缺乏 $\alpha$-亚麻酸时对调节注意力和认知过程会有不良影响。

**2. $\omega$-3 系列多不饱和脂肪酸**

$\omega$-3 系列多不饱和脂肪酸有 $\alpha$-亚麻酸、二十碳五烯酸、二十二碳六烯酸。这些多不饱和脂肪酸在人和哺乳动物组织细胞中一系列酶的催化下，可转变为前列腺素（prostaglandin，PG）、血栓素及白三烯等重要衍生物，几乎参与所有的细胞代谢活动，具有特殊的营养功能，还有抑制免疫功能的作用。

**3. $\omega$-6 系列多不饱和脂肪酸**

$\omega$-6 系列多不饱和脂肪酸是由亚油酸衍生而来，包括 $\gamma$-亚麻酸、花生四烯酸，其中最重要的 $\omega$-6 系列多不饱和脂肪酸是亚油酸和花生四烯酸。花生四烯酸是合成前列腺素的前体物质，前列腺素具有调解血液凝固、血管的扩张和收缩、神经刺激传导、生殖和分娩的正常进行、水代谢平衡等作用。母乳中前列腺素可防止婴儿消化道损伤，因此花生四烯酸常被添加到婴儿配方奶粉中，以增强婴儿的免疫功能。

## 二、脂类的分类及功能

**1. 甘油三酯**

脂肪是由甘油和脂肪酸组成的三酰甘油酯，其中甘油的分了比较简单，而脂肪酸的种类和长短却不相同。因此脂肪的性质和特点主要取决于脂肪酸，不同食物中的脂肪所含有的脂肪酸种类和含量不一样。自然界有 40 多种脂肪酸，因此可形成多种脂肪酸甘油三酯。

**2. 磷脂**

磷脂按其组成结构可以分为磷酸甘油酯和神经鞘酯。磷酸甘油酯主要与营养有关。

磷脂是生物膜的重要组成成分，对脂肪的吸收和运转及储存脂肪酸（特别是不饱和脂肪酸）起着重要作用。它能防止脂肪肝的形成，有利于胆固醇的溶解和排泄，防止动脉粥样硬化，也是磷的重要来源。据 WHO 专门委员会报告，一般成人每日需补充 6～8g 磷脂，食用 22～83g 的磷脂可以降低血液中的固醇（sterol），且无任何副作用，因此磷脂是重要的保健食品。

人们从食物如大豆、蛋黄、瘦肉、脑、肝及肾中可以获得磷脂，但机体也能自行合成所需要的磷脂。食物中含有的磷脂主要为卵磷脂和脑磷脂。大豆卵磷脂降血脂的作用优于蛋黄中的卵磷脂，因为其更易于运输胆固醇，使胆固醇不易沉积于动脉壁。

**3. 固醇（甾醇）类**

固醇可分为植物固醇（phytosterol）和动物固醇。

（1）植物固醇。植物固醇为植物细胞的重要组成成分，不能为动物吸收利用。国内外研究表明，植物固醇在肠道内可以与胆固醇竞争，减少胆固醇吸收，可促进饱和脂肪酸和胆固醇代谢，具有降低血液中胆固醇的作用，因此人们将其添加在人造黄油和食用油脂中。植物固醇主要存在于植物油、种子和坚果中，其含量以豆固醇和谷固醇最多。

（2）胆固醇。胆固醇是最重要的动物固醇，又称胆甾醇。人体内胆固醇的来源主要有两种途径，一是内源性的，即由肝脏合成，这部分约占总胆固醇的 70%；另一部分是外源性的，即来自于食物中的胆固醇，大约占 30%。

胆固醇是脑、神经、肝、肾、皮肤和血细胞生物膜的重要组成成分，是合成类固醇激素和胆汁酸的必需物质，对人体健康非常重要。人体血液中胆固醇浓度浓度太高，可能有引起心血管疾病（cardiovascular diseases，CD）的危险。但是，血液中的胆固醇浓度如果过低，对身体也会造成损害。研究表明，人体缺少胆固醇时，细胞膜组织就会遭到破坏，噬异变细胞白细胞的功能及活性减弱，不能有效地识别、杀伤和吞噬包括癌细胞在内的变异细胞，人体就会患癌症等疾病。资料显示，机体内胆固醇含量过低的人，患结肠癌的概率是胆固醇水平正常人的 3 倍，其他癌症的患病率也大大提高。合理饮食是控制人体内胆固醇水平的重要因素。

常见食物中胆固醇含量

胆固醇主要存在于动物性食物中，以动物内脏、动物脂肪中含量较高，尤其脑中含量丰富，蛋黄、鱼子、蛤贝类中含量也较高，鱼类和奶类含量较低。

有专家认为胆固醇的摄入量不会直接反映血胆固醇的水平。2011 年，关于胆固醇与冠心病关系的四项前瞻性队列研究的系统综述显示，即使胆固醇摄入量达到 768mg/d，也未发现胆固醇摄入与冠心病发病和死亡有关；研究发现鸡蛋摄入量与冠心病和脑中风（脑出血）也没有关联。注意，膳食胆固醇的来源不同，对血脂及心血管疾病的影响也可能不同。

迄今仍缺乏胆固醇增加慢性病危险的阈值摄入量，因而无法制定其可耐受最高摄入量。

## 三、脂类的消化吸收

### （一）脂肪的消化吸收

膳食中脂肪的消化吸收主要在小肠中进行。脂肪在胰液和胆汁作用下，与胆盐混合均匀乳化，在小肠分泌的脂肪酶的作用下将甘油三酯分解成游离脂肪酸和甘油单酯。吸收后的长链脂肪酸与甘油单酯在小肠黏膜细胞内重新合成甘油三酯，并和磷脂、胆固醇及蛋白质结合形成乳糜微粒（chylomicron，CM），经淋巴系统进入血液循环，成为血脂的主要部分。

中链脂肪酸由于其水溶性好，不需胆汁乳化，可直接被小肠吸收，吸收后无须形成乳糜微粒，可经门静脉进入肝脏，在细胞内可快速氧化产生能量，代谢中可增加 8%～35%不等的能量消耗；极少再合成甘油三酯、胆固醇，不在体内蓄积，不会提高胆固醇水平等。所以这类脂肪可在婴幼儿配方奶粉、运动员食品等特殊食品中添加，临床上可以用来治疗高脂血蛋白血症，急性、慢性肾功能不全等。但是中链脂肪酸氧化产生的酮体较多，过多食用对人体有副作用，因此要适当使用。

吸收后的脂肪大部分作为能量储备物质，储存于脂肪组织。一部分可用于合成新细胞，多存在于肝、脑、心、脾、肺等重要器官；一部分在肝内转变为磷脂和糖原进行储存；还有一部分经氧化分解成 $CO_2$ 和 $H_2O$，释放出能量。

一般而言，熔点低的脂肪易于吸收；摄入量少时吸收率高；由不饱和脂肪酸构成的脂肪比由饱和脂肪酸构成的脂肪易于吸收。婴儿脂肪吸收率低，易发生消化不良；老年人的脂肪吸收和代谢比年轻人慢。通常情况下，食物中脂肪几乎完全被吸收。

### （二）类脂的消化吸收

**1. 磷脂**

活化的磷脂酶 $A_2$ 在小肠中可将膳食中的磷脂水解成脂肪酸和溶血磷脂，或继续水解。卵磷脂水解成甘油、磷酸及胆碱，脑磷脂水解成甘油、磷酸及乙醇胺。小部分磷脂在胆盐的协助下，可不经消化而直接吸收。被吸收的磷脂水解产物在肠黏膜细胞内重新合成磷脂，并与甘油三酯等组成乳糜微粒，经淋巴系统进入血液循环。

**2. 胆固醇**

食物中的胆固醇酯可经胰液和肠液中的胆固醇酯水解酶水解成胆固醇和脂肪酸。胆固醇借助胆盐的乳化被肠黏膜细胞吸收。被吸收的2/3胆固醇在肠黏膜细胞内重新酯化为胆固醇酯。胆固醇酯、游离胆固醇、磷脂、甘油三酯及由肠黏膜细胞合成的脱辅基蛋白共同形成乳糜微粒，经淋巴系统进入血液循环。淋巴和血液中的胆固醇大部分以胆固醇酯的形式存在。未被吸收的胆固醇在小肠下段被细菌转化为粪固醇，由粪便排出。

## 四、脂类的生理功能

**1. 重要的机体成分，为机体提供和储存能量**

脂肪是体内的一种能量储备形式和主要供能物质。脂肪占正常人体重的14%～19%，是构成机体成分的重要物质。脂肪是人体重要的能量来源，合理膳食能量中的20%～30%由脂肪供给。

**2. 构成生物膜**

脂类特别是磷脂和胆固醇，是所有生物膜的重要组成成分，如细胞膜、内质网膜、核膜、神经髓鞘膜等机体主要的生物膜。按质量计，生物膜含蛋白质约20%，含磷脂50%～70%，含胆固醇20%～30%。磷脂上的多不饱和脂肪酸赋予膜流动性，如卵磷脂是细胞膜的主要结构脂，也是体内胆碱的储存形式。鞘磷脂和鞘糖脂不仅是生物膜的重要组成成分，还参与细胞识别和信息传递。

**3. 提供必需脂肪酸**

必需脂肪酸亚油酸（*n*-6）和 $\alpha$-亚麻酸（*n*-3）必须靠膳食脂肪提供，必需脂肪酸的衍生物具有多种生理功能，如二十二碳六烯酸（*n*-3）、花生四烯酸（*n*-6）是脑、神经组织及视网膜中含量最高的脂肪酸，故对脑及视觉功能发育有重要的作用。此外，源于花生四烯酸所产生 $PG_2$、$TX_2$ 及 $LT_4$ 和源于 EPA（*n*-3）所产生 $PG_3$、$TX_3$（血栓素，thromboxane，TX）及 $LT_5$（白三烯，leukotriene，LT）共同参与体内免疫、炎症、

必需脂肪酸及其衍生物的转化途径

心率、血凝及血管舒缩的调节，但不同来源的产物在功能上差异很大，甚至相互拮抗，如 $TXB_2$ 扩张血管，$TXB_3$ 收缩血管；$PG_2$ 致心率失常，而 $PG_3$ 抗心率失常，$PG_2$ 促炎症反应，而 $PG_3$ 被认为是炎症消散因子。而必需脂肪酸还能显著地降低甘油三酯和极低密度脂蛋白（very low density lipoprotein，VLDL）水平，发挥调节血脂的作用。

**4. 促进脂溶性维生素的吸收**

脂肪是脂溶性维生素的良好载体，食物中脂溶性维生素常与脂肪并存，如鱼肝油和奶油富含维生素 A、维生素 D，麦胚油富含维生素 E。脂肪还能促进脂溶性维生素的吸收。脂肪可刺激胆汁分泌，协助脂溶性维生素吸收和利用。膳食缺乏脂肪或脂肪吸收障碍时，会引起体内脂溶性维生素不足或缺乏。

**5. 维持体温、保护脏器**

脂肪是热的不良导体，可阻止体热的散发，维持体温的恒定。此外，体脂也能防止和缓冲因振动而造成的对脏器、组织、关节的损害，发挥对器官的保护作用。

## 五、人体脂类营养水平的评价

人体脂类营养水平的评价主要通过体重指数、腰臀比和体脂含量等体格测量指标和血脂的水平来判断。

## 六、脂类的参考摄入量及食物来源

**1. 参考摄入量**

不同的民族和地区间由于经济发展水平和饮食习惯的不同，脂肪的实际摄入量有很大差异。我国建议每日膳食中脂肪的适宜摄入量占总能量的比例应为成人 20%～30%，对儿童和少年可达 25%～30%。成人膳食中饱和脂肪酸、*n*-6 多不饱和脂肪酸和 *n*-3 多不饱和脂肪酸占总能量的比例分别为小于 10%、4.0%和 0.6%。为满足所需脂溶性维生素、必需脂肪酸的摄入，保证脂溶性维生素的吸收，一般认为，每人每日摄入 5g 左右的油脂就可达到上述要求。

FAO 2010 报告将反式脂肪酸的 UL 定为 1%能量摄入量，我国 2 岁以上儿童及成人膳食中来源于食品工业加工产生的反式脂肪酸的 UL 为小于 1%能量摄入量。因为缺乏可靠的资料，成人胆固醇的每日摄入量暂不设定 UL 值。

**2. 食物来源**

脂肪的来源主要是烹调油，也包括食物本身所含的油脂。不同油脂中的脂肪酸构成不同，通常，动物脂肪含饱和脂肪酸较多，而植物油含不饱和脂肪酸多，是人体必需脂肪酸的良好来源。食用油脂多样化是保证各种脂肪酸摄入比例合理的有效措施。一般认为，植物油中如大豆油、花生油、芝麻油、玉米油、米糠油等营养价值高，动物脂肪中如奶油、蛋黄油、鱼脂、鱼肝油的营养价值较高。动物性食物以肉类含脂肪量较高，禽类次之，鱼类较少。肉类中猪肉、羊肉含脂量较多，牛肉次之。

常见食物中脂肪的含量和脂肪酸构成

1. 简述脂类的分类及其与人体健康的关系。
2. 简述胆固醇与人体健康的关系。
3. 简述人体易缺乏哪些脂肪酸。
4. 简述脂类的功能、参考摄入量及主要食物来源。

# 任务四 认识蛋白质

【任务引领】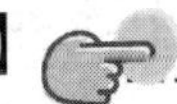

刘女士，35 岁，从事办公室文员工作，体检发现其体内血清白蛋白的含量为 25.6g/L。

(1) 请评价其体内蛋白质水平处于什么状态。

(2) 请根据《中国居民膳食营养素参考摄入量》，查出其每日能量需要量。

(3) 计算其每天蛋白质的需要量。

(4) 请为其制定改善其目前蛋白质状况的膳食指导方案。

蛋白质是一切生命的物质基础。每一种生物，包括动物和植物，身体中的每一个细胞都由蛋白质构成。蛋白质既是构造组织和细胞的基本材料，又与各种形式的生命活动紧密相联。机体的新陈代谢和生理功能得以正常进行都依赖蛋白质的不同形式。

## 一、蛋白质的组成和分类

### （一）蛋白质的组成

蛋白质的基本单位氨基酸是分子中具有氨基（$—NH_2$）和羧基（—COOH）的一类化合物，由一个氨基酸的 $\alpha$-羧基和另一个氨基酸的 $\alpha$-氨基组成的共价键称为酰胺键，也称肽键，由多个氨基酸按一定的排列顺序由肽键连接成的长链称为肽，相连氨基酸的数目为 2～10 个的称为寡肽，10 个以上的称为多肽。蛋白质所含的氨基酸大于 100，且具有稳定的高级构象。

食物中大多数蛋白质的含氮量相当接近，平均约为 16%。因此在任何生物样品中，每克氮相当于 6.25g 蛋白质（即 100÷16），其折算系数为 6.25。只要测定生物样品中的含氮量，就可以算出其中蛋白质的大致含量：样品中蛋白质的百分含量＝每克样品中含氮量（g）×6.25×100%，但不同蛋白质的含氮量是有差别的，故折算系数不尽相同。

### （二）蛋白质的分类

食物蛋白质的营养价值取决于所含氨基酸的种类和数量，所以在营养上尚可根据食物蛋白质的氨基酸组成分类。蛋白质分为完全蛋白质、半完全蛋白质和不完全蛋白质三类。

**1. 完全蛋白质**

完全蛋白质是指所含必需氨基酸种类齐全、比例适当，不仅能维持人体健康，还能促进生长发育的食物蛋白质。例如，奶类中的酪蛋白、乳清蛋白，蛋类中的卵清蛋白等。

**2. 半完全蛋白质**

半完全蛋白质是指所含必需氨基酸种类齐全，比例不适当，可以维持生命，但不能促进生长发育的蛋白质。例如，小麦中的麦胶蛋白等。

**3. 不完全蛋白质**

不完全蛋白质是指所含必需氨基酸种类不全，不能促进生长发育，也不能维持生命的蛋白质。例如，玉米中的玉米胶蛋白，动物结缔组织和肉皮中的胶质蛋白，豌豆中的豆球蛋白等。

### （三）必需氨基酸及氨基酸模式

自然界中的氨基酸有 300 多种，但构成人体蛋白质的氨基酸只有 20 种（表 2-6），分为必需氨基酸、条件必需氨基酸和非必需氨基酸三大类。

**表 2-6 构成人体蛋白质的氨基酸**

| 氨基酸 | 英文 | 氨基酸 | 英文 |
|---|---|---|---|
| 必需氨基酸 | | 精氨酸 | arginine（Arg） |
| 异亮氨酸 | isoleucine（Ile） | 天冬氨酸 | aspartic acid（Asp） |
| 亮氨酸 | leucine（Leu） | 天冬酰胺 | asparagine（Asn） |
| 赖氨酸 | lysine（Lys） | 谷氨酸 | glutamic acid（Glu） |
| 蛋氨酸 | methionine（Met） | 谷氨酰胺 | glutamine（Gln） |
| 苯丙氨酸 | phenylalanine（Phe） | 甘氨酸 | glycine（Gly） |
| 苏氨酸 | threonine（Thr） | 脯氨酸 | proline（Pro） |
| 色氨酸 | tryptophan（Trp） | 丝氨酸 | serine（Ser） |
| 缬氨酸 | valine（Val） | 条件必需氨基酸 | |
| 组氨酸* | histidine（His） | 半胱氨酸 | cysteine（Cys） |
| 非必需氨基酸 | | 酪氨酸 | tyrosine（Tyr） |
| 丙氨酸 | alanine（Ala） | — | — |

* 组氨酸为婴儿必需氨基酸，成人需要量可能较少。

（1）必需氨基酸是指人体必需，体内不能合成或合成量不能满足需要，需要从食物中获得的氨基酸，包括缬氨酸、异亮氨酸、亮氨酸、苯丙氨酸、赖氨酸、蛋氨酸、苏氨酸、色氨酸、组氨酸九种。

（2）条件必需氨基酸包括两类。一是在创伤、感染、剧烈运动及高分解代谢等特殊条件下，成为必需的氨基酸，如精氨酸和谷氨酰胺；二是能减少必需氨基酸需求的氨基酸，如酪氨酸和半胱氨酸。半胱氨酸和酪氨酸在体内可分别由蛋氨酸和苯丙氨酸转变生成，如果膳食中能直接提供这两种氨基酸，则人体对蛋氨酸和苯丙氨酸的需要量可分别减少 30%和 50%。

（3）必需氨基酸需要量模式是指机体在利用蛋白质代谢过程中，对每种必需氨基酸的需要和利用都处在一定的范围内。某种必需氨基酸过多或过少都会影响另外一些必需氨基酸的利用，所以，为了满足机体蛋白质合成的要求，各种必需氨基酸之间应有一个适宜的比例，这种必需氨基酸之间相互搭配的比例关系称为必需氨基酸需要量模式或氨基酸计分模式（amino acids scoring pattern，AASP）。

几种中国食物和人体蛋白质氨基酸模式

各类人群必需氨基酸的平均需要量

一般食物蛋白质的氨基酸构成与人体蛋白质的氨基酸模式越接近，那么这种食物提供的必需氨基酸的利用价值也越高，其蛋白质的营养价值也越高。

（4）限制性氨基酸（limiting amino acid，LAA）指食物蛋白质中一种或几种含量相对较低，影响蛋白质利用率的必需氨基酸。其中缺乏最多的氨基酸称为第一限制氨基酸，这些氨基酸严重影响机体对蛋白质的利用，并且决定蛋白质的质量。膳食中主要的限制性氨基酸包括赖氨酸、蛋氨酸、色氨酸、苏氨酸，其中谷类食物的第一限制氨基酸是赖氨酸，豆类食物的第一限制氨基酸是蛋氨酸。

## 二、蛋白质的消化吸收

**1. 消化**

食物蛋白进入胃后，刺激胃黏膜分泌胃泌素，进而刺激胃黏膜壁细胞分泌盐酸、主细胞分泌胃蛋白酶原。胃蛋白酶原经盐酸和自身催化作用转换为活性胃蛋白酶，从而发挥水解蛋白质的作用。但是由于食物在胃中停留的时间短，对蛋白质的消化并不完全，小肠才是蛋白质消化的主要部位。在小肠胰和肠黏膜细胞分泌的多种蛋白酶和肽酶的作用下，未经消化或消化不完全的蛋白质被进一步水解成氨基酸和短肽。

**2. 吸收**

经过小肠内的消化，蛋白质被水解为可被吸收的氨基酸和 2～3 个氨基酸的短肽。关于氨基酸的吸收机制，一般认为主要是耗能的主动转运过程，肠黏膜细胞膜上有转运氨基酸的载体蛋白，能与氨基酸和 $Na^+$形成三联体，将其转运入细胞，$Na^+$借钠泵排出细胞外，并消耗 ATP（三磷酸腺苷）。未被吸收的蛋白质在肠道细菌作用下进行无氧分解，即蛋白质的腐败作用。腐败产生的大多数含氮产物对人体有害，但也可以产生少量脂肪酸及维生素等。

## 三、蛋白质的生理功能

**1. 构成人体细胞和组织的重要成分**

蛋白质约占人体总重量的 16%，是组成机体所有组织和细胞的主要成分。但在体内的分布是不均匀的。蛋白质约占细胞内物质的 80%。儿童、青少年、孕妇、乳母体格和组织、器官的生长发育，机体各种损伤修补，消耗性疾病的恢复，以及成人体内细胞和组织的更新，都需要合成大量的蛋白质。有研究证实，成人体内每日有 1%～3%的蛋白质需要更新，蛋白质的更新包括蛋白质的合成和分解两部分，70%～80%释放的氨基酸被重新利用、合成蛋白质，剩下的 20%～30%被降解。例如，肠黏膜细胞平均 6d 更新一次，红细胞平均 120d 更新一次。适量的蛋白质摄入将有利于儿童的生长发育、健康成人体内蛋白质的更新和疾病的康复。如果缺乏蛋白质，就会影响组织细胞的正常生命活动，机体也就无法进行正常的生长发育。

**2. 构成体内多种具有重要生理功能的物质**

这些物质包括催化体内物质代谢和生理生化过程的蛋白类酶；调节各种代谢活动和生理生化反应的蛋白类激素；携带和运输氧的血红蛋白；参与和维持肌肉收缩的肌纤凝蛋白、肌钙蛋白、肌动蛋白；有重要免疫作用的抗体；在体内运输维生素 A、铁等营养素所需的专用结合蛋白；某些氨基酸代谢产生的神经递质，参与神经冲动的传导。色氨酸在体内可代谢成维生素 PP（烟酸），在维生素 PP 缺乏时供机体利用。此外，体内还有众多的调节细胞活动的蛋白类细胞因子。

近年来研究发现，许多蛋白质降解的肽也具有特殊的生理功能，某些外源性氨基酸的特有生理功能也受到关注和应用。

**3. 维持机体内环境稳定及多种生命活动**

由于蛋白质的特殊结构和性质，其在体内有多种生理功能。例如，血液中的白蛋白、球蛋白参与调节和维持体内的酸碱平衡、胶体渗透压、水分在体内的正常分布，维持内环境的稳定以进行各种代谢活动，如神经冲动的传导、信息传递及思维活动等。免疫球蛋白作为抗体可以抵御外来微生物及其他有害物质的入侵。受体可以识别并特异地与具有生物活性的化学信号物质结合，细胞因子能在细胞间传递信息。包括营养素在内的许多重要物质的转运都与蛋白质和氨基酸有关。此外，含有脱氧核糖核酸（deoxyribonucleic acid, DNA）的核蛋白是遗传信息传递的重要物质，遗传信息的传递和表达均与蛋白质有关。

**4. 供给能量**

蛋白质在体内可被代谢分解，释放出能量。1g 食物蛋白质在体内代谢约产生 16.7kJ（4kcal）的能量。但是，只在体内碳水化合物、脂肪代谢不足以供给能量所需时，蛋白质才分解。因此，供给能量并非蛋白质的主要功能。

**5. 提供特殊氨基酸**

蛋白质中蛋氨酸是体内最重要的甲基供体，很多含氮物质，如肌酸、松果素、肾上腺素、肉碱等在生物合成时需由蛋氨酸提供甲基。此外，甲基在蛋白质和核酸的修饰加工方面也极为重要。牛磺酸是一种氨基磺酸，在出生前后中枢神经系统和视觉系统发育中起关键作用。精氨酸能促进淋巴因子的生成与释放，刺激患者外周血单核细胞对促细胞分裂剂的胚胎细胞样转变等，以增强免疫功能。

## 四、食物蛋白质的营养评价

食物中蛋白质营养价值的高低，主要取决于其所含必需氨基酸的种类、含量及其相互比例是否与人体内的蛋白质相近似。食物蛋白质的营养价值应从食物蛋白质的含量、消化率和被机体利用率三方面进行综合评价。

膳食蛋白质的质量评价方法很多，常用的有蛋白质生物价（biological value，BV）、氨基酸评分(amino acid score，AAS)、蛋白质净利用率、蛋白质功效比值(protein efficiency ratio，PER）等。

## （一）食物中蛋白质的含量

食物中蛋白质含量的多少是评价其营养价值的基础。蛋白质的含量虽然不能决定一种食物蛋白质质量的高低，但也不能单纯考虑营养价值。即使营养价值很高的蛋白质，如其含量太低也无法发挥蛋白质的应有作用。

## （二）生物评价

### 1. 蛋白质的消化率

消化吸收是膳食蛋白质被机体利用的先决条件。蛋白质的消化率（digestibility）是指食物中的蛋白质能够被消化酶分解的程度。蛋白质的消化率越高，则被机体吸收利用的可能性越大，其营养价值也就越高。蛋白质的消化率通常用被消化吸收的氮的数量与该种蛋白质的含氮总量的比值来表示，可分为表观消化率（apparent digestibility）和真消化率（true digestibility）。

$$\text{真消化率}(\%)=\frac{\text{食物氮}-(\text{粪氮}-\text{粪代谢氮})}{\text{食物氮}}\times 100\%$$

$$\text{表观消化率}(\%)=\frac{\text{食物氮}-\text{粪氮}}{\text{食物氮}}\times 100\%$$

蛋白质表观消化率主要反映蛋白质在机体内消化酶作用下被分解的程度，而蛋白质的真消化率是指不考虑粪代谢氮而测定的蛋白质的消化率，这样不仅实验方法简单，而且具有一定的安全性。常见食物蛋白质的真消化率见表2-7。

**表2-7 常见食物蛋白质的真消化率**

| 食物 | 真消化率/% | 食物 | 真消化率/% | 食物 | 真消化率/% |
|---|---|---|---|---|---|
| 鸡蛋 | 97±3 | 花生酱 | 88 | 玉米 | 85±6 |
| 面粉（精制） | 96±4 | 大米 | 88±4 | 小米 | 79 |
| 牛奶 | 95±3 | 大豆粉 | 87±7 | 菜豆 | 78 |
| 肉、鱼 | 94±3 | 燕麦 | 86±4 | 中国混合膳食 | 96 |

食物蛋白质消化率除受人体因素影响之外，主要受食物因素的影响，如食物的品种、加工和烹调方法、抗营养因子的存在等。一般植物性蛋白质因受纤维物质的包裹，难与消化酶接触，因此其消化率通常比动物性蛋白质低。在一般烹调加工条件下，动物性蛋白质（如乳、蛋、肉类）的消化率可达90%以上，而植物性食物（如米饭、面食）中的

蛋白质消化率仅为80%左右。有的食物中含有蛋白质酶抑制剂，如大豆中的胰蛋白酶抑制剂、蛋清中的抗生物素等，都可降低蛋白质的消化率。

**2. 蛋白质生物价**

蛋白质生物价是用来评定蛋白质在体内被消化、吸收后实际利用的程度的重要指标，通常用储留氮量对氮吸收量的百分比表示。

$$生物价=\frac{储留氮}{吸收氮}\times 100\%$$

$$储留氮=吸收氮-（尿氮-尿内源氮）$$

$$吸收氮=摄入氮-（粪氮-粪代谢氮）$$

生物价最高值为 100，最低值为 0。生物价越高说明蛋白质被机体利用率越高，即蛋白质的营养价值也越高。常见食物蛋白质的 BV、PER 和 AAS 见表 2-8。

**表 2-8 常见食物蛋白质的 BV、PER 和 AAS**

| 食物 | BV | PER | AAS |
|---|---|---|---|
| 全鸡蛋 | 94 | 3.92 | 1.06 |
| 全牛奶 | 87 | 3.09 | 0.98 |
| 鱼 | 83 | 4.55 | 1.00 |
| 牛肉 | 74 | 2.30 | 1.00 |
| 大豆 | 73 | 2.32 | 0.63 |
| 精制面粉 | 52 | 0.60 | 0.34 |
| 大米 | 63 | 2.16 | 0.59 |
| 土豆 | 67 | — | 0.48 |
| 明胶 | — | −1.25 | 0 |

**3. 蛋白质功效比值**

PER 是用处于生长阶段中的幼年动物（一般用刚断奶的雄性大白鼠），在实验期内其体重增加和摄入蛋白质的量的比值来反映蛋白质营养价值的指标。由于所测蛋白质主要被用来提供生长需要，所以该指标被广泛用作婴幼儿食品中蛋白质的营养评价。

$$PER=\frac{实验期内动物体重增加量(g)}{实验期内蛋白质摄入量(g)}$$

## （三）化学评价

**1. 氨基酸评分**

AAS 也称蛋白质化学分（chemical score，CS），是被测食物蛋白质每克氮第一限制氨基酸量（mg/g）与参考蛋白质每克氮相应氨基酸量（mg/g）之比。它是评定单一或混合食物蛋白质营养价值的常用方法，可反映蛋白质构成和利用的关系。

$$\text{AAS}=\frac{\text{被测食物蛋白质每克氮或蛋白质氨基酸含量（mg/g）}}{\text{参考蛋白质每克氮或蛋白质氨基酸含量（mg/g）}}\times 100\%$$

参考蛋白质指含必需氨基酸种类齐全、数量充足、比例适当，用作评价食物蛋白质营养价值的参照物。常用鸡蛋蛋白质和乳蛋白质作为参考蛋白质。

**2. 蛋白质消化率校正的氨基酸评分**

蛋白质消化率校正的氨基酸评分（protein digestibility corrected amino acid score，PDCAAS）可替代蛋白质功效比值，对除孕妇和1岁以下婴儿以外的所有人群的食物蛋白质进行评价。常见食物的PDCAAS见表2-9。

$$\text{PDCAAS}=\text{氨基酸评分}\times\text{真消化率}$$

**表2-9 常见食物的PDCAAS**

| 食物蛋白 | PDCAAS | 食物蛋白 | PDCAAS |
|---|---|---|---|
| 酪蛋白 | 1.00 | 斑豆 | 0.63 |
| 鸡蛋 | 1.00 | 燕麦粉 | 0.57 |
| 大豆分离蛋白 | 0.99 | 花生粉 | 0.52 |
| 牛肉 | 0.92 | 小扁豆 | 0.52 |
| 豌豆粉 | 0.69 | 全麦 | 0.40 |
| 菜豆 | 0.68 | — | — |

## 五、人体蛋白质营养水平的评价

### （一）膳食蛋白质摄入量

膳食蛋白质摄入量是评价机体蛋白质营养状况的基础和基本背景资料。

氮平衡是指氮的摄入量和排出量的关系，常用于描述体内蛋白质的营养状况，人体氮平衡有以下三种类型。

**1. 摄入氮＝排出氮**

摄入氮＝排出氮，即$I=U+F+S$，其中$I$为摄入氮；$U$为尿氮；$F$为粪氮；$S$为通过皮肤及其他途径排出氮。这种情况称为零氮平衡（zero nitrogen balance），表示体内蛋白质的分解与合成处于平衡状态，是蛋白质的动态平衡。正常成人多处于零氮平衡。

**2. 摄入氮＞排出氮**

摄入氮＞排出氮，称为正氮平衡（positive nitrogen balance），表示体内蛋白质合成量大于分解量。生长发育的儿童、青少年、孕妇、乳母，以及疾病、创伤恢复期患者多处于正氮平衡。

**3. 摄入氮＜排出氮**

摄入氮＜排出氮，称为负氮平衡（negative nitrogen balance），表示体内蛋白质分解量大于合成量。负氮平衡常见于蛋白质摄入不足、吸收不良，以及消耗性疾病患者。

## （二）体格测量

机体蛋白质营养状况的好坏，可反映到机体体格构成上，测量体格的指标包括体重、身高、上臂围、上臂肌围、体重指数（bdy mass index，BMI）等。其中 Z 评分及年龄别 BMI 被认为可用于儿童营养状况和蛋白质营养状况的评价。

**1. Z 评分法**

$$\text{Z评分} = \frac{\text{体格指标实际测定值}-\text{体格指标参考值中位数}}{\text{体格指标参考值标准差}}$$

年龄别体重 Z 评分（weight for age Z scores，WAH），以<−2 界定低体重，表示近期营养不良；年龄别身高 Z 评分（height for age Z scores，HAZ），以<−2 界定生长迟缓，反映较长期的营养不良；身高别体重 Z 评分（weight for height Z scores，WHZ）是将体重和身高结合起来评价体格和营养状况的指标，以<−2 界定为消瘦，>2 界定为超重。在用 Z 评分评价体格发育状况时，多采用 WHO 推荐，美国国家卫生统计中心的参考值。

**2. 年龄别 BMI 法**

WHO 专家委员会认为，年龄别 BMI 是评价儿童生长发育最好的指标，既能反映年龄特征，又能反映体质构成，还能与成人体格评价相连贯。其他评价方法包括百分位法、中位数法、指数法、生长曲线图评价法。

## （三）生化检验

**1. 血液指标**

血清蛋白质常用于评估人体蛋白质营养水平，主要的指标见表 2-10。

**表 2-10 评价血清蛋白质营养状况的主要指标**

| 评价方法 | 判断标准 | 优点 | 缺点 |
|---|---|---|---|
| 白蛋白 | 正常值为 35～55g/L，30～35g/L 为轻度缺乏，25～30g/L 为中度缺乏，≤25g/L 为重度缺乏。当白蛋白低于 28g/L 时，会出现水肿 | 是群体调查时常用的指标，白蛋白测定样品易采集，方法简单 | 白蛋白生物半衰期约为 20d，早期缺乏时不易测出 |
| 运铁蛋白 | 正常值为 2～4g/L，1.5～2g/L 为轻度缺乏，1～1.5g/L 为中度缺乏，≤1g/L 为重度缺乏 | 生物半衰期为 8～10d，能及时反映脏器蛋白急剧的变化 | 受铁的影响，当蛋白质和铁的摄取量都低时，其血浆浓度出现代偿性增高 |
| 血浆前白蛋白（主要功能是运输甲状腺素） | 正常值为 250～500mg/L，150～250mg/L 为轻度缺乏，100～150mg/L 为中度缺乏，≤100mg/L 为重度缺乏 | 体内储存很少，生物半衰期仅为 1.9d，较敏感 | 在任何急需合成蛋白质的情况下，如创伤、急性感染，血清前蛋白含量都迅速下降 |
| 血浆视黄醇结合蛋白（是运输维生素 A 的特殊蛋白） | 40～70μg /L 为正常 | 生物半衰期为 10h，是评价蛋白质营养不良急性变化的敏感指标 | 在很小的应激情况下，也有变化。肾脏有病变时，浓度升高，特异性差，因而临床很少使用 |
| 血浆纤维结合蛋白（免疫比浊法） | 正常值为 200～280mg/L | 样品易采集，方法简单 | — |

**2. 尿液指标**

（1）尿肌酸酐（肌酐）。尿中肌酐是肌肉肌酸的代谢产物，尿肌酐的数量反映肌肉的数量和活动，间接反映体内肌肉中蛋白质含量。正常值为男性 20～26mg（24h·kgbw）（7～18mmol/24h），女性 14～22mg（24h·kg bw）（5.3～16mmol/24h）。当蛋白质缺乏时，尿肌酐含量降低。尿肌酐超过正常范围时，反映食物蛋白质摄入过量或肾功能不全。

（2）尿肌酸酐/身高指数。身高指数是 24h 尿肌酸酐和同性别、同身高、同年龄等 24h 预期尿肌酸酐的比值。3 月龄～17 岁的身高指数的正常值为＞0.9；0.5～0.9 为不足；＜0.5 为缺乏。

（3）三甲基组氨酸。尿中三甲基组氨酸反映肌肉中肌纤蛋白的数量及代谢状况，正常值为男性 5.2±1.2μmol/（kg·d），女性 4±1.3μmol/（kg·d）。

（4）羟脯氨酸。羟脯氨酸是存在于胶原蛋白中的特异氨基酸。对儿童来说，尿羟脯氨酸反映体内胶原蛋白的合成及代谢情况，其正常值：1～5 岁为 0.15～0.49mmol/d，6～10 岁为 0.27～0.75mmol/d，11～17 岁为 0.48～1.37mmol/d，18～21 岁为 0.15～0.42mmol/d，22～55 岁为 0.11～0.33mmol/d。

上述指标，种类虽然很多，但各有不足之处，实际应用时还应结合膳食史和临床观察进行综合评价。

## 六、蛋白质-能量营养不良

阜阳大头娃娃事件

蛋白丢失性胃肠病

### （一）蛋白质缺乏

当人体蛋白质丢失量大于人体蛋白质总量的 20%时，生命活动就会被迫停止。蛋白质-能量营养不良（protein-energy malnutrition，PEM）是一种因蛋白质和能量长期摄入不足所致的营养缺乏病。它是所有营养不良中最致命的一种。该病在成人和儿童身上均可发生，但处于生长发育阶段的儿童最为敏感。轻度的蛋白质缺乏主要影响儿童的体格生长，导致低体重和生长发育迟缓。长期蛋白质-能量摄入不足将导致人体多种激素水平和身体成分的含量发生明显改变，体重明显下降，各组织器官明显萎缩，出现严重的负氮平衡。约有 50%的患儿很难活到 5 岁，为发展中国家的公共卫生问题。

成人蛋白质摄入不足可引起体力下降、浮肿、抗病力减弱等。这种情况常见于由饥饿引起的人群和久病的恶液质患者。蛋白质缺乏的临床表现为疲倦、体重减轻、贫血、免疫和应激能力下降、血浆蛋白质含量下降，尤其是白蛋白降低，并出现营养性水肿。蛋白质-能量营养不良一般分为消瘦型（marasmus）、水肿型（kwashiorkor）和混合型三种类型。

（1）消瘦型主要由能量严重不足所致，临床表现为消瘦、皮下脂肪消失、皮肤干燥松弛、体弱无力等。患者体重常低于其标准体重的60%，消瘦型的患病人群一般多见于2岁以下的幼儿，如图2-4所示。

（2）水肿型也称夸休可尔症，是指能量摄入基本满足而蛋白质严重不足，以全身水肿为特点，患者虚弱、表情淡漠、生长滞缓、头发变色变脆易脱落，易感染其他疾病，矮小、水肿和腹部突出为该种蛋白质能量营养不良的典型表现。水肿型的患病人群主要为3～13岁的儿童，如图2-5所示。

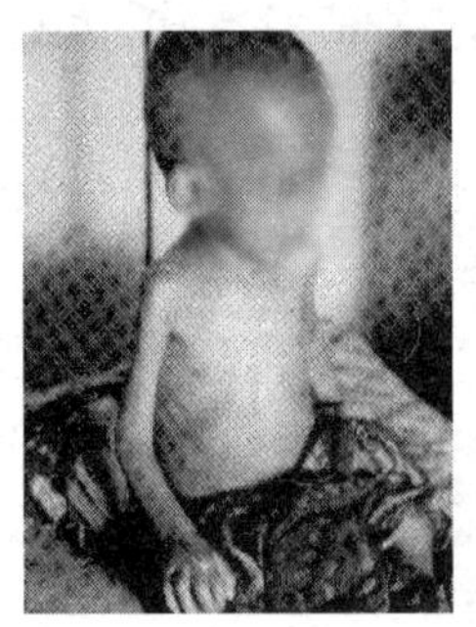

图2-4 消瘦型营养不良（皮包骨）

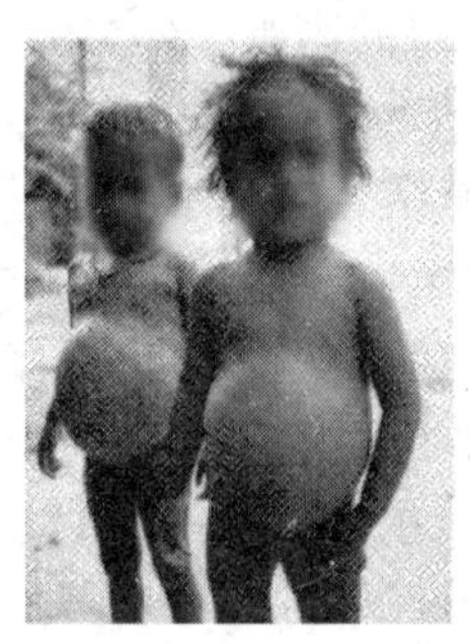

图2-5 水肿型营养不良（蛙状腹）

（3）混合型是指蛋白质和能量同时缺乏，临床表现为上述二型之混合，同时常伴有维生素和其他营养素缺乏。

### （二）蛋白质过量

蛋白质摄入不足对人体有较大的危害，但是蛋白质尤其是动物性蛋白质摄入过多对人体的危害更大。首先，过多的动物性蛋白质摄入，会导致胆固醇和饱和脂肪酸、脂肪的摄入量的增加；其次，由于蛋白质摄入过多，会加重肾脏代谢负担，同时过多的动物性蛋白质摄入，导致含硫氨基酸摄入过多，可加速骨骼中钙的丢失，易产生骨质疏松症。

有研究显示，健康成人摄入1.9～2.2g/（kg·d）蛋白质膳食一段时期，会产生胰岛素敏感性下降，尿钙排泄量增加，肾小球滤过率增加，血浆谷氨酸浓度下降等代谢变化。有人在猪的实验中发现，与正常组（蛋白质供能比15%）相比，摄入蛋白质供能35%的高蛋白膳食8个月后会出现肾脏损害，表现为肾小球容积增大60%～70%，组织性纤维化增加55%，肾小球硬化增加30%。

## 七、蛋白质的参考摄入量及食物来源

**1. 参考摄入量**

蛋白质的摄入量应占总能量摄入量的10%～15%，至少要达到供能比的8%。蛋白质的需要量随着年龄的不同有一定差异，10岁前无性别差异，正常成人蛋白质的摄入量为1g/（kg·d），推荐摄入量男性为65g/d，女性为55g/d。孕妇为了满足体重的增加和胎儿生长的需要，孕妇中期和晚期分别增加15g/d和30g/d。乳母蛋白质的增加实际上是满足每日泌乳的需要，增加25g/d。正常成人优质蛋白质的摄入量应大于30%，老年人、儿童、青少年、孕妇、乳母等其他人群优质蛋白质的摄入量应大于50%。

**2. 食物来源**

蛋白质的食物来源可分为植物性和动物性两大类，动物性食物有各种肉类、乳和蛋类等，植物性食物有大豆、谷类和花生等。其中动物性食物蛋白质和大豆蛋白质是人类膳食中优质蛋白质的来源，植物蛋白质中，谷类含蛋白质 8%左右，是居民的主食，摄入量大，也是膳食蛋白质的主要来源。

一般要求动物蛋白质和大豆蛋白质应占膳食蛋白质总量的30%～50%。目前，我国许多地区居民膳食蛋白质还主要为粮谷类蛋白质，所以应增加优质蛋白质的摄入量。

各类食物的蛋白质含量

常见食物中蛋白质的含量

**3. 蛋白质的互补作用**

蛋白质的互补作用（complementary action）是指两种或两种以上食物蛋白质混合食用，其所含必需氨基酸种类和数量之间相互补充，具有提高食物蛋白质营养价值的作用。植物蛋白往往相对缺少必需氨基酸，如赖氨酸、蛋氨酸、苏氨酸和色氨酸，所以其营养价值相对较低。要想充分利用蛋白质的互补作用，提高蛋白质的营养价值，要做到以下几点。

（1）注意混合进食的蛋白质的适宜比例。不同食物蛋白质混合进食的比例不同。

（2）食用时间越近越好，同时食用最好。食用时间最晚不可超过4h，否则起不到互补作用。

（3）食物的生物学种属越远越好。最好同时进食多种不同的食物，如摄入的氨基酸不平衡、种类不齐全时，多余部分的氨基酸就不能组成蛋白质，只能作为能量消耗。

（4）搭配的种类越多越好。食物的多样化，不仅可增进食欲，促进食物的消化吸收，还能充分发挥蛋白质的互补作用。

在膳食安排中应遵循的原则是动物性食物要与植物性食物搭配。要将鱼、肉、禽、乳、豆、菜、果、花及菌藻类食物混合食用，动物性食物与植物性食物搭配在一起要比单纯在植物性食物之间搭配组合更有利于提高蛋白质的营养价值。因此，日常膳食要荤素搭配、粮菜兼食、粮豆混合、粗粮细做，以提高食物蛋白质的消化吸收率。例如，把黄豆和面粉、黄豆面与玉米面混合食用，其蛋白质的生理价值和瘦牛肉可相媲美。

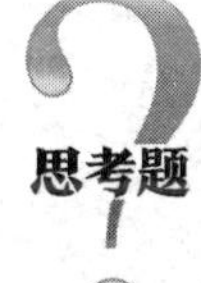


1. 人体的必需氨基酸有哪9种？
2. 什么是蛋白质的互补作用？举例说明如何利用蛋白质的互补作用提高食物蛋白质的营养价值。
3. 评价食物蛋白质营养价值的指标有哪些？
4. 简述蛋白质的供给量标准和主要食物来源。

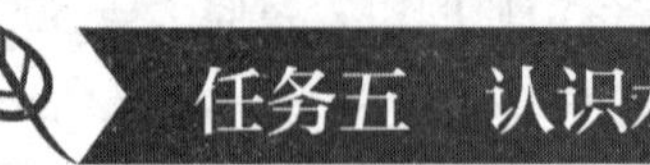

# 任务五 认识水和膳食纤维

【任务引领】

宋先生，35岁，从事建筑工作。请根据《中国居民膳食营养素参考摄入量》:

（1）查出其每日水分的需要量。

（2）请结合其工作情况，提出其每日合理的水分需要量和水分补充方案。

（3）如果宋先生每天都要保证膳食纤维的摄入量，则宋先生每天蔬菜、水果和粗粮的摄入量应该是多少?

## 一、水

水是机体的重要组成物质，在人体生理的功能调节上具有重要作用。

### （一）水的生理功能

水在体内的功能很多，可以说一切生理功能都离不开水的参与，其主要功能可归纳为以下几个方面。

**1. 构成细胞和体液的重要组成成分**

水分占人体组成的50%～80%，水分在人体内的含量与年龄和性别关系密切。随着年龄的增长，人体内含水量逐渐减少，新生儿含水量为体重的80%，婴儿体内含水量占体重的70%，成年男子约为60%，成年女子为50%～55%，女性体内脂肪较多，故含水量不如男性高。水分布于细胞、细胞外液和身体的固态支持组织中，血液含水最多，约为85%，肝、脑、肾为70%～80%，皮肤约为70%，骨骼约为20%，脂肪组织含水较少，仅为10%。水广泛分布在组织细胞内外，构成人体的内环境。

各组织器官的含水量

**2. 参与人体内新陈代谢**

水作为溶剂，可使水溶性物质以溶解状态和电解质离子状态分布其中。水具有较大的流动性，在物质的消化、吸收、循环、排泄过程中发挥重要作用，使人体内新陈代谢和生化反应得以顺利进行。

**3. 调节人体体温**

在环境温度变化较大的情况下，人体体温总是可以保持在一个正常范围，其中水起到了重要的作用。机体最有效的散热方式是皮肤表面的水分蒸发，即排汗方式。水的蒸发热也较大，在37℃体温的条件下，蒸发1g水可带走2.4kJ的能量。因此，当气温升高或剧烈运动身体产热过多时，通过汗液的蒸发可散发大量体热，维持体温的恒定。

**4. 润滑组织作用**

水以体液的形式在身体各个组织器官中发挥着润滑剂的作用，使组织器官在活动时减少摩擦，如泪液可减轻眼球的摩擦及防止眼角膜干燥，唾液可湿润咽喉，关节液可减轻骨端间的摩擦，胸、腹浆液可减轻胸腔和腹腔中内脏与胸及腹壁间的摩擦。

**5. 维持体液正常渗透压及电解质平衡**

正常情况下，体液在血浆、组织间液及细胞内液这三个区间，通过溶质的渗透作用，维持着一种动态的平衡状态，即渗透压平衡。细胞内液和细胞外液的渗透压平衡，主要依靠水分子在细胞内外的自由渗透。细胞内液和细胞外液的电解质中阴离子和阳离子之间的平衡主要依靠电解质的活动和交换来维持。机体水摄入量不足，水丢失过多或摄入盐过多时，细胞外液的渗透压就会增高，通过神经系统、激素、肾脏等调节机制，启动饮水行为、肾脏重吸收及离子交换来调节水和电解质平衡，使水摄入增多、排出减少。维持体液的正常渗透压。

## （二）水的缺乏与过量

水摄入不足或丢失过多，可引起机体失水。失水达体重的2%～4%，人可感到口渴，食欲降低、消化功能减弱，出现少尿、工作效率降低等，此时为轻度失水；失水达体重的4%～8%时，出现口干、口裂、声音嘶哑、烦躁、全身无力等表现，此时为中度失水；如果失水达到8%以上，即为重度失水，可见皮肤黏膜干燥、高热、烦躁、精神恍惚等；失水超过10%时，则可危及生命。以往的研究证实，水摄入不足会对健康造成危害，近些年，水摄入不足对认知能力和体能的影响逐渐受到人们的关注。

**1. 水摄入不足的危害**

（1）引起水和电解质代谢紊乱。$Na^+$对维持细胞外液的渗透压、体液的分布和转移起着决定性的作用。机体水摄入量不足，水丢失过多或摄入盐过多时，细胞外液钠浓度的改变可由水、钠的变化而引起水和电解质代谢紊乱。

（2）与慢性肾病有关。研究表明，增加总体水的摄入可以有效预防复发性肾结石；50岁以上的成年人，当总水摄入量达3.2L/d时，可以显著降低慢性肾病的风险；与尿量为1～1.9L/d的人群相比，尿量为2～2.9L/d或≥3L/d的人群出现肾功能障碍的风险降低。

（3）引起认知能力和体能下降。水摄入不足会对认知能力带来负面影响。在成年人中开展的研究表明，因高温和高强度身体活动丢失体重的2%或更多水分时，会引起视觉追踪能力、短期记忆和注意力的下降。一些剂量-效应研究指出，失水量在1%时就可能对认知能力产生负面影响。与成年人相比，儿童更容易脱水。脱水儿童的听觉数字广度、语义灵活能力和图像识别能力有降低的倾向，说明缺水同样会降低儿童的认知能力。

**2. 水摄入过多的危害**

水摄入量过多，可导致体内水过量或水中毒。成人一次饮水量不宜超过300mL，否则会增加胃肠负担。水摄入量超过了肾脏排出能力（0.7～1.0L/h）可引起急性水中毒，水中毒可导致低钠血症。这种情况多见于疾病状况，如肾脏病、肝病、充血性心力衰竭等。正常人极少见水中毒。但当个体为了避免中暑，在短期内摄入大量水分而钠盐摄入不够时可导致低钠血症，极严重时会危及生命。水中毒时，可因脑细胞肿胀、脑组织水肿、颅内压增高而引起头痛、恶心、呕吐、记忆力减退，重者可发生渐进性精神迟钝、恍惚、昏迷、惊厥等，严重者可引起死亡。

### （三）水的需要量与来源

在正常情况下，人体排出的水和摄入的水是平衡的，体内不储存多余的水分，但也不能缺水。机体失水过多，会影响其生理机能。

影响人体需水量的因素很多，如体重、年龄、气温、劳动及其持续时间，都会使人体对水的需要量产生很大差异。成人每消耗4.18kJ能量约需水1mL，婴儿则为1.5mL。正常人每日每千克体重需水量约为40mL，即60kg体重的成人每天需水量为2400mL，婴儿的需水量为成人的3～4倍，孕妇每日需额外增加水分30mL/d，哺乳期的妇女需额外增加水分1000mL/d。夏季天热或高温作业、剧烈运动都会大量出汗，此时需水量较大。当人体口渴时，即需补充水分。

中国居民水适宜摄入量

人体水分主要来源于饮水、食物水和代谢水。饮水包括喝水、奶、汤和各种饮料，是人体水的主要来源。饮水量因气温、生活习惯、工作性质和活动量而异；食物水，即各种食物中所含的水量，它们因膳食组成的差异而不尽相同；代谢水是指碳水化合物、蛋白质、脂肪在体内代谢过程中产生的水，其变化范围很小。

随着生活水平的提高，人们对饮水的重视程度日益提高，合理地选择饮水及饮料，将有利于保障人体健康。

**1. 水的种类**

（1）硬水与软水。水可分为软水、硬水。软水是指矿物质容量较少，或全无矿物质的水，如雨水、蒸馏水等是软水；硬水是指矿物质容量较多的水，尤其是钙盐、镁盐等盐类物质。水的硬度指水中钙、镁离子的总浓度，其中包括碳酸盐硬度（即通过加热能以碳酸盐形式沉淀下来的钙、镁离子，故又叫暂时硬度）和非碳酸盐硬度（即加热后不能沉淀下来的那部分钙、镁离子，又称永久硬度）。水的硬度（1度是指1L水中含有10mg氧化钙）分类见表2-11。

水的硬度与健康

**表2-11 水的硬度分类**

| 数值/°d | 0～4 | 4～8 | 8～12 | 12～18 | 18～30 | 30以上 |
|---|---|---|---|---|---|---|
| 硬度 | 极软 | 软 | 中硬 | 较硬 | 硬 | 极硬 |
| 是否适宜饮用 | 不宜 | 不宜 | 适宜 | 适宜 | >20度不宜 | 不宜 |

钙、镁是人体必需的矿物质，因此，饮用具有一定硬度的水能够经常、稳定地摄入这些矿物质。水的硬度过高（如大于25度）则可能会引起机体矿物质代谢紊乱，影响健康。而长期饮用软水的人，要注意矿物质的补充。一般饮用水的适宜硬度为10～20°d。

（2）矿泉水。矿泉水多含有人体必需的微量元素，对消化道机能障碍、胃炎、轻度胃溃疡及十二指肠溃疡具有某些食疗作用。

（3）纯净水。纯净水在制造过程中去除了危害人体的病菌、有机物，同时也除去了人体所必需的矿物质和微量元素。长期饮用纯净水，可能导致人体缺少微量元素，从而造成营养失衡，影响健康。

**2. 水的质量与人体健康**

WHO 指出"人类 80%的疾病是由于水污染和缺少起码的卫生条件造成的"。可见，饮水的质量对人体的健康有重要的影响。

理想的饮用水的生理功能应接近人体细胞水，应不含任何对人体有毒有害及有异味的物质；水的硬度应适宜，以 50～200mg/L（以碳酸钙计）为宜；人体所需矿物质含量及比例应适中（主要考虑人群普遍缺乏的常量元素）；pH 要呈微碱性（7.0～8.0）；水中的溶解氧及二氧化碳含量应适度（水中溶解氧大于 6mg/L）；水分子团小，水的营养生理功能要强。

**3. 饮水的选择与注意事项**

我国居民生活中经常饮用的水有白开水、符合卫生要求的自来水、茶水及各种饮料等。饮水的选择与人们的生活水平和生活习惯密切相关，事实上最卫生、方便、经济、实惠的饮水就是温开水。对儿童来讲，大量饮用碳酸饮料或果汁饮料，将影响其健康成长。此外，饮水还需要注意以下几点。

（1）应保持体内水的平衡，成年人每日水的进出量约在 2500mL。

（2）饥渴时不宜暴饮，以免增加心脏负担，使血液浓度下降，甚至出现心慌、气短、出虚汗等现象。

（3）不要边吃饭边喝大量的水，这样可能会导致胃酸浓度下降，影响食物的消化。

（4）清晨起床后空腹喝一杯凉开水有益健康。

## 二、膳食纤维

2010 年，WHO/FAO 发布"膳食纤维"（dietary fiber，DF）的定义，是指 10 个和 10 个以上聚合度的碳水化合物，且该物质不能被人体小肠内的酶水解，并对人体具有健康效益。

根据 WS/T 476—2015 标准中的定义，膳食纤维是指植物性食物中含有的、不能被人体小肠消化吸收的、对人体有健康意义的碳水化合物，包括纤维素、半纤维素、果胶、菊粉等，还包括木质素等其他一些成分。膳食纤维的种类见表 2-12。

**表 2-12 按照化学结构和聚合度考虑的膳食纤维的种类**

| 类别 | 种类及来源 |
|---|---|
| 非淀粉多糖 | 纤维素、半纤维素、植物多糖（果胶、瓜尔胶等）、微生物多糖（黄原胶等）等 |
| 抗性低聚糖（聚合度为 3～9） | 低聚果糖、低聚异麦芽糖、低聚木糖、低聚半乳糖、低聚乳果糖、大豆低聚糖、水苏糖等，天然存在于蔬菜、谷物和水果中，如洋葱、菊苣、菊芋，是天然低聚果糖的主要膳食来源，大豆低聚糖、水苏糖主要存在于豆类中 |
| 抗性淀粉 | $RS_1$：物理结构上的包埋淀粉，豆类是 $RS_1$ 的主要来源；<br>$RS_2$：天然淀粉颗粒，香蕉是 $RS_2$ 的主要来源；<br>$RS_3$：回生直链淀粉，食物中的淀粉经蒸煮、冷却、储存后结构发生变化，形成的淀粉；<br>$RS_4$：化学/物理改性淀粉，为了降低它在小肠的消化率，用食物淀粉为原料进行湿热、加压等物理改性或化学改性，使其结构发生了变化形成的淀粉，其抗性淀粉含量在其存储和食物制备过程中发生的变化取决于淀粉的形态、温度和湿度等 |
| 其他 | 木质素类：不属于多糖，但它在植物细胞壁中与半纤维素结合，因而与植物细胞壁多糖紧密相关，其天然存在于谷皮、果皮、蔬菜皮中等 |

目前膳食纤维可分为非淀粉多糖、抗性低聚糖、抗性淀粉等近 50 种，其对人体健康的益处已日益深入和确定，被营养学家称为“第七营养素”，是平衡膳食结构的必需营养素之一。

### （一）膳食纤维与粗纤维的区别

膳食纤维与长期一直引用的粗纤维（crude fiber）有着本质的区别，传统意义上的粗纤维是指植物经特定浓度的酸、碱、醇或醚等溶剂作用后的残渣，强烈的溶剂处理使几乎 100%水溶性膳食纤维、50%～60%半纤维素和 10%～30%纤维素被溶解损失掉。因此，对于同一种产品，其粗纤维含量与总膳食纤维含量往往有很大的差异，两者之间没有一定的换算关系。

虽然膳食纤维在人体口腔、胃、小肠内不被消化吸收，但在人体大肠内的某些微生物仍能降解它的部分组成成分。

### （二）膳食纤维的分类

膳食纤维按照溶解性可分为可溶性膳食纤维（soluble dietary fiber，SDF ）和不溶性膳食纤维（insoluble dietary fiber，IDF）。两者的主要食物来源和功能见表 2-13。

**表 2-13 膳食纤维的种类、主要食物来源和功能**

| 种类 | | 主要食物来源 | 功能 |
|---|---|---|---|
| 不溶性膳食纤维 | 木质素 | 所有植物 | 正在研究之中 |
| | 纤维素 | 所有植物（如小麦制品） | 增加粪便体积 |
| | 半纤维素 | 小麦、黑麦、大米、蔬菜 | 促进胃肠蠕动 |
| 可溶性膳食纤维 | 果胶、树胶、黏胶、少数半纤维素 | 柑橘类、燕麦制品和豆类 | 延缓胃排空时间、减缓葡萄糖吸收、降低血胆固醇 |

### （三）膳食纤维的主要特性

**1. 持水性和增稠性**

膳食纤维化学结构中含有很多亲水基团，一般具有高于本身 4～6 倍重量的持水力，对食品加工和人体生理效应有特殊意义。不同膳食纤维的持水性也不同，可溶性膳食纤维比不溶性膳食纤维持水性强。膳食纤维的持水性和增稠性可增加食糜在胃肠道的体积，引起饱腹感；增加人体肠道中食物残渣的体积，加速排便，缩短直肠内有害化学物的存留时间。

**2. 吸附作用**

膳食纤维表面带有许多活性基团，可以吸附螯合胆固醇、胆汁酸和肠道内的有毒物质（内源性毒素）等有机化合物。膳食纤维的这种吸附螯合作用，与其生理功能密切相关。图 2-6 说明了高纤维膳食可以促进胆固醇的排泄，反之，低纤维膳食胆固醇的重吸收较多。膳食纤维对胆汁酸的吸附作用被认为是膳食纤维的降血脂功能之一。体外研究显示，木质素、果胶及其他酸性多糖对胆汁酸的吸附力较好，而纤维素的吸附作用则较小。

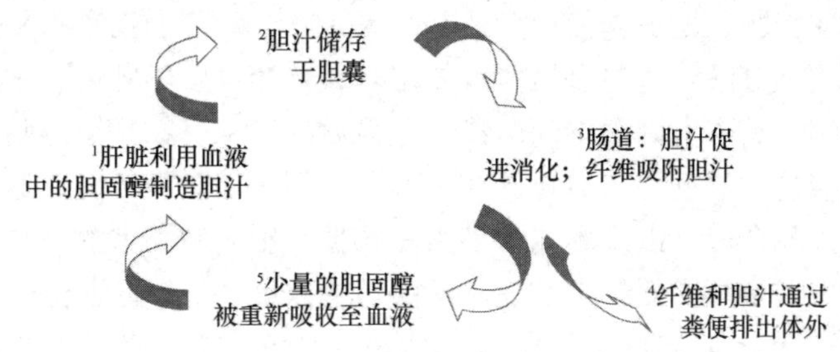


图2-6 高纤维膳食中胆固醇的代谢

**3. 阳离子交换作用**

膳食纤维化学结构中所包含的羧基、羟基和氨基等侧链基团，可产生类似弱酸性阳离子交换树脂的作用，可与阳离子，尤其是有机阳离子进行可逆的交换。这种可逆的交换作用，并不是单纯的结合而减少机体对离子的吸收，而是改变离子的瞬间浓度，一般是起稀释作用并延长它们的转换时间，从而影响消化道的 pH、渗透压及氧化还原电位等，并出现一个更缓冲的环境，有利于消化吸收。膳食纤维对阳离子的交换作用也必然会影响机体对某些矿物质的吸收。

**4. 可作为无能量填充剂**

膳食纤维体积较大，吸水膨胀后体积更大，在胃肠道中会发挥填充剂的容积作用，易引起饱腹感。同时，由于膳食纤维还会影响可利用碳水化合物等成分在肠道内的消化吸收，不易使人产生饥饿感，因此，膳食纤维对预防肥胖症十分有利。

**5. 发酵作用**

膳食纤维虽不能被人体消化道内的酶所降解，但能被大肠内的微生物所发酵降解。膳食纤维被大肠内微生物降解后，产生乙酸、丙酸和丁酸等短链脂肪酸。这些短链脂肪酸可被结肠细胞吸收利用为能量物质，同时还可能影响到肝脏中葡萄糖和脂质的代谢。膳食纤维的发酵作用使大肠内 pH 降低，从而影响微生物菌群的生长与繁殖，诱导产生大量的好气有益菌，抑制厌气腐败菌。好气菌群产生的致癌物质较厌气菌群少，即使产生也能很快随膳食纤维排出体外，这是膳食纤维能预防结肠癌的一个重要原因。

**6. 溶解性与黏性**

膳食纤维的溶解性、黏性对其生理功能有重要的影响，水溶性纤维更易被肠道内的细菌发酵，黏性纤维有利于延缓和降低消化道中其他食物成分的消化吸收。果胶、瓜尔胶、琼脂等具有良好的黏性与凝胶性，能形成高黏度的溶液。在胃肠道中，这些膳食纤维可使其中的内容物黏度增加，形成胶基质，增加非搅动层厚度，降低胃排空率，延缓和减少对葡萄糖、胆汁酸和胆固醇等物质的吸收。

### （四）膳食纤维的生理功能

**1. 肠道健康作用**

膳食纤维可以在多方面影响肠道功能。

（1）缓解便秘。便秘因多方面原因而形成，包括排便无规律，粪便硬度增加和重量减少。研究证实，摄入膳食纤维可预防和缓解便秘症状和胃肠功能紊乱。膳食纤维的可发酵性可促进粪便膨胀、增加粪便质量达到每天 160～200g 的正常水平。膳食纤维在肠道细菌发酵的作用下分解，这些多聚体首先水解成葡萄糖、半乳糖、木糖和糖醛酸等，并继续进行糖酵解，其中有许多中间产物，但最后的终末产物是短链脂肪酸，包括乙酸盐、丁酸盐和丙酸盐、氢气、二氧化碳和甲烷；进而影响全身新陈代谢，如细胞分化、减少渗透压和胆固醇合成，以及影响胰岛素敏感性、影响钠和水的吸收等。研究显示，抗性淀粉的摄入可以增加粪便中丁酸盐和乙酸盐的浓度，降低粪便 pH。发酵产生的短链脂肪酸可降低肠道 pH，随着产生的气体如 $CO_2$ 和 $H_2$ 的作用，进一步促进生理蠕动。欧洲联盟（简称欧盟）在 2011 年批准燕麦和大麦中含有 6g/100g 膳食纤维或每天每份食物葡聚糖含量≥3g，即可声称增加粪便量。

（2）促进益生菌生长。大部分在人体结肠中被发酵物质如抗性低聚糖、抗性糊精、抗性淀粉等容易是结肠微生物的底物，显示出其“益生元”特性。它们能刺激有益肠道菌群生长，如双歧杆菌和乳酸菌，也能有利于产生丁酸，短链脂肪酸比率会随着特定的微生物菌群构成而发生改变。益生元常指能有选择性地刺激益生菌群生长，抑制有害菌群活性或生长，从而促进宿主健康的膳食纤维。

（3）肠道屏障功能和免疫性。在特定细胞试验中，丁酸盐下调肠道免疫细胞和上皮细胞内的特定受体的表达，尤其是丁酸盐具有抑制促炎性细胞因子活性的作用，刺激淋巴细胞活化和抑制细胞增殖，表明结肠微生物菌群可调节宿主免疫应答。同样，丁酸盐的异常应答会扰乱肠道免疫系统和寄生菌群之间的动态平衡，导致上皮功能紊乱和发生炎症。部分纤维可调整肠易激综合征（irritable bowel syndrome，IBS）症状。

其他相关作用还包括降低有害细菌酶活性，降低苯酚和肽降解产物的水平，形成细胞抗氧化剂和游离基或自由基清道夫。

**2. 血糖调节和Ⅱ型糖尿病预防作用**

大多数膳食纤维种类都具有低的血糖指数，研究显示全膳食纤维摄入与Ⅱ型糖尿病风险呈负相关。美国医学研究所及荷兰健康委员会认为，提高膳食纤维或提高富含膳食纤维食物的摄入量，能减少Ⅱ型糖尿病风险。全谷物食物的影响可能来自有限的血糖反应，有些类型的膳食纤维延迟了葡萄糖在小肠中的吸收速率，减慢了血糖水平的变化和胰岛素反应。欧盟规定，凡满足“每 30g 大麦含有 4g -葡聚糖”，即可在食品营养标签声称减少餐后血糖反应。

**3. 增加饱腹感和调节体重**

富含膳食纤维的食物多具有体积大且能量密度低的特点，膳食纤维可增加饱腹感，而且低血糖指数食物比高血糖指数食物更能提供饱食感，在能量平衡和体重控制上有较好的作用。研究显示，膳食纤维摄入量与体重指数、体脂百分比和体重呈负相关。研究显示，摄入黏性纤维如果胶可以推迟胃排空，增加不流动层并减少其他碳水化合物的吸收。

**4. 预防脂代谢紊乱**

摄入膳食纤维与致命和非致命冠心病发病均呈负相关。研究显示，进食高含量膳食纤维的全谷物可使代谢综合征的患病率降低 32%。根据美国医学研究所及荷兰健康委员会的报告，总纤维摄入对减少冠心病风险的影响呈“高”可信强度。谷类和水果来源的膳食纤维有特殊的重要性，有研究表明它可吸附脂肪、胆固醇和胆汁酸。

**5. 影响矿物质的吸收**

部分膳食纤维的结肠发酵可增加矿物质的吸收，如水溶性纤维类可促进钙、镁和铁的吸收。一个间接解释是发酵产生的短链脂肪酸可降低结肠内容物的pH，有利于矿物质特别是钙的吸收利用。丁酸盐和聚胺都可以刺激细胞的生长潜能，扩大肠道吸收面积并增加矿物质转运蛋白的数量，提高矿物质吸收率。不溶性纤维与植酸（phytic acid）等结合，可能影响矿物质吸收，特别是大量摄入不溶性纤维后，其吸附作用可使矿物质随粪便排出。

**6. 预防某些癌症**

结肠癌是常见的消化道肿瘤之一，其发病情况有显著的地区性差异，高发区主要集中在北美等发达国家。大多数研究显示，大量摄入蔬菜和水果与结肠癌的低危险性有关，或认为蔬菜和水果在结肠癌发生过程中起保护作用。从蔬菜和水果中提取分离出100多种抗突变、抗癌的抑制性有机物，其中膳食纤维是重要的成分。目前有研究证实，小麦中的膳食纤维和抗氧化物是小麦具有预防结肠癌功能的关键原因。存在于蔬菜、水果和谷类中的膳食纤维，可使粪便量增加，稀释结肠内致癌剂，不利于癌细胞生长。膳食与乳腺癌研究结果显示，膳食纤维特别是全谷类等与乳腺癌的发生呈负相关，但也有研究认为是相关B族维生素增加和脂肪减少之故。

### （五）膳食纤维不足与过量

**1. 膳食纤维不足**

膳食纤维摄入不足，容易导致便秘。长期摄入过低将增加心血管疾患、肠道疾患、Ⅱ型糖尿病发生的风险。除了手术和疾病的情况，日常生活中长期“过低”膳食纤维摄入的人群并不常见，但是摄入量低或边缘缺乏是普遍的。长期缺少蔬菜和全谷物，摄入过多高蛋白、高脂肪食物，可能引起代谢紊乱，诱发多种慢性疾病。调查发现，膳食纤维摄入量与肠道憩室病的发病率呈负相关。

**2. 膳食纤维过量**

（1）减少锌、钙、镁、铁的吸收。膳食纤维能吸收锌、钙、铁、镁，降低其吸收率，但是适量的膳食纤维的摄入不会显著影响矿物质的吸收。

（2）幼儿与老年人可能是由膳食纤维过量而不能满足能量与其他营养素的需要。

（3）短时期内迅速增加膳食纤维的摄入量可产生排便过软、胀气等肠道症状。

富含膳食纤维的食品也是维生素、矿物质等的良好来源，膳食纤维的作用与植物雌激素（以异类黄酮为代表）、抗氧化剂、矿物质、维生素等与之共存的物质的作用很难严格区分开来。

各国推荐的膳食纤维的摄入量

### （六）膳食纤维的参考摄入量及食物来源

**1. 参考摄入量**

建议我国成人（19～50岁）膳食纤维的摄入量为25～30g/d，并鼓励每日至少全天谷物的1/3为全谷物食物，以及保证平均每天摄入400～500g蔬菜水果。

**2. 食物来源**

食物中膳食纤维的含量

全谷物、豆类、水果、蔬菜及马铃薯是膳食纤维的主要来源，坚果和种子中的膳食纤维含量也很高。全谷物食物中主要的纤维来源于谷物表皮，燕麦和大麦中水溶性、黏性的多聚糖、$\beta$-葡聚糖、果胶含量很高，并且谷类中的纤维素、半纤维素、低聚糖等膳食纤维常常同时存在，而精加工的谷类食品则膳食纤维含量较少。由于蔬菜和水果中的水分含量较高，因此所含膳食纤维的量就相对较少。

1. 简述水的生理功能及成人需要量。
2. 简述膳食纤维的生理功能，摄取适宜量的膳食纤维可预防哪些疾病，以及如何辩证认识膳食纤维的生理作用。
3. 简述膳食纤维的需要量及主要食物来源。

# 任务六 认识维生素

【任务引领】

苏女士，35岁，怀孕期间脸部出现蝴蝶斑，身上出现红色的出血斑点，同时出现记忆力下降的现象。

（1）请分析其可能缺乏的维生素。

（2）请为其制定通过食物补充维生素的方案。

## 一、维生素概述

维生素是促进生物生长发育、调节生理功能所必需的一类低分子有机化合物的总称。维生素既不是构成机体组织的主要原料，也不提供能量，但在体内调节物质代谢和能量代谢中具有重要的生理功能。

维生素C的发现

由于大多数维生素不能在体内合成或合成量甚微，在体内的储存量也很少，虽然需要量很少，但是必须经常由食物供给。少部分维生素，如烟酸和维生素D可由机体合成，维生素K和生物素可由肠道细菌合成。

人体对维生素的需要量虽少，但是如果维生素长期摄入不足，会影响人体正常代谢和生理功能，严重者会发生维生素缺乏症。近年来，有关维生素的作用有不少新发现，证明它不仅是防止多种营养缺乏病的必需营养素，而且具有预防多种慢性退行性疾病的保健功能。WHO报告指出，人类常见疾病有135种，其中106种疾病与维生素摄取不足有关。可以说，没有维生素，人类的各种生命活动将不能进行下去。

### （一）命名

维生素的命名分为三个系统。一是按照其发现顺序，以英文字母命名，如维生素 A、维生素 D、维生素 E、维生素 K 等；二是按照其生理功能命名，如抗干眼病维生素、抗坏血酸（维生素 C）、抗赖皮病维生素、抗凝血维生素等；三是按照其化学结构命名，如硫氨酸、核黄素等。

### （二）分类

根据维生素的溶解性可以将其分为两大类，即水溶性维生素和脂溶性维生素。

**1. 水溶性维生素**

水溶性维生素包括维生素 $B_1$（硫胺素）、维生素 $B_2$（核黄素）、维生素 $B_6$（吡哆醇、吡哆醛、吡哆胺）、维生素 $B_{12}$（氰钴铵素）、维生素 C、烟酸（尼克酸、抗癞皮病因子、维生素 PP）、叶酸、泛酸（$B_5$）、维生素等。它们的共同特点是化学元素除 C、H、O 外，尚有 S、N、Co 等元素；溶于水；多余的由尿排出，营养状况大多可以用血液或尿液进行评价；在体内少量储存；绝大多数以辅酶或辅基的形式参与酶的活性，在代谢的很多重要环节，特别是能量代谢环节（如呼吸、羧化、一碳单位转移等）发挥重要的作用；毒性较小而且缺乏症出现较快。水溶性维生素及其对应的辅酶名称见表 2-14。

**表 2-14 水溶性维生素及其对应的辅酶名称**

| 水溶性维生素 | 辅酶名称 | 水溶性维生素 | 辅酶名称 |
|---|---|---|---|
| 维生素 $B_1$ | 焦磷酸硫胺素 | 叶酸 | 四氢叶酸 |
| 维生素 $B_2$ | 黄素腺嘌呤二核苷酸、黄素单核苷酸 | 泛酸 | 辅酶 A |
| 烟酸 | 烟酰胺腺嘌呤二核苷酸，辅酶Ⅰ烟酰胺腺嘌呤二核苷酸磷酸，辅酶Ⅱ | 生物素 | Bio |
| 维生素 $B_6$ | 磷酸吡哆醛 | 维生素 $B_{12}$ | $B_{12}$ |

**2. 脂溶性维生素**

脂溶性维生素（fat soluble vitamin）包括维生素 A、维生素 D、维生素 E 和维生素 K。脂溶性维生素可溶于脂肪和脂溶剂，不溶于水；需要随脂肪经淋巴系统吸收，吸收后除参与代谢外，不能从尿排出，极少量可随胆汁排出，可在体内有较大储备；由于能在体内储备，膳食中缺乏此类维生素时，机体短期内不容易出现缺乏症；长期过量摄入可造成大量蓄积而引起中毒。

## 二、维生素 A

维生素 A 的发现始于人们对食物与夜盲症关系的认识。距今 1500 多年前，我国就有对夜盲症的描述和肝能明目的记载。维生素 A 缺乏病目前仍是不发达国家中威胁人类健康，尤其是儿童的主要疾病之一。据统计，不发达国家中每年有 25 万～50 万儿童因罹患维生素A缺乏而导致失明，这些失明儿童中有2/3在数月后继发感染性疾病而死亡。目前，我国人群中维生素A缺乏病的发生率已明显下降，但在边远农村地区仍有群体流行，儿童中亚临床状态缺乏现象还相当普遍。维生素A已成为受关注的营养素之一，它对于维持正常的视力、基因表达、生殖、胚胎发育、生长和免疫功能都具有极为重要的作用。

### （一）维生素A的结构与性质

维生素A是指所有具有视黄醇生物活性的化合物，可提供视黄醇生物活性的物质有类视黄醇（retinoids）物质和两类维生素A原类胡萝卜素（provitamin A carotenoids）。类视黄醇物质是指视黄醇、其代谢产物及具有相似结构的合成类似物，也称为预先形成的维生素A，主要膳食来源为动物性食物中含有的视黄醇和视黄酰酯。维生素A原类胡萝卜素是指来自于植物性食物的、在体内可以转化生成视黄醇的类胡萝卜素（carotenoids），它们是膳食视黄醇的前体物质，主要包括 $\beta$-胡萝卜素（$\beta$-carotene）、$\alpha$-胡萝卜素（$\alpha$-carotene）和 $\beta$-隐黄质（$\beta$-cryptoxanthin）。

植物性食品的黄、红、橙色中含有类胡萝卜素，其中一小部分可在小肠和肝脏细胞内转变成视黄醇和视黄醛的类胡萝卜素称为维生素A原（provitamin A）。类胡萝卜素为聚异戊二烯化合物或萜类化合物，目前已发现的类胡萝卜素有600多种，仅有约1/10具有维生素A原营养活性，其中以 $\beta$-胡萝卜素最重要，其次是 $\alpha$-胡萝卜素和 $\beta$-隐黄质。相当一部分类胡萝卜素如玉米黄素、辣椒红素、叶黄素和番茄红素，它们不能分解形成维生素A，不具有维生素A的活性。

大多数天然的类维生素A溶于脂肪或有机溶剂，对异构、氧化和聚合作用敏感，因而应避免与氧、高温或光接触。维生素A和胡萝卜素都对碱稳定，一般烹调和罐头加工不易破坏；膳食中的类胡萝卜素相对比较稳定，烹调过程中破坏较少，并且食物的加工和热处理有助于提高植物细胞内胡萝卜素的释出，提高其吸收率。但长时间的高温，特别是在有氧和紫外线照射的条件下，损失会明显地增加。当食物中含有维生素E、维生素C和其他抗氧化剂时，视黄醇和胡萝卜素较为稳定；脂肪酸败可以引起维生素A严重破坏；密封、低温冷冻组织中的维生素A可以稳定保存几年。

### （二）消化吸收与代谢

膳食中的维生素A几乎都是以视黄酰酯（尤其是视黄酰棕榈酸酯）的形式存在的，经过口腔咀嚼、小肠内的乳化和形成混合微胶粒等过程，从食物基质中游离出来。微胶粒被运输到肠细胞外，然后视黄酰酯被转运进入肠黏膜细胞并被水解。肠黏膜细胞可将膳食视黄酰酯转变为视黄酰-$\beta$-葡萄糖苷酸酯，再由 $\beta$-葡萄糖醛酸苷酶水解为视黄酸。在肠细胞内，游离视黄醇或视黄酸再被结合蛋白酯化，并被包裹进入乳糜微粒。乳糜微粒通过肠系膜淋巴系统进入体循环。

类胡萝卜素的吸收依赖于胆盐的存在，膳食脂肪是影响类胡萝卜素吸收的另一重要因素。每餐至少3～5g脂肪对维生素A原类胡萝卜素的生物转化是必需的。维生素A及其代谢物的主要排泄途径是经胆汁，但是随胆汁进入肠道的维生素A，大部分经肠肝循环又回到体内。肾功能正常时其保留维生素 A 的效率很高，通常情况下，通过尿流失的维生素 A 极少。但在肾功能衰竭或严重感染伴有发烧时，维生素 A 经肾脏的丢失量显著增加。急性腹泻的儿童可有大量维生素 A 从尿液丢失。类胡萝卜素完全没有尿液丢失，通过胆汁分泌的也很少，但人体组织中的维生素 A 原类胡萝卜素最终被氧化和降解。

混合膳食来源的 β-胡萝卜素与油剂纯品 β-胡萝卜素的营养比值为 6∶1。这样，食物来源 β-胡萝卜素换算维生素 A 的比例为 1∶12。β-胡萝卜素以外的其他膳食维生素 A 原类胡萝卜素的视黄醇活性当量（retinol activity equivalents，RAE）比值设定为 24∶1。

### （三）维生素 A 的生理功能

#### 1. 视觉功能

维生素 A 构成视觉系部内感光物质的成分。眼睛视网膜的杆状细胞内含有感光物质视紫红质，它是 11-顺式视黄醛的醛基和视蛋白内赖氨酸的 ε-氨基通过形成西夫氏（schiff）碱键缩合而成的，对暗视觉是十分重要的。当视紫红质被光照射时可引起一系列的变化，经过各种中间构型，最后 11-顺式视黄醛转变成全反式视黄醛，并与视蛋白分离。在这一过程中感光细胞超极化，引发神经冲动，电信号上传到视神经。和视蛋白分离的全反式视黄醛在一系列酶的作用下，又转变成 11-顺式视黄醛，再与视蛋白结合成视紫红质供下一次循环使用。人从亮处进入暗处，因视紫红质消失，最初看不清楚任何物体，经过一段时间待视紫红质再生到一定水平才逐渐恢复视觉，这一过程称为暗适应。暗适应的快慢取决于照射光的波长、强度和照射时间，同时也与体内维生素 A 的营养状况有关。当维生素 A 不足时，11-顺式视黄醛供给减少，暗适应时间会延长。这种现象在儿童表现较明显，因为儿童体内维生素 A 的储存量不足。视黄醇参与视觉形成的循环过程如图 2-7 所示。

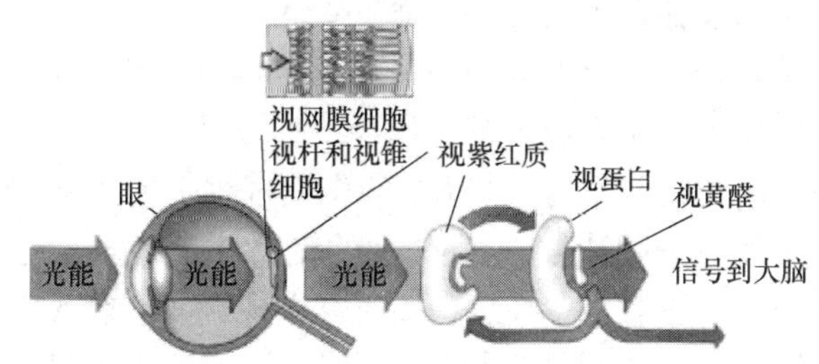


图2-7 视黄醇参与视觉形成的循环过程

#### 2. 维持皮肤黏膜完整性

维生素 A 是调节糖蛋白合成的一种辅酶，参与细胞膜表面糖蛋白合成，对上皮细胞的细胞膜起稳定作用，维持上皮细胞的形态完整和功能健全。维生素 A 的这种作用是通过介导临近细胞间的信息交流而实现的。维生素 A 缺乏会造成上皮组织干燥，正常的柱状上皮细胞转变为角状的复层鳞状细胞，导致细胞角化。全身各种组织的上皮细胞都会受到影响，但受影响最早的是眼睛结膜、角膜和泪腺上皮细胞，泪腺分泌减少导致干眼症，结膜或角膜干燥、软化甚至穿孔。皮肤毛囊、皮脂腺、汗腺、舌味蕾、呼吸道和肠道黏膜、泌尿和生殖黏膜等上皮细胞均会受到影响，从而产生相应临床表现和黏膜屏障功能受损。

**3. 维持和促进免疫功能**

维生素A通过促进细胞的生长和分化发挥其免疫功能。核激素超家族受体在细胞的生长、分化、增殖及凋亡过程中起着十分重要的调节作用。在视黄酸及其代谢产物中，9-顺式视黄酸和全反式视黄酸的作用尤为重要，参与调节机体多种组织细胞的生产和分化，包括神经系统、心血管系统、眼睛、四肢和上皮细胞等。

**4. 维护免疫功能**

类视黄酸通过核受体对靶基因的调控，可以提高细胞免疫功能，促进免疫细胞产生抗体，以及促进T淋巴细胞产生某些淋巴因子。维生素A缺乏时，免疫细胞内视黄酸受体表达相应下降，影响机体免疫功能。

**5. 促进生长发育和维持生殖功能**

生殖组织和哺乳动物的胚胎发生依赖视黄酸受体进行基因调节，通过相关方式，维生素A对这些组织具有极其重要的作用。这些作用也是通过对细胞增殖、分化的调控实现的，尤其是参与软骨内成骨。维生素A缺乏时，长骨形成和牙齿发育均受障碍；男性睾丸萎缩，精子数量减少、活力下降。

**6. 其他生理功能**

（1）维生素A与骨质代谢的关系。目前许多研究显示，维生素A与骨质代谢存在密切的关系。维生素A缺乏可使破骨细胞数目减少，成骨细胞的功能失控，导致骨膜骨质过度增生，骨腔变小。过量维生素A可刺激骨的重吸收，并抑制骨的再形成。这种影响可能与慢性维生素A中毒时的高钙血症有着共同的机制。考虑到维生素A和维生素D都广泛参与许多细胞的核受体调节，维生素A缺乏和过量对骨质代谢的影响，可能与其对维生素D活性的对抗有关。

（2）维生素A对病理状态的调节作用。维生素A除影响人体正常功能外，还具有纠正多种病理状态的调节作用。维生素A及其异构体能够促进终末分化、抑制增殖、促进凋亡，对组织恶变过程中的细胞发挥抗肿瘤作用。

（3）对铁吸收的促进及调节作用。干预实验中发现维生素A可增加多种营养素缺乏性贫血人群的血红蛋白和血细胞计数。这种作用的机制可能是维生素A和维生素A原通过阻断植酸的干扰而改善铁吸收。一些观察性研究发现，维生素A营养状况对血液系统的影响，不仅是膳食维生素A促进铁吸收的直接作用，还存在对铁营养状况的某种调控作用，包括刺激造血母细胞、促进抗感染、动员铁进入红细胞系。

（4）抗氧化作用。类胡萝卜素能捕捉自由基，猝灭单线态氧，提高抗氧化防御能力，因而具有抑制超氧化物产生的作用。营养流行病学调查发现，高维生素A与胡萝卜素摄取者，患肺癌等上皮癌的危险性减小。

（5）抑制肿瘤细胞的生长。动物实验研究揭示天然或合成的类维生素A具有抑制肿瘤细胞的作用，可能与其调节细胞的分化、增殖和凋亡有关，也可能与抗氧化有关。

### （四）维生素A营养状况评价

**1. 视觉暗适应能力测定**

维生素A缺乏最早的症状是暗适应能力降低，视觉暗适应能力测定一般使用暗适应计。暗适应能力标准如下：超过 30s，称为暗适应能力降低；超过 120s，称为夜盲症。暗适应计适用于现场调查。

**2. 血清维生素 A 水平测定**

成人血清维生素 A 的正常含量范围为 430～860μg/L，低于 200μg/L 可以诊断为维生素 A 缺乏。

**3. 其他评价指标**

维生素 A 营养状况评价的指标还有维生素 A 耐量、血浆视黄醇结合蛋白、生理盲点等。

### （五）维生素 A 的营养不良

**1. 缺乏**

（1）眼部和视觉表现。维生素 A 缺乏最早的症状是暗适应能力下降，严重者可导致夜盲症、干眼病，进一步发展可导致角膜穿孔、失明。儿童维生素 A 缺乏的发病率较高，最重要的表现为毕脱氏斑（Bitot's spots），为贴近角膜两侧和结膜外侧因干燥而出现皱褶，角膜上皮堆积，形成大小不等的形状似泡沫白斑。

（2）其他上皮功能异常的表现。毛囊增厚（毛囊角质化）是维生素 A 缺乏的皮肤表征。维生素 A 缺乏还可引起机体不同组织上皮干燥、增生及角化，以至出现皮脂腺及汗腺角化，皮肤干燥，毛囊角化过度，毛囊丘疹及毛发脱落，食欲低，易感染。黏膜内黏蛋白生成减少，黏膜形态、结构和功能异常，可导致疼痛和黏膜屏障功能下降，可累及咽喉、扁桃体、支气管、肺脏和消化道黏膜。维生素 A 缺乏和边缘缺乏导致儿童感染性疾病风险和死亡率升高。

（3）胚胎生长和发育异常。维生素 A 缺乏会损伤胚胎，影响其生长。严重缺乏维生素 A 的实验动物多发生胚胎吸收，而存活下来的胚胎也会出现眼睛、肺、泌尿道和心血管系统畸形。缺乏维生素 A 的孕妇所生的新生儿体重减轻。人体缺乏维生素 A 时较少出现形态异常，但可见肺脏的功能异常。

（4）免疫功能受损。维生素 A 缺乏可导致血液淋巴细胞及自然杀伤细胞减少和特异性抗体反应减弱。维生素 A 摄入不足时，可观察到白细胞数下降，淋巴器官重量减轻，T 细胞功能受损和对免疫原性肿瘤抵抗力降低。人体维生素 A 缺乏多表现出体液和细胞免疫功能异常。

（5）感染性疾病的患病率和死亡率升高。维生素 A 缺乏可导致人类感染性疾病发病率和死亡率增加，尤其是在发展中国家。患有轻度到中度维生素 A 缺乏症的儿童呼吸道感染和腹泻风险升高；患轻度干眼症儿童的死亡率是无干眼症儿童的 4 倍。给患麻疹的住院患儿补充大剂量维生素 A，能明显降低儿童病死率，减轻并发症的严重程度。补充维生素 A 可降低幼儿腹泻和疟疾的严重程度。

**2. 过量**

过量摄入维生素 A 可引起急性、慢性及致畸毒性。绝大多数维生素 A 中毒是服用过量的维生素 A 制剂（鱼肝油）所致，食用大量动物肝脏也可引起中毒。

（1）急性毒性。一次或多次连续大剂量摄入的维生素 A，常常是大于成人推荐摄入量的100倍或大于儿童推荐摄入量的20倍。其早期症状有恶心、呕吐、头痛、眩晕、视觉模糊、肌肉失调和婴儿的囟门突出。大量摄入维生素A时可出现嗜眠、厌食、少动、瘙痒、反复呕吐等。

（2）慢性毒性。常见中毒表现有头痛、脱发、耳鸣、复视、皮肤干燥和瘙痒、长骨末端疼痛、肝脏肿大、肌肉僵硬等。

（3）致畸毒性。孕期在怀孕早期若长期摄入推荐摄入量3～4倍的维生素A，胚胎吸收会导致流产、出生缺陷和子代永久性学习功能丧失，维生素A过量具有严重的致畸（如唇裂）作用，娩出畸形儿的危险度为维生素A摄入正常孕妇娩出畸形儿的25.6倍。

大量摄入类胡萝卜素一般不会引起毒性作用，但是也有报道，大剂量的类胡萝卜素摄入可导致胡萝卜素血症，出现类似黄疸的皮肤，停止摄食后，症状会逐渐消失。

### （六）维生素A的参考摄入量及食物来源

**1. 参考摄入量**

计算膳食维生素A摄入量时，应考虑其来源，我国居民膳食中维生素A的主要来源为类胡萝卜素。膳食维生素A的供给量都是以视黄醇当量表示的。

膳食视黄醇当量的计算方法：视黄醇当量＝膳食或补充剂来源全反式视黄醇（μg）＋1/2补充剂纯品全反式$\beta$-胡萝卜素（μg）＋1/12膳食全反式$\beta$-胡萝卜素（μg）＋1/24其他膳食维生素A类胡萝卜素（μg）。

我国居民维生素A的推荐摄入量（μgRAE/d）：儿童为500～700，14岁以上及成年男子为800，女子为700，孕妇为750～800，乳母为1200。

常见食物中视黄醇和维生素A原类胡萝卜素的含量

**2. 食物来源**

维生素A的主要食物来源：维生素A在动物肝脏、奶油、全奶和蛋黄中含量较多；在植物性食物中，维生素A原在深绿色或红黄色蔬菜、水果中含量较多，如胡萝卜、红心甘薯、芒果、柿子和辣椒等。药食同源的食物中车前子、紫苏、藿香、枸杞等含有丰富的胡萝卜素。儿童膳食中要求至少提供1/3来自动物性食物的维生素A。

## 三、维生素D

维生素D是人类必需的一种脂溶性维生素，是钙磷代谢的重要调节因子之一，维持正常的血钙和磷水平，参与许多组织细胞的分化和增殖等生命过程。

### （一）维生素D的结构及性质

维生素D至少有五种形式，最具生物学意义的形式有两种，即胆钙化醇（cholecalciferol，$D_3$）和麦角骨化醇（ergocalciferol，$D_2$）。维生素$D_2$是由酵母菌或麦角中的麦角固醇（ergosterol）经日光或紫外光照射后的产物，并且能被人体吸收。维生素$D_3$是由人体储存于皮下的胆固醇的衍生物（7-脱氢胆固醇），在紫外光照射下转变而成的。

维生素D为白色晶体，在中性及碱性条件下对热稳定，在烹调过程中不受破坏；维生素D溶液中加入抗氧化剂后更稳定；光、酸可促使其异构化。

### （二）消化、吸收和代谢

维生素 D 本身没有生物活性，维生素 D 在体内的功能都是通过其代谢产物来实现的。维生素 D 经过在肝脏代谢成 25-(OH)D，然后在肾脏转化成 1,25-$(OH)_2D$ 和 24,25-$(OH)_2D$，则具有生物活性。在体内，维生素 D 主要储存在脂肪组织与骨骼肌中，肝脏、大脑、肺、脾、骨骼和皮肤中也存在少量维生素 D。维生素 D 的分解代谢主要在肝脏中进行。

### （三）维生素 D 的生理功能

维生素 D 在维持血钙和磷水平稳定中发挥重要作用，对骨骼正常矿化过程、肌肉收缩、神经传导及细胞基本功能都是必需的。

**1. 维持血液钙和磷含量稳定**

1,25-$(OH)_2D$ 与甲状旁腺激素（parathyroid hormone，PTH）结合发挥维持血钙和磷水平稳定的作用，包括促进钙吸收和骨吸收。当血钙浓度下降时，甲状旁腺通过钙受体识别钙浓度降低分泌 PTH，刺激肾 25-(OH)D-1-羟化酶从 25-(OH)D 储存池中转化更多的 1,25-$(OH)_2D$。随着 PTH 水平的升高，1,25-$(OH)_2D$ 合成量增加，导致肠、骨和肾中钙转运增多，使血钙恢复正常水平。PTH 分泌减少不仅受钙活性的反馈调节，也可通过与 1,25-$(OH)_2D$ 有关的短反馈环路直接抑制甲状旁腺分泌 PTH。

**2. 参与某些蛋白质转录的调节**

维生素 D 参与钙转运蛋白和骨基质蛋白的转录及细胞周期蛋白转录的调节，增加体内特殊细胞的分化（如破骨细胞前体物、肠细胞和角化细胞等）。维生素 D 的这种特性可以解释其在骨吸收、肠腔内钙转运，以及在皮肤中的作用。

**3. 发挥激素样作用，参与体内免疫调节**

随着在许多非靶组织中发现 1,25-$(OH)_2D$ 的受体，如脑、各种源于骨髓的细胞、皮肤、甲状腺等，提出了有关 1,25-$(OH)_2D$ 诱导巨噬细胞混合和分化的观点。1,25-$(OH)_2D$ 也可抑制活化 T-淋巴细胞中白细胞介素 II 的产生，说明维生素 D 的这种激素作用可能参与体内免疫调节。此种作用已经成功地被用于治疗银屑病及其他皮肤病。

### （四）维生素 D 营养状况评价

维生素 D 在血浆中主要以 1,25-$(OH)_2D_3$ 的形式存在，其正常值为 25～150nmol/L。血浆中 1,25-$(OH)_2D_3$ 的半衰期是 3 周，因此，它可以特异地反映人体几周到几个月内维生素 D 的储存情况。

### （五）维生素 D 的营养不良

维生素 D 缺乏可导致肠道钙、磷吸收减少，肾小管对钙、磷的重吸收减少，影响骨钙化造成骨骼和牙齿的矿物质异常。婴儿缺乏维生素 D 将导致佝偻病（rickets）；成人，尤其是孕妇、乳母和老人，缺乏维生素 D 可使已形成的骨骼脱钙而发生骨质软化症（osteomalacia）和骨质疏松症。

## （六）维生素D缺乏的症状

**1. 儿童佝偻病**

佝偻病常发生在日照不足、喂养不当的婴儿及出生后生长较快的早产儿。佝偻病儿童主要表现为低钙血症，牙齿萌出延迟，骨骼生长障碍，骨骼不能正常钙化、变软、易弯曲、畸形，贫血和易患呼吸道感染。神经、肌肉、造血、免疫等器官的功能也可受到影响。典型的骨骼病变为骨骼畸形，特别是在膝、腕、踝等部位及与肋软骨关节功能有关的一些变化。“念珠肋”是佝偻病患儿肋骨和胸廓畸形的常见表现。急性佝偻病一般多见6个月以内婴儿，以骨质软化为主要表现，患儿可能会出现惊厥和抽搐，这是由低血钙（一般小于1.7mmol/L）造成的；但是也可能仅有轻微骨骼变化。较大儿童多见亚急性佝偻病，以骨质增生为主，容易出现骨疼和抽搐。佝偻病患儿的血浆25-(OH)D浓度范围从未检出到20nmol/L（8ng/mL）。

**2. 成人骨质软化症**

成年人维生素D缺乏症表现为骨质软化症，特别是妊娠和哺乳妇女及老年人容易发生。其主要表现为肌肉乏力，脊柱、肋骨、臀部、腿部疼痛和骨骼触痛，骨软化和易断裂。上述症状通常活动时加剧。严重时，骨骼脱钙、骨质疏松，有自发性和多发性骨折。

**3. 老年人骨质疏松**

骨质疏松是慢性退行性疾病，其特征为骨密度降低、骨骼的微观结构破坏，包括易脆性和骨折风险增加等。骨骼易脆性的增加与年龄有关，与骨骼吸收的分解代谢增加有关，使骨骼强度和骨密度降低。维生素D营养状况差和钙摄入量低是骨质疏松和骨折风险的重要决定因素。当骨质疏松症患者的血浆25-(OH)D浓度低于10nmol/L（4ng/mL）时，可能伴有血浆钙磷水平的降低。

研究显示，45岁以上的老年人同时补充钙（1200mg/d）和维生素$D_3$（≥20 g/d）可降低骨折风险，维生素D补充可能改善维生素D缺乏儿童青少年的维生素D营养状况，增加腰椎骨密度和全身骨矿物质含量。多数观察性研究显示，不论是儿童青少年，还是绝经期妇女血浆25-(OH)D浓度与骨密度之间呈正相关。

**4. 手足痉挛症**

缺乏维生素D、钙吸收不足、甲状旁腺功能失调或其他原因造成血清钙水平降低，引起肌肉痉挛、小腿抽筋、惊厥等。

天然食物中维生素D含量通常较低，因此由天然食物引起维生素D中毒的报道罕见。但是由维生素D强化食物或补充剂导致的过量和中毒时有发生，长期摄入过量维生素D补充剂所致的维生素D中毒风险明显增加。

## （七）维生素D中毒的症状

钙吸收增加导致的高钙血症、高钙尿症，钙沉积在心脏、血管、肺和肾小管等软组织，出现肌肉乏力、关节疼痛、弥漫性骨质脱矿化及一般定向能力障碍等；还可能引起体重下降和心律不齐；严重的可导致心脏和肾脏软组织钙化和肾结石，在一些病例中，毒性表现程度与膳食钙摄入水平有关。如果不及时治疗，严重维生素D中毒可导致死亡。

轻度中毒症状有食欲不振、厌食、恶心、烦躁、呕吐、口渴、多尿、便秘或便秘与干燥交替出现。

### （八）维生素 D 的参考摄入量及食物来源

**1. 参考摄入量**

维生素 D 既可由膳食提供，又可经暴露在日光之下的皮肤自身合成，因而较难估计膳食维生素 D 的供给量。在钙、磷供给量充足的条件下，中国营养学会建议维生素 D 的推荐摄入量为 10μg/d（400IU/d）；建议 65 岁以上老年人维生素 D 的推荐摄入量为 15 g/d；建议 0～12 月龄婴儿维生素 D 的适宜摄入量为 10 g/d；成人、孕妇、乳母的可耐受最高摄入量为 50μg/d。

维生素 D 的量可用 IU 或 μg 表示，它们的换算关系是 1IU 维生素 $D_3$＝0.025μg 维生素 $D_3$，即 1μg 维生素 $D_3$＝40IU 维生素 $D_3$。

**2. 食物来源**

天然食物中维生素 D 的含量很少，但是含脂肪高的海鱼、动物肝脏、蛋黄和奶油中相对较多，而瘦肉和奶中含量较少，强化维生素 D 食品中的含量变异较大。谷类、果蔬中只含有极少量的维生素 D 或几乎没有维生素 D 的活性。母乳和牛奶中维生素 D 的含量也较低，为此，婴幼儿食品中常给予维生素 D 强化。

经常晒太阳可以获得充足的维生素 $D_3$，在阳光不充足的地区或季节，也可采用紫外线灯进行预防性照射，成人只要经常接触阳光，一般不会发生维生素 D 缺乏病。

常见食物中维生素 D 的含量

## 四、维生素 E

维生素 E 又名生育酚（tocopherol），是所有具有 α-生育酚活性的生育酚和三烯生育酚（tocotrienol）及其衍生物的总称。它包括生育酚和三烯生育酚两类共八种化合物，即四种生育酚（α-T、β-T、γ-T、δ-T）和四种生育三烯酚（α-TT、β-TT、γ-TT、δ-TT），其中 α-生育酚是自然界中分布最广泛、含量最丰富且活性最高的维生素 E 形。植物种类不同，其主要成分也不同。例如，美国小麦油是以 α-体为主要成分，而欧洲小麦油则以 β-体为主要成分，大豆油则以 δ-体为主要成分，玉米油则富含 γ-体。

### （一）理化性质

维生素 E 为黄色油状液体，溶于酒精与脂溶剂，不溶于水；极易被氧化，光照、热、碱及铁或铜等微量元素可加速其氧化过程。它在酸性、无氧条件下较稳定。酯化维生素 E 比游离维生素 E 稳定。维生素 E 对氧十分敏感，各种生育酚都可被氧化成氧化型生育酚、生育酚氢醌及生育酚醌。这种氧化受光照射、热、碱，以及一些微量元素如铁和铜的存在而加速。脂肪酸败可加速维生素 E 的破坏。食物中维生素 E 在一般烹调中损失不大，但是油炸时维生素 E 的活性明显降低。商品中的生育酚常以其醋酸酯的形式存在，其在有氧条件下比较稳定。

### （二）消化吸收和代谢

各种形式的维生素 E 都能和脂肪一起被小肠上皮细胞吸收。维生素 E 补充剂没有和脂肪一起摄入时，吸收率很低。脂肪吸收不良综合征及其他影响脂肪吸收的因素均可导致维生素 E 吸收不良。

维生素 E 能被所有的血浆脂蛋白非特异性地转运。各种形式的维生素 E 被吸收后大多由乳糜微粒携带经淋巴系统到达肝脏。在肝脏合成脂蛋白的过程中，维生素 E 被整合到极低密度脂蛋白中并分泌进入血液循环。维生素 E 在不同脂蛋白间可互相转移，因此血浆脂蛋白水平对血浆维生素 E 的浓度有很大影响。维生素 E 也可在脂蛋白与红细胞之间进行快速交换，红细胞的维生素 E 每小时大约有 1/4 被转换，因此红细胞的维生素 E 浓度与血浆浓度高度相关。红细胞膜的 $\alpha$-生育酚含量较高，其浓度与血浆水平处于平衡状态，当血浆维生素 E 低于正常水平时，易发生红细胞膜破裂从而导致溶血。

### （三）维生素 E 的生理功能

以往对维生素 E 的研究几乎均集中于其抗氧化作用。近年来，总结维生素 E 对信号传导及基因表达影响的基础研究，发现维生素 E 的效应除来自其抗氧化作用，还有其他生理功能。

抗氧化维生素

**1. 抗氧化作用**

维生素 E 是非酶抗氧化系统中重要的抗氧化剂，能清除体内的自由基并阻断其引发的链反应，保护生物膜（包括细胞膜、细胞器膜）、脂蛋白中多不饱和脂肪酸、细胞骨架及其他蛋白质的巯基免受自由基和氧化剂的攻击。细胞膜内具有生物活性的脂质是细胞重要的信号分子，脂质过氧化导致这些信号分子数量的改变或丢失引起了细胞内的一系列改变。生育酚分子与自由基起反应后，自己本身被氧化成生育酚羟基自由基，即氧化型维生素 E。氧化型维生素 E 在维生素 C、谷胱甘肽和还原型烟酰胺腺嘌呤二核苷酸磷酸（reduced nicotinamide adenine dinucleotide phosphate，$NADP^+$或 NADPH）的参与下重新还原成生育酚（还原型）。因此，维生素 E 与其他抗氧化剂如维生素 C 及抗氧化酶包括超氧化物歧化酶（superoxide dismutase，SOD）、谷胱甘肽过氧化物酶（glutathione peroxide，GP）等一起构成体内抗氧化系统，保护生物膜及其他蛋白质免受蛋白质攻击。维生素 E 缺乏时红细胞膜易被氧化破坏，致使红细胞寿命缩短。

**2. 维持生育功能**

维生素 E 是哺乳动物维持生育必不可少的营养物质。缺乏维生素 E 会造成大鼠繁殖性能降低，胚胎死亡率增高。临床上常用维生素 E 治疗先兆流产和习惯性流产，但在人类尚未发现因维生素 E 缺乏引起的不育症。

**3. 维持免疫功能**

维生素 E 对维持正常免疫功能，特别是 T 淋巴细胞的功能很重要，该功能已在动物模型和美国老年人群中得到证实。维生素 E 对不同抗原介导的体液免疫有选择性影响，这种影响具有剂量依赖性。

## （四）维生素E营养状况评价

**1. 血浆（清）α-生育酚水平测定**

目前维生素E的营养状况主要通过血浆或血清α-生育酚浓度来进行评价。维生素E测定最常用的方法是高效液相色谱方法。成人血浆或血清中维生素E平均浓度为22.1μmol/L（9.5μg/mL），范围为11.6～46.4μmol/L（5～20μg/mL），当小于11.6μmol/L（5μg/mL）时，会发生红细胞溶血，这种情况提示维生素E缺乏。最合理的方法是采用血中维生素E与脂类的比例来表示维生素E的营养情况。成人血浆总生育酚水平低于0.8mg/g（以总脂质计）、婴儿低于0.6mg/g时，提示有维生素E的临床缺乏。

**2. 红细胞溶血试验**

红细胞溶血试验是间接但实用的判断体内维生素E状况的功能性指标。足量的维生素E能保护红细胞膜，抵抗脂质过氧化损害诱导的溶血。当维生素E缺乏时，红细胞膜脆性增加易发生溶血。用弱$H_2O_2$溶液可测定红细胞对抗溶血的能力，红细胞与2%～2.4%的$H_2O_2$溶液保温3h后，溶血率＞5%，提示有维生素E缺乏。在该条件下，溶血率＜5%可排除维生素E缺乏的可能。

**3. 膳食摄入量**

维生素E的膳食摄入量对其营养状况的评价有一定参考价值，通过膳食调查，按照食物中维生素E的不同形式，统一折算为α-生育酚当量，与维生素E的适宜摄入量值进行比较，膳食摄入量＜80%者为不足，≥80%者为正常。

## （五）维生素E的营养不良

**1. 缺乏**

维生素E缺乏在人类中较为少见，但可出现在低体重的早产儿、成人血β-脂蛋白缺乏症和脂肪吸收障碍的患者中。维生素E缺乏主要影响脊索的后柱、第三和第四脑神经核、周围神经的大髓鞘轴突管、脑干的细长核，最后是肌肉和视网膜。因此维生素E缺乏的典型神经体征包括：深层键反射丧失、震颤和位感受损、平衡与协调改变、眼移动障碍（眼肌麻痹）、肌肉软弱和视野障碍。成年人已成熟的神经系统对维生素E缺乏比较耐受，一般5～10年后才会出现神经方面的异常。但是儿童发育中的神经系统对维生素E缺乏很敏感，当维生素E缺乏时，如不及时使用维生素E补充治疗，可很快出现神经系统的异常症状，并影响认知能力。早产儿出生时血浆和组织中维生素E水平很低，而且消化器官不成熟，多有维生素E的吸收障碍，往往容易出现溶血性贫血，肌肉注射维生素E可以改善症状。

**2. 过量**

在脂溶性维生素中，维生素E的毒性相对较低。动物实验未见维生素E有致畸、致癌、致突变作用，人和动物均可耐受需求量2倍以上的剂量。然而，极高剂量的维生素E可与其他脂溶性维生素（维生素A、维生素D和维生素K）产生拮抗作用。动物实验发现，大剂量维生素E可抑制生长、干扰甲状腺功能及血液凝固，使肝脏中脂类增加。大多数成人都可以耐受每日口服100～800mg的维生素E而没有明显的毒性症状和生化指标的改变。使用抗凝药物或有维生素K缺乏的人，在没有密切医疗监控情况下不宜使用维生素E补充剂，因为有增加出血致命的危险。早产儿对补充α-生育酚的副作用敏感，因此必须在儿科医生的监控下使用。

补充维生素E制剂，每天不宜超过400mg为宜。大剂量（800mg α-TE/d～3.2g α-TE/d）的维生素E摄入有可能出现中毒症状，如肌无力、视觉模糊、复视、恶心、腹泻及维生素K的吸收和利用障碍。

### （六）维生素E的参考摄入量及食物来源

维生素E的需要量因人而异，不同生理时期对维生素E的需要量不同。婴幼儿、乳母、老年人对维生素E的需要量较大。中国居民膳食维生素E的适宜摄入量为14mg α-TE/d，乳母的适宜摄入量为17mg α-TE/d，儿童依年龄有所不同。根据国外制定的可耐受最高摄入量值，我国成年人维生素E的可耐受最高摄入量值为700mg α-TE/d。

常见食物中维生素E的含量

维生素E只能在植物中合成，所有绿色组织中都发现有一定的含量，尤以种子中为多。植物油是人类膳食中维生素E的主要来源，且因为这些油中四种生育酚的相对含量不同，所以维生素E的总摄入量在很大程度上取决于不同国家对烹调油的选择。橄榄油和葵花籽油中所含的主要是α-生育酚，玉米油中主要为γ-生育酚，而大豆油中则含有相对较高的δ-生育酚。

## 五、维生素K

维生素K又称凝血维生素，是一种由萘醌类化合物组成的能促进血液凝固的脂溶性维生素。维生素K有三种形式，维生素$K_1$（叶绿醌，phylloquinone）和维生素$K_2$（甲萘醌，menaquinone）是天然维生素K的两种类型，其中维生素$K_1$存在于绿叶植物中；维生素$K_2$存在于发酵食品中，由细菌合成；维生素$K_3$由人工合成，具有天然维生素K的基础结构，生物活性最高。天然存在的维生素K是黄色油状物，人工合成的则是黄色结晶粉末。这三种维生素K都抗热，不溶于水，但易遭酸、碱、氧化剂和光（特别是紫外线）的破坏。由于天然食物中的维生素K对热稳定，且不溶于水，因此在一般的烹调过程中损失很少。

### （一）消化吸收和代谢

维生素K经十二指肠和空肠吸收。这一过程需借助于胰液和胆汁的作用，使维生素K以溶解的微团分散到水性的肠腔内，因此，维生素K的吸收取决于胰液和胆汁的正常分泌。脂肪酸吸收障碍的患者维生素K的吸收不良，其他影响肠腔微团形成的因素也可影响肠道维生素K的吸收。膳食中维生素K是$K_1$和$K_2$的混合物，其吸收率为40%～70%。

由于肝脏对维生素K的储存能力有限，故人体内维生素K的储存较少，更新较快。其中维生素$K_3$代谢最快，24h内排出量约为生理剂量的70%，仅有少部分转变为$MK_4$。人体摄入的维生素$K_1$的60%～70%将通过分泌物排泄而丢失。另有大约15%的维生素K以水溶性代谢产物的形式经尿排出。

## （二）维生素 K 的生理功能

**1. 参与人体内正常的凝血过程**

维生素 K 有助于某些凝血因子（blood coagulation factor）如凝血因子Ⅱ（凝血酶原）、凝血因子Ⅵ（转变加速因子前体）、凝血因子Ⅸ（凝血酶激酶组分）和凝血因子 X 等在肝脏的合成，从而促进血液的凝固，防止出血和形成血栓。

**2. 参与骨骼代谢**

维生素 K 参与合成维生素 K 依赖骨钙蛋白［又称骨钙素（bone gla protein，BGP）］，该蛋白能调节骨骼中磷酸钙的合成。老年人的骨密度和维生素 K 的水平呈正相关，经常摄入大量含维生素 K 绿叶蔬菜的妇女，其骨折的发生率要比食用较少绿叶蔬菜的妇女低。研究证明，成人补充维生素 $K_1$ 和维生素 $K_2$ 可以有效地降低骨丢失和骨质疏松患者的骨折发生率。

**3. 与心血管健康有关**

基质 GLA 蛋白（matrix gla protein，MGP）是血管钙化的强抑制剂，维生素 K 缺乏可以使 GLA 蛋白质低羧化，从而影响血管钙化过程。近年来的研究证明，膳食摄入维生素 $K_2$ 有利于心血管健康，可降低冠心病的发生率。

## （三）维生素 K 营养状况评价

血浆中维生素 K 的正常值为 0.1～1.0ng/mL，维生素 K 缺乏时，血浆蛋白源水平、凝血酶原活动度降低。目前应用的维生素 K 营养状况评价指标主要包括以下几种。

**1. 血清维生素 K 浓度**

血清维生素 K 的主要形式是维生素 $K_1$，其主要运输形式是脂蛋白。由于血浆维生素 $K_1$ 浓度与膳食维生素 $K_1$ 摄入量呈正相关，被认为可用于评价维生素 K 的营养状况。健康成人空腹血清维生素 $K_1$ 的正常参考值中位数为 0.5μg/L（0.15～1.0μg/L）。

**2. 凝血试验**

凝血试验检查包括凝血酶原时间和促凝血酶原时间，其中凝血酶原时间延长并非评价维生素 K 缺乏的特异性指标。因此，凝血试验不能单独作为维生素 K 亚临床缺乏的诊断依据。

**3. 脱羧性血清维生素 K 依赖蛋白**

针对维生素 K 亚临床缺乏的高危人群（婴儿、消化不良者），已证实凝血酶原前体蛋白 PIVKA-Ⅱ是一个极其有用的生物标志物，最常用的测定方法是酶联免疫法。此外，脱羧骨钙素也被广泛用于骨维生素 K 储存的替代性标志物，可间接反映骨骼内维生素 K 的储存水平。

**4. 尿　-谷氨酸**

尿　-谷氨酸水平可反映凝血酶原和羧化骨钙蛋白的代谢状况，进而反映机体维生素 K 的营养状况，当维生素 K 供应不足时，其水平降低。

## （四）维生素 K 的营养不良

由于维生素 K 食物来源丰富，加之正常人体肠道的大肠杆菌、乳酸菌等微生物也能合成维生素 K，正常成人很少发生维生素 K 缺乏。但 0～3 月龄的婴儿易发生维生素 K 缺乏性出血症。

维生素 K 缺乏可使凝血时间延长。由于新生儿肠道内尚无足够的细菌合成维生素 K 的，母乳中维生素 K 的含量又少，不能满足新生儿的机体需要，因此，部分早产儿容易在出生后数周内出现维生素 K 缺乏症，严重者可发生颅内出血导致死亡。美国和加拿大的新生儿常规接受 0.5～1mg 的维生素 $K_1$ 肌内注射，或生后 6h 口服 2.0mg，我国临床也有相关的预防措施。

成人最常见的维生素 K 缺乏是由于疾病或药物治疗引起的继发性结果，如脂肪吸收异常（胃肠道功能紊乱、肝胆疾病等），肠道微生物合成维生素 K 障碍，以及体内维生素 K 代谢紊乱者（用 4-羟基香豆素治疗等）。

维生素 K 缺乏的主要临床体征是出血，生化检查表现为凝血时间延长和凝血酶原水平低下。但目前已确定至少有 12 种形式的先天性凝血酶原异常性贫血和至少三种凝血因子Ⅶ变异性疾病，这些患者的凝血系统对高剂量的维生素 K 不敏感。

目前，天然形式的维生素 K 即正常膳食来源的维生素 K 不会产生毒性，动物或人群研究均未显示补充剂摄入维生素 K 会对机体产生不良影响。但是补充剂摄入维生素 K 应遵从医嘱，防止产生不良后果。

### （五）维生素 K 的参考摄入量及食物来源

**1. 参考摄入量**

中国居民膳食维生素 K 的适宜摄入量（μg/d）：成人为 80，0～6 月龄婴儿为 2，7～12 月龄婴儿为 10；1～3 岁为 30，孕妇为 80，乳母为 85。

**2. 食物来源**

常见食物中维生素 K 的含量

维生素 K 的来源有两方面，一方面由肠道细菌合成，占 50%～60%；另一方面来自于食物，占 40%～50%。维生素 K 广泛分布于植物性食物和动物性食物中，绿叶蔬菜中的含量最高，其次是奶及肉类。维生素 K 含量丰富的食物包括豆类、麦麸、绿色蔬菜、动物肝脏、鱼类等。菠菜、羽衣甘蓝、西兰花、卷心菜、莴苣是成人及儿童维生素 K 的主要食物来源。

## 六、维生素 $B_1$

硫胺素的发现

维生素 $B_1$ 由嘧啶环及噻唑环通过亚甲基桥连接而成，维生素 $B_1$ 又称硫胺素（thiamine），也称抗神经炎素（aneurin）。维生素 $B_1$ 呈白色针状结晶，易溶于水，微溶于乙醇，在酸性溶液中（pH5.0 以下）比较稳定，加热不易分解，而在碱性溶液中极不稳定。紫外线可使维生素 $B_1$ 降解而失去活性。硫胺素在碱性铁氰化钾溶液中被氧化为硫色素。在紫外线照射下发出荧光，在给定条件下，以及没有其他荧光物质干扰时，其荧光强度与硫色素呈正比，常利用这一特性测定维生素 $B_1$ 的含量。

## （一）维生素 $B_1$ 的生理功能

**1. 辅酶功能**

维生素 $B_1$ 的主要活性形式为焦磷酸硫胺素（thiamine pyrophosphate，TPP），也称辅羧酶，在体内的能量代谢中具有重要作用。TPP 是碳水化合物代谢中氧化脱羧酶的辅酶，参与三大产能营养素的分解和合成代谢；作为转酮醇酶的辅酶参与转酮醇作用，在核酸合成和脂肪酸合成中起重要作用。因此，TPP 在体内参与两个重要的反应，即 $\alpha$-酮酸的氧化脱羧反应和磷酸戊糖途径的转酮醇反应，从而影响能量代谢。

**2. 非辅酶功能**

维生素 $B_1$ 对维持神经、肌肉特别是心肌的正常功能，以及维持正常食欲、胃肠蠕动和消化分泌方面也有重要作用。神经组织的能量主要由糖的氧化来供应。维生素 $B_1$ 缺乏时，乙酰辅酶 A 的生成减少，影响乙酰胆碱（促进胃肠蠕动和腺体分泌）的合成。同时，由于对胆碱酯酶的抑制减弱，乙酰胆碱分解加强，影响神经传导。

## （二）维生素 $B_1$ 营养状况评价

维生素 $B_1$ 的营养状况可通过膳食调查结合体格检查及生化检查进行全面评价。生化检查客观、灵敏，往往在临床缺乏症状出现前可检测出生化改变。红细胞转酮醇酶活性效应、基线或硫胺素负荷后血清和尿中硫胺素浓度常用于评估人体维生素 $B_1$ 营养状况，但目前还没有指标本身可用于估计维生素 $B_1$ 的需要量。

维生素 $B_1$ 的生化评价指标有以下几种。

（1）克肌酐尿维生素 $B_1$ 排出量，以维生素 $B_1$ 肌酐表示。评价标准：＜27μg 为缺乏，27～66μg 为不足，＞66μg 为正常。

（2）全日尿中维生素 $B_1$ 排出量，评价标准：＜40μg 为缺乏，40～100μg 为不足，＞100μg 为正常。

（3）口服 5mg 维生素 $B_1$ 后 4h 内尿中维生素 $B_1$ 排出量，评价标准：＜100μg 为缺乏，100～199μg 为不足，≥200μg 为正常。

（4）红细胞转酮醇酶焦磷酸硫胺素效应，是常用的酶功能评价方法。用冻融溶解的红细胞，在添加 TPP 刺激前后测定转酮醇酶活性，以刺激后增加的倍数表示。评价标准：≥25 为缺乏，15～24 为不足，≤15 为正常。

（5）血液中维生素 $B_1$ 含量，其正常值波动范围较大，只有在临床缺乏症状明显时才显著降低，故很少采用。

## （三）维生素 $B_1$ 的营养不良

**1. 维生素 $B_1$ 缺乏**

维生素 $B_1$ 缺乏症又称脚气病（beriberi），主要表现为神经-血管系统损伤，其早期症状为食欲不佳、便秘、恶心、抑郁、周围神经障碍，易兴奋及疲劳等，一般将其分为成人脚气病和婴儿脚气病两种。成人脚气病又分为干性脚气病（dry beriberi）和湿性脚气病（wet beriberi）、混合型脚气病（干性和湿性）三类。

（1）干性脚气病。以多发性周围神经炎症状为主，表现为踝及足麻木和灼烧感，跟腱及膝反射异常。出现上行性周围神经炎，表现为指（趾）端麻木、肌肉酸痛、压痛，尤以腓肠肌为甚。肢端麻痹先发生在下肢，脚趾麻木，呈袜套状感觉。

（2）湿性脚气病。多以水肿和心脏症状为主。由于心血管系统障碍，出现水肿，右心室可扩大，有心悸、气短、心动过速，如果处理不及时，常致心力衰竭。

（3）混合型脚气病（干性和湿性）。其特征是既有神经炎又有心力衰竭和水肿。

（4）婴儿脚气病。常发生在2～5月龄的婴儿，常因维生素 $B_1$ 缺乏的乳母喂养婴儿导致，发病突然，病情急。早期表现为食欲不振、烦躁不安、哭声无力或嘶哑、呕吐、腹泻、心跳快、气促，严重时可出现青紫、心脏扩大、心脏衰竭和强制性痉挛。

（5）脑型脚气病。长期期酗酒者可出现 Wernicke-Korsakoff 综合征，表现为呕吐、眼球震颤、眼外展肌麻痹、共济失调（指肌力正常的情况下运动的协调障碍），并可发展至精神错乱、昏迷、死亡。Korsakoff 综合征主要表现为逆行性遗忘和定向力障碍。

维生素 $B_1$ 摄入不足时，轻者表现为肌肉乏力、精神淡漠和食欲减退，重者会发生典型的脚气病，甚至引起心脏功能失调、心律衰竭和精神失常。

**2. 维生素 $B_1$ 过量**

尽管大剂量非胃肠道途径进入体内时有毒性表现，但没有经口摄入维生素 $B_1$ 中毒的证据。有研究表明，每天口服500～1500mg 维生素 $B_1$，持续10d 未发现不良反应。维生素 $B_1$ 过量十分少见，摄入量大于推荐摄入量的100倍，可导致头痛、惊厥、心律失常等。

### （四）维生素 $B_1$ 的参考摄入量及食物来源

**1. 参考摄入量**

由于维生素 $B_1$ 参与能量代谢，常以每4184kJ 的能量消耗为单位表述维生素 $B_1$ 的需要量。影响维生素 $B_1$ 需要量的因素包括维生素 $B_1$ 的生物利用率、能量摄入、体力活动水平及性别因素等。大量研究表明，某些特殊作业及特殊环境应激往往使维生素 $B_1$ 需要量增加。职业运动员或运动爱好者可能需要更多的维生素 $B_1$。

中国居民膳食维生素 $B_1$ 的推荐摄入量（mg/d）：成人男性为1.4，女性为1.2，孕妇中期为1.4、晚期为1.5，乳母为1.5。

**2. 食物来源**

维生素 $B_1$ 含量丰富的食物有谷类、豆类及干果类。动物内脏（心、肝、肾）、瘦肉、禽蛋中含量也较高。日常膳食中维生素 $B_1$ 主要来自谷类食物，但随加工精细程度的提高，维生素 $B_1$ 含量逐渐减少。加工及烹调可造成食物中维生素 $B_1$ 的损失，其损失率为30%～40%。

常见食物中维生素 $B_1$ 的含量

## 七、维生素 $B_2$

维生素 $B_2$ 又称核黄素（riboflavin）。维生素 $B_2$ 较耐热，不易受大气中氧的影响。其在碱中易受热分解，酸性条件下稳定，光照射易被破坏。当在酸性和中性溶液中，光照射产生的光黄素是一种很强的氧化剂，可催化破坏维生素 C 等维生素。

## （一）维生素 $B_2$ 的生理功能

维生素 $B_2$ 在自然界中主要以磷酸酯的形式存在于黄素单核苷酸（flavin mononucleotide，FMN）和黄素腺嘌呤二核苷酸（flavin adenine dinucleotide，FAD）两种辅酶中，常以 FMN 和 FAD 两种辅酶的形式参与氧化还原反应。

**1. 参与体内生物氧化与能量生成**

维生素 $B_2$ 在体内以两种辅基形式，即黄素腺嘌呤二核苷酸、黄素单核苷酸与特定蛋白质结合，形成黄素蛋白参与体内氧化还原反应与能量生成。

**2. 参与维生素 $B_6$ 和烟酸的代谢**

FMN 和 FAD 作为辅基参与色氨酸转变为烟酸、维生素 $B_6$ 转变为磷酸吡哆醛（pyridoxal phosphate，PLP）的过程。

**3. 参与体内的抗氧化防御系统**

FAD 作为谷胱甘肽还原酶的辅酶，参与维持体内还原型谷胱甘肽的正常水平，与机体的抗氧化防御体系密切相关。

**4. 其他功能**

维生素 $B_2$ 与细胞色素 P-450 结合，参与药物代谢；有助于维持肠黏膜的结构与功能，影响铁的吸收和转运过程；视网膜有维生素 $B_2$ 依赖性的光感受体存在，推测维生素 $B_2$ 也参与暗适应过程。

## （二）维生素 $B_2$ 营养状况评价

维生素 $B_2$ 营养状况除了采用膳食调查的方法计算维生素 $B_2$ 摄入量及体格检查维生素 $B_2$ 缺乏表现外，主要采用一些生化指标进行评价。由于尿中黄素类物质排出量受体内维生素 $B_2$ 营养状况的影响，因此，可通过测定空腹尿、随机尿、24h 尿或负荷尿中黄素物质含量来评价机体的维生素 $B_2$ 营养状况；由于 FAD 是谷胱甘肽还原酶的辅酶，也可采用红细胞谷胱甘肽还原酶活性系数来评价维生素 $B_2$ 营养状况。近年来的研究发现，血清游离维生素 $B_2$ 浓度也是反映机体维生素 $B_2$ 营养状况的一个灵敏指标。

**1. 红细胞或全血谷胱甘肽还原酶活性系数**

红细胞或全血谷胱甘肽还原酶活性系数（erythrocyte or blood glutathione reductase activity coefficient，EGRAC 或 BGRAC）是评价维生素 $B_2$ 营养状况较灵敏的功能性指标，通过加入或不加入 FAD 来检测红细胞谷胱甘肽还原酶活性，计算活性系数。一般活性系数＜1.2 为正常，1.2～1.4 为不足，＞1.4 为缺乏；国内顾景范等建立了采用全血样品检测谷胱甘肽还原酶活性系数来评价维生素 $B_2$ 营养状况的方法。EGRAC 不能应用于患有葡萄糖-6-磷酸脱氢酶遗传缺陷人体的维生素 $B_2$ 营养状况评价，原因是在此病理状况下，红细胞对 FAD 的需要显著增加。

**2. 尿中黄素类物质排出量**

通过测定空腹尿、随机尿、24h 尿或负荷尿中黄素物质含量，可评价机体的维

生素 $B_2$ 营养状况。由于尿中维生素 $B_2$ 代谢产物约占黄素类物质总量的 1/3，采用高效液相分离的方法可以精确地测定尿中维生素 $B_2$ 的实际排出量。每日尿中维生素 $B_2$ 排出量大于 0.32μmol（120μg/g）或 0.21μmol（80μg/g）肌酐为正常。我国常采用口服 5mg 维生素 $B_2$ 后，测定 4h 负荷尿中维生素 $B_2$ 排出量来评价维生素 $B_2$ 营养状况，大于 1300μg 为充裕，800μg～1300μg 为正常，400μg～800μg 为不足，小于 400μg 为缺乏。

**3. 红细胞维生素 $B_2$ 类物质含量**

红细胞中维生素 $B_2$ 辅酶占黄素类物质总量的 90%以上，因此，通过水解后采用荧光比色或微生物生长试验测定红细胞维生素 $B_2$ 含量可以反映体内维生素 $B_2$ 的储存情况。目前认为红细胞维生素 $B_2$ 含量超过 400nmol/L 或 150μg/L 为正常，低于 270nmol/L 或 100μg/L 为缺乏。

**4. 血清游离维生素 $B_2$ 浓度**

血清游离维生素 $B_2$ 浓度也可反映机体的维生素 $B_2$ 营养状况的变化。根据有关研究结果，我国男性成年人正常血清游离维生素 $B_2$ 浓度为 10～30nmol/L，低于 10nmol/L 则提示有维生素 $B_2$ 营养不良情况的发生。

### （三）维生素 $B_2$ 的营养不良

**1. 维生素 $B_2$ 缺乏**

人类缺乏维生素 $B_2$ 后，可导致物质代谢紊乱，表现为眼部、口腔及皮肤等的炎性症状，称为口腔综合征。

（1）眼部症状。维生素 $B_2$ 缺乏的眼部症状有畏光、流泪、视物模糊、结膜充血、角膜周围增生等症状。

（2）口腔症状。维生素 $B_2$ 缺乏的口腔症状有唇炎、口角炎、舌炎等。唇炎表现为微肿、脱屑、开裂、口角糜烂，舌炎表现为疼痛、肿胀和“地图舌”。

（3）皮肤症状。维生素 $B_2$ 缺乏的皮肤症状表现为鼻翼两侧皮肤出现脂溢性皮炎，阴囊炎也较为常见。

（4）其他。由于维生素 $B_2$ 缺乏影响铁的吸收，导致儿童易出现继发缺铁性贫血，妊娠期缺乏维生素 $B_2$ 可导致胎儿骨骼畸形。最近的研究显示，甲基四氢叶酸还原酶基因型为 TT 型的人群对维生素 $B_2$ 营养状况十分敏感，维生素 $B_2$ 缺乏或不足可导致血中同型半胱氨酸和血压水平升高，有可能导致心血管疾病的发生。

**2. 维生素 $B_2$ 过量**

由于维生素 $B_2$ 肠道吸收有上限（27mg 左右），故大剂量摄入并不能无限增加维生素 $B_2$ 的吸收。目前尚无因维生素 $B_2$ 摄入过量产生毒性的报道。

### （四）维生素 $B_2$ 的参考摄入量及食物来源

**1. 参考摄入量**

中国居民膳食维生素 $B_2$ 的推荐摄入量（mg/d）：成人男性为 1.4，女性为 1.2，孕妇、乳母为 1.7。

**2. 食物来源**

常见食物中维生素 $B_2$的含量

维生素 $B_2$广泛存在于动物与植物性食物中，包括奶类、蛋类、各种肉类、内脏、谷类、蔬菜与水果等。奶类和肉类提供相当数量的维生素 $B_2$，谷类和蔬菜是中国居民维生素 $B_2$的主要来源，但是，由于谷类加工对维生素 $B_2$ 存留有显著影响，如精白米维生素 $B_2$ 存留率只有 11%，小麦标准粉维生素 $B_2$ 存留率只有 35%。此外，谷类烹调过程还会损失一部分维生素 $B_2$。

## 八、维生素 $B_6$

维生素 $B_6$ 为水溶性维生素，是蛋白质代谢中氨基酸脱羧酶和转氨酶的重要辅助成分。维生素 $B_6$ 有吡哆醇、吡哆醛、吡哆胺三种天然存在形式，这三种形式的维生素 $B_6$ 性质相近均具有活性，它们以磷酸盐的形式广泛分布于动、植物体内。维生素 $B_6$ 易溶于水和乙醇，在空气与酸性溶液中稳定，但在碱性溶液中易被破坏，在中性和碱性环境中对光敏感，易被破坏。吡哆醛和吡哆胺不耐热，而吡哆醇较耐热，后者在食品加工和储存中稳定性较好，最常见的维生素 $B_6$ 制剂是盐酸吡哆醇。

### （一）维生素 $B_6$ 的生理功能

维生素 $B_6$ 在体内被磷酸化转变为活性辅基形式，即 5′-磷酸吡哆醇、5′-磷酸吡哆醛和 5′-磷酸吡哆胺，参与机体的物质代谢和能量代谢。其中 5′-磷酸吡哆醛是维生素 $B_6$ 在体内的主要活性形式。

**1. 参与氨基酸代谢**

（1）转氨基作用。维生素 $B_6$ 参与机体多种氨基酸代谢的转氨基作用，如丙氨酸、天冬酰胺、精氨酸、半胱氨酸、赖氨酸、异亮氨酸等。

（2）脱羧基作用。其包括酪氨酸、组氨酸、色氨酸、多巴等的脱羧基作用，中枢神经系统中谷氨酸转化为 $\gamma$-氨基丁酸，半胱氨酸转化为牛磺酸等均需要维生素 $B_6$ 的参与。当缺乏维生素 $B_6$ 时，可使尿中黄尿酸、犬尿酸、3-羟基犬尿酸及喹啉酸排出增多。

（3）转硫作用。维生素 $B_6$ 是半胱氨酸脱羧酶、胱硫醚酶、胱硫醚 $\beta$-合成酶的辅因子，这些酶均参与同型半胱氨酸转变为半胱氨酸的转硫反应。

**2. 参与糖原与脂肪酸代谢**

维生素 $B_6$ 是糖原磷酸化反应中磷酸化酶的辅助因子，催化肌肉与肝脏组织中的糖原转化。维生素 $B_6$ 还参与亚油酸合成花生四烯酸的过程，并参与胆固醇的合成与转运。

**3. 参与某些微量营养素的转化与吸收**

在色氨酸转化成烟酸的过程中，会受维生素 $B_6$ 营养状况的影响，因磷酸吡哆醛参与该过程的酶促反应，当肝脏中磷酸吡哆醛水平降低时会影响烟酸的合成。另外，维生素 $B_6$ 还可促进维生素 $B_{12}$、铁和锌的吸收等。

**4. 调节神经递质的合成和代谢**

维生素 $B_6$ 参与神经系统中的多种酶促反应，间接影响神经系统的生理功能，并与某些周围神经病变有关。在神经系统中，磷酸吡哆醛参与的酶促反应可使某些神经递质水平升高，如 5-羟色胺、去甲肾上腺素、γ-氨基丁酸、多巴胺等。

**5. 参与一碳单位和同型半胱氨酸代谢**

维生素 $B_6$ 是丝氨酸羟甲基转氨酶的辅酶，该酶通过转移丝氨酸羟甲基侧链到四氢叶酸而参与一碳单位代谢，在 DNA 合成中发挥作用。

在同型半胱氨酸代谢的转硫途径中，维生素 $B_6$ 是此代谢途径关键酶——胱硫醚-β-合成酶（cystathionine-β-synthase，CBS）的辅酶，维生素 $B_6$ 缺乏将导致 CBS 活性降低，引起同型半胱氨酸积累，形成高同型半胱氨酸血症。

**6. 其他生理作用**

维生素 $B_6$ 参与造血，以磷酸吡哆醛的形式参与琥珀酰辅酶 A 和甘氨酸合成血红素的过程，维生素 $B_6$ 缺乏可能造成巨幼红细胞贫血；维生素 $B_6$ 可促进体内抗体的合成，缺乏维生素 $B_6$ 时抗体的合成减少，机体抵抗力降低。

### （二）维生素 $B_6$ 营养状况评价

维生素 $B_6$ 营养状况的评价方法包括直接法、间接法和膳食调查法。直接法为检测血浆、血细胞或尿中的维生素 $B_6$ 含量；间接法则通过检测维生素 $B_6$ 相关酶类的活性或某些代谢物质的水平来评价。在实际应用中常常结合直接法和间接法来评价维生素 $B_6$ 的营养状况。

**1. 直接法**

（1）血浆 PLP 含量。PLP 是肝脏中维生素 $B_6$ 的主要存在形式，使用高效液相色谱或酶学方法测定血浆中 PLP 含量能较好地反映体内的维生素 $B_6$ 储存量，是最常用的方法。正常情况下，血浆中 PLP 含量＞30nmol/L 时说明成年人体内维生素 $B_6$ 达到适宜水平，若在 20～30nmol/L 范围内则属于边缘缺乏状态，当含量＜20nmol/L 则存在维生素 $B_6$ 不足。但血浆中 PLP 对维生素 $B_6$ 摄入量变化的反应比较缓慢，约需 10d 才能达到新的稳定水平，而且蛋白质摄入量增加、碱性磷酸酶（alkaline phosphatase，AKP）活性升高、维生素 $B_6$ 边缘缺乏、某些疾病及吸烟、年龄增长等因素都可影响该指标的变化，故在应用此指标时应考虑上述影响因素的存在，建议同时利用其他方法来评估维生素 $B_6$ 的营养状况。

（2）尿中 4-吡哆酸含量。此指标很容易用高效液相色谱法检测，是仅次于 PLP 能反映体内维生素 $B_6$ 营养状况的指标，已被广泛应用于维生素 $B_6$ 需要量的研究。4-吡哆酸是维生素 $B_6$ 代谢的最终产物，其排出量约占维生素 $B_6$ 摄入量的 50%，由于需要收集 24h 尿样，因此会受到近期膳食的影响。尿中 4-吡哆酸含量＞3μmol/d，则说明体内维生素 $B_6$ 含量达到适宜。

**2. 间接法**

（1）色氨酸负荷试验。给予受试者口服负荷剂量的色氨酸 0.1g（kg · bw），收集 24h 尿测定黄尿酸含量，计算黄尿酸指数（xanthurenic acid index，XI）。

XI＝24h 尿中黄尿酸排出量（mg）/色氨酸给予量（mg）

XI 在 0～1.5 表示维生素 $B_6$ 的营养状况良好，当维生素 $B_6$ 不足时，XI 可大于 12。

（2）红细胞天冬氨酸转氨酶和丙氨酸转氨酶活性。在以维生素 $B_6$ 为辅酶的转氨酶中，红细胞天冬氨酸转氨酶和丙氨酸转氨酶活性常在维生素 $B_6$ 缺乏时降低，故常被作为评价指标，但由于影响因素较多，测定值变异较大，限制了该指标的使用。

### （三）维生素 $B_6$ 的营养不良

**1. 维生素 $B_6$ 缺乏**

维生素 $B_6$ 广泛存在于各种食物中，单独缺乏症状表现并不多见，维生素 $B_6$ 缺乏通常与其他 B 族维生素缺乏同时存在。人体维生素 $B_6$ 缺乏可导致眼、鼻与口腔周围皮脂溢出性皮炎、低色素性贫血、脑功能紊乱、婴儿生长缓慢等症状。

维生素 $B_6$ 缺乏对幼儿的影响较成人大，缺乏时表现为烦躁、肌肉抽搐和癫痫样惊厥，呕吐、腹痛、体重下降及脑电图异常等症状。

**2. 维生素 $B_6$ 过量**

经食物摄入维生素 $B_6$ 没有不良反应，营养补充剂中的高剂量维生素 $B_6$ 可引起严重不良反应，表现为神经毒性和光敏感反应。

### （四）维生素 $B_6$ 的参考摄入量及食物来源

**1. 参考摄入量**

人体对维生素 $B_6$ 的需要量与膳食蛋白质水平、人体肠道内维生素 $B_6$ 合成量、人体生理状况等有关。中国居民膳食维生素 $B_6$ 的推荐摄入量（mg/d）：成人为 1.4，50 岁后为 1.6，孕妇为 2.4，乳母为 1.9。当口服避孕药或服用治疗结核的药物异烟肼时，维生素 $B_6$ 的需要量增加。

**2. 食物来源**

维生素 $B_6$ 的食物来源很广泛，动植物中均含有，但一般含量不高。其中含量较多的食物有干果和鱼肉、禽肉等白色肉类，其次为豆类和肝脏等。水果和蔬菜中维生素 $B_6$ 含量较低。人体肠道内也可合成少量维生素 $B_6$，一般认为人体不易缺乏维生素 $B_6$。

常见食物中维生素 $B_6$ 的含量

## 九、烟酸

早在 1867 年，德国化学家 Huber 曾由烟草提取的尼古丁中制得烟酸（niacin）。烟酸又名尼克酸（nicotinic acid），烟酸有烟酸和烟酰胺两种物质，总称为维生素 PP，由于烟酸典型的缺乏病为糙皮病，故又称为抗糙皮病因子。烟酰胺是烟酸在体内的重要存在形式。烟酸为无色针状结晶体，味苦；烟酰胺晶体呈白色粉状，两者均溶于水及酒精。烟酰胺的溶解度大于烟酸。烟酸和烟酰胺性质比较稳定，不易吸潮，酸、碱、氧、光照或加热条件下均不易被破坏；在高温（120℃）高压下持续 20min 也不被破坏。烟酸对食物的一般加工烹调损失很小，但洗涤时随水流失。

### （一）烟酸的生理功能

**1. 参与能量与氨基酸代谢**

烟酰胺与腺嘌呤、核糖和磷酸结合构成的 NAD 及烟酰胺腺嘌呤二核苷酸磷酸

(nicotinamide adenine dinucleotide phosphate，NADP)是体内多种脱氢酶的辅酶，依赖烟酰胺作为其重要功能基团，在生物氧化还原中起电子载体或递氢体作用，在细胞代谢过程中参与多种氧化还原反应；特别是葡萄糖酵解、三羧酸循环、脂肪酸 -氧化、酮体生成和氨基酸代谢。

**2. 参与蛋白质等物质的转化**

NAD 作为各种 ADP-核糖基化反应的底物，参与蛋白质的核糖基化过程，与 DNA 复制、修复和细胞分化有关。$NADP^+$在维生素 $B_6$、泛酸和生物素存在下，参与脂肪酸、胆固醇及类固醇激素等的生物合成。

**3. 调节葡萄糖代谢**

非辅酶形式的烟酰胺作为葡萄糖耐量因子(glucose tolerance factor，GTF)的组分，可促进胰岛素反应，增加葡萄糖的利用及促使葡萄糖转化为脂肪。烟酸在葡萄糖耐量因子中的作用机制尚不明，游离的烟酸无此作用。

### (二)烟酸营养状况评价

烟酸的营养状况可以用生化指标和烟酸缺乏的临床表现来估计。生化改变往往发生在明显缺乏体征出现以前，主要指标为尿中排泄的烟酸代谢物和红细胞烟酰胺腺嘌呤二核苷酸(nicotinamide adenine dinucleotide，$NAD^+$)浓度减少和 $NAD^+/NADP^+$比例下降，以及口服烟酰胺后血浆 2-吡啶酮浓度减少。对烟酸需要量的估计中未调整其生物利用率，但考虑到部分色氨酸可以转化为烟酸，故在计量膳食烟酸参考摄入量时应将色氨酸转化成烟酸的部分计入。孕期色氨酸转化为烟酸的效率更高。

### (三)烟酸的营养不良

**1. 烟酸缺乏**

烟酸缺乏会引起癞皮病，典型症状为皮炎(dermatitis)、腹泻(diarrhea)及痴呆(dementia)，又称 3D 症状。皮炎多发生在身体暴露部位，如面颊、手背、足背，呈对称性皮炎，患处皮肤粗糙、脱色、色素沉着。消化道症状为食欲减退、消化不良、腹泻，同时可出现口腔黏膜、舌部糜烂及猩红舌；神经精神症状有抑郁、忧虑、记忆力减退、感情淡漠和痴呆，有的出现狂躁和幻觉，同时伴有肌肉震颤、腱反射过敏或消失。烟酸缺乏常与维生素 $B_1$、维生素 $B_2$ 缺乏同时存在。

**2. 烟酸过量**

目前尚未见因食物中烟酸引起中毒的报道。长期大量服用烟酸可能对肝脏有伤害，烟酸过量主要表现为皮肤发红、眼部不适、恶心、呕吐、高尿酸血症等。

### (四)烟酸的参考摄入量及食物来源

**1. 参考摄入量**

烟酸的参考摄入量应考虑能量的摄入量和蛋白质的摄入量。烟酸除了从食物中摄入外，还可在体内由色氨酸转化而来，平均约 60mg 色氨酸可转化为 1mg 烟酸。因此，膳食中烟酸的参考摄入量应以烟酸当量(niacin equivalent, NE)表示。

烟酸 NE（mg）＝烟酸（mg）＋1/60 色氨酸（mg）

中国居民膳食烟酸的推荐摄入量（mgNE/d）：成人男性为 15，女性为 12，乳母为 15。

**2. 食物来源**

烟酸广泛存在于动物和植物性食物中，植物性食物中主要存在的是烟酸，动物性食物中以烟酰胺的形式存在。烟酸和烟酰胺在动物内脏、瘦禽肉、鱼及坚果中含量很高，乳和蛋中烟酸含量偏低，但是其色氨酸含量较高，蔬菜也含有较多的烟酸，谷类含量也不少，但与核黄素一样受加工程度的影响。此外，玉米中烟酸含量高于大米，但是，玉米中烟酸为结合型，需加碱处理后，游离烟酸才易被机体吸收。

常见食物中烟酸的含量和烟酸当量

## 十、泛酸

泛酸（pantothenic acid）又称遍多酸，曾称维生素 $B_5$，因其广泛存在于动植物组织而命名。泛酸易溶于水，不溶于有机溶剂，对酸、碱和热不稳定，泛酸常以钙盐的形式存在，为易溶于水的白色粉状结晶，在中性水溶液中受热时能保持稳定，不易受破坏。在一般的温度下蒸煮，损失很少，但高热会使其受破坏，在酸性和碱性条件下不稳定，易受破坏。

### （一）泛酸的生理功能

泛酸的生理功能主要是其衍生物 4′-磷酸泛酰巯基乙胺作为 CoA（辅酶 A）和酰基载体蛋白（acyl carrier protein，ACP）的活性成分。CoA 是许多酶的辅因子和酰基载体，而 ACP 是脂肪合酶复合体的一个组分，起转移酰基作用。

**1. 参与脂质代谢**

乙酰辅酶 A 和琥珀酰辅酶 A 在三羧酸循环中起重要作用，参与脂肪酸和膜磷脂的生物合成，胆固醇和胆盐的产生，类固醇激素、维生素 A 和维生素 D 的合成，以及卟啉和咕啉环的生成。辅酶 A 活化脂肪酸，形成的脂酰辅酶 A 与脂肪酸的延长和甘油三酯合成有关。

**2. 参与碳水化合物和蛋白质代谢**

乙酰辅酶 A 参与乙醇、氨、糖类和氨基酸的乙酰化，产生神经递质、肝脏解毒物质、糖蛋白和糖脂的组成组分，如乙酰胆碱、磺胺、*p*-氨基苯甲酸盐、*N*-乙酰葡萄糖胺、内源性半乳糖胺和 *N*-乙酰神经氨酸。辅酶 A 修饰蛋白质的酰基化（包括乙酰化和脂酰化），有利于增强 DNA 稳定性，减少氧自由基导致的细胞损害。

ACP 是脂肪酸合酶多酶复合体的组成部分，ACP 的 4′-磷酸泛酰巯基乙胺在代谢中结合和转移酰基。

### （二）泛酸营养状况评价

泛酸营养状况评价方法尚缺乏理想的生化指标。一些研究表明，尿的泛酸排出量与其摄入量明显相关，尿中泛酸含量可用于估计其膳食中的摄入量。试验观察到长期泛酸摄入不足时的尿泛酸排出量≤2mg/d。而摄入缺乏泛酸的膳食外加泛酸拮抗剂，尿泛酸排出量逐渐减少，甚至达到零。

血液中的泛酸主要以 CoA 形式存在红细胞中，正常全血泛酸含量为 2mg/L 左右，如果低于 1mg/L 则表明泛酸摄入缺乏或不足。红细胞泛酸含量比全血更能反映泛酸营养状况。

### （三）泛酸的营养不良

由于泛酸广泛存在于自然界，所以缺乏病相当罕见。泛酸缺乏通常与三大营养素和维生素摄入不足伴随发生。泛酸缺乏会导致机体代谢受损，包括脂肪合成减少和能量产生不足。泛酸缺乏者依其缺乏程度不同可显示不同的症状，如易怒、头痛、抑郁、坐立不安、疲劳、冷淡、不适、睡眠不良、恶心、呕吐和腹部痉挛、麻木、麻痹、肌肉痉挛、手脚感觉异常、肌无力和步态摇晃、低血糖症状等。也有人因泛酸缺乏表现出葡萄糖耐量改变、对胰岛素敏感性增加和抗体减少的现象。

泛酸毒性很低，有研究显示，每日摄入 10～20g 时，可偶尔出现腹泻。

### （四）泛酸的参考摄入量及食物来源

**1. 参考摄入量**

人体每天泛酸的需要量尚未得出结论，一般认为 5～10mg/d 可满足机体需要，但孕妇、乳母应适当增加，蛋白质充足的膳食可适当减少对泛酸的需要量。

常见食物中泛酸的含量

中国居民膳食泛酸的适宜摄入量（mg/d）为成人 5.0，孕妇 6.0，乳母 7.0。

**2. 食物来源**

泛酸广泛分布在食物中，来源最丰富的食品是肉类（内脏含量更为丰富）、蘑菇、鸡蛋、坚果类；其次为大豆粉、小麦粉；蔬菜与水果中含量相对较少。

## 十一、叶酸

叶酸（folic acid）最初是由菠菜叶子中分离提取出来的，故名叶酸；由蝶酸和谷氨酸结合而成，故又称蝶酰谷氨酸。食物中的叶酸大部分是多谷氨酸型叶酸。叶酸不溶于冷水，稍溶于热水，在有氧时可被酸、碱水解、可被日光分解，在无氧条件下对碱稳定。叶酸在食物储存和烹调中一般损失 50%～90%，在加工和储藏中的失活过程主要是氧化，维生素 C 可保护叶酸。

叶酸的生物利用率在不同食物中差异较大，如莴苣为 25%，豆类为 95%，这种差异可能与食物中叶酸的存在形式有关。一般来说，还原型叶酸吸收率高，叶酸分子中谷氨酸分子越少，吸收率越高。锌缺乏可引起叶酸结合酶的活性降低。

### （一）叶酸的生理功能

叶酸在肠壁、肝脏及骨髓等组织细胞中，经叶酸还原酶作用，还原成具有生理活性的四氢叶酸。四氢叶酸是体内生化反应中一碳单位转移酶系的辅酶，起着一碳单位传递体的作用。四氢叶酸分子式中第 5、10 两个氮原子即为一碳单位的传递体。

**1. 参与核酸和蛋白质合成**

组氨酸、丝氨酸、甘氨酸、蛋氨酸等均可供给一碳单位，这些一碳单位从氨基酸释出后，以四氢叶酸作为载体，参与其他化合物的生成和代谢（图 2-8）；参与嘌呤（purine）和胸腺嘧啶的合成，进一步合成 DNA 和 RNA（ribonucleic acid，核糖核酸）；参与氨基酸之间的相互转化，如丝氨酸与甘氨酸之间的相互转换（也需维生素 $B_6$ 参与），组氨酸分解为谷氨酸、同型半胱氨酸与蛋氨酸之间的相互转换（也需维生素 $B_{12}$ 参与）；参与血红蛋白和其他重要的甲基化合物合成，如肾上腺素、胆碱、肌酸等。

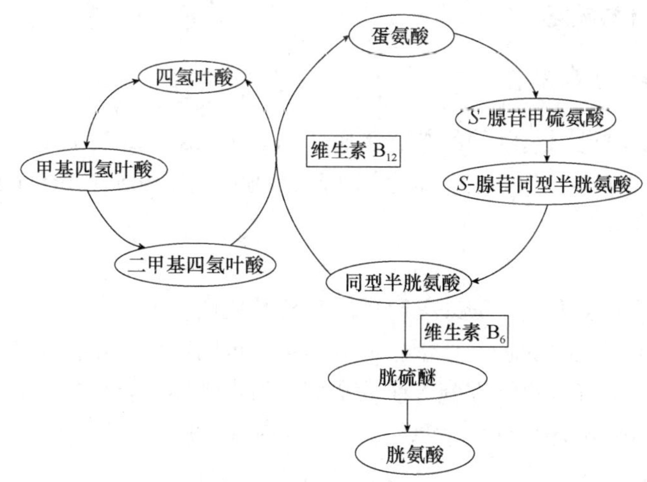


图2-8 维生素参与氨基酸代谢

叶酸携带一碳单位的功能与许多重要的生化过程密切相关。体内叶酸缺乏则一碳单位传递受阻，核酸合成及氨基酸代谢均受影响，而核酸及蛋白质合成正是细胞增殖、组织生长和机体发育的物质基础，因此叶酸对于细胞分裂和组织生长具有极其重要的作用。

**2. 参与 DNA 甲基化**

DNA 甲基化能引起染色质结构、DNA 构象、DNA 稳定性及 DNA 与蛋白质相互作用方式的改变，从而控制基因表达。基础研究和人类观察研究发现，叶酸水平低下可降低基因组 DNA 甲基化水平。

**3. 参与同型半胱氨酸代谢**

叶酸与维生素 $B_6$ 和维生素 $B_{12}$ 一起共同作用，是体内同型半胱氨酸代谢的重要因子。如果叶酸缺乏，可出现高同型半胱氨酸血症。

### （二）叶酸营养状况评价

**1. 叶酸摄入量调查**

叶酸摄入量调查是评价叶酸营养状况的基础，包括天然食物、强化食物及补充剂等各种来源的叶酸的摄入情况。

**2. 生化指标**

（1）血清叶酸浓度，反映近期叶酸摄入情况，正常值为 11.3～36.3nmol/L（5～16ng/mL）。

微生物法是评价机体总叶酸水平理想的检测方法。近几年建立的色谱质谱联用法，可以分离、检测各种形式叶酸。血清总叶酸低于6.8nmol/L（3ng/mL）为叶酸缺乏。

（2）红细胞叶酸浓度，反映机体组织细胞内叶酸的储存状况，是叶酸长期营养状况的重要评价指标。目前红细胞叶酸的理想检测方法是微生物法。红细胞叶酸低于318nmol/L（140ng/mL）为叶酸缺乏。

（3）血浆同型半胱氨酸浓度，在维生素 $B_6$ 及维生素 $B_{12}$ 营养状况适宜前提下，血浆同型半胱氨酸可作为反映叶酸营养状况的敏感指标。当血浆同型半胱氨酸水平高于16μmol/L即提示叶酸缺乏。

### （三）叶酸的营养不良

人体缺乏叶酸时可引起巨幼红细胞贫血（megaloblastic anemia，MA）、胎儿神经管缺陷（neural tube defect，NTD）、高同型半胱氨酸血症（hyperhomocysteinemia，HHcy）、衰弱、健忘、失眠等。

**1. 叶酸缺乏**

（1）巨幼红细胞贫血。叶酸缺乏时可影响核酸代谢，尤其是胸腺嘧啶核苷的合成，以致红细胞等体细胞成熟受阻，核蛋白形成不足，核内染色体不能正常进行有丝分裂，红细胞体积增大。患有巨幼红细胞贫血的孕妇，易出现胎儿宫内发育迟缓、早产。

（2）胎儿神经管缺陷。研究表明，叶酸携带和提供"一碳基团"，提供合成神经鞘和神经递质的主要原料，因此缺乏叶酸会影响神经系统的发育，神经管闭合是在胚胎发育的第3～4周，怀孕早期缺乏叶酸是引起胎儿神经管缺陷的主要原因。神经管缺陷主要表现为脊柱裂和无脑畸形等中枢神经系统发育异常。

（3）高同型半胱氨酸血症。膳食中缺乏叶酸会使同型半胱氨酸向胱氨酸转化受阻，从而使血中半胱氨酸水平升高，形成高同型半胱氨酸血症。高浓度同型半胱氨酸是动脉硬化和心血管疾病发病的一个独立危险因素。

（4）其他。叶酸缺乏还可导致孕妇先兆子痫、胎盘早剥的发生率增高，表现为影响锌的吸收而导致自发性流产。人类的结肠癌、前列腺癌及宫颈癌与膳食中叶酸的摄入量不足有关。研究还发现，结肠癌患者的叶酸摄入量明显低于正常人，叶酸摄入不足的女性，其结肠癌的发病率是正常人的5倍。

**2. 叶酸过量**

叶酸过量影响锌的吸收，使胎儿发育迟缓；叶酸过量干扰维生素 $B_{12}$ 缺乏的诊断与治疗，可使叶酸合并维生素 $B_{12}$ 缺乏的巨幼红细胞贫血患者产生严重的不可逆的神经损害，干扰抗惊厥药物的作用，诱发患者惊厥发作：叶酸和抗惊厥药在肠细胞表面，也可能在大脑细胞表面相互拮抗。大剂量叶酸可诱发正在应用抗惊厥药治疗癫痫症状的患者发生惊厥。

### （四）叶酸的参考摄入量及食物来源

**1. 参考摄入量**

美国国家医学科学院的食品营养委员会于1988年提出叶酸的摄入量应以膳食叶酸当量（dietary folate equivalent，DFE）表示。食物叶酸的生物利用率为50%，而叶酸与

膳食混合时的生物利用率为 85%，是膳食叶酸利用率的 1.7 倍，所以膳食叶酸当量的计算公式为

DFE（μg）=膳食叶酸（μg）+1.7×叶酸补充剂（μg）

中国居民膳食叶酸的推荐摄入量（μg DFE/d）：成人为 400，孕妇为 600，乳母为 550。

常见食物中叶酸的含量

**2. 食物来源**

叶酸广泛存在于各种动植物食品中。富含叶酸的食物有动物肝、肾、鸡蛋、豆类、酵母、坚果类、深绿色叶类蔬菜及水果等。

## 十二、维生素 $B_{12}$

维生素 $B_{12}$ 的化学名称为钴胺素（cobalamine），是一种预防和治疗恶性贫血的维生素。20 世纪 30 年代，美国内科医生 Castle 发现在正常人胃部可分离出一种“内因子”（intrinsic factor，IF），但在恶性贫血患者的胃分泌物中该因子缺失，患者食用动物的肝脏之后，能改善病情。维生素 $B_{12}$ 因含钴而呈红色结晶体，结构性质相当稳定，在中性溶液中耐热，在强酸、强碱环境中被破坏，日光、氧化剂和还原剂能使其破坏。

### （一）维生素 $B_{12}$ 的生理功能

维生素 $B_{12}$ 在体内以甲基 $B_{12}$（甲基钴胺素）和辅酶 $B_{12}$（5-脱氧腺苷钴胺素）两种辅酶形式存在并参与生化反应。

**1. 甲基转移酶的辅酶**

甲基 $B_{12}$ 作为甲基转移酶的辅助因子参与蛋氨酸、胸腺嘧啶的体内合成，从而促进蛋白质和核酸的生物合成。例如，甲基 $B_{12}$ 作为蛋氨酸合成酶的辅助因子，从 5-甲基四氢叶酸获得甲基后转而供给同型半胱氨酸，并在蛋氨酸合成酶的作用下合成蛋氨酸。

**2. 参与甲基丙二酸-琥珀酸异构化过程**

体内代谢过程中，由甲基丙二酰辅酶 A 转变成琥珀酰辅酶 A 的反应需要辅酶 $B_{12}$ 参与。当维生素 $B_{12}$ 缺乏时，此反应不能进行，导致血清中甲基丙二酸堆积，尿中甲基丙二酸排出量增多。

### （二）维生素 $B_{12}$ 营养状况评价

**1. 血清全转钴胺素Ⅱ**

血清全转钴胺素Ⅱ是反映维生素 $B_{12}$ 负平衡的早期指标。血清全转钴铵素是把维生素 $B_{12}$ 释放到所有 DNA 合成细胞的循环蛋白质，约含血清维生素 $B_{12}$ 的 20%，在血清中半衰期仅为 6min，因而维生素 $B_{12}$ 肠道吸收停止后一周内即可降到正常水平以下。一般以血清全转钴铵素Ⅱ水平≤29.6pmol/L（40pg/mL）可定为维生素 $B_{12}$ 负平衡。

**2. 血清全结合咕啉（维生素 $B_{12}$ 结合咕啉）**

结合咕啉是循环中维生素 $B_{12}$ 的储存蛋白质，约含血清维生素 $B_{12}$ 的 80%。血清全

结合咕啉与肝脏维生素 $B_{12}$ 的储存相平衡，当结合咕啉含量≤110pmol/L（150pg/mL）时表示肝脏维生素 $B_{12}$ 储存缺乏，进入维生素 $B_{12}$ 缺乏的第二期。

**3. 脱氧尿嘧啶抑制试验**

脱氧尿嘧啶抑制试验用于维生素 $B_{12}$ 缺乏的第三期即生化改变的评价。当骨髓细胞或淋巴细胞的 DNA 合成降低时该试验出现异常。

**4. 血清维生素 $B_{12}$ 浓度**

这是一个稳定的反映体内储存的指标，目前大多数实验室将传统的 120～180pmol/L 界值范围定义为正常。

**5. 血清同型半胱氨酸及甲基丙二酸**

它们在维生素 $B_{12}$ 缺乏时含量增高。

### （三）维生素 $B_{12}$ 的营养不良

维生素 $B_{12}$ 缺乏可引起巨幼红细胞贫血、高同型半胱氨酸血症和神经系统损害。维生素 $B_{12}$ 缺乏造成的巨幼红细胞贫血与高同型半胱氨酸血症的原理同叶酸。维生素 $B_{12}$ 缺乏导致神经系统损害的原因主要是通过阻止甲基化反应而引起神经系统损害，可引斑状、弥漫性的神经脱髓鞘，此种进行性的神经病变起始于末梢神经，逐渐向中间发展累及脊髓和大脑，形成亚急性复合变性，出现精神抑郁、记忆力下降、四肢震颤等神经症状。

近年来有关人群维生素 $B_{12}$ 营养状况的研究引起重视，人群维生素 $B_{12}$ 的缺乏率为 3%～29%。素食者、母亲为素食者的婴幼儿和老年人是维生素 $B_{12}$ 缺乏的高危人群。膳食摄入不足，各种因素引起胃酸过少，胰蛋白酶分泌不足，回肠疾病及血清全转钴胺素Ⅱ运输蛋白合成减少等均可导致维生素 $B_{12}$ 吸收减少，进而导致维生素 $B_{12}$ 缺乏。有研究表明常染色体隐性遗传病造成的先天性维生素 $B_{12}$ 转运及代谢异常也会导致维生素 $B_{12}$ 缺乏。

迄今未见从食物或补充剂摄入过量维生素 $B_{12}$ 有害人体健康的报告。长期给恶性贫血患者口服或肌注维生素 $B_{12}$ 量高达 1～5ng/d 时，未观察到有害作用。

### （四）维生素 $B_{12}$ 的参考摄入量及食物来源

**1. 参考摄入量**

中国居民膳食维生素 $B_{12}$ 的推荐摄入量（μg/d）：成人为 2.4，孕妇为 2.9，乳母为 3.2。

**2. 食物来源**

膳食中的维生素 $B_{12}$ 来源于动物食品，主要食物来源为肉类、动物内脏、鱼、禽、贝壳类及蛋类，奶及奶制品中含有少量。植物性食品中基本不含维生素 $B_{12}$。口服的维生素 $B_{12}$ 不能被吸收，需要药物注射。

常见食物中维生素 $B_{12}$ 的含量

## 十三、维生素 C

维生素 C 又称抗坏血酸（ascorbic acid），是一种含有六个碳原子的酸性多羟基化合物，具有高度水溶性，不溶于有机溶剂，其水溶液呈酸性，具有强还原性。自然界存在*L*-型、*D*-型两种维生素C。*D*-型无生物活性，其水溶液呈酸性，遇空气、热、光和碱性物质，特别是当氧化酶及微量金属离子铜、铁存在时，可促进其氧化，是最不稳定的一种维生素。一般食物在储存过程中，维生素C都有不同程度的损失，但在某些食物如枣、刺梨等高等植物中含有生物类黄酮，能增加维生素C的稳定性。维生素C在加工中很容易从食品的切面或擦伤面流失，如在果蔬烫漂、沥滤时的损失；维生素C最大的损失还是因化学降解而引起的。冷冻或冷藏、热加工均可造成维生素C的损失；果蔬用二氧化硫（$SO_2$）处理可减少加工和储藏过程中的损失；维生素C在一般烹调中损失较大，在酸性溶液中较稳定。

## （一）维生素C的生理功能

**1. 抗氧化作用**

维生素C是体内一种很强的抗氧化剂，可直接与氧化剂作用，如在组织中可被氧化型谷胱甘肽氧化成脱氢维生素C，然后又被还原型谷胱甘肽还原，保持了两者之间的平衡，使体内氧化还原过程正常进行。维生素C还可在体内还原超氧化物、羟自由基、次氯酸及其他活性氧化剂，也可清除自由基，防止脂质过氧化。这时体内的氧化剂可能影响DNA的转录或损伤DNA、蛋白质或膜结构。

**2. 羟基化作用**

维生素C作为羟基化过程的底物和酶的辅助因子，参与体内的胶原合成。羟脯氨酸和羟赖氨酸是细胞间质胶原蛋白的重要组成成分，而脯氨酸和赖氨酸的羟基化过程需要维生素C的参与。当体内维生素C不足时，这种羟基化过程不能正常进行，影响胶原蛋白的合成，导致创伤愈合延缓，毛细血管壁脆弱，引起不同程度出血。维生素C含量充足可保持细胞间质的完整，维护结缔组织、骨、牙、毛细血管的正常结构与功能，促进创伤与骨折愈合。

**3. 提高机体免疫力**

维生素C提高机体免疫力主要通过两方面的作用。其一，白细胞的吞噬功能依赖于血浆维生素C水平；其二，维生素C能通过抗氧化作用促进抗体形成，在抗体分子中含有相当数量的二硫键（—S—S—），这些二硫键是由两个半胱氨酸构成的，合成抗体必须有半胱氨酸，较高浓度的维生素C能通过使二硫键还原为巯基（—SH），促进食物中的胱氨酸还原为半胱氨酸，以促进抗体的形成。

**4. 解毒**

大剂量维生素C对某些毒物如重金属离子$Pb^{2+}$、$Hg^{2+}$、$As^{2+}$、$Cd^{2+}$、苯、细菌毒素及某些药物具有解毒作用。其作用途径表现在三个方面。

（1）维生素C有较强的还原作用，使体内氧化型谷胱甘肽还原为还原型谷胱甘肽，然后与重金属离子结合为复合物排出体外。

（2）维生素C结构中$C_2$位上的氧带负电，能与金属离子结合经尿排出体外。

（3）维生素C具有羟基化作用，在细胞内质网上的羟基化作用是生物转化中的重要反应，该反应由混合功能氧化酶完成，维生素C能增强该酶的活性，从而促进毒物和药物的解毒过程。

## （二）维生素C营养状况评价

维生素C的营养状况，可根据膳食调查、临床检查及血和尿中的生化检测结果进行综合评价。膳食调查与临床检查的方法与其他营养素相近。目前，常用于评价维生素C营养状况的生化指标主要有血中维生素C含量（血浆、白细胞）及尿中维生素C含量（24h或4h尿负荷）。

**1. 血浆维生素C含量**

血浆维生素C含量反映维生素C的摄入状况，但不能反映体内维生素C的储存状况。评价血浆维生素C含量的参考标准：≥4mg/L为正常，2.0～3.9mg/L为不足，＜2mg/L为缺乏。

**2. 白细胞维生素C含量**

白细胞中维生素C含量能反映组织中的储存状况，但不能反映近期维生素C的摄取量，一般认为维生素C含量小于2μg/108个白细胞为缺乏。

**3. 尿负荷试验**

成人受试者晨起空腹口服维生素C 500mg，收集4h尿液，测定其中维生素C的含量，＞13mg为充裕，5～13mg为正常，＜5mg为不足。

## （三）维生素C的营养不良

**1. 维生素C缺乏**

出血、牙龈炎和骨骼病变与骨质疏松是维生素C缺乏的主要表现。轻度疲劳是维生素C缺乏的早期症状，进而出现全身乏力、倦怠、皮肤出现瘀点或瘀斑、齿龈疼痛或发炎等。维生素C缺乏的特异性体征是毛囊过度角化并带有出血性晕轮。维生素C长期严重缺乏能导致坏血病，其典型病理改变是以胶原结构受损害，合并毛细血管广泛出血为特征。维生素C缺乏还可引起骨骼有机质形成不良导致骨骼病变与骨质疏松，出现关节疼痛、骨痛甚至骨骼变形。

**2. 维生素C过量**

维生素C的毒性很小，但过量服用仍能产生一些副作用。主要是因为维生素C的分解代谢主要产物之一是草酸盐，过量摄取维生素C时，草酸盐排泄量增加，可能会导致泌尿系统结石。成人每日摄入超过2g的维生素C，可引起渗透性腹泻，此时小肠蠕动加速，导致人体出现腹痛、腹泻等症状，且容易造成人体脱水。患有草酸结石的患者，摄入量过多时可能会增加尿中草酸盐的排泄，增加尿路结石的危险性。

## （四）维生素C的参考摄入量及食物来源

**1. 参考摄入量**

中国居民膳食维生素C的推荐摄入量（mg/d）：儿童为50～100，青少年及成人为100，孕妇中期、晚期为115，乳母为150。婴幼儿、成人、孕妇、乳母等的可耐受最高摄入量应小于等于2000mg/d。

**2. 食物来源**

维生素 C 主要来源于新鲜的水果、蔬菜中，水果中以红枣、山楂、柑橘类含量较高，苹果、梨中含量较低，蔬菜中以绿色蔬菜如辣椒、菠菜等含量丰富。野生果蔬如苜蓿、苋菜、沙棘、猕猴桃和酸枣等维生素 C 含量尤为丰富。由于维生素 C 易受储存和烹调加工的影响，所以果蔬要尽可能保持新鲜。

常见蔬菜与水果中维生素 C 的含量

维生素与疾病

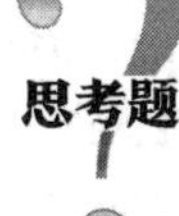

思考题

1. 简述维生素的分类、缺乏或不足的原因。
2. 简述水溶性维生素和脂溶性维生素的代谢与吸收特点的区别。
3. 常见的维生素缺乏症有哪些？
4. 简述维生素 A、维生素 D 的重要生理功能、缺乏症及主要食物来源。
5. 简述维生素 C、维生素 $B_1$、维生素 $B_2$、叶酸的重要生理功能、缺乏症及主要食物来源。

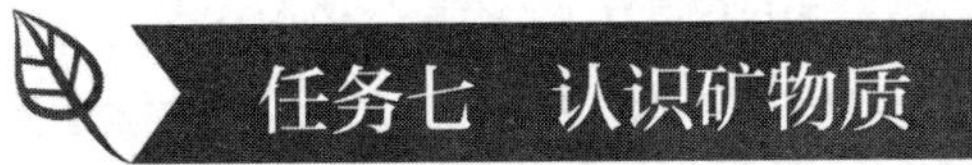

## 任务七 认识矿物质

【任务引领】

苏女士，35 岁，怀孕期间出现腿部抽筋、无食欲、指甲易折断和容易眩晕的现象。

（1）请分析其可能缺乏的矿物质。

（2）请为其制定通过食物补充各种矿物质的饮食方案。

### 一、概述

矿物质是指人体和食物中含有的无机物。其中有些元素是身体维持适当生理功能所必需的，因此必须经常不断地从膳食中得到供给。另一些则是身体不一定需要的，但它们却可能从各种渠道进入机体。目前地壳中发现有 90 余种矿物质，人体中已发现 60 余种，其中 21 种是人体所必需的。

**1. 矿物质的分类**

维持人体正常生理功能所必需的矿物质分为常量元素和微量元素两大类。

常量元素或称宏量元素是指占人体总重量 0.01% 以上、每人每天需要量在 100mg 以上的矿物质，分别是钙、磷、镁、氯、硫、钠、钾七种。

微量元素是指含量极少、占人体总重量 0.01%以下、每人每天需要量在 100mg 以下的矿物质。

1990 年，FAO/IAEA（international atomic energy agency，国际原子能机构）/WHO 三个国际组织的专家委员会重新界定必需微量元素的定义，并按其生物学的作用将之分为三类。

（1）人体必需微量元素，包括碘、锌、硒、铜、钼、铬、钴及铁共八种微量元素。

（2）人体可能必需的元素，包括锰、硅、硼、矾及镍五种微量元素。

（3）具有潜在的毒性，但在低剂量时，可能具有人体必需功能的元素，包括氟、铅、镉、汞、砷、铝、锂及锡等八种微量元素。

**2. 矿物质在体内的生理功能**

（1）构成人体组织的重要成分。例如，骨骼和牙齿等硬组织，大部分是由钙、磷和镁组成的，而软组织含钾较多，蛋白质中含有硫、磷、氯等，也是构成人体的重要组分。

（2）存在于细胞内外液中。例如，钾离子主要存在于细胞内液，钠与氯离子主要存在于细胞外液，它们与蛋白质一起调节细胞膜的通透性，控制水分，维持正常的渗透压和酸碱平衡（磷、氯为酸性元素，钠、钾、镁为碱性元素），维持神经肌肉兴奋性。

（3）构成酶的成分或激活酶的活性，参与体内物质代谢。例如，盐酸对胃蛋白酶原、氯离子对唾液淀粉酶、镁离子对磷酸转移酶等均有作用。许多酶含有微量金属元素，如碳酸酐酶含有锌、呼吸酶含有铁和铜、谷胱甘肽过氧化物酶含有硒等。

（4）构成某些激素或参与激素的作用。例如，甲状腺素含碘，胰岛素含锌，铬是葡萄糖耐量因子的重要组成成分，铜参与肾上腺类固醇的生成等。

（5）参与核酸代谢。核酸是遗传信息的携带者，含有多种微量元素，并需要铬、锰、钴、锌、铜等维持核酸的正常功能。微量元素含量不足或过多可影响核酸遗传信息的携带，如发生在生殖细胞，可表现为畸形；发生在体细胞将形成肿瘤。

## 二、钙

钙（calcium，Ca）是自然界中分布广泛的元素之一，约占地壳重量的 3%。按元素在人体的构成比，钙的排位仅次于氧、碳、氢和氮，列第五位，是人体含量最多的矿物元素。

钙是人体含量最多的一种无机盐，仅次于碳、氢、氧、氮。成人体内含钙总量为 1000～1200g，占体重的 1.5%～2%，其中 99%集中于骨骼和牙齿中，主要以羟磷灰石结晶［$Ca_{10}(PO_4)_6(OH)_2$］的形式存在。其余的 1%钙或与柠檬酸螯合或与蛋白质结合，但大多数（约 50%）呈离子状态存在于软组织、细胞外液及血液中，统称为混溶钙池，它与骨骼的钙维持着动态平衡，对维持机体细胞正常生理状态有重要意义。

### （一）钙的生理功能

**1. 构成骨骼和牙齿并维持骨骼**

正常情况下，骨骼中的钙不断地在破骨细胞的作用下释放出来，进入混溶钙池；而混溶钙池中的钙又不断地沉积于成骨细胞中，从而使骨骼不断更新。幼儿骨骼 1～2 年更新一次，以后随年龄的增长而减慢，成人每日约更新 700mg，每年更新 2%～4%，全部更新需10～12年。男性在18岁以后，骨的长度开始稳定，而女性则早于男性。40岁以后，骨钙溶出大于生成，骨组成中矿物质含量逐渐减少，每年约为0.7%，女性早于男性，绝经后加速，可能会出现骨质疏松现象，但长期体力活动可减缓此过程。

**2. 维持神经与肌肉活动**

人体正常的心脏搏动，神经、肌肉的兴奋，神经递质的释放及神经冲动的传导都需要依赖钙和其他离子如镁、钾、钠等保持一定的比例。$Ca^{2+}$参与调节神经、肌肉兴奋性，并调节肌肉及细胞内微丝、微管等的收缩；$Ca^{2+}$影响毛细血管通透性，并参与调节生物膜的完整性和质膜的通透性及其转换过程，如对钾、钠离子的通透性改变，从而引起机体不同的生理变化。若血清钙下降，可使神经和肌肉的兴奋性增高，引起抽搐；反之，血清钙量过高，则可抑制神经、肌肉的兴奋性，损害肌肉收缩功能，引起心脏和呼吸衰竭。

**3. 促进体内某些酶的活性**

$Ca^{2+}$能直接参与脂肪酶、ATP酶等的活性调节，还能激活多种酶（腺苷酸环化酶，鸟苷酸环化酶及钙调蛋白等），调节代谢过程及一系列细胞内的生命活动。

**4. 参与血凝过程、激素分泌及维持体液的酸碱平衡**

$Ca^{2+}$是血液凝固过程所必需的凝血因子，可使可溶性纤维蛋白原转变成纤维蛋白，使血液凝固。受伤时，只有在钙离子的存在下才能完成凝血过程的多级反应。钙离子具有调节渗透压，使体液正常通过细胞膜的作用。此外，钙与其他酸性、碱性离子适当配合形成一定的缓冲体系，维持机体的酸碱平衡。

### （二）钙的营养状况评价

**1. 血清学指标**

（1）血清总钙。血清钙正常值为2.1～2.75mmol/L（8.5～11mg/d）。佝偻病、软骨病患者有时血清总钙含量下降,但老年性骨质疏松症患者血清总钙含量一般在正常范围内。

（2）血清磷。佝偻病及软骨病患者血清磷含量降低，患骨质疏松症的绝经妇女血清磷含量升高，但老年性骨质疏松症患者血清磷含量一般在正常范围内。

（3）血清镁。患骨质疏松症的绝经妇女及老年性骨质疏松症患者血清镁含量均下降。

（4）碱性磷酸酶。单纯测血清AKP意义不大，不敏感。测骨AKP较敏感，骨AKP是反映骨代谢的指标。骨更新率增加的代谢性骨病患者，如患骨质疏松症的绝经妇女骨AKP升高者占60%左右，而血清AKP升高者仅占22%。老年性骨质疏松症形成缓慢，AKP变化不显著。

（5）骨钙素。骨钙素是骨骼中含量最高的非胶原蛋白，形成骨细胞分泌，受1,25-$(OH)_2D_3$调节。通过测定骨钙素可以了解成骨细胞的动态，骨钙素是骨更新的敏感指标。老年性骨质疏松症患者骨钙素可有轻度升高。绝经后骨质疏松症患者骨钙素升高明显，雌激素治疗2～8周后骨钙素下降50%以上。

**2. X射线检查**

X射线法为一种简单的检查骨质疏松症的方法。但该方法只能定性，不能定量，并且不够灵敏，一般在骨质丢失30%以上时，X射线才有阳性所见。

**3. 骨矿物质含量测量**

骨矿物质含量测量方法包括单光子吸收测定法、双能X射线吸收测定法和定量降钙素（calcitonin，CT）等。

## （三）钙的吸收与代谢

**1. 钙的吸收**

（1）钙的吸收途径。在膳食的消化过程中，钙通常由复合物中游离出来，被释放成为一种可溶性离子化状态，以便于吸收。钙的吸收有主动吸收和被动吸收两种途径。吸收的机制因摄入量多少与需要量的高低而有所不同。①主动吸收。当机体对钙的需要量高或摄入量较低时，肠道对钙的主动吸收机制最活跃。这一过程需要钙结合蛋白的参与，也需要1,25-二羟胆钙化醇［$1,25\text{-}(OH)_2D_3$］作为调节剂。主动吸收在十二指肠上部效率较高，那里pH较低（pH 6.0），结合蛋白也存在，但在回肠的吸收较多，因在那里停留时间最长。由结肠吸收的比重（在正常人中）约为总吸收量的5%。②被动吸收。当钙摄入量较高时，则大部分由被动的离子扩散方式吸收。这一过程可能也需要1,25-二羟胆钙化醇的作用，但更主要取决于肠腔与浆膜间钙的浓度梯度。

（2）影响钙吸收的因素。影响钙吸收的因素很多，主要包括机体与膳食两个方面。

1）机体因素。钙的吸收与机体的需要程度密切相关，故而生命周期的各个阶段钙的吸收情况不同。婴儿对钙的吸收率可达60%～70%，儿童约为40%，年轻成人停留在25%上下，成人降至20%左右，老年人则更低。妊娠期主动和被动钙吸收率均增加，孕前期、孕早期、孕中期、孕晚期的钙吸收率分别为36%、40%、56%、60%。女性因绝经原因，吸收率每年下降2.2%，增龄与绝经的联合作用，导致女性从40岁到60岁，钙吸收率下降20%～25%。钙在肠道的通过时间和黏膜接触面积大小可影响钙吸收。胃酸降低会降低不易溶性钙盐的溶解度从而降低钙吸收。体力活动可促进钙吸收，活动很少或长期卧床的老人、患者钙吸收率会降低，因而常发生负钙平衡。此外，种族因素也会影响钙代谢差异。影响钙吸收的机体因素见表2-15。

**表2-15 影响钙吸收的机体因素**

| 增加吸收 | 降低吸收 | 增加吸收 | 降低吸收 |
|---|---|---|---|
| 维生素D状况适宜 | 维生素D缺乏 | 磷缺乏 | 老年 |
| 增加黏膜接触面积 | 降低黏膜接触面积 | 妊娠 | 胃酸降低 |
| 钙缺乏 | 绝经 | 黏膜渗透性大 | 通过肠道时间快 |

2）膳食因素。①膳食钙摄入量，摄入量高，吸收量相应也高，但吸收量与摄入量不一定成正比，摄入量增加时，吸收率相对降低。②维生素D，维生素D首先在肝、肾中被羟化成［$1,25\text{-}(OH)_2D_3$］，［$1,25\text{-}(OH)_2D_3$］能诱导产生钙结合蛋白，促进钙的吸收。③能降低肠道pH或增加钙在肠道中溶解度的物质均能促进钙的吸收。乳糖可降低肠道

pH，与钙形成低分子的乳酸钙络合物，故有利于钙的吸收。某些氨基酸如精氨酸、赖氨酸和色氨酸等，可与钙形成可溶性的钙盐从而有利于钙的吸收。④高脂膳食可延长肠道停留和钙与黏膜接触时间，可使钙吸收有所增加，但脂肪酸与钙形成脂肪酸钙，则影响钙吸收。⑤钙磷比例适宜有利于钙吸收，食物中碱性磷酸盐可与钙形成不溶解的钙盐而影响钙吸收。⑥一些植物性食物中植酸和草酸含量高，易与钙形成难溶的植酸钙和草酸钙，不利于钙吸收。⑦膳食纤维中的糖醛酸残基与钙螯合而干扰钙吸收。⑧另据报道一些药物如青霉素和新霉素能增加钙吸收，而一些碱性药物如抗酸药、四环素、肝素等可干扰钙吸收。影响钙吸收的主要膳食因素见表 2-16。

**表 2-16 影响钙吸收的主要膳食因素**

| 增加吸收 | 降低吸收 | 增加吸收 | 降低吸收 |
|---|---|---|---|
| 维生素 D | 植酸 | 酸性氨基酸 | 膳食纤维 |
| 乳糖 | 草酸 | 低磷 | 脂肪酸 |

**2. 钙的代谢**

钙在体内代谢的过程，就是维持体内钙环境稳定的过程。人体内有一个灵敏的维持钙内环境稳定性的生物控制系统。整个系统涉及两种激素，即 PTH 和 CT，当血钙下降时，PTH 分泌增加，而 CT 分泌减少，进而骨钙溶出增加和肾钙排泄减少，以及通过 PTH 刺激 1,25-$(OH)_2D_3$ 合成增加，进而使肠吸收钙增加。而血钙浓度增加到高于生理水平时，则抑制 PTH 分泌和刺激 CT 分泌，这些变化则使骨钙溶出减少，肾钙排泄增加，以及肠钙吸收减少。如此不断重复，以维持血钙浓度在极小的生理浓度范围内波动。

钙的排泄主要通过肠道和泌尿系统，也有少量经汗液排出。按推荐的摄入量，成人每天摄入 800mg 钙，200～300mg 钙经肠道吸收进入血液，100～200mg 经尿液排出，吸收的钙经粪便再排出 100～150mg，另有 50～60mg 的钙由汗液、头发和指甲排出。女性在哺乳期，由乳汁排出钙 150～230mg/d。人体每日摄入钙的 10%～20%从肾脏排出，80%～90%经肠道排出。经肠道排泄的钙即粪钙，其来源包括两部分，一是膳食中未被吸收的钙，其多寡与影响吸收的因素有关；另一部分是由黏膜、细胞、唾液、胰腺和胆汁来源进入肠内的钙，称为内源性钙，这部分钙比较稳定，每日为 100～150mg。因年龄变化的差异不明显，影响体内钙平衡最主要的途径是肾对钙的排出，每日从肾小球滤过的钙总量可达 10g，在肾小管各段钙的重吸收率达 99%。肾对钙的滤过量和重吸收量均取决于血钙浓度。若骨钙溶出增多，而使血钙升高时，则尿钙排出增加。当血钙低于 1.88mmol/L（75mg/L）时，几乎无尿钙排出。当肠道钙吸收或骨钙溶出使血钙增高时，尿钙排出随之增高。尿钙排出也受年龄、生理状态和膳食因素的影响。婴儿尿钙较低，随年龄增长，尿钙增高。女性怀孕期因钙吸收率增加导致尿钙排泄增加，而哺乳期尿钙排泄出现保护性降低。女性停经后的雌激素水平降低也引起尿钙的排出增加。在膳食因素中，蛋白质、钠和其他碱性阳离子（如钾、镁）和磷等均可影响尿钙的排出。钠与钙均在肾小管内重吸收，两者产生竞争性抑制。总体上膳食钙增加，尿钙排出增加，排出量与吸收的钙量呈平行关系。蛋白质代谢产生的酸根离子降低血液 pH，增加骨钙的溶出，使血钙增高导致尿钙的排出增加，而碱性阳离子（钾、镁）的作用与其正好相反。皮肤对钙的排泄主要受出汗量和血钙浓度的影响。成人每日通过皮肤排出的钙为50～60mg。

### （四）钙的缺乏与过量

钙缺乏症是较常见的营养性疾病，我国居民钙的摄入量普遍偏低，仅达到推荐摄入量的50%左右，主要表现为骨骼的病变。

**1. 缺乏**

（1）血钙过低。正常生理状态下，机体不会出现体液和细胞内液钙的缺乏或过量。病理状态下可出现血钙过低，钙吸收不足、缺乏维生素D、甲状旁腺功能失调等均可造成血清中钙的水平降低，当血钙低于1.75mmol/L时，神经肌肉兴奋性升高，引起手足痉挛症，主要表现为腓肠肌和其他部位肌肉痉挛等。

（2）骨骼钙化不良与骨质疏松。缺乏症也主要表现为骨钙营养不良，不同人群表现的症状不同。

1）佝偻病。生长期婴幼儿（主要为2岁以下婴幼儿）需要较多的钙，长期缺钙则导致骨骼钙化不良，生长迟缓，新骨结构异常，严重者出现骨骼变形和佝偻病。佝偻病在中国南方地区发生率达20%，北方地区更高达50%。其原因除钙缺乏外，还由于维生素D缺乏导致钙吸收和利用不良。因此，婴幼儿、孕妇和乳母等钙需要量大的人群应摄入或补充足量的钙与维生素D。

2）骨质疏松症。老年人特别是老年妇女骨质丢失加快，骨密度降低，骨脆性增加而易骨折。长期低钙饮食（每日摄入钙小于600mg）是引发骨质疏松症的重要危险因素之一。女性骨质疏松症的患病率比男性高2～8倍，因为男性骨量比女性高30%，而且妇女绝经以后，由于雌激素分泌减少，骨质丢失速度加快。女性50岁后，男性60岁后骨质疏松症发病率升高，80岁以上达到高峰。由于人体各部位骨骼的骨质分布并不均衡，前臂骨、椎骨（尤其是腰椎）、股骨颈和股骨粗隆是骨质较薄弱的部位，容易发生骨质疏松性骨折。骨质疏松症常见的临床表现以腰背痛多见，占疼痛患者中的70%～80%。一般骨丢失12%以上时即会出现骨痛。骨质疏松症患者身长平均缩短3～6cm。骨折是退行性骨质疏松症最常见和最严重的并发症。骨质疏松受遗传及多种环境因素，如身体活动、膳食、吸烟甚至精神心理因素的影响，钙只是引起骨质疏松的重要因素之一。

3）骨质软化症。骨质软化症常见于怀孕和哺乳的妇女及老年人，钙摄入不足和维生素D缺乏使这些人腿部和脊柱的骨骼发生软化、变形。骨软化的主要症状是身高降低，经常腰、腿痛；行走困难，全身性骨压痛或摇摆步态及伴有肢体近端肌痛；容易出现骨折。孕妇骨盆变狭窄，易难产。

4）其他疾病。钙缺乏除与骨健康相关外，流行病学研究提示缺钙还可能与糖尿病、心血管疾病、高血压、某些癌症（如直肠结肠癌）等慢性疾病及牙周病等相关，但目前研究尚不足以作为估算钙需要量的依据。

**2. 过量**

随着钙强化食品的增多和钙补充剂的使用越来越普遍，钙过量的问题逐渐增加。钙摄入过量的主要不良后果包括高血钙症、高尿钙症、血管及软组织钙化、肾结石、奶碱综合征、干扰铁锌等金属离子的吸收和引起便秘等。

（1）高血钙症与高尿钙症。当血清钙水平达到或超过 110mg/L 时称为高血钙症。高血钙症可以由摄入过量的钙和/或维生素 D 引起，但更多的是因甲状旁腺机能亢进所致。当血钙水平超过 120mg/L 时，肾脏的重吸收能力达到极限，导致高尿钙的出现。高尿钙是指每天尿钙排出量女性超过 250mg，男性超过 275mg。高血钙症，加之导致的高尿钙，可能引起肾功能不全、血管及软组织钙化和肾结石。

（2）引起奶碱综合征。奶碱综合征是高血钙症和伴随代谢性碱中毒及肾功能不全的症候群。临床表现为高钙血症，可逆或不可逆肾衰，软组织转移性钙化，昏睡甚至昏迷，碱中毒、碱超负荷后出现易兴奋、头痛和情感淡漠。临床长期将牛奶与碳酸钙同时服用或过多服用碳酸钙时容易引起奶碱综合征。

（3）增加软组织钙化及心血管疾病的危险性。长期血钙和血磷增高或软组织异常等原因可导致钙在软组织沉着。一些代谢异常，如甲状旁腺功能亢进、结缔组织病等容易引起软组织钙化。高血钙时，肾脏功能异常更容易引起肾脏组织钙化或肾结石。

（4）增加肾结石的风险。肾结石与各种原因导致高尿钙有关，大约 80%的肾结石中含有钙。高血钙是肾结石的一个重要危险因素，但高尿钙在正常血钙时也可发生。研究表明，钙或维生素 D 摄入量增多与肾结石发生风险增加有直接关系。

（5）影响其他矿物质的吸收。钙过量可明显抑制铁吸收，并存在剂量反应关系，其确切机制还不清楚；可降低锌的生物利用率，一些代谢研究报告发现高钙膳食对锌的吸收率和锌平衡有影响；对镁代谢有潜在副作用。

### （五）钙的参考摄入量及食物来源

**1. 参考摄入量**

钙的需要量是指能弥补由尿、粪、汗等丢失的钙，并加上满足于骨骼生长时期骨加速增长所需要的钙量，即能维持机体适宜营养与健康状况的生理需要量。不同年龄因骨生长情况不同，钙的吸收与代谢情况也有差异，故钙需要量在整个生命周期各阶段是不一致的。

中国居民膳食钙的推荐摄入量（mg/d）：成人和孕早期妇女为 800，孕中期妇女为 1000，孕晚期妇女和乳母为 1000；婴幼儿为 200～250（适宜摄入量），儿童 1～3 岁为 600，4～6 岁为 800，7～10 岁为 1000，11～13 岁为 1200，14～17 岁为 1000，18 岁以后直至成年又降为 800，50 岁以上人群为 1000；钙的可耐受最高摄入量为 2000。

**2. 食物来源**

部分食物中钙的含量

食物中的钙以奶及奶类制品最好，不但含量丰富而且吸收率高，是理想的补钙食品。牛乳中的酪蛋白在肠道蛋白酶的作用下会生成部分酪蛋白磷酸肽，酪蛋白磷酸肽可螯合钙、铁、锌等二价矿物营养素，使其在肠道内保持溶解状态，从而促使这些营养素的吸收和利用，此即为牛乳中的矿物质吸收利用率高的原因之一。豆类、坚果类、各种瓜子也是钙较好的来源。少数食物如虾皮、海带、发菜、芝麻酱等含钙量特别高。

## 三、镁

1934 年，首次发现人类镁（magnesium，Mg）缺乏病，证实镁是人体必需的常量元素。镁可与卟啉形成络合物，其中最重要络合物是叶绿素，所以，绿叶蔬菜是镁的重要来源之一。

正常人体内含镁 20～38g，其中 60%～65%存在于骨骼和牙齿中，约 27%分散在肌肉、肝、心、胰等软组织。镁主要集中在细胞内，细胞外液的镁不超过 1%。血液中镁主要集中在红细胞内。红细胞镁含量为 2.2～3.1mmol/L，血清镁含量为 0.75～0.95mmol/L（18～23mg/L）。血清中镁相当恒定，不能反映体内镁的充足与否，即使机体缺镁，血清镁也不降低。镁在人体生理、病理及临床治疗中占有重要地位，近年来已引起广泛的注意。

### （一）镁的生理功能

**1. 激活多种酶的活性**

镁作为多种酶的激活剂，参与 300 多种酶促反应，能与细胞内许多重要成分，如三磷酸腺苷等形成复合物而激活酶系，或直接作为酶的激活剂激活酶系。糖酵解、脂肪酸氧化、蛋白质合成、核酸代谢等都需要镁离子的参与。

**2. 促进骨骼生长**

镁是骨细胞结构和功能所必需的元素，在骨骼中仅次于钙和磷的含量，对促进骨形成和骨再生，维持骨骼和牙齿的强度和密度具有重要作用。在极度低镁时，甲状旁腺功能低下而引起低血钙，骨培养于低镁溶液中，可使骨钙溶出降低。

**3. 维持神经肌肉兴奋性**

镁与钙使神经肌肉兴奋和抑制的作用相同，不论血中镁或钙过低，神经肌肉兴奋性均增高；反之则有镇静作用。但镁和钙又有拮抗作用，竞争性地与某些酶结合，在神经肌肉功能方面表现出相反的作用，如由镁引起的中枢神经和肌肉接点处的传导阻滞可被钙拮抗。

**4. 维护肠道功能**

低度硫酸镁溶液经十二指肠时，能促使胆囊排空，具有利胆作用。碱性镁盐可中和胃酸。镁离子在肠道吸收缓慢，促使水分滞留，具有导泻作用。低浓度镁可减少肠壁张力和蠕动，有解痉作用，并有对抗毒扁豆碱的作用。

**5. 对激素的作用**

血浆镁的变换直接影响 PTH 的分泌。在正常情况下，当血浆镁增加时可抑制 PTH 分泌，血浆镁水平下降时则可兴奋甲状旁腺，促使镁自骨骼、肾脏、肠道转移至血液中，但其量甚微。当镁水平极端下降时，可使甲状旁腺功能反而低下，经补充镁后即可恢复。许多激素、神经递质及其他细胞因子，需通过细胞信号传导第二信使环磷酸腺苷（cyclic adenosine monophosphate，cAMP）的调节发挥作用。而 cAMP 的激活又需要镁的存在，镁作为 cAMP 的激活剂，可促进细胞内 cAMP 的产生。

## （二）镁的营养状况评价

**1. 血清总镁**

血清镁浓度是临床上最易获取且使用最多的用于评价镁营养状况的指标，然而，它并不是反映体内镁营养状况的可靠指标。血清镁浓度小于 0.7mmol/L（1.7mg/dL）通常提示某种程度的镁缺乏。

**2. 血清离子镁**

由于游离的镁具有生理活性，它可能是最重要的细胞外组分。采用离子特异性电极测定血浆或血清中的离子镁，结果表明，与血清总镁含量相比，它可能是一个评价镁营养状况的更好指标，然而还需要做进一步的评价。

**3. 细胞内镁**

由于镁被认为具有活化细胞内酶的作用，研究者曾尝试将细胞内镁与机体镁营养状况联系起来。初步的报告表明，肌肉、红细胞、淋巴细胞和骨骼细胞内镁水平比血清镁浓度更能准确反映机体镁的营养状况。

**4. 尿镁**

尿镁也是反映镁营养状况的一个指标，采用半定量尿负荷试验，即注射一定量镁盐后测定尿镁，评价镁的营养状况。当给镁耗竭患者静脉注射镁后，镁能较快地进入体内一个或多个代谢池中，储留量增加，尿中镁的排出减少。

## （三）镁的吸收与代谢

膳食摄入的镁在整个肠道均可被吸收，但主要是在空肠末端与回肠部位吸收，吸收率一般为 30%～50%，可通过被动扩散和耗能的主动吸收两种机制吸收。

**1. 镁的吸收**

影响镁吸收的因素很多，首先是受镁摄入量的影响，摄入少时吸收率增加，摄入多时吸收率降低。膳食成分对镁吸收也有很大影响。氨基酸、乳糖等可提高镁盐的溶解度，因此可促进镁的吸收；磷、草酸、植酸和膳食纤维等抑制镁的吸收。另外，镁的吸收还与饮水量有关，饮水多时对镁离子的吸收有明显促进作用。由于镁与钙的吸收途径相同，二者在肠道竞争吸收，因此，也有相互干扰的问题。正常情况下膳食钙对镁的吸收无影响，但当每天钙摄入量超过 2600mg 时，可以降低镁的吸收。

**2. 镁的代谢**

肾脏是排镁的主要器官，滤过的镁 85%～95%被重吸收。血清镁水平高，肾小管重吸收减少；血清镁水平低，肾小管重吸收增加，此调节过程有甲状旁腺激素参与。消化液中含有镁，但在正常情况下 60%～70%被重吸收，故粪便只排出少量内源性镁，汗液也可排出少量镁。

## （四）镁的缺乏与过量

健康人一般不会发生镁缺乏。引起镁缺乏的主要原因与镁摄入不足、吸收障碍、肾排出增多有关。饥饿不仅使镁摄入减少，并因继发代谢性酸中毒而使肾排镁增多，故长期应用胃肠外营养及蛋白质。引起镁缺乏的原因主要有镁摄入不足、镁吸收障碍、镁丢失过多及多种临床疾病等。慢性酒精中毒等均可造成镁丢失过多。

**1. 镁缺乏**

（1）对钙代谢的影响。低血钙患者常有显著的镁缺乏表现，而镁耗竭也可导致血清钙浓度显著下降。

（2）对神经肌肉兴奋性的影响。低血钙可引起神经肌肉的临床表现，但是无低血钙的低镁血症患者也可出现神经肌肉的兴奋性亢进。神经肌肉兴奋性亢进是镁缺乏症的最初表现，常见肌肉震颤、手足抽搐、反射亢进，有时出现听觉过敏和幻觉，严重时出现精神错乱、定向力失常，甚至惊厥、昏迷。

（3）对骨骼的影响。镁能直接影响骨细胞功能，以及羟磷灰石晶体的形成与增大。镁缺乏可能是绝经后骨质疏松症的一种危险因素。

（4）其他。镁缺乏对血管功能可能有潜在的影响，动脉粥样硬化的发生与镁有关，镁在血压调节方面也起重要作用，镁耗竭还可以导致胰岛素抵抗及胰岛素分泌损害。

**2. 镁过量**

体内镁过量可发生镁中毒，但正常情况下肠、肾及甲状旁腺等能调节镁代谢，一般不易发生镁中毒。发生镁中毒的原因，包括肾功能不全者和接受镁剂治疗者，常因体内镁过量而易引起镁中毒；糖尿病酮症早期因脱水，镁从细胞内溢出至细胞外，可引起血清镁升高；肾上腺皮质功能不全、黏液水肿、骨髓瘤、草酸中毒、肺部疾患及关节炎等疾病使血镁升高；偶尔大量注射或口服镁盐也可引起高镁血症，尤其在脱水或伴有肾功能不全者中更为多见。

过量镁摄入，血清镁在1.5～2.5mmol/L时，常伴有恶心、胃痉挛等胃肠道反应；当血清镁增高到2.5～3.5mmol/L时，则出现嗜睡、肌无力、膝腱反射弱、肌麻痹；当血清镁增至5mmol/L时，深腱反射消失；超过5mmol/L时可发生随意肌或呼吸麻痹；超过7.5mmol/L时可发生心脏完全传导阻滞或心搏停止。

### （五）镁的参考摄入量及食物来源

**1. 参考摄入量**

中国居民膳食镁的推荐摄入量（mg/d）为成人330，孕妇增加到370；可耐受最高摄入量为700mg/d。

**2. 食物来源**

镁虽然普遍存在于食物，但食物中镁含量差别甚大。由于叶绿素是镁卟啉的螯合物，所以绿叶蔬菜是富含镁的食物。食物中如糙粮、坚果也含有丰富的镁，而肉类、淀粉类食物及牛奶的镁含量却属中等。精制食品的镁含量一般是很低的，随着精制食品和加工食品消耗量增加，膳食镁摄入量呈减少的趋势。

常见含镁较丰富的食物

除了食物之外，从饮水中也可以获得少量镁，但饮水中镁的含量差异很大。例如，硬水中含有较高的镁盐，软水中的含量相对较低，因此水中镁的摄入量难以估计。

## 四、磷

磷（phosphorus，P）广泛存在于动植物体中，是人体必需的常量元素。磷也是人体含量较多的元素之一，稍次于钙，约占人体重的1%，成人体内可含有600～900g的磷，其中85%～90%的磷与钙结合存在于骨骼和牙齿中，10%的磷与蛋白质、脂肪等有机物结合参与构成软组织，1%分布于细胞外液、细胞内结构和细胞膜，分布在软组织和体液中的这部分磷又称为“磷池”。其余部分广泛分布于体内多种含磷的化合物中。

### （一）磷的生理功能

磷和钙一样都是构成骨骼和牙齿的成分，也是组织细胞中很多重要成分的原料，如核酸、磷脂及某些酶等。磷还参与许多重要生理功能，如糖和脂肪的吸收及代谢。另外，对能量的转移和酸碱平衡的维持都有重要作用。

**1. 构成骨骼和牙齿**

磷和钙形成的难溶性无机酸盐，使骨及牙齿结构坚固，磷酸盐与胶原纤维共价结合，在骨的沉积及骨的溶出中起决定性作用，因此磷的重要性与骨、牙齿中钙盐作用相同。骨骼组织不仅作为磷的主要储存器官，而且在与“磷池”交换、维持体内磷平衡中发挥重要作用。

**2. 磷酸组成生命的重要物质**

磷酸是核酸、磷蛋白、磷脂、大多数辅酶或辅基及环磷酸腺苷、环鸟苷酸（cyclic guanylic acid, cGMP）等生命体重要物质的组成成分。几乎所有类型的磷脂在生物膜中均有发现，各种细胞生物膜不仅结构相似，而且化学组成也相似，主要由糖蛋白和脂类（甘油磷脂、鞘磷脂）组成，甘油磷脂中以磷脂酰胆碱、磷脂酰乙醇胺、磷脂酰丝氨酸含量最高，鞘磷脂中以神经鞘磷脂为主。具有亲水端和疏水端的磷脂分子在水溶液中可形成具有空间结构的脂质双层，使细胞和各细胞器具有一个相对稳定的内环境，与周围环境进行物质运输、能量交换、信息传递等基本代谢活动。

**3. 参与代谢过程**

体内的磷以有机磷酸酯的形式参与代谢过程。高能磷酸化合物如三磷酸腺苷及磷酸肌酸等为能量载体，在细胞内能量的转换、代谢中，以及作为能源物质在生命活动中起着重要作用。此外，磷参与多种酶系的辅酶或辅基组成，如硫胺素焦磷酸酯（thiamine pyrophosphate，TPP）、黄素腺嘌呤二核苷酸、烟酰胺腺嘌呤二核苷酸、还原型烟酰胺腺嘌呤二核苷酸磷酸等，这些物质构成能量代谢和生物氧化体系中的重要环节。

**4. 构成遗传物质的重要成分**

由嘌呤碱或嘧啶碱基、核糖或脱氧核糖及磷酸三种物质组成的化合物称为核苷酸（nucleotide）。通过3′, 5′-磷酸二酯键连接核糖核苷酸可构成RNA；连接脱氧核糖核苷酸可构成DNA。核苷酸广泛分布于生物体内各器官、组织、细胞的核及胞质中，并作为核酸的组成成分参与生物的遗传、发育、生长等基本生命活动。

**5. 参与酸碱平衡的调节**

体内钠、钾等阳离子和碳酸、磷酸、蛋白质等阴离子构成体液缓冲系统并维持体内酸碱平衡，以保证人体新陈代谢正常进行，如血浆内有 $NaHCO_3/H_2CO_3$、蛋白质钠盐/蛋白质和 $Na_2HPO_4/NaH_2PO_4$ 及其相应钾盐作为缓冲对，以维持血液 pH 在 7.35～7.45 正常范围内。

## （二）磷的营养学评价

膳食磷摄入量直接影响血清无机磷的水平，测定血清无机磷水平，是评价磷营养状况的合理指标。如果血清无机磷浓度在该年龄正常值下限以上，可认为磷摄入量对满足健康个体的细胞与骨构成需要是适宜的。血清无机磷简称血清磷，不包括红细胞及血浆中有机磷酸酯和磷脂。正常成人血清磷浓度范围为 0.87～1.45mmol/L（27～45mg/L）。当血清磷浓度小于 0.87mmol/L（27mg/L），可诊断为低磷血症；大于 1.45mmol/L（45mg/L），可诊断为高磷血症。

## （三）磷的吸收与代谢

体内磷的平衡取决于体内和体外环境之间磷的交换，即磷的摄入、吸收和排泄三者之间的相对平衡。

**1. 吸收**

磷的吸收部位在小肠，其中以十二指肠及空肠部位吸收最快，回肠较差。磷的吸收分为通过载体需能的主动吸收和扩散被动吸收两种机制。磷在肠道的吸收率常因食物磷的存在形式与量多少而变动。大多数食物中含磷化合物以有机磷酸酯和磷脂为主，这些磷酸酯在消化道经酶促水解形成酸性无机磷酸盐后才易被吸收，而乳类食品中则含较多无机磷酸盐，其中酸性无机磷酸盐溶解度最高，故易于吸收。普通膳食中磷吸收率约 70%，而在低磷膳食时，吸收率可增至 90%。膳食中磷的来源及膳食中有机磷的性质可影响磷的吸收，如植酸存在于谷胚中，由于人体肠黏膜缺乏植酸酶，故所形成的植酸盐不能被人体吸收。

在机体活跃的生长发育阶段，磷的运转效率高于成年期，以母乳喂养的婴儿，磷吸收率为 85%～90%，学龄儿童或成人吸收率为 50%～70%。此外肠道酸度增加，有利于磷的吸收，当肠道中一些金属的阳离子存在时，如钙、镁、铁、铝等，因与磷酸根形成不溶性磷酸盐，而不利于磷的吸收。肠道中维生素 D 能有效地促进磷吸收。与钙相同，磷的吸收也受甲状旁腺激素和 1, 25-（OH）$_2$D$_3$ 等调节。

**2. 代谢**

膳食摄入的磷未经肠道吸收而从粪便排出的部分，平均约占机体每日摄磷量的 30%，其余 70%经由肾以可溶性磷酸盐形式排出，少量也可由汗液排出。故机体控制和排、留磷的主要脏器是肾脏。血液流经肾小球时，约有 90%的血浆无机磷滤过基底膜，滤过的磷酸盐可被肾小管重吸收 85%～90%。

甲状旁腺激素、甲状旁腺激素相关蛋白、降钙素、转化生长因子　、成纤维细胞生长因子（fibroblast growth factor，FGF）23（FGF23）、糖皮质激素和肾磷负荷过多等因素可抑制肾曲小管对磷的重吸收，增加尿磷排泄。胰岛素、胰岛素样生长因子(insulin-like growth factor，IGF) 1（IGF-1）、甲状腺激素、1,25-$(OH)_2D_3$、表皮生长因子和磷摄入不足等因素可刺激磷重吸收，减少尿磷排泄。

磷排出量随磷摄入量增加而增加，正常成人磷摄入量与排出量基本相等。磷在近曲肾小管的重吸收主要通过侧基膜的Na/ATPase或钠泵维持，故磷重吸收与$Na^+$重吸收并行，当$Na^+$重吸收减少、尿钠排泄增加时，尿磷排泄也增加。

### （四）磷的缺乏与过量

**1. 缺乏**

由于磷来源广泛，体内对磷的需要量从正常膳食中可得到满足，一般不会缺乏，只有在一些特殊情况下才会出现。例如，早产儿若仅喂以母乳，因人乳含磷量较低，不足以满足早产儿骨磷沉积的需要，可发生磷缺乏，出现佝偻病样骨骼异常。磷缺乏也可见于使用静脉营养过度未补充磷的患者。

在严重磷缺乏和磷耗竭时，可发生低磷血症即血清无机磷浓度低于0.32mmol/L（10.0mg/L）。其症状包括厌食、贫血、肌无力、骨痛、佝偻病和骨软化、全身虚弱、对传染病的易感性增加、感觉异常、精神错乱甚至死亡。

**2. 过量**

一般情况下，不会由于膳食的原因引起磷过量。但肾功能降低的患者、透析患者、临床上大量口服、灌肠或静脉注射含磷酸盐的制剂时，可导致高磷血症。摄入磷过多时，可发生细胞外液磷浓度过高而表现为高磷血症。

### （五）磷的参考摄入量及食物来源

**1. 参考摄入量**

因为食物中含磷普遍而丰富，很少因为膳食原因引起营养性磷缺乏，2000年以前，我国和其他许多国家都未明确规定磷的供给标准。中国居民膳食磷的推荐摄入量（mg/d）分别为18岁以上人群（含孕妇、乳母）720；18～65岁磷的可耐受最高摄入量（mg/d）为3500，65岁以上为3000，孕妇及乳母为3500。

**2. 食物来源**

磷在食物中分布很广泛，蛋类、瘦肉、鱼类、干酪及动物肝、肾的磷含量都很丰富，而且易吸收；植物性食品中海带、芝麻酱、花生、坚果及粮谷类含量也比较高。但粮谷类中的磷为植酸磷，不经过加工处理，吸收利用率低。膳食中应注意钙与磷的比例，对需要高钙膳食的人，膳食钙/磷的比值应大于0.5，1.0～1.1较好，1.5最适宜。

常见含磷较丰富的食物

## 五、钾

正常成人体内钾（potassium，K）总量约为50mmol/kg，体内钾主要存在于细胞内，约占总量的98%，其他存在于细胞外。体内钾的70%存在于肌肉，10%在皮肤，红细胞内占6%～7%、骨内占6%、脑占4.5%、肝占4.0%，正常人血浆中钾的浓度为3.5～

5.3mmol/L，约为细胞内钾浓度的 1/25。各种体液中都含有钾。

## （一）钾的生理功能

**1. 维持碳水化合物、蛋白质的正常代谢**

葡萄糖和氨基酸经过细胞膜进入细胞合成糖原和蛋白质时，必须有适量的钾离子参与。1g 糖原的合成约需 0.6mmol 钾离子，合成蛋白质时 1g 氮需要 3mmol 钾离子。三磷酸腺苷的生成过程也需要一定量的钾，如果钾缺乏，糖、蛋白质的代谢将受到影响。

**2. 维持细胞内正常的渗透压**

由于钾主要存在于细胞内，因此钾在细胞内的渗透压的维持中起重要作用。钾离子能通过细胞膜与细胞外的 $H^+$-$Na^+$交换，起到调节酸碱平衡的作用。

**3. 维持神经肌肉的应激性和正常功能**

细胞内的钾离子和细胞外的钠离子联合作用，可激活 $Na^+$-$K^+$-ATP 酶，产生能量，维持细胞内外钾钠离子浓度梯度、发生膜电位，使膜有电信号能力。膜去极化时在轴突发生动作电位，激活肌肉纤维收缩并引起突触释放神经递质。当血钾降低时，膜电位上升，细胞膜极化过度，应激性降低，发生松弛性瘫痪。当血钾过高时，可使膜电位降低，致使细胞不能复极而应激性丧失，其结果也可引发肌肉麻痹。

**4. 维持心肌的正常功能**

心肌细胞内外钾浓度对心肌的自律性、传导性和兴奋性有密切关系，钾缺乏和过高时均引起心律失常。钾缺乏时，心肌兴奋性增高；钾过高时又使心肌自律性、传导性和兴奋受抑制；两者均可引起心律失常。在心肌收缩期，肌动蛋白与肌球蛋白和 ATP 结合前，钾从细胞内逸出，舒张期内移，若缺钾或钾过多，均可引起钾的迁移，从而使心肌功能失常。

**5. 维持细胞内外正常的酸碱平衡和电离子平衡**

钾代谢紊乱时，可影响细胞内外酸碱平衡。当细胞失钾时，细胞外液中钠和氢离子可进入细胞内，引起细胞内酸中毒和细胞外碱中毒。反之，细胞外钾离子内移，氢离子外移，可引起细胞内碱中毒和细胞外酸中毒。

**6. 降低血压**

许多研究表明，血压与膳食钾、尿钾、总体钾和血清钾呈负相关。补钾对高血压及正常血压者有降压作用。其作用机理可能与钾直接促进尿钠排出，抑制血管紧张素系统和交感神经系统，改善压力感受器的功能，以及直接影响周围血管阻力等因素有关。

## （二）钾的吸收与代谢

钾的主要吸收部位在空肠和回肠。吸收的钾通过钠泵（$Na^+$-$K^+$-ATP 酶）将钾转入细胞内。钠泵可使 ATP 水解所获得的能量将细胞内的三个 $Na^+$转到细胞外，两个 $K^+$交换到细胞内，使细胞内保持较高浓度的钾。细胞内外钠泵受胰岛素、儿茶酚胺等影响。胰岛素可通过改变细胞内钠离子的浓度，刺激 $Na^+$-$K^+$-ATP 酶的活性和合成而促进钾离子转移到横纹肌、脂肪组织、肝脏及其他组织细胞。$_2$肾上腺素可通过刺激 $Na^+$-$K^+$-ATP 酶，促进细胞外液 $K^+$进入细胞内，也可通过刺激葡萄糖酵解，使血糖上升，进而刺激胰岛素分泌，再促进 $K^+$ 进入细胞内。此外，醛固醇（肾上腺皮质分泌的一种类固醇激素）、酸碱平衡障碍等也影响钾离子向细胞内转移。

在正常情况下，摄入的钾 80%～90%由肾脏排出，10%～20%由粪便排出。皮肤通常排钾甚少，汗液含钾仅约 5.6mmol/L，但在热环境中从事体力活动，大量出汗时，汗钾排出量可占钾摄入量的 50%左右。钾的排泄量与膳食钾摄入量密切相关。膳食钾摄入量增加时，尿钾排出量随之增高，因此尿钾含量变化可反映膳食钾的摄入状况。此外，在钾摄入极少甚至不进食钾时，肾脏仍排出一定量的钾。

### （三）钾的缺乏与过量

**1. 钾缺乏与低钾血症**

钾摄入不足或排出增加，可引起人体内钾缺乏。钾摄入不足常见于长期禁食、少食、偏食或厌食等。由于肾脏的保钾功能较差，当钾摄入减少时可引起体内钾缺乏。钾排出增加原因较多，常见原因包括呕吐、胃肠引流、腹泻、肠瘘、长期用泻剂等引起的消化道排出增加，肾脏疾病、应用利尿剂、肾上腺皮质功能亢进等引起的肾脏排出钾过多，高温作业或重体力劳动引起大量出汗使钾大量排出，大量注射葡萄糖、碱中毒、钡中毒等情况，也可使钾离子由细胞外转移到细胞内，引起低钾血症。

体内缺钾的常见原因是摄入不足或损失过多。人体内钾总量减少可引起钾缺乏症，血清钾低于 3.5mmol/L 时，称为低钾血症。轻度或急性中度钾缺乏无明显症状。体内钾缺乏达 10%以上时症状明显，失钾速率越快，症状越明显。钾缺乏使神经肌肉应激性降低，肌肉无力，重者可出现瘫痪；肋间肌、横膈肌无力，可出现呼吸困难、缺氧、窒息；平滑肌无力则致腹膨胀、肠梗阻和肠麻痹。缺钾使心肌应激性增高、心音低钝、心率快、心律失常。泌尿系统可出现肾血流量减少，输尿管和膀胱功能不良，排尿困难，甚至少尿或无尿。消化系统可出现消化功能紊乱、食欲不振、恶心、呕吐。神经系统出现烦躁不安、倦怠、肌腱反射消失、头晕、淡漠。重者神志不清，水盐代谢及酸碱平衡紊乱，血管麻痹可发生休克。

**2. 钾过量**

血钾浓度高于 5.5mmol/L 时，可出现毒性反应，称为高钾血症。其主要表现为患者全身软弱无力、躯干和四肢感觉异常、面色苍白、肌肉酸痛、肢体寒冷、动作迟钝、嗜睡、神智模糊、进而弛缓性瘫痪、呼吸肌瘫痪、窒息。钾过多可使细胞外 $K^+$ 上升，静息电位下降，心肌自律性、传导性和兴奋性受抑制及细胞内碱中毒和细胞外酸中毒等。神经肌肉方面表现为极度疲乏和四肢无力，下肢为重。最早表现为行走困难、肌肉张力减低、腱反射消失等，以后可上升至躯干肌群及上肢，呈上升性松弛软瘫，出现吞咽、呼吸及发音困难，严重时可因呼吸肌麻痹而猝死。心血管系统可见心率缓慢、心音减轻、心律紊乱等，严重时心室纤颤，心脏停搏于舒张期。心电图一般先呈 T 波高尖，QT 间期缩短等。早期可见血压偏高，晚期下降。

### （四）钾的参考摄入量及食物来源

**1. 参考摄入量**

中国居民膳食钾的推荐摄入量（mg/d）：成人为 2000，乳母为 2400。我国居民一般

常见食物中钾的含量

可从膳食摄入钾 40～95mmol/d（1560～3705mg/d），在高温环境下从事中度体力活动时，若膳食中钾摄入量偏低，可在此基础上适当补充以防缺钾。

**2. 食物来源**

大部分食物中含有钾，但蔬菜和水果是钾最好的来源。每 100g 谷类中含钾 100～200mg，豆类含量为 600～800mg，蔬菜和水果含量为 200～500mg，肉类含量为 150～300mg，鱼类含量为 200～300mg。每 100g 食物中钾含量高于 800mg 的食物有紫菜、黄豆、冬菇、小豆等。

## 六、钠

钠（sodium，Na）是人体必需的元素之一，是机体一个重要的电解质。钠是人体不可或缺的常量元素，一般情况下，成人体内钠含量为 3200（女）～4170mmol（男）（分别相当于 77～100g），约占体重的 0.15%，其中 44%～50%在细胞外液，9%～10%在细胞内液，40%～47%在骨骼中。体内的钠分为可交换钠和不可交换钠两部分，前者占总体钠的 70%，包括细胞内、外液和骨骼中近半数的钠，其余为不可交换钠，主要与骨骼相结合。可交换钠与血浆中的钠进行着弥散平衡。

### （一）钠的生理功能

**1. 调节体内水分与渗透压**

钠是细胞外液的主要阳离子，占阳离子含量的 90%左右。它与相对应的阴离子一起所产生的渗透压，在细胞外液中也占总渗透压的 90%左右，维持体内水量的恒定。同样，在细胞内液钾也构成类似渗透压，使水保留在细胞内，当钠钾含量不平衡时，水就移入细胞或移出细胞。正常人体能使细胞外钠与细胞内钾之间维持适当的平衡，钠钾离子的主动运转，由 $Na^+$-$K^+$-ATP 酶驱动，使钠离子主动从细胞内排出，以维持细胞内外渗透压平衡，并调节水平衡。

**2. 维持酸碱平衡**

人体各组织细胞需要适宜的氢离子浓度才能维持各种酶的正常活动。钠在肾小管重吸收时与 $H^+$交换，清除体内酸性代谢产物（如 $CO_2$），保持体液的酸碱平衡。钠离子总量影响着缓冲系统中碳酸氢盐的消长，因而对体液的酸碱平衡也有重要作用。

**3. 钠泵**

钠钾离子的主动运转，使钠离子主动从细胞内排出，以维持细胞内外液渗透压平衡。钠对 ATP 的生成和利用、肌肉运动、心血管功能、能量代谢都有关系，钠不足均可影响其作用。此外，糖代谢、氧的利用也需要钠的参与。

**4. 维持血压正常**

人群调查与干预研究证实，膳食钠摄入与血压有关。血压随年龄增高，这种增高中有 20%可能归因于膳食中食盐的摄入。每摄入 2300mg 钠，可导致血压升高 0.267kPa（2mmHg，1kPa＝7.5mmHg），为防止高血压，WHO 建议每日钠的摄入量小于 2.3g，约相当于食盐 6g。

**5. 增强神经肌肉兴奋性**

钠、钾、钙、镁等离子的浓度平衡，对维护神经肌肉的应激性都是必需的，钠离子的正常浓度是保证这一功能的重要因素。

## （二）钠的吸收与代谢

钠的吸收主要在小肠，吸收率极高，几乎全部被吸收。消化道吸收的钠包括食物的钠和消化道分泌液中的钠。在空肠，钠的吸收主要是与糖和氨基酸的主动转运相偶联进行的被动性过程，而在回肠则大部分钠是主动性吸收。在空肠中钠通过三种形式被吸收：①钠与葡萄糖、氨基酸一起被吸收，这是一个主动耗能过程；②通过 $Na^+$-$H^+$-ATP 酶的作用，$Na^+$与 $H^+$交换而进入空肠黏膜。钠在回肠和结肠也是通过 $Na^+$-$H^+$-ATP 酶的主动吸收；③钠通过空肠黏膜紧密结合处，与水及 $Cl^-$一起进入细胞间液。钠进入肠黏膜后，经细胞的底侧膜，通过 $Na^+$-$K^+$-ATP 酶的作用，被泵入间质液而进入血管内。影响钠在肠道吸收的因素所知较少，促进其吸收者有葡萄糖、血管紧张素Ⅱ，抑制其吸收者有胰泌素、胰高血糖素及胆固醇等。血浆钠浓度为 140mmol/L，细胞间液中钠的浓度为 145mmol/L。

在正常情况下，每日摄入的钠只有小部分是身体所需的，大部分通过肾脏从尿排出。肾脏对钠的吸收较完善。每日由肾小球过滤的钠可达 20 000～40 000mmol，而每日尿排出仅 10～200mmol，吸收率达 99.5%。当摄入无钠饮食时，钠在尿中几乎完全消失；摄入过多，能完全由肾排出。

钠还从汗液中排出，汗液平均含钠盐（NaCl）2.5g/L 左右，最大盐浓度可达 3.7g/L。在热环境下由于大量出汗可丢失大量钠盐，如在中等强度劳动 4h 即可丢失钠盐 7～12g。

钠离子在肾小球过滤后被肾小管和集合管重吸收，最终只有约 1%肾小球滤过量的钠通过尿液排出。体内钠的稳态平衡主要是通过肾素-血管紧张素-醛固酮系统、心前房尿钠肽（心钠素）等调节，即通过调节肾小球对钠的滤过率、肾小管的重吸收、远曲小管的离子交换作用和激素的分泌来调节钠的排泄量，以保持体内钠平衡。肾脏可接受很宽范围的钠量，肾小球的过滤作用与肾小管的重吸收保持了平衡，钠摄取量增加，其排泄量也增加，反之排泄量也会减少。因此，人体对钠摄入水平的适应性很大。

交感神经系统调节肾脏控制钠储留与排泄，改变肾脏的血流量、控制肾素的释放、通过 α 或 β 受体对肾小管作用。交感神经中枢在钠过多时抑制，而钠耗空时兴奋。

## （三）钠的缺乏与过量

**1. 钠缺乏**

一般饮食中含钠充足，正常情况下不会发生钠缺乏。但在某些情况下，如禁食、少食、膳食钠限制过严、摄入量非常低时；高温、重体力劳动、过量出汗；胃肠疾病、反复呕吐、引流、腹泻等使钠过量排出或丢失时；某些疾病，如慢性肾脏疾病、肾上腺皮质功能不全、糖尿病、酸中毒引起肾不能有效保留钠时；胃肠外营养缺钠或低钠时；利尿剂的使用抑制肾小管重吸收钠而使钠丢失造成体内钠含量降低，而又未能补充丢失的钠时，均可引起钠的缺乏。

人体缺钠的临床表现可分为三个等级，早期症状不明显。当失氯化钠为 0.5g/kg 时，则尿液中的氯化物含量减少，为轻度缺钠，其主要症状有淡漠、倦怠、无神；当失氯化钠为 0.5～0.75g/kg 时，出现尿中无氯化物时为中度缺钠，患者出现恶心、呕吐、脉细弱、血压降低及痛性肌肉痉挛等症状；当机体失氯化钠为 0.75～1.25g/kg 时为重度至极重度缺钠，可出现表情淡漠、昏迷、外周循环衰竭、严重时可导致休克及急性肾功能衰竭而死亡。

**2. 钠过量**

正常情况下，钠不在体内蓄积，但某些疾病可引起体内钠过多，如由于肾功能受损时易发生钠在体内蓄积，可导致毒性作用。当血浆钠超过 150mmol 时称为高钠血症。心源性水肿、肝硬化腹水期、肾病综合征、肾上腺皮质功能亢进、某些脑部病变、脑瘤等都能出现高钠血症。血钠过高可出现口渴、面部潮红、软弱无力、烦躁不安、精神恍惚、昏迷、严重者可致死亡。临床以水肿为主，还可见体重增加、血容量增大、血压增高、脉搏加快、心音增强、胃黏膜上皮细胞受损等。

饮食中钠摄入量与 Na/K 值是影响人群血压水平及产生高血压的重要因素，减少钠或增加钾摄入量对预防高血压有重要意义。

### （四）钠的参考摄入量及食物来源

**1. 参考摄入量**

人体的钠主要来自于食品加工所用食盐（NaCl）。

食盐与钠的换算关系为食盐（g）=钠（g）×2.54，由食盐量换算为钠量的公式为钠（mg）=食盐（mg）×0.393。

钠的需要量取决于生长的需要、环境温度、出汗或其他分泌丢失的钠量，以及膳食中钾的含量。有的学者估计每日最低钠需要量为 115mg（相当于 NaCl 0.3g），但在 299mg（NaCl 0.8g）以下的膳食是极不可口的，故实际上一般摄入量远远超过最低需要量。

鉴于我国目前尚缺乏钠需要量的研究资料，也未见膳食因素引起钠缺乏症的报道，尚难制定平均需要量和推荐摄入量，现在仍沿用适宜摄入量（mg/d）为 14～80 岁人群 1500，80 岁以上 1300。全国营养与疾病学术会议认为我国食盐摄入量以不超过 10g/d 为宜，最好控制在 7～8g。另有研究表明，若在热环境下进行体力活动时，由于汗盐排出增加，每人每天摄入食盐量在轻度活动时 15g，中、重度活动时摄入 20～25g 为宜。

**2. 食物来源**

钠普遍存在于各种食物中，一般动物性食物钠含量高于植物性食物，但人体钠主要来源为食盐，以及加工、制备食物过程中加入的钠或含钠的复合物（如谷氨酸、小苏打等），酱油、盐渍或腌制肉或烟熏食品、酱咸菜类、发酵豆制品、咸味休闲食品等。某些地区饮用水的钠含量可能高达 220mg/L，但一般来说，大多数地区所提供水的钠含量低于 20mg/L。

常见食物中钠的含量

## 七、铁

铁（iron，Fe）是人体含量最多的微量元素，成人体内仅含 3～

5g，约 70%的铁以红细胞的色素血红蛋白形式存在，其余的主要以铁蛋白和含铁血黄素的形式储存在肝脏、脾脏和骨髓中。尽管体内的铁量很少，但它是营养上重要的元素之一。它是血红蛋白、肌红蛋白、细胞色素、过氧化氢酶和过氧化物酶的成分。作为这些血红素化合物和金属酶的组成成分，铁在氧气的转运和细胞呼吸上起着重要的作用。

## （一）铁的生理功能

**1. 参与体内氧的运送和组织呼吸过程**

铁在体内主要作为血红蛋白、肌红蛋白的组成成分参与 $O_2$ 和 $CO_2$ 的运输，铁又是细胞色素系统、过氧化氢酶和过氧化物酶的组成成分，在呼吸和生物氧化过程起重要作用。例如，血红蛋白可与氧可逆地结合，当血液流经氧分压较高的肺泡时，血红蛋白能与氧结合成氧合血红蛋白；而当血液流经氧分压较低的组织时，氧合血红蛋白又离解成血红蛋白和氧，从而完成把氧从肺泡送至组织的任务。肌红蛋白能在组织中储存氧，细胞色素能在细胞呼吸过程中起传递电子的作用。许多与杀菌有关的酶的活性、淋巴细胞的转化、中性粒细胞吞噬功能等，也均与铁水平有关。

**2. 与红细胞的形成和成熟有关**

铁在骨髓造血组织中进入幼红细胞，与卟啉铁结合形成正铁血红素，后者再与珠蛋白结合成血红蛋白。缺铁时，新生的红细胞会出现血红蛋白不足，甚至影响 DNA 的合成及幼红细胞的分裂增殖，还可使红细胞寿命缩短、自身溶血增加。

**3. 与 Fe-S 基团相关的功能**

含有 Fe-S 基团的铁硫蛋白参与一系列的生化反应，包括调节酶活性、线粒体呼吸作用、核糖体生物合成、辅助因子生物合成、基因表达调节和核苷酸代谢。Fe-S 基团合成缺陷不仅会影响许多铁硫蛋白的活性，也会影响细胞内铁平衡的调节，导致线粒体内铁过量和基质中铁缺乏。顺乌头酸酶是重要的铁硫蛋白之一，它催化柠檬酸盐向异柠檬酸盐的转化，在三羧酸循环中有重要作用。

**4. 影响免疫功能**

铁与免疫关系密切，增加中性粒细胞核吞噬细胞的功能。但当感染时，过量铁往往促进细菌的生长，对抵御感染不利。

**5. 与行为的关系**

铁质在体内储存量与支持注意力的特殊神经生理过程有关，大脑感智运动区的电生理活动与语言、感知有关，而铁是其中的媒介。所以，如果铁缺乏，人的感知、学习、记忆等将会衰退。

**6. 其他功能**

此外，铁还具有催化 $\beta$-胡萝卜素转化为维生素 A、参与嘌呤与胶原的合成、抗体的产生、脂类从血液中转运，以及药物在肝脏的解毒等功能。

## （二）铁的营养状况评价

血常规是评价贫血最常用的指标，各项铁测定的正常值见表 2-17。

表 2-17　各项铁测定的正常值

| 项目 | 男性 | 女性 |
| --- | --- | --- |
| 血清铁/（μmol/L） | 9～29（50～160μg/dL） | 7～27（40～150μg/dL） |
| 总铁结合力/（μmol/L） | 45～72（250～400μg/dL） | 45～72（250～400μg/dL） |
| 血清饱和度 | 0.20～0.55（20%～55%） | 0.20～0.55（20%～55%） |

### 1. 血红蛋白

血红蛋白异常降低或贫血是用于铁缺乏筛查的最常用指标。当血红蛋白的生成量减少，血红蛋白或血色素含量低于同年龄同性别健康人群参考标准 90%～95%范围时，则出现贫血。临床最常见的评价指标见表 2-18。

表 2-18　贫血的临床分级

| 分级 | 血红蛋白（HGB） | 临床表现 |
| --- | --- | --- |
| 轻度 | 120～91（12～9.1g/dL） | 症状轻微 |
| 中度 | 90～61（9～6.1g/dL） | 体力劳动后感到心慌、气短 |
| 重度 | 60～31（6～3.1g/dL） | 卧床休息时也感到心慌、气短 |
| 极度 | <30（3.0g/dL） | 常合并贫血性心脏病 |

### 2. 血清铁

当血清铁小于 500μg/L、总铁结合力大于 4500μg/L 和运铁蛋白饱和度（transferrin saturation，TS）小于 15%时，可诊断为缺铁。妇女运铁蛋白饱和度大于 50%，男子大于 60%，也是筛查遗传性血色素沉积症的很好指征。由于正常人血清铁水平会受炎症、妊娠、服用避孕药等影响，所以血清铁一般不单独作为诊断缺铁指标。

### 3. 血清铁蛋白

铁蛋白是体内储存铁的一种形式，血清铁蛋白的测定是估计骨髓储存状态的一种敏感的方法，体内缺铁时血清铁蛋白降低，当儿童血清铁蛋白小于 12μg/L，成人血清蛋白低于 15μg/L 可诊断为缺铁。育龄妇女血清蛋白超过 200μg/L，男子超过 400μg/L，则认为铁储备过高。

### 4. 红细胞游离原卟啉

红细胞游离原卟啉是在幼红细胞和网织红细胞在合成血红蛋白过程中被残留在新生红细胞内，未能与铁结合的非血红素原卟啉。缺铁性贫血时红细胞游离原卟啉升高，并且铁缺乏时，红细胞原卟啉反应早于血红蛋白的降低。

### 5. 血清运铁蛋白受体

血清运铁蛋白受体是一种跨膜糖蛋白，红细胞运铁蛋白受体的表达水平与红细胞内血红蛋白合成时的铁代谢密切相关。运铁蛋白受体的表达受到铁介导的铁反应元件调节，铁缺乏时该受体表达增加，铁充足时受体表达减少。红细胞表面的运铁蛋白受体可以脱落进入血液称为血清运铁蛋白受体，采用酶联免疫法可以测定血清运铁蛋白受体，它是评价机体铁缺乏较为可靠的指标之一。

**6. 运铁蛋白饱和度**

运铁蛋白饱和度是结合了两个铁离子的运铁蛋白占所有运铁蛋白的比例，用血清铁除以总铁结合力计算而得，它易随着血清铁的波动而变化。由于总铁结合力在铁缺乏时升高，在慢性疾病时降低，所以 TS 可用于鉴别铁缺乏和慢性病。此外，地中海贫血和缺铁性贫血均为小细胞和低色素，但地中海贫血时 TS 升高，缺铁时 TS 降低。一般 TS 小于 16%认为是铁缺乏，对于婴儿和儿童判断铁缺乏的界值分别为 12%和 14%。

**7. 平均红细胞容量和血细胞分布宽度**

血细胞分布宽度是反映周围红细胞大小异质性的参数，平均红细胞容量反映整体红细胞体积的大小。缺铁性贫血的特征性改变为低平均红细胞容量和高血细胞分布宽度，即小细胞不均一性贫血，一般在平均红细胞容量小于 80fL、血细胞分布宽度大于 15% 时提示铁缺乏。这两个指标在缺铁性贫血的筛查及鉴别诊断上具有实用价值。

**8. 网织红细胞血红蛋白含量**

网织红细胞血红蛋白含量是近几年研究较多的一个反映铁营养状况的指标。有研究显示当以骨髓铁染色作为金标准时网织红细胞血红蛋白含量比血清铁蛋白、运铁蛋白饱和度和平均红细胞容量可更好地反应铁储存状况，是反映铁缺乏和缺铁性贫血最灵敏的指标。但是地中海贫血和症状性地中海贫血综合征也会引起网织红细胞血红蛋白含量降低，要注意鉴别。此外，该指标的检测需要特殊的自动血细胞分析仪，其诊断界值也有待进一步确定。

### （三）铁的吸收与代谢

**1. 铁的吸收**

食物中的铁主要是三价铁的无机物或有机物，它们进入人体后需在胃酸作用下溶出，或通过食物中的还原性物质如维生素 C 和巯基等作用，形成亚铁离子或可溶性络合物后才能被小肠黏膜细胞吸收。

铁吸收的确切机理还不清楚，但一般认为决定是否吸收铁的信号是在小肠黏膜细胞内产生的，被吸入黏膜细胞的铁与一种或一种以上的特异载体结合，这些载体对铁通过黏膜细胞到达血液起调节作用。若进入细胞的铁超过载体系统的结合能力，过多的铁便以 $Fe^{3+}$形式掺入铁蛋白作为储备铁保存在黏膜细胞内。从黏膜细胞释放进入体内的铁在血浆中迅速与运转蛋白结合带入血循环，送至骨髓用于合成血红蛋白或运至组织细胞供给合成含铁酶之需要，或运至肝、脾及骨髓中以铁蛋白的形式储存。当血液中运转铁蛋白饱和度由于体内的各种消耗而降低时，肠黏膜中的铁蛋白便将铁离子转移至血液中的运转蛋白，这时又引起铁的吸收。现已知运转铁蛋白是一种糖蛋白，每个运铁蛋白的分子可结合两个三价铁离子。而铁蛋白则是一个由 24 个相同的蛋白质亚基组成的酷似核桃的壳，中心可储积 0～4500 个聚集状态的三价铁离子，正常机体内多数铁蛋白均处于不饱和状态；铁血黄素则是铁蛋白的降解物，它在体内的含量较铁蛋白少得多。以上铁蛋白具有巨大储铁能力，这对防止铁在体内呈游离状态具有重要的生理意义。

**2. 影响铁吸收的因素**

铁在食物中存在形式对其吸收率影响很大。食物中铁可分为血红素铁和非血红素铁两类。这两种铁在体内的代谢是不一样的，而且在胃肠道内对食物中铁吸收的影响也不相同。

血红素铁存在于肉、鱼、禽等动物的含血内脏及肌肉中，它结合在血红蛋白和肌红蛋白的分子上，这些食物中40%的铁是由它们构成的。它能以完整的卟啉铁复合物形式直接被小肠黏膜细胞吸收，再分离出铁并和脱铁的运铁蛋白结合，其吸收率比非血红素高，吸收过程不受其他膳食因素干扰。例如，各种肉类、脏器中铁的吸收率为22%，一般动物血的吸收率在25%左右，鱼肉中的吸收率约为15%。血红素铁吸收率高的原因在于它在胃肠道内不被水解，因此它的吸收不受膳食中其他成分如纤维、草酸盐、植酸盐、磷酸盐和多酚的抑制。

非血红素铁主要存在于谷类、蔬菜等植物性食物中，以及动物性食物中除血红素铁的剩余部分，牛奶和鸡蛋中的铁，还有食物中强化的铁也是非血红素铁。非血红素铁可与上述膳食中的影响成分反应，使之不易溶解，而难以吸收。非血红素铁的吸收率很少超过10%，如大米铁吸收率仅为1%，菠菜的铁吸收率不到2%，玉米的铁吸收率约为3%，莴苣的铁吸收率为4%左右，面粉的铁吸收率为2%～5%，黄豆及其制品的铁吸收率为3%～7%。茶叶中含有大量的单宁类物质，鞣酸是影响铁吸收的强有力的因素。动物肉类含有一种叫“肉、鱼、禽因子”的物质，它能促进膳食中非血红素铁的吸收。一餐中如含有提高吸收的肉、鱼、鸡，其非血红素铁的吸收要比相同份额的主要蛋白质来源如奶、奶酪和鸡蛋的吸收高4倍。全谷类和豆类为主的餐饮铁吸收率很差，但只要添加比较小量的肉或维生素C即能大量增加全天所有餐次的铁吸收。含有维生素C的橘汁和其他饮料会增加非血红素铁的吸收。维生素C促进非血红素铁吸收的作用十分明显，且与剂量大小成正比，但必须同时进食才能起作用。

人体生理状况及体内铁的储备多少非常显著地影响铁的吸收，如由于生长、月经和妊娠引起人体对铁需要增加时，铁的吸收比平时增多。妇女在月经期每天损失铁增至1.4～2.0mg，孕妇每日给胎儿提供1.3mg铁，再加上胎盘及分娩失血约175mg；乳汁中铁含量为0.5μg/mL，初乳含铁量比成熟乳高5倍。体内存储铁丰富时，吸收减少；体内存储铁较少时，吸收增加。

**3. 铁的代谢**

铁代谢的特征是在封闭系统中进行，即铁的吸收很少，由尿排出的量也极少，体内总铁量的大部分继续在全身几个代谢区再分配。因为没有排泄多余铁的途径，小肠吸收铁必须受到控制，以免中毒量的铁积聚于组织。

以铁蛋白形式储存在肝、脾、骨髓及肠黏膜细胞中的铁总量，成年男子为1000mg，女子为300mg。红细胞因无细胞分裂能力，平均寿命为120d，衰老的红细胞被破坏分解为胆红素、氨基酸及铁，铁又通过血液循环运输骨髓再合成新的红细胞，造血约需铁为每日20～25mg，除肠道分泌及皮肤、消化道、尿道等的上皮脱落可造成约1mg/d的铁损失外，几乎不从其他途径流失。

### （四）铁的缺乏与过量

**1. 铁缺乏**

尽管铁是地球上丰富的元素之一，但因为食物中最常见的铁形式是不溶性的，且在小肠内吸收很差，故缺铁性贫血仍是一个世界范围的营养问题。铁缺乏或铁耗竭是一个从轻到重的渐进过程，一般可分为三个阶段：第一阶段为铁减少期，此时储存铁耗竭，血清铁蛋白浓度下降；第二阶段为红细胞生成缺铁期，此时除血清铁蛋白下降外，血清铁也下降；第三阶段为缺铁性贫血期，血红蛋白和白细胞比容下降。长时间铁的负平衡，致使体内铁储备减少，以致耗尽。体内铁缺乏，引起含铁酶减少或铁依赖酶活性降低，使细胞呼吸障碍，从而影响组织器官功能，出现食欲低下，严重者可有渗出性肠病变及吸收不良综合征等。

婴幼儿、青少年、育龄妇女，尤其是孕妇、乳母和一些老年人均是缺铁性贫血的好发人群。据我国调查，3 岁以下的儿童为贫血的高发人群，尤其是 1 岁左右的儿童最为严重，患病率在城市为 11%～23%，农村为 16%～29%，男女间无明显差别。3～5 岁的儿童患病率较低，城乡均在 12%以下。6～10 岁的儿童患病率又升高。青壮年男性患病率在 10%左右，而相应年龄的女性则患病率明显偏高，尤其是城市女性的患病率约为男性的两倍。孕妇的患病率约为 40%，尤以妊娠最后三个月（孕晚期）为最。中、老年男性患病率升高，与女性没有明显差别。

孕妇的铁营养状况不仅关系到其自身的健康，而且直接影响胎盘结构和妊娠结果，且可影响胎儿的储铁能力。在世界范围内，将近有一半孕妇患有贫血症，其中大多数是铁缺乏所致。

**2. 铁缺乏的原因**

铁在人体内储存不多，如果长期摄入不足特别是膳食中可利用铁不足，膳食中干扰铁吸收因素的存在，或机体（生理性或病理性）对铁的需要增加，储存的铁就难以满足机体的需要，而易造成造血原料的不足，进而可导致缺铁性贫血。其主要原因可概括为几方面。

（1）铁摄入不足。从食物中摄取的铁不能满足机体需要，食物选择不当、铁含量较低；不良的饮食习惯如偏食、挑食，影响了摄入食物种类与数量，从而限制了含铁丰富的食物的摄入，如含铁丰富的肉类食品摄入较少等。

（2）膳食铁的生物利用率低。食物中铁的含量，特别是吸收率较低，是铁缺乏最主要的原因。铁生物利用率受多种膳食因素的影响。

（3）机体对铁的需要量增加。当机体对铁的需要量增加，而摄入或吸收的铁量未能相应增加，可造成机体铁缺乏。例如，处在生长发育期的儿童，随体重增加，血容量及组织铁相对增加，且生长发育越快，铁的需要也越大。一般每增加 1kg 体重约需增加铁 35～45mg，足月儿第一年内需补充外源性铁 200mg；低出生体重儿，由于铁储存较少、生长发育又较快，需补充的铁量较足月儿高，为 280～350mg。因此，婴儿期尤其是低出生体重儿更易于发生缺铁性贫血。育龄期女性月经量过多、妊娠、哺乳，以及宫内置节育环也增加铁的丢失，若铁摄入未相应增加，均能导致铁的缺乏。

（4）某些疾病。例如，萎缩性胃炎、胃酸缺乏或过多服用抗酸药时，影响铁离子释放；慢性腹泻、胃大部分切除及钩虫感染等。

**3. 铁过量**

引起铁过多的主要原因是口服铁剂和输血。急性铁中毒是在服用大剂量治疗铁以后发生的明显短暂现象。铁的致死剂量相当大，为 200～250mg/kg。当摄入和吸收的铁量超过血浆中运铁蛋白结合的量时，铁的毒性才变得明显。铁中毒最明显的局部影响是胃肠道出血性坏死，其表现为呕吐和血性腹泻，全身性的影响包括凝血不良、代谢性酸中毒和休克。慢性铁中毒是指铁在身体的长期过量蓄积，不仅使储存铁过多，而且当铁不能适当地容纳在储存部位时，就能损害各个器官，血色素沉着症的发生就是由于铁储存过多而引起器官损害，常表现出器官纤维化，受影响最大的是肝、胰、心脏和关节，以及脑垂体腺。运铁蛋白饱和度是筛查和诊断血色素沉着症有用的指标。

### （五）铁的参考摄入量及食物来源

**1. 参考摄入量**

中国营养学会推荐我国居民膳食铁的推荐摄入量（mg/d）：成年男性为 12，女性为 20，50 岁以上均为 15，孕妇中期为 24、晚期为 29，乳母为 24。铁的可耐受最高摄入量（mg/d）11 岁以上（包括孕妇和乳母）均为 40。

常见食物中铁的含量

**2. 食物来源**

铁广泛存在于各种食物中，但分布极不均衡，吸收率相差也极大，动物的肝脏、全血、畜禽、鱼肉均是铁的良好来源，蔬菜一般含铁量不高，生物利用率也低，但中国膳食中一般食用蔬菜量较大，故仍为铁的重要来源。黑木耳（干）、芝麻酱、桂圆的含铁量甚高。

## 八、碘

19 世纪初，法国科学家 Courtois 从海藻灰中首次发现了单质碘（iodine，I），且碘于 1814 年被命名。碘是最先被确认为人类和动物所必需的营养素。在人体内主要是作为甲状腺激素的合成原料，故它的生理功能也通过甲状腺素表现出来，它能调节细胞内氧化率，并影响身体的生长和智力发育、神经和肌肉组织功能、循环活动和各种营养素代谢。人体中甲状腺的含碘量最高，占全身碘的 70%～80%。甲状腺的碘以一碘酪氨酸、二碘酪氨酸、三碘甲状腺原氨酸（T3）和甲状腺素（T4）的形式存在，其余的碘分布于皮肤、骨骼、淋巴结和脑组织中。

### （一）碘的生理功能

碘在体内主要参与甲状腺激素的合成，其生理作用也是通过甲状腺激素的作用表现出来的。

**1. 参与能量代谢**

碘促进氧化和氧化磷酸化过程；促进分解代谢、能量转换，增加氧耗量，加强产热作用；参与维持与调节体温，保持正常的新陈代谢和生命活动。

**2. 调节蛋白质、碳水化合物和脂肪代谢**

当蛋白质摄入不足时，甲状腺素促进蛋白质合成，但当摄入蛋白质充足时，甲状腺素可促进蛋白质分解。它可促进糖和脂肪代谢，包括促进三羧酸循环和生物氧化，促进糖的吸收，加速肝糖原分解，促进周围组织对糖的利用；通过肾上腺素促进脂肪的分解和氧化等。

**3. 促进生长发育**

甲状腺激素促进DNA及蛋白质合成、维生素的吸收和利用，并有活化许多重要的酶的作用，包括细胞色素酶系、琥珀酸氧化酶系等100多种。甲状腺素是维持细胞的分化与生长所必需的，发育期儿童的身高、体重、肌肉、骨骼的增长和性发育都必须有甲状腺素的参与，此时期碘缺乏可致儿童生长发育受阻，侏儒症的一个最主要病因就是缺碘。

**4. 促进神经系统发育**

在脑发育阶段，神经元的迁移及分化、神经突起的分化和发育，都需要甲状腺素的参与。胚胎期及出生后早期缺碘或甲状腺激素不足，均会影响神经细胞的增殖分化，导致脑质量减轻，直接影响到智力发育。缺碘对大脑神经的损害是不可逆的。

**5. 垂体激素作用**

碘代谢与甲状腺激素合成、释放及功能作用受垂体前叶促甲状腺激素（thyroid stimulating hormone，TSH）的调节，TSH的分泌则受血浆甲状腺激素浓度的反馈影响。当血浆中甲状腺激素增多时，垂体即受到抑制，促使甲状腺激素分泌减少；当血浆中甲状腺激素减少时，垂体前叶TSH分泌即增多，这种反馈性的调节，对稳定甲状腺的功能很有必要，并对碘缺乏病的作用也大。TSH的分泌又受丘脑下部分泌的TSH释放因子所促进，丘脑下部则受中枢神经系统调节，由此可见，碘、甲状腺激素与中枢神经系统关系是极为密切的。

### （二）碘的营养学评价

有几个方法可用于评价社区或国家的碘营养状况，这些方法可以单独使用，也可以联合使用，并且大多数方法是研究甲状腺的状态。

**1. 垂体-甲状腺轴系激素**

三碘甲状腺原氨酸（$T_3$）及甲状腺素（$T_4$）或游离四碘甲状腺原氨酸（$FT_4$）下降，TSH升高可提示碘缺乏，TSH可作为筛查评估婴幼儿碘营养状况的敏感指标。

**2. 尿碘**

肾脏是碘的主要排出途径，尿碘是评价碘摄入量的良好指标，摄入碘越多，尿碘量越高。当儿童尿碘＜100μg/L，孕妇、乳母尿碘＜150μg/L时，提示碘营养不良。测定尿碘最好采集24h尿样本，其次空腹晨尿。尿碘常以尿碘与尿肌酐比值表示。

**3. 儿童甲状腺肿大率**

甲状腺肿大率＞5%提示该人群碘营养不良。

**4. 其他**

儿童生长发育指标如身高、体重、性发育、骨龄等，可反映过去与现在的甲状腺功能。通过检测智商及其他神经系统功能，了解碘缺乏对脑发育的影响。

### （三）碘的吸收与代谢

人从食物、水及空气中每日摄入的碘总量为100～300μg，主要以碘化物的形式由消化道吸收，肺、皮肤及黏膜也可吸收极微量的碘。人体碘的来源80%～90%来自食物，

10%～20%来自饮水，低于5%的碘来自空气。

食物中的碘进入消化道后，1h内大部分被吸收，以$I^-$形式进入血液循环，并在肾脏、唾液腺、胃黏膜及甲状腺等处浓集，但只有甲状腺能利用碘合成甲状腺素，而且浓集碘的能力最强。被浓集在甲状腺滤泡细胞内的$I^-$，通过过氧化物酶的作用迅速氧化成$I^0$，$I^0$又立即与已激活的酪氨酸结合成一碘酪氨酸和二碘酪氨酸，两者再经耦合作用生成有活性的甲状腺素，即前述$T_4$和$T_3$，并被储存于体内唯一储存碘的甲状腺内。

在代谢过程中，甲状腺素分解脱下的碘，部分被重新利用，部分通过肾脏排出体外，部分在肝内合成甲状腺素葡萄糖酸酯或硫酸酯，随胆汁进入小肠，从粪便排出体外。

### （四）碘的缺乏与过量

**1. 碘缺乏**

碘缺乏病的主要原因是环境缺碘，通过生物链的作用可导致生活在该地区的人群缺碘。每日碘摄入低于150μg（即尿碘小于100μg/L）的人群，患碘缺乏病的概率增高。不同时期碘缺乏病的临床表现如下。

（1）胎儿期。流产、死胎、先天畸形，围产期死亡率增高、婴幼儿期死亡率增高，患地方性克汀病。胎儿期或出生不久即已发生的甲状腺功能减退症称为呆小病，又称克汀病，这是胚胎期缺碘所致。缺碘使甲状腺激素合成不足，严重影响了胎儿中枢神经系统，尤其是大脑的分化与发育。克汀病的临床表现是呆、小、聋、哑、瘫；神经运动功能发育延迟；胎儿甲状腺功能减退。

（2）新生儿期。新生儿甲状腺功能减退、甲状腺肿。

不同发育时期碘缺乏病的疾病谱

（3）儿童期和青春期。甲状腺肿、青春期甲状腺功能减退、亚临床型克汀病、智力发育障碍、体格发育障碍、单纯聋哑等，最严重为呆小症。

（4）成人期。成人缺碘主要表现为甲状腺肿、高碘引起的甲状腺肿常具有地区性特点，故称为地方性甲状腺肿。此外，成人缺碘还可引起甲状腺功能减退。从1993年开始，我国采用食盐加碘的措施来改善人群碘缺乏的状况。

**2. 碘过量**

碘过量也会导致高碘甲状腺肿、高碘性甲亢，通常发生于饮水和食物中含碘高的地区。根据我国高碘性甲状腺肿的发病来看，当人群尿碘水平达到100μg/L时，则可造成高碘性甲状腺肿。缺碘地区在食盐加碘后1～3年，碘性甲亢的发病率升高，而后才逐渐下降至加碘前的水平。严重缺碘地区人群碘的摄入量不宜过高或过快地提高碘的摄入量，其尿碘的适宜水平为100～200μg/L。正常成人如长期地每日摄入500～1000μg碘，即有可能引起高碘甲状腺肿、高碘性甲亢等。

### （五）碘的参考摄入量及食物来源

**1. 参考摄入量**

人体对碘的需要量受年龄、性别、体重、发育及营养状况等的影响，中国居民膳食碘的推荐摄入量（μg/d）：0～0.5 岁为 85（适宜摄入量）、0.5～1 岁为 115（适宜摄入量）、1～7 岁为 90、11～13 岁为 110、14 岁以上为 120、孕妇为 230、乳母为 240。碘的可耐受最高摄入量（μg/d）：4～6 岁为 200、7～10 岁为 300、11～13 岁为 400、14～16 岁为 500，18 岁以上各人群（含孕妇和乳母）为 600。

**2. 食物来源**

含碘量较高的食物为海产品，如每 100g 海带（干）含碘 24 000μg，紫菜（干）含碘 1800μg，淡菜（干）含碘 1000μg，海参（干）含碘 600μg。在保证人体摄入足够碘的各种方法中，碘化食盐是最成功的，也是应用最广泛的。碘化钾与食盐的配合比为 1∶100 000。此外采用补充碘化油也是行之有效的方法。

常见食物中碘的含量

## 九、锌

锌（zinc，Zn）在体内广泛分布，含量高的有皮肤、毛发、指甲、眼睛、前列腺等。新生儿体内含锌总量约 60mg，成年女子为 1.5g，成年男子约为 2.5g，它是体内含量仅次于铁的微量元素。但直到 20 世纪 60 年代，人们才知道锌也是人体的必需微量元素。正常血清锌浓度为 100～140μg/100mL，血液中 75%～85%的锌分布在红细胞，3%～5%分布在白细胞，其余 12%～23%在血浆中。

### （一）锌的生理功能

**1. 催化功能**

在国际生化协会酶命名委员会指定的六大酶类中，每类都至少有一种含锌酶。体内重要的含锌酶有碳酸酐酶、胰羧肽酶、DNA 聚合酶、醇脱氢酶、谷氨酸脱氢酶、乳酸脱氢酶及丙酮酸氧化酶等，这些酶在组织呼吸及蛋白质、脂肪、糖和核酸等的代谢中有重要作用。

**2. 结构功能**

锌在酶中也有结构方面的作用。碳酸酐酶是人类认识的第一个含锌的金属酶。到目前，已有的包含所有门类的、不同来源的含锌酶或其他蛋白超过 200 种，锌通常能稳定酶蛋白的四级结构。在细胞质膜中，锌主要结合在细胞膜含硫、氮的配基上，少数结合在含氧的配基上，形成牢固的复合物，从而维持细胞膜稳定，减少毒素吸收和组织损伤。当食物锌摄入减少，一个重要的表现是细胞质膜丢失锌离子。锌通过蛋白质的螯合作用构成环状结构的锌指蛋白，形如手指。锌指蛋白分布在细胞核中转录因子的 DNA 结合区域，有广泛的生化功能。

**3. 调节功能**

锌作为一个调节基因表达的因子，在体内有广泛作用。锌对蛋白质的合成和代谢、对免疫调节因子的分泌和产生、对细胞复制和分化都产生影响。锌对激素的调节和影响也有重要生物意义，锌除对激素受体的效能和靶器官的反应产生影响外，还在激素的产生、储存和分泌中起作用。

**4. 促进食欲**

锌可通过参与构成一种含锌蛋白（即唾液蛋白），从而对味觉和食欲发生作用。

**5. 促进维生素A的代谢和生理作用**

锌在体内可促进视黄醛的合成和构型转化；参与肝中维生素A的动员，使血浆维生素A的浓度保持恒定，对于维持正常暗适应能力有重要作用。

### （二）锌的营养评价

**1. 临床症状**

人体锌缺乏的常见临床症状为生长缓慢、皮肤伤口愈合不良、味觉障碍、胃肠道疾患、免疫功能减退等。

**2. 生化指标**

血浆碱性磷酸酶是评价锌营养状况最常用的指标。血清（血浆）锌浓度因其较稳定，不随锌摄入量的变化而变化，被认为不能作为评价锌营养状况的良好指标。另外24h锌同位素示踪与机体锌交换实验，发现仅有2%的锌存在血浆中，因此，出现缺锌患者的血浆锌水平并不低，或有时血浆锌低时机体并不缺锌的情况。长期以来，通过检测血清锌、白细胞锌、红细胞锌、发锌和唾液锌等进行锌营养状况评价，但仅作为评价的参考，尚未得到肯定。

**3. 膳食调查**

通过科学、合理的膳食营养状况调查，了解食物锌摄入量，有助于锌营养状况的评价。

**4. 其他**

检查味觉、暗适应能力等的变化。红细胞MT反映骨髓网织红细胞发育对锌的依赖，可作为评价人体锌营养状况的一个指标。可采用逆转录聚合酶链反应技术方法，测定单核细胞MTmRNA（线粒体信使RNA）。

### （三）锌的吸收与代谢

**1. 吸收和转运**

锌的吸收主要在十二指肠和上段小肠处，仅小部分吸收在胃和大肠。锌先与小分子肽构成复合物，后主要经主动转运机制被吸收。肠道锌吸收分为四个阶段：即肠细胞摄取锌、通过黏膜细胞转运、转运至门静脉循环和内源锌分泌返回肠细胞。小肠内被吸收的锌在门静脉血浆中与白蛋白结合，被带到肝脏内，进入肝静脉血中的锌有30%～40%被肝脏摄取，随后释放回血液中。循环血液中的锌以不同速率进入到各种肝外组织中。这些组织的锌周转率不同，中枢神经系统和骨骼摄入锌的速率较低，通常情况下骨骼锌不易被机体代谢利用。进入毛发的锌也不能被机体组织利用，并且随毛发的脱落而丢失。存储于胰、肝、肾、脾中的锌的积聚速率最快，周转率最高；红细胞核肌肉的锌的交换速率则低得多。

**2. 影响吸收的因素**

（1）蛋白质。食物中蛋白质的数量与锌的吸收正相关。增加食物中蛋白质含量，可提高锌的摄入和生物利用率。一般来说，膳食中动物性食物比植物中的锌吸收率高。

（2）铁。补充铁对锌的吸收没有影响，仅在当铁：锌比率很高时，可观察到铁对锌的抑制作用。

（3）钙和磷。对人群的研究发现，超过1000mg/d的钙（1360mg/d钙，磷酸钙）可减少锌吸收。有研究认为，高磷（含高磷的盐）膳食的摄入不影响锌的吸收，其他膳食来源的磷包括植酸、磷-蛋白质丰富的食物，如乳酪蛋白和核酸。

（4）植酸和纤维。植酸对锌吸收有抑制作用。高膳食纤维的食物常含有高的植酸，但单纯的膳食纤维对锌的吸收没有任何影响。

（5）低分子质量配体和螯合物。当锌与低分子质量配体或螯合物形成复合物时，可溶性锌含量增加，从而促进锌的吸收。因此，配体/螯合物（如EDTA）、氨基酸（如组氨酸、蛋氨酸）和有机酸（如柠檬酸盐）可提高锌的生物利用率。

**3. 排泄与丢失**

在正常膳食锌水平时，粪是锌排泄的主要途径。因此当体内锌处于平衡状态时，约90%的摄入锌由粪中排出，其余部分由尿、汗、头发中排出或丢失。当健康成人口服示踪剂量的放射性$Zn^{65}$或富集的稳定性锌同位素时，其中有2%～10%出现在尿中，余下的极大部分最终出现在粪中。生理情况下，尿锌变化不大，一般每日在0.1～0.7mg，平均约0.3mg/d。经粪便排出的锌包括没有被吸收的膳食锌，同时也包括内源锌。内源锌的排泄量随肠道吸收和代谢需要之间的平衡关系而变化，这种变化也是保持体内锌平衡的主要机制之一。

### （四）锌的缺乏与过量

**1. 锌缺乏**

锌不同程度地存在于各种动物、植物食品中，一般情况下膳食中锌完全可以满足人体对锌的基本需求而不会引起缺乏。发生锌缺乏主要有以下几种原因：由于植酸和纤维素影响锌的吸收；生长发育期的儿童、青少年及孕妇、乳母对锌的需求量增大；慢性肾病患者尿中锌排出量增多。国内锌缺乏发生率孕妇占30%，儿童占30%。锌缺乏的临床表现主要有以下几个方面。

（1）生长发育障碍。孕妇缺锌，可致使胎儿成为无脑畸形儿、早产儿、低体重儿。儿童发生慢性锌缺乏病时，主要表现为生长停滞。

（2）性发育障碍，性功能低下。锌影响胰岛素、生长素和性激素，青少年缺锌会使性成熟推迟、性器官发育不全、第二性征发育不全等；成人缺锌可致使性功能障碍。

（3）味觉、嗅觉、视觉障碍。不论儿童或成人缺锌，均可引起味觉减退及食欲不振，出现异食癖，常见为食土癖。严重缺锌时，即使肝脏中有一定量的维生素A储备，亦可出现暗适应能力降低。

（4）影响皮肤。容易出现复发性口腔溃疡、痤疮、皮肤干燥粗糙等症状。急性锌缺乏病主要表现为皮肤损害和秃发病，也会伴有腹泻、嗜睡、抑郁症和眼损害等症状。

（5）肠原性肢体皮炎。肠原性肢体皮炎为地方性遗传性疾病，幼儿人乳喂养停止后发病，病因主要是小肠吸收锌功能不全（异常）。临床特征：有进展性的肢端、口腔、肛门、生殖器部位的大脓包皮炎，同时伴有甲沟炎和秃发。慢性腹泻、体瘦、角膜浑浊等也是常见症状。

**2. 锌过量**

成人一次性摄入2g以上的锌会发生锌中毒，其主要特征是锌对胃肠道的直接作用，导致上腹疼痛、腹泻、恶心、呕吐。长期补充大量锌（100mg/d）时可发生其他的慢性影响，包括贫血、免疫功能下降（淋巴细胞对植物血管凝素刺激反应降低）和高密度脂蛋白（high density lipoprotein，HDL）胆固醇降低等。长期每天服用25mg锌，可引起铜继发性缺乏，损害免疫器官和免疫功能，影响中性粒细胞及巨噬细胞活力，抑制其趋化性和吞噬作用及细胞的杀伤能力。

### （五）锌的参考摄入量及食物来源

**1. 参考摄入量**

中国居民膳食锌的推荐摄入量（mg/d）：成年男女分别为12.5和7.5，孕妇中期、晚期增大为9.5，乳母为11.5。锌的可耐受最高摄入量（mg/d）成人男性、女性、孕妇、乳母均为40。

**2. 食物来源**

含锌较高的食物

锌的食物来源很广泛，但各种食物的锌含量可有很大差异。海产品含锌丰富，如生蚝含锌 71.20mg/100g；其次为肉、肝、蛋类食品、全粒麦、糙米、黄豆、花生、核桃、杏仁、大白菜、白萝卜等含锌量也较多，但吸收率低。因此海鱼、牛肉及其他红色肉类是锌的良好来源。牛奶的锌含量高于人奶，但人奶的吸收率高于牛奶。

## 十、硒

硒（selenium，Se）在20世纪30年代才首次从生物学角度引人注目。中国学者在1973年首先提出克山病与硒营养关系的报告，为硒的生理功能提供了科学依据。硒在人体内总量为14～20mg，广泛分布于所有组织和器官中，肾中硒浓度最高，肝脏次之，血液中相对低些，脂肪组织中含量最低。

### （一）硒的生理功能

**1. 构成含硒蛋白与含硒酶**

进入体内的硒绝大部分与蛋白质结合称为“含硒蛋白”。其中，由信使（messenger）RNA（mRNA）上的三联体密码子UGA编码硒半胱氨酸（Sec）掺入的蛋白质另称为“硒蛋白”（seleno-protein）。目前认为，只有硒蛋白是具有生物学功能的，且为机体硒营养状态所调节。它们起着抗氧化、调节甲状腺激素代谢和维持维生素C及其他分子还原态作用等。根据基因频度分析，人体可能会有50～100种硒蛋白存在。

硒是谷胱甘肽过氧化物酶（glutathione peroxidase, GSH-Px）的组成部分，其代谢作用是保护多不饱和脂肪酸不被氧化，并防止其氧化所造成的组织损坏；硒能保护组织免受某些有毒物质如砷、镉和汞的毒性作用；硒与维生素E可起到相互节约的作用。主要含硒蛋白与含硒酶有谷胱甘肽过氧化物酶，有保护细胞和细胞膜免遭氧化损伤的作用；硫氧还蛋白还原酶、碘甲状腺原氨酸脱碘酶是催化各甲状腺激素分子脱碘的一类酶，其主要生理作用是甲状腺分泌的$T_4$转化成活性形式$T_3$而提供给周围组织。近年发现硒的营养状况与此酶活性有密切关系。

**2. 抗氧化作用**

医学研究发现许多疾病的发病过程都与活性氧自由基有关。例如，化学、辐射和吸烟等致癌过程、克山病心肌氧化损伤、动脉粥样硬化的脂质过氧化损伤、白内障形成、衰老过程、炎症发生等无不与活性氧自由基有关。由于硒是若干抗氧化酶的必需组分，它通过消除脂质过氧化物，阻断活性氧和自由基的致病作用，起到延缓衰老乃至预防某些慢性病发生的功能。

**3. 对甲状腺激素的调节作用**

硒主要通过三个脱碘酶（$D_1$、$D_2$、$D_3$）发挥作用，对全身代谢及相关疾病产生影响，如碘缺乏病、克山病、衰老等。

**4. 维持正常免疫功能**

适宜硒水平对于保持细胞免疫和体液免疫是必需的。免疫系统依靠产生活性氧来杀灭外来微生物或毒物。硒在脾、肝、淋巴结等所有免疫器官中都有检出，补硒还可提高宿主抗体和补体的应答能力。

**5. 抗肿瘤作用**

人体流行病学研究表明，硒具有抗癌作用。补硒可使肝癌、肺癌、前列腺癌和结直肠癌的发生率及总癌发生率和死亡率明显降低，且原先硒水平越低的个体，补硒效果越好。

**6. 抗艾滋病作用**

调查发现人体免疫缺陷病毒（human immunodeficiency virus，HIV）感染患者血浆硒水平与 $CD_4$ 细胞数和 $CD_4/CD_8$ 比值呈正相关，而与 $B_2$-微球蛋白和胸苷激酶活性呈负相关。补硒可能是减缓病程、提高生存率的有效方法。

**7. 维持正常生育功能**

许多动物实验表明硒缺乏可导致动物不育、不孕。在严重或长期硒缺乏后，尤其是第二代缺乏，会使精子生成停滞而导致不育。

**8. 延缓衰老作用**

衰老本身不是疾病，但随着岁月流逝，身体保持平衡的抗氧化状态能力减弱，氧化逐渐超过了抗氧化，进而导致细胞（线粒体和DNA）遭氧化破坏，免疫力减弱，对疾病敏感性增加，易患各种慢性疾病。另外，进入老年后食量相对减少，从膳食中摄入的抗氧化物随之减少，因此适当补硒和维生素E等抗氧化物能增强氧化和免疫力，从而延缓人体衰老进程。

## （二）硒的营养学评价

**1. 生化检测**

通过测定全血、血浆、红细胞、发、尿、指（趾）甲等组织的硒含量，评价硒营养状况。杨光圻等通过对中国不同硒水平地区膳食硒摄入量、血浆硒和发硒等的测定，提出适于中国以全谷类为主食的膳食硒摄入量对数回归方程式：

$$\text{Log 膳食硒摄入量}(\mu g/d) = 1.304\text{Log 全血硒}(mg/L) + 2.931$$

Log 膳食硒摄入量（μg/d）＝1.624Log 血浆硒（mg/L）＋3.389

Log 膳食硒摄入量（μg/d）＝1.141Log 发硒（mg/L）＋1.968

根据以上公式，可用全血硒或血浆硒或发硒测定值来推算膳食硒摄入量。由于不同地区土壤中硒含量不同，使不同地区品种食物中硒含量也不同，因而，膳食硒摄入量不宜使用《中国食物成分表》中的数值来计算，只能用当地各种食物硒含量实际测定值来计算。

各项硒指标的正常值范围：全血硒为 0.89～7.1　mol/L（0.07～0.56mg/L）；血浆硒为 0.82～4.2　mol/L（0.065～0.33mg/L）；尿硒为 0.15～2.2mmol/L（12～174mg/L）；发硒为 4.5～45　mol/kg（0.36～3.6mg/kg）；指（趾）甲硒为 5.7～57　mol/kg（0.45～4.5mg/kg）。

以硒含量作为评价指标存在一个共同缺陷，就是测定的都是总硒量，其中包含了非功能硒，如硒代蛋氨酸、金属硒化物等。

**2. GPH-Px 活性测定**

GPH-Px 是含硒酶，代表硒在体内的活性形式，红细胞中 GPH-Px 活性占全血 GPH-Px 活性的 90%以上。因此，通过测定红细胞中 GPH-Px 活力，可直接反映硒营养状况。随着硒含量增加，GPH-Px 活性也增高，但当血硒达到 1.27μmol/L（0.1mg/L）时，GPH-Px 活性达饱和而不再升高，因此，以 GPH-Px 活性作为评价指标，仅适用于低于正常硒水平人群。

**3. 其他**

有实验提示血浆硒蛋白酶-P（Sel-P）、红细胞 GPH-Px1 的 mRNA 及某些组织中的抗氧化酶活性和硒蛋白酶-W（Sel-W）可作为硒的营养评价指标。

**4. 间接指标**

血浆或血清甲状腺素 $T_3$ 和 $T_4$，或两者比值。源于硒作为三种碘甲腺原氨酸脱碘酶的必需组分，可通过该酶调节甲状腺激素水平。

目前还没有适用于高硒状态的灵敏评价指标，头发脱落和指甲变形被用来作为硒中毒的临床指标。

### （三）硒的吸收与代谢

**1. 硒的吸收**

硒在体内的吸收主要受膳食中硒的化学形式和量的影响，另外性别、年龄、健康状况，以及食物中是否存在如硫、重金属、维生素等化合物也会影响硒的吸收。

人体摄入的硒有各种形式，动物性食物以硒半胱氨酸和硒蛋氨酸形式为主；植物性食物以硒代蛋氨酸为主；而硒酸盐和亚硒酸盐是常用的补硒形式。

硒主要在十二指肠被吸收，空肠和回肠也稍有吸收，胃不吸收。不同形式硒的吸收方式不同，硒代蛋氨酸是主动吸收，亚硒酸盐是被动吸收，而硒酸盐的吸收方式不太明确，主动和被动吸收的报道均有。可溶性硒化合物极易被吸收，如亚硒酸盐吸收率大于 80%，硒蛋氨酸和硒酸盐吸收率大于 90%。硒的吸收似乎不受机体硒营养状态影响。在测定不同形式硒生物利用率时，主要影响因素不是吸收率，而是转化为组织中硒的生物活性形式的效力。

**2. 硒的代谢**

膳食摄入的各种形式硒通过不同代谢途径均转化为负二价硒化合物（$Se^{2-}$）。$Se^{2-}$再经硒代磷酸合成酶催化，形成硒代磷酸盐。然后，再经一系列转换而将Sec编码插入形成硒蛋白。若硒代磷酸合成酶催化反应被抑制，$Se^{2-}$就会通过另一途径形成二甲基或三甲基硒离子由呼出气或经尿排出。因此，负二价硒化合物（$Se^{2-}$）是体内硒进入合成硒蛋白途径和排出途径的分叉中间化合物，而硒代磷酸合成酶可能在调节中起关键作用。

吸收的硒在血液中转运，但其转运形式并不清楚。经尿排出的硒占总硒排出量的50%～60%，在摄入高膳食硒时，尿硒排出量会增加，反之减少，肾脏似乎起了调节作用。

### （四）硒的缺乏与过量

**1. 硒缺乏**

一般人中没有很明显的缺硒症状。20世纪70年代初，我国的科学工作者发现克山病与人群的硒状态有关，该病主要易感人群是2～6岁儿童和育龄妇女，大都发生在农村半山区。其主要症状有心脏扩大，心功能失代偿，发生心源性休克或心力衰竭、心电图异常等。分析病区人群的血、头发及粮食样品中的含硒量，其内外环境均处于贫硒状态，其他与缺硒有关的疾病还有地方性大骨节病，用亚硒酸钠与维生素E治疗儿童大骨节病有显著疗效。人们已经做了众多尝试，试图将硒状态与多种慢性退行性人类疾病尤其是癌症相联系。白内障者及糖尿病性失明者补充硒后，发现视觉功能有改善。

**2. 硒过量**

硒摄入过量可致中毒。20世纪60年代，我国湖北省恩施县和陕西紫阳县发生过地方性硒中毒，与当地水土中硒含量过高，致粮食、蔬菜、水果中高硒有关。其主要表现为头发变干、变脆、易断裂和脱落；肢端麻木、抽搐、甚至偏瘫，严重时可致死亡。

硒与健康

### （五）硒的参考摄入量及食物来源

含硒较高的食物

中国居民膳食硒的推荐摄入量，18岁以上成人（含孕妇和乳母）为60μg/d，可耐受最高摄入量为400μg/d。

食物和饮水是机体硒的主要来源。食物中的硒含量变化很大（以μg/g鲜重计），最富含的食物来源是动物内脏和海产品，为0.4～1.5μg/g；然后是肉类为0.1～0.4μg/g；不同产地的玉米和谷物硒含量差异甚大，是由于能供给植物摄取的土壤硒含量（植物利用率）的不同。目前有供应专门的硒酵母制品作为保健食品。这些硒酵母生长在含硒高的培养基上，因此含硒量远高于一般酵母，有用高硒酵母制成的片剂或胶囊供应。补充过量的硒会引起硒中毒。

## 十一、铜

成人体内铜（copper，Cu）含量为1.5～2.0mg/kg。估计人体内含铜总量范围为50～120mg，其中有50%～70%存在于肌肉和骨骼中，20%存在于肝内，5%～10%在血液中。

各组织中铜的含量范围为1～10μg/kg，其中以肝、肾、心、头发和脑中最高，脾、肺、肌肉和骨骼次之，脑垂体、甲状腺和胸腺最低。人血液中的铜主要分布在红细胞和血浆，在红细胞中约60%的铜存在于铜锌超氧化物歧化酶（superoxide dismutase，SOD）中，其余40%与其他蛋白质和氨基酸松弛地结合。正常人红细胞中铜为14.2～15.7μmol/L（0.9～1.0mg/L）。血浆中铜约有93%牢固地结合于铜蓝蛋白，其余7%与白蛋白和氨基酸结合。与白蛋白疏松结合的铜是运输、吸收、排泄的重要形式和中间环节，也是合成各种细胞蛋白的原料。

### （一）生理功能

**1. 催化作用**

铜在机体内的生理功能主要是催化作用，许多含铜金属酶作为氧化酶，参与体内氧化还原过程，维持正常造血、促进结缔组织形成、维护中枢神经系统的健康，以及促进正常黑色素形成和维护毛发正常结构、保护机体免受超氧阴离子的损伤等。

**2. 铜蓝蛋白的构成成分**

铜是血浆铜蓝蛋白的组成成分，铜蓝蛋白可催化二价铁氧化成三价铁，对促进铁的吸收和转运，促进血红素和血红蛋白的合成均具有重要作用。

**3. 对脂质和糖代谢有一定影响**

铜对脂质和糖代谢有一定影响，缺铜可使动物血中胆固醇水平升高，但铜过量又能引起脂质代谢紊乱。铜对血糖的调节也有重要作用，缺铜后葡萄糖耐量降低。对某些用常规疗法无效的糖尿病患者，给以小剂量铜离子治疗，常可使病情改善，血糖降低。

### （二）铜的营养学评价

**1. 血清中铜浓度**

血清铜可作为评价铜缺乏的指标，正常人血清铜为10.0～24.6μmol/L（640～1560μg/L），女性妊娠期的血清铜可高出2倍多。

**2. 血清铜蓝蛋白**

铜蓝蛋白水平也是评价铜缺乏的一个可靠指标，正常人为180～400mg/L。新生儿血浆铜蓝蛋白较低，随年龄逐渐增高，12岁可达成年人水平。当血清铜蓝蛋白浓度＜150mg/L时认为可能缺铜。值得注意是，在发生肝病、恶性肿瘤、炎症及传染病等疾病时，铜蓝蛋白浓度可以明显增高，此时的血清铜蓝蛋白水平不能作为评价铜营养状况的指标。

**3. 红细胞超氧化物歧化酶和细胞色素C氧化酶**

这两种酶均是近些年作为评价铜营养状况的重要指标。研究表明，低铜膳食可导致红细胞中SOD和细胞色素C氧化酶（cytochrome c oxidase，CCO）的活性下降，这可能与两种酶对低铜膳食反应敏感有关。

**4. 血小板中细胞色素C氧化酶**

也有部分研究采用CCO作为生物标志。绝经妇女摄入铜0.57mg Cu/d 105d后，摄入2mg Cu/d 35d，与血清铜、血清铜蓝蛋白或红细胞SOD-1相比，CCO是变化最为明显的生物标志，但其活性与铜营养状况是否呈平行变化仍未定论。

## （三）铜的吸收与代谢

**1. 铜的吸收**

铜主要在十二指肠被吸收，小肠末端和胃也可以吸收铜。据估计，人体铜吸收率与摄入量呈负相关关系，且受饮食中其他因素的影响，在 12%～75%波动。年龄和性别对铜吸收未见明显影响。铜在体内的平衡部分受吸收的调节，而铜的吸收又受机体对铜的需要所调节。当摄入量增加时体内铜储存量随之增加，摄入量为 7～8mg/d 时储存量约为 1mg/d。

植物性食物中铜的吸收率约为 33.8%，而动物性食物中铜的吸收率约为 41.2%。膳食中其他营养素对铜的吸收利用可能产生影响。锌摄入过高可干扰铜的吸收，因为过量的锌可以诱导肠道内金属硫蛋白的合成，继而与铜结合将其隔离在肠细胞中，阻碍铜的吸收。但当锌∶铜比值在 15∶1 或更低时，似乎很少有影响。对于婴儿而言，铜与铁的协同作用是最为关键的，10.8mg/LFe 配方奶喂养儿与 1.8mg/LFe 配方奶喂养儿相比，铜吸收率下降。

铜主要以三种方式通过血浆运送至器官被摄取和利用。一是血浆铜蓝蛋白，二是白蛋白结合铜，三是小分子结合铜。回到肝脏的血浆铜蓝蛋白被新生铜蓝蛋白置换后分解并转运到胆汁排出。剩余的血浆铜约有 12%与 $\alpha_2$-巨球蛋白结合，约 18%与白蛋白结合，其他与小肽和氨基酸结合。

铜的转运需要铜伴侣蛋白。铜伴侣蛋白是铜稳态调节的重要实现者，能将所载运的铜精确运送至结合位点，参与目的蛋白装配，同时具有保护机体免受游离铜离子的毒性作用。

**2. 铜的代谢**

一般认为铜不是储存元素，它通常很容易从体内排出，然而多数或所有组织的细胞都能以金属硫蛋白的络合物形式将过多的铜储存起来，主要储存在肝中。与金属硫蛋白结合也是一种解除铜离子毒性的途径。当铜摄入量增加，则结合到金属硫蛋白的铜也增加。肾脏中铜浓度相对较高，但其作用仍不清楚。体内对铜的平衡调节，胆汁排泄起着重要作用，所以对胆管阻塞患者的铜摄入量要严格监测。

妊娠期对铜储存很重要，分娩时产妇肝中铜是一般成人浓度的 5～10 倍，孕妇所储存的铜可供胎儿生长和母奶喂养婴儿所用。

铜的主要排泄途径是通过胆汁到胃肠道，再与进入胃肠道的铜及少量来自小肠细菌的铜一起由粪便中排出。由胆汁排泄入胃肠道的铜有 10%～15%可被重新吸收。内源性铜的排泄量明显受铜摄入量的影响。铜摄入量低时几乎没有内源性铜的排泄且铜周转率低，铜摄入量增加时内源性铜的排泄增加且周转加快。健康人每日经尿液排泄铜 10～30μg（0.2～0.5μmol），经汗及皮肤通常丢失 50μg 以下。铜吸收和排泄的动态平衡调节，在一定的膳食摄入范围内可预防铜的缺乏或中毒。

## （四）铜的缺乏与过量

**1. 铜缺乏**

引起铜缺乏的原因可分为先天性和后天性两种，前者主要由遗传性铜代谢紊乱引起，如 Menke’s 病，后者主要与饮食有关。其他系统紊乱、疾病或治疗亦可增加铜缺乏的风险，如乳糜泻、Crohn’s 病、肠道吸收疾病、艾滋病和自身免疫病等。长期使用高剂量解酸剂或其他阳离子螯合物会降低人对铜的吸收能力，接受腹膜透析治疗的患者会损失较多的血浆铜蓝蛋白。

由于胎儿期铜的储存来自母体怀孕后的三个月，早产儿容易发生铜缺乏。长期使用肠道外营养的患者若在营养液中未添加铜亦可引起铜缺乏。营养不良儿童和消化道功能障碍者均易发生铜缺乏。

铜缺乏对机体功能影响较大，主要表现在以下几个方面。

（1）缺铜性贫血。铜参与铁的代谢，缺铜时铁转运受阻，一方面使红细胞生成障碍，造血功能下降，另一方面使某些细胞中铁聚集。铜缺乏时人体血红蛋白合成减少，并有寿命短的异常红细胞产生，易发生小细胞低色素性贫血。

铜缺乏时可发生不同程度的贫血。大多数为低血色素小细胞性，亦可为正常细胞或大细胞性。网织细胞增加或减少，常低于 1500 个/mm$^3$，白细胞数亦减少，骨髓象改变。

（2）心血管受损。含铜酶是心脏和动脉壁中三种主要结缔组织中的必要成分，对冠心病的形成起着重要的抑制作用。铜缺乏时可出现心电图异常、心脏收缩功能受损、线粒体呼吸机能受损和心肌肥大等，常伴有压力超载症状如高血压和主动脉狭窄。同时由于含铜酶合成减少，影响人体心肌细胞的氧化代谢，会导致脂质累积，胆固醇增加。铜缺乏可引起赖氨酰氧化酶活力下降，使弹性蛋白和胶原的生物合成减少而导致心脏和动脉组织强度降低引起破裂，以至死亡。孕妇铜缺乏可导致胎儿心脏、血管发育受损和脑畸形。

（3）中枢神经受损。婴儿铜缺乏会引起中枢神经系统的广泛损害。有报道表明，铜缺乏导致的氧化性应激可迅速降低老年痴呆症患者的认知能力，这种论点正在进一步研究确证。动物实验发现母代缺铜可引起子代神经功能紊乱，临床可见运动失调和高死亡率。

（4）影响结缔组织机能和骨骼健康。铜缺乏可引起机体骨骼、血管、皮肤中胶原蛋白和弹性蛋白的交联受损，诱发骨质疏松、血管破裂、动脉瘤、皮肤粗糙缺少光泽。发育期缺铜可导致骨畸形，老年缺铜易产生骨质疏松。

（5）Menke’s 病。Menke’s 病又称 Menke’s 卷发症，是一种先天性铜代谢紊乱疾病，以中枢神经损伤为主，头发卷曲色浅为特征。幼儿 Menke’s 病多以骨骼缺陷如骨质减少和自发性肋骨骨折为特征。患儿血液、肝和脑中铜含量低，但在某些组织和器官中由于铜无法正常排出细胞而产生集聚，血清铜及血浆铜蓝蛋白含量减少，铜的吸收量降低。含铜酶活性减低是诊断本病的重要依据，给以铜盐治疗（硫酸铜）则可使血清中铜浓度迅速恢复，血浆中铜蓝蛋白浓度渐趋正常，一般情况逐渐好转而康复。

**2. 铜的过量**

由于人体自身调节机制，Wilson’s 病以外的铜中毒在人体中较为少见。

人体急性铜中毒偶见于误食铜盐、食用铜污染的食物或饮料，摄入铜量往往超过 20g。急性铜中毒的靶器官首先是胃肠道，低剂量急性中毒由于胃内铜聚集刺激迷走神经导致恶心、呕吐和腹泻；稍高剂量的铜急性中毒除引起迷走神经反应外，还可直接刺激丘脑下部呕吐中枢而引起剧烈呕吐；大剂量铜的急性毒性反应包括口腔有金属味、流涎、上腹疼痛、恶心呕吐及严重腹泻。

慢性铜中毒表现为肝脏中铜聚集，继而引发结构和生化性质的改变包括慢性间质性肝炎等。慢性铜中毒一般经历两个阶段：第一阶段，没有明显的中毒症状，血铜浓度正常或偏高，但肝酶浓度增高明显，这是铜在肝脏中逐渐聚积的反应，可导致富含酸性磷酸酶的肝细胞肿大及含铜枯否氏细胞（Kupffer 细胞）的灶性坏死；铜中毒的第二阶段发生非常迅速，常出现溶血危象，肝脏中会产生广泛变性、点状坏死、炎细胞浸润及胆汁淤积。也可由于肾脏铜浓度升高致肾脏损伤。

慢性铜中毒主要见于 Wilson's 病，它与铜在肝及其他组织中达到毒性水平的聚集有关，并非铜摄入量过多所致。Wilson's 患者常见慢性肝脏损伤和/或精神损伤，并常伴随有肾功能障碍，眼、血液及骨骼病变也较常见。

肝硬化在印度儿童中发生率较高，研究表明与环境、烹饪方法等导致摄入铜过高有关。其原因是食用铜锅中煮的牛奶，可使铜含量增加 0.13～6.35mg/L，造成铜中毒。

### （五）铜的参考摄入量及食物来源

**1. 参考摄入量**

中国居民膳食铜的推荐摄入量为成人 0.8mg/d，可耐受最高摄入量为 8.0mg/d。

**2. 食物来源**

铜广泛存在于各种食物中。牡蛎、贝类海产品及坚果类是铜的良好来源（含量为 0.3～2mg/100g），其次是动物肝、肾组织，谷类胚芽部分，豆类等（含量为 0.1～0.3mg/100g）。植物性食物铜含量受其培育土壤中铜含量及加工方法的影响。奶类和蔬菜含量最低（≤0.1mg/100g）。通常成年人每天可以从膳食中得到约 2.0mg 铜，基本上能满足人体需要。食物中铜的平均吸收率为 40%～60%。

常见食物中铜的含量

## 十二、氟

绝大多数氟化物都可溶于水，因此氟（fluorine，F）广泛存在于土壤、水和动植物体内。氟吸收后，很快进入血液，分布到全身，主要在骨骼、牙齿、指甲及毛发中；同时，氟还分布于皮肤、肺、肾、心、脾、肝等软组织中。成年人体内含氟为 2～3g，约有 96%积存于骨骼及牙齿中，尤以牙釉质中含量最多，少量存于内脏、软组织及体液中。

### （一）氟的生理功能

**1. 预防龋齿和老年性骨质疏松症**

黏附在牙缝和牙面上的残渣中的糖分，在细菌的作用下，氧化成羧酸类如乳酸、焦葡萄酸等，它们都是牙齿的“腐蚀剂”，焦葡萄酸是在烯醇化酶的作用下生成的，氟则是烯醇化酶活性的抑制剂，这是氟具有防龋作用的原因之一。此外，氟缺乏时，钙、磷的利用也会受到影响，而可导致骨质疏松。

**2. 促进骨骼和牙齿的形成**

人体骨骼固体的 60%为骨盐（主要为羟磷灰石），氟能与骨盐结晶表面的离子进行交换，形成氟磷灰石而成为骨盐的组成部分。骨盐中氟多时，骨质坚硬，而且适量的氟有利于钙和磷的利用及在骨骼中沉积，可加速骨骼成长，促进生长，并维护骨骼的健康。

### （二）氟的营养学评价

在我国，因氟摄入量不足引起的缺乏症不多，而因过量氟引起的氟斑牙和氟骨牙现象较为多见。氟的营养学评价指标主要有氟摄入量、血氟、尿氟。

**1. 氟摄入量**

由于不同地区的食品含氟量不同，食品消费习惯也不同，因而氟的摄入量很难准确估计。一般约为 1mg/d，高于此值可能氟过量，低于此值可诱发龋齿。

**2. 血氟**

血氟虽能够稳定、直接地反映人体内氟水平，但是人体内血氟水平常常受到环境和地理位置等众多因素的影响，因此，目前我国没有明确的血氟正常水平。正常成年人全血氟约为 0.28μg/g，早晨空腹最低，为 0.03～0.08μg/g，晚饭后最高，为 0.24～0.51μg/g。

**3. 尿氟**

氟主要从尿中排出，是间接反映人体氟摄入水平的指标。一般情况下，尿氟水平与当地水氟浓度相当，约为 1μg/g。例如，饮水含氟量＞1.0mg/L，或总氟摄入量为 3.5mg/d，平均尿氟含量为 1.1～2.0μg/g，当地儿童的氟斑牙发生率可能高达 30%。

### （三）氟的吸收与代谢

**1. 氟的吸收**

膳食和饮水中的氟摄入人体后，主要在胃部吸收。氟的吸收很快，吸收率也很高。饮水中的氟可完全吸收，食物中的氟一般吸收率为 75%～90%，剩下的 10%～25%则由粪便排出，吸收一半量所需要的时间约为 30min。氟吸收的机制是通过扩散，氟的吸收受几种膳食因素的影响，铝盐、钙盐可降低氟在肠道中的吸收，而脂肪水平提高可增加氟的吸收。

氟一旦被吸收，即进入血液，分布到全身，从血浆来的氟与钙化的组织形成复合物，此外还分布于软组织的细胞内外间隙。绝大多数保留在体内的离子氟进入钙化组织（骨骼和发育中的牙齿），以氟磷灰石形式存在，或者在晶体表面的水和外壳内进行离子交换。每天吸收的氟约 50%于 24h 内沉积在钙化组织中，机体中的氟约 99%存在于钙化的组织。根据生理需要骨骼中的氟可通过间隙的离子交换快速地动员或由不断进行的骨再建过程而缓慢地动员释放。

**2. 氟的代谢**

肾脏是无机氟排泄的主要途径。每天摄入的氟约有 50%通过肾脏清除。氟可自由滤过肾小球毛细管，而肾小管的重吸收率则高低不等。其次还受到尿 pH 的影响，尿 pH 升高时排氟增多，反之则减少，因此，影响尿液 pH 的因素如膳食、药物、代谢或呼吸性疾病，甚至于居住地的海拔高度等，都能影响氟的吸收。

### （四）氟的缺乏与过量

**1. 氟缺乏**

在缺氟情况下，牙釉质中坚硬而又耐酸的氟磷灰石形成较少，使牙齿更易受损，导致龋齿的发生；此外，机体缺氧时也会干扰钙、磷的利用而影响骨骼的健康。

**2. 氟过量**

摄入过量的氟可引起急性或慢性氟中毒。急性氟中毒的症状和体征为恶心、呕吐、腹泻、腹痛、心功能不全、惊厥、麻痹及昏厥，多见于特殊工业环境中。氟的慢性中毒主要发生于高氟地区，因长期摄入过量的氟而引起，主要造成骨骼和牙齿的损害，其临床表现为斑釉症和氟骨症。长期摄入低剂量的氟（1～2mg/L 饮水）所引起的不良反应为氟斑牙，而长期摄入高剂量的氟则可引起氟骨症。近年来的研究表明，过量的氟对机体的免疫功能也有损伤。

（1）氟斑牙。牙齿是人体对氟最敏感的部位，氟斑牙是慢性氟中毒时最先出现且最明显的症状。摄入过量的氟主要损害釉质发育期牙胚的造釉细胞，影响正常牙齿的矿化过程，所以在儿童的牙齿发育矿化阶段摄入过量的氟最容易引起氟斑牙。氟斑牙多发于恒牙，牙面无光泽，出现不透明斑块、粗糙似粉笔或牙面呈黄褐色甚至黑色，或有牙缺损、牙釉质损坏脱落等症状。

（2）氟骨症。氟骨症是氟中毒进一步严重的症状，在氟斑牙的基础上又出现骨和关节的结构和功能上的改变。出现骨骼疼痛、变形、骨折、骨样硬化、骨软化症、骨质疏松及形成外生骨疣。这都是由于过量的氟在体内与血液中的钙或磷结合，抑制了相关代谢活动；或是氟与钙离子结合形成难溶的氟化钙沉积于骨中，增加骨密度引起骨硬化，骨中钙很难释放入血，血钙下降进而导致甲状旁腺功能亢进。

（3）对神经系统的影响。氟可透过血脑屏障在脑组织中蓄积，过多的氟能够影响大脑的生理过程，导致记忆力减退、精神不振、失眠、易疲劳等。而且大量的研究证明地方性氟中毒地区儿童智力发育水平低于正常对照区儿童。

（4）对甲状腺功能的影响。氟过量时可干扰甲状腺的功能，在甲状腺功能发生障碍时，过量的氟能诱发甲状腺肿。

### （五）氟的参考摄入量及食物来源

**1. 参考摄入量**

氟的需要量为 1～2mg。人体每日摄入的氟大约 65%来自饮水，30%来自食物。《中国居民膳食营养素参考摄入量》氟的适宜摄入量为 14 岁以上各人群（含孕妇和乳母）1.5mg/d，可耐受最高摄入量为 18 岁以上各人群（含孕妇和乳母）3.5mg/d。

常见食物中氟的含量

**2. 食物来源**

氟的主要来源是饮用水，一般饮用水中氟的含量为 0.2～1.0mg/kg，软水中不存在氟，而有些硬水中氟可高达 10mg/kg，对牙齿的最适量为 1mg/kg。食品中氟的含量一般很低，约低于 1mg/kg，但海鱼中含量非常丰富，可高达 5～10mg/kg。另一富氟资源为茶叶，尤其是中国茶，如在干旱地区的茶中氟的含量可高达 100mg/kg。一般情况下，每日从饮水中摄取的氟约占 65%，其余从食物中摄入。

1. 简述矿物质的分类及特点。
2. 矿物质的生理功能有哪些?
3. 人体需要的主要微量元素有哪些?
4. 人体常量元素共多少种?
5. 简述钙的生理功能，人体内常见的钙缺乏症有哪些表现? 影响铁吸收的因素有哪些? 其主要食物来源有哪些?
6. 简述镁的生理功能，影响镁吸收的因素有哪些?
7. 简述铁的主要生理功能，在体内缺乏或过量会导致哪些疾病? 影响铁吸收的因素有哪些? 其主要食物来源有哪些?
8. 简述碘的主要生理功能，在体内缺乏或过量会导致哪些疾病?
9. 简述锌的主要生理功能，在体内缺乏或过量会导致哪些疾病? 其主要食物来源有哪些?
10. 简述硒的主要生理功能，在体内缺乏或过量会导致哪些疾病? 其主要食物来源有哪些?

## 任务八 认识植物性化学物质的功能

【任务引领】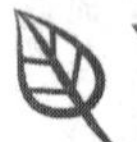

菊花、薄荷、枸杞子、黑豆、面粉、茶叶、苹果等食物中均含有植物性化学物质。

（1）请分析其中含有的植物性化学物质有哪些?

（2）请指出各种植物性化学物质的功能。

食物中除了含有碳水化合物、蛋白质、脂肪等营养素以外，还含有大量的植物性化学物质，我国古代医学典籍记载，植物叶、果、茎、根等都有了不同的医疗和功能用途。过去几百年时间里，中国一直依赖传统药物（其中 90%以上是植物药）与疾病斗争。自 20 世纪 50 年代开始，随着发达国家营养缺乏病的消灭和慢性疾病的发展，食物当中自然存在的植物化合物引起美欧科学界广泛兴趣。植物性化学物质被营养学界所重视，开启了人类认识食物的又一个新里程碑。近年来越来越多的研究证据表明，蔬菜、水果、坚果、全谷物等富含多种多样植物化合物，对降低慢性疾病风险有着重要作用。

迄今为止，人们已经发现并且比较关注的植物性化学物质包括黄酮类、多酚类、萜类、有机酸类、生物碱、含氮、含硫化合物等 18 类化合物，这些物质多具有抗氧化、降低血清胆固醇、抗癌等功能。

目前一些植物化合物尚缺乏完善的食物数据、人体生物利用率、摄入量等研究。因此并不能制定出特定建议值和可耐受最高摄入量，详见附表 1-8。

1. 简述植物性化学物质的种类。
2. 请查阅资料后，简述五类主要植物性化学物质的功能。

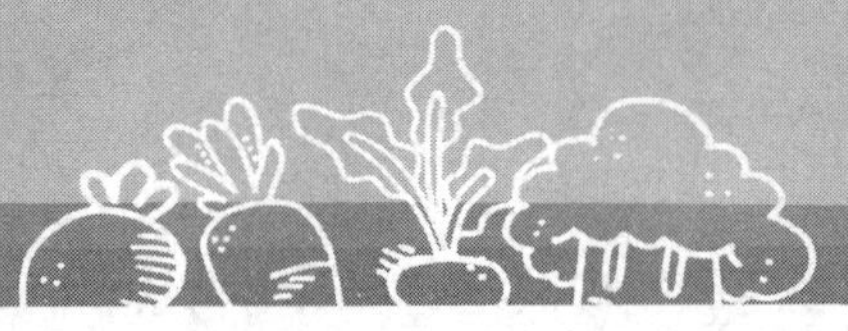

# 项目三　各类食物的营养价值

## 知识目标

（1）了解食物营养价值的评价意义，掌握食物营养价值的评定指标。
（2）了解各类食物的营养特点，能运用所学的知识指导日常生活食物的选择。
（3）了解主要粗粮的营养特点。
（4）了解食品营养强化的意义，掌握食品营养强化的注意事项，能运用所学的知识合理进行食品强化。

## 能力目标

（1）会查《中国食物成分表》，能用 INQ 评估食物的营养价值。
（2）能评价常见食品的营养特点，并合理地选择食物。
（3）能根据不同消费者的需求，合理推荐营养强化食品。

各类食物的营养价值

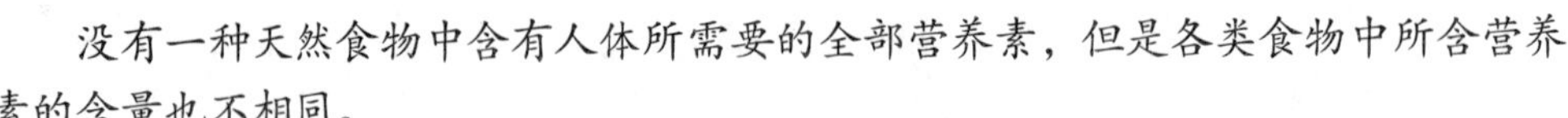

## 任务一　食物营养价值的评价方法

【任务引领】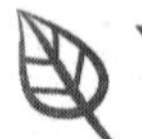

没有一种天然食物中含有人体所需要的全部营养素，但是各类食物中所含营养素的含量也不相同。

（1）请根据食物营养成分表计算苹果、四季豆中各类营养素的 INQ。

（2）根据上述计算结果进行判断，说明苹果、四季豆分别是哪几种营养素的重要来源。

食物的营养价值是指食物中各种营养素含量多少及其被机体消化、吸收和利用程度高低的相对指标。食物营养价值的高低，取决于食品中所含营养素种类是否齐全，数量多少、相互比例是否适宜及其是否容易被人体消化吸收和利用。

人类摄取的食物品种繁多，按其来源大致可以分为三大类，即植物性食物、动物性食物及以上两类天然食物为原料加工制作的各类食品。食物所含营养素的种类和数量不同，其营养价值也不同。即使是同一种食物由于其品种、部位、产地、栽培方式、成熟度、储存时间和加工烹调方法的不同，其营养价值也会有一定的差异。

目前，还没有任何一种天然食物能够满足人体的全部营养需要。因此，人们应当了解不同食物的营养特点，以便合理地选择多种食物或合理地进行加工食品配方的改进，以保证营养平衡，满足人体的营养需要。

### （一）评价食物营养价值的意义

（1）全面了解各种食物的天然组成成分，包括营养素种类、非营养素类物质、抗营养因素等，了解食物的营养缺陷，以便通过合理加工或通过选育新品种，消除抗营养因素，提高食物的营养价值。

（2）了解食物在加工烹调过程中营养素的变化和损失，以便采取合理的加工方法，最大限度地保存食品中的营养素，提高食品的营养价值。

（3）指导人们科学地选取食品和合理搭配食品，配制营养平衡膳食，以达到促进健康、增强体质、延年益寿及预防疾病的目的。

（4）指导食品加工者科学地设计加工食品和营养强化食品的配方，合理地选择新技术和新工艺，以提高加工食品的营养价值。

### （二）食物营养价值的评价

评价食物营养价值主要从以下两个方面考虑。

**1. 营养素的种类及含量**

评价某种食物的营养价值，首先应分析它所含营养素的种类，并测定其含量。所含营养素的种类与数量与人体需要越接近，营养价值越高。

**2. 营养素的质量**

（1）营养质量指数（index of nutrition quality，INQ）是指食物或膳食中含有各种营养素占推荐摄入量的百分比，与其能量占推荐摄入量的百分比之间的比值。为了更好地评价食物的营养价值，常采用营养质量指数作为评价食物营养价值的指标。

$$\text{INQ}=\frac{\text{某营养素密度}}{\text{能量密度}}=\frac{\text{某营养素含量/该营养素参考摄入量}}{\text{所产生能量/能量参考摄入量}}$$

INQ＝1，表示被评价食物在能量达到摄入量标准时，该营养素正好达到摄入量要求；INQ＞1，表示被评价食物在能量达到摄入量标准时，该营养素含量超过了摄入量要求；所以INQ≥1的食品，其被评价的营养素的营养价值高。INQ＜1，表示被评价食物在能量达到摄入量标准时，该营养素的含量未能达到摄入量要求，营养价值较低，长期单纯食用INQ＜1的食物，可能发生该营养素的不足或能量过剩。

（2）营养密度（nutrient density）是评价食物营养价值的另外一个重要指标。营养密度是指食品的营养密度，是指食品中以单位能量为基础所含重要营养素的浓度，重要营养素指维生素、矿物质和蛋白质三大类营养素。营养密度越大，说明该种食物的营养价值越高。

**思考题**

1. 营养质量指数的定义是什么？评价食物营养价值的指标有哪几个？
2. 如何利用INQ指导日常饮食？

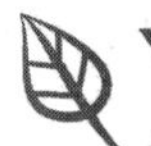

# 任务二　植物性食物的营养价值评价

【任务引领】

张女士最近减肥，为了控制总能量的摄入，张女士在不减少蛋白质和碳水化合物摄入量的情况下，采取降低油脂摄入量的方法达到减肥的目的，她经常用水果取代蔬菜，一段时间后发现自己经常出现疲劳乏力的症状。

（1）请分析张女士减肥后出现疲劳乏力现象的原因。

（2）请你制作一个表格比较谷类、薯类、坚果、豆类、蔬菜、水果等植物性食物的营养价值。

（3）请将上述各类食物提供的蛋白质、碳水化合物、维生素 $B_1$、维生素 $B_2$、叶酸、烟酸、钙、铁、锌、磷、镁、钾、钠等分别用柱形图来表示。

## 一、谷类与薯类食品的营养价值

谷类主要包括小麦、大米、玉米、高粱、小米、燕麦、荞麦等。在不同国家和地区居民膳食中，谷类的摄入量不同，我国居民膳食以大米和小麦为主，它们成为主食，其他的粮食称为杂粮。在我国居民膳食中，谷类提供人们 50%的能量、40%～60%的蛋白质和大于 60%的硫胺素，同时谷类也是矿物质和其他 B 族维生素的主要来源。

### （一）谷类的结构和营养素分布

各种谷类种子除形态大小不一外，其结构基本相似，都是由谷皮、胚乳、胚芽三个主要部分组成，分别占谷粒重量的 13%～15%、83%～87%和 2%～3%。谷类种子如图 3-1 所示。

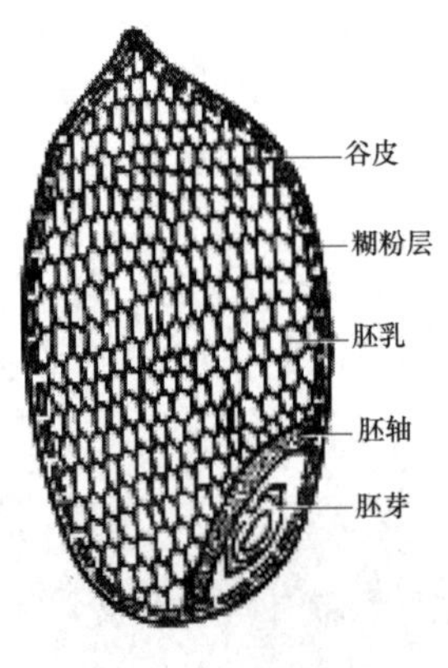


图3-1　谷类种子

**1. 谷皮**

谷皮为谷粒的外壳，主要由纤维素、半纤维素等组成，含较多灰分和脂肪。糊粉层介于谷皮与胚乳之间，含有较多的磷和丰富的 B 族维生素及无机盐，有重要营养意义，但在碾磨加工时，它易与谷皮同时脱落而混入糠麸中。

**2. 胚乳**

胚乳是谷类的主要部分，含大量淀粉和一定量的蛋白质。蛋白质靠近胚乳周围部分较高，越向胚乳中心，含量越低。

**3. 胚芽**

胚芽位于谷粒的一端，富含脂肪、蛋白质、无机盐、B 族维生素和维生素 E。胚芽质地较软而有韧性，不易粉碎，但在加工时因易与胚乳分离而混入糠麸中，造成营养素的丢失。

## （二）谷类的营养素种类及特点

谷类食物中的营养素的含量与组成因谷物的种类、品种、产地、施肥、成熟度及加工方法不同而异。

**1. 蛋白质**

不同谷类食物中蛋白质的含量差别较大，多数谷类食物蛋白质含量一般在8%～16%的范围，主要由谷蛋白、白蛋白、醇溶蛋白和球蛋白组成。

不同谷类各种蛋白质所占的比例不同，谷类蛋白质中主要是醇溶蛋白和谷蛋白。

一般谷类蛋白质因必需氨基酸组成不平衡，赖氨酸含量少，苏氨酸、色氨酸、苯丙氨酸及蛋氨酸含量偏低而使谷类食品蛋白质营养价值低于动物性食物，如谷类的蛋白质生物价：大米为77，小麦为67，大麦为67，高粱为56，小米为57，玉米为60。

由于谷类食物在膳食中占比例较大，是膳食蛋白质的重要来源，常采用氨基酸强化和蛋白质互补的方法来提高谷类蛋白质的营养价值。例如，大米用0.2%～0.3%的赖氨酸强化后，其蛋白质生物价可明显提高。

**2. 碳水化合物**

谷类含碳水化合物主要为淀粉，含量在70%以上，其次为糊精、戊聚糖、葡萄糖和果糖等。

**3. 脂肪**

谷类脂肪含量低，且以不饱和脂肪酸为主。大米、小麦为1%～2%，玉米和小米可达3%。其主要集中在糊粉层和胚芽，在谷类加工时，易转入糠麸中。

谷类中的脂肪含量虽然很低，但具有重要的作用。从米糠中可提取与机体健康有密切关系的米糠油、谷维素和谷固醇。从玉米和小麦胚芽中提取的胚芽油，80%为不饱和脂肪酸，其中亚油酸占60%，具有降低血清胆固醇、防止动脉粥样硬化的作用。

**4. 矿物质**

谷类含矿物质为1.5%～3%，主要在谷皮和糊粉层中。其中主要是磷和钙，由于多以植酸盐形式存在，消化吸收较差，此外还含有镁、钾、钠、硫、氯、锰、锌、硒、钼、钴等。谷类食物含铁少，为1.5～3mg/100g。黑大麦、荞麦、小米中锌的含量比其他谷类高。小麦硒含量比稻米高，玉米中硒的含量低。

**5. 维生素**

谷类是B族维生素的重要来源，如硫胺素、核黄素、尼克酸、泛酸和吡哆醇，主要分布在糊粉层和胚芽部。谷类加工的精度越高，保留的胚芽和糊粉层越少，维生素的损失就越多（表3-1）。小麦胚芽中含有丰富的维生素E，是植物原料中维生素E含量最高的，玉米胚芽次之。黄玉米和小米含有少量的胡萝卜素。

**表3-1 不同出米率大米和不同出粉率小麦的营养组成**

| 营养组成 | 大米出米率/% | | | 小麦出粉率/% | | |
|---|---|---|---|---|---|---|
| | 92 | 94 | 96 | 72 | 80 | 85 |
| 水分 | 15.5 | 15.5 | 15.5 | 14.5 | 14.5 | 14.5 |
| 粗蛋白 | 6.2 | 6.6 | 6.9 | 8～13 | 9～14 | 9～14 |

续表

| 营养组成 | 大米出米率/% | | | 小麦出粉率/% | | |
|---|---|---|---|---|---|---|
| | 92 | 94 | 96 | 72 | 80 | 85 |
| 粗脂肪 | 0.8 | 1.1 | 1.5 | 0.8～1.5 | 1.0～1.6 | 1.5～2.0 |
| 糖 | 0.3 | 0.4 | 0.6 | 1.5～2.0 | 1.5～2.0 | 2.0～2.5 |
| 无机盐 | 0.6 | 0.8 | 1.0 | 0.3～0.6 | 0.6～0.8 | 0.7～0.9 |
| 纤维素 | 0.3 | 0.4 | 0.6 | 微～0.2 | 0.2～0.4 | 0.4～0.9 |

注：标准粉指出粉率为85%的面粉，标准米指出米率为95%的大米。

## （三）几种杂粮的营养特点

### 1. 高粱米

高粱米中的亮氨酸含量甚多，但其他必需氨基酸含量不高。高粱米含脂肪和铁比稻米多。高粱内膜中含有一些色素和鞣酸，因而如加工过粗则饭色甚红、味涩，妨碍蛋白质的消化。一般以脱糠率20%的高粱米保存的营养成分最高，且感官性状也好。

### 2. 小米

小米也称粟米、谷子，有粳、糯两种。小米所含蛋白质、脂肪及铁比稻米多，小米中蛋白质含量约为9%，蛋白质组成中苏氨酸、蛋氨酸和色氨酸较一般谷类为高，亮氨酸也不少，唯一的缺点是赖氨酸较少。由于小米在碾磨过程中只是去了外皮，所以可以保存较多的维生素，因此小米中硫胺素和核黄素的含量甚为丰富。每100g小米中含硫胺素0.59～0.66mg，核黄素0.19mg，比米面都高。小米中还含有少量胡萝卜素。小米矿物质含量丰富，每100g小米含钙41mg、镁107mg、铁5.1mg、锌1.87mg，这均高于稻米、玉米、小麦粉。小米中重要营养素的消化率高，蛋白质为83.4%、脂肪为90.8%、糖类为99.4%。小米较耐久藏，很少在储藏中改变气味。

### 3. 玉米

玉米是我国主要杂粮之一，其中含蛋白质8%～14%，玉米粒中主要是醇溶蛋白和谷蛋白，缺乏赖氨酸及色氨酸，所以玉米的蛋白质生物学价值低，食用时常混入15%～25%大豆粉，利用豆类中较丰富的赖氨酸来提高玉米的蛋白质生物学价值。玉米胡萝卜素的含量、维生素 $B_2$、脂肪含量居谷类之首。玉米含脂肪6.1%，主要在胚芽中，其脂肪酸的组成中必需脂肪酸（亚油酸）占50%以上，并含较多的卵磷脂和谷固醇及丰富的维生素E，营养价值高，开发利用玉米胚芽，提炼卵磷脂是有效利用玉米的重要途径。玉米矿物质含量1.7%，主要是磷、钾，其次是锰、硅、钙、氯和钠。

### 4. 燕麦

燕麦富含淀粉、蛋白质、脂肪、B族维生素（烟酸、叶酸、泛酸等）、钙、铁等营养成分，其蛋白质含量居谷类之首，为14%，燕麦蛋白质的氨基酸组成比较全面，人体必需的八种氨基酸的含量均居首位，富含赖氨酸和精氨酸。燕麦中水溶性膳食纤维分别是小麦和玉米的4.7倍和7.7倍，燕麦中的B族维生素如烟酸、叶酸、泛酸都比较丰富，其维生素E含量也特别高，为15mg/100g。此外，燕麦粉中还含有谷类食粮中均缺少的皂苷（人参的主要成分），具有益肝和胃、养颜护肤等功效。燕麦还具有抗细菌、抗氧化的功效，在春季能够有效地增加人体的免疫力，抵抗流感；特别适合于老人、妇女、儿童、便秘、糖尿病、脂肪肝、高血压、动脉硬化者，脾胃虚寒者不宜多食。

**5. 荞麦**

荞麦面的蛋白质含量高于大米、小麦粉和玉米面，且其蛋白质中的氨基酸组成比较平衡，赖氨酸、苏氨酸的含量较丰富。荞麦蛋白质和其他谷物蛋白质不同，面筋含量低，近似于豆类蛋白。荞麦种子中的淀粉含量在 70%左右。与一般谷物淀粉比较，荞麦淀粉食用后易被人体消化吸收。荞麦种子的总膳食纤维含量为 3.4%～5.2%，其中 20%～30%是可溶性膳食纤维。荞麦面含有脂肪 2%～3%，其中对人体有益的油酸、亚油酸含量也很高。荞麦中 B 族维生素含量丰富，维生素 $B_1$、维生素 $B_2$ 是小麦粉的 3～20 倍，为一般谷物所罕见。荞麦含有其他谷物所不具有的芦丁及维生素 C，芦丁是类黄酮物质之一，是一种多酚衍生物，具有提高毛细血管的通透性，维持微血管循环功能，对高血压和心脏病有重要的防治作用。荞麦含镁量高，含铁、锰、钠、钙的量也高。

### （四）薯类的营养特点

薯类是我国仅次于谷类的碳水化合物的重要来源，如马铃薯、甘薯、木薯、山药等。传统的观念认为，薯类主要提供碳水化合物，通常把它们与主食相提并论。但是，现在发现薯类除了提供丰富的碳水化合物外，还有较多的膳食纤维、矿物质和维生素，兼有谷物和蔬菜的双重作用，是 20 种防癌抗癌健康食品之一。

**1. 马铃薯**

（1）马铃薯的营养价值。马铃薯块茎水分占 63%～87%，其余大部分为淀粉和蛋白质。马铃薯淀粉占 8%～29%，由直链淀粉和支链淀粉组成，支链淀粉占 80%左右。马铃薯淀粉中含有较多的磷，黏度较大。由于淀粉含量高、颗粒大、黏度强，马铃薯可加工成淀粉及粉丝、粉条和粉皮等产品，也可用作方便食品、休闲食品的原料。除了淀粉外，马铃薯还含有葡萄糖、果糖、蔗糖等碳水化合物，使其具有甜味，经过储藏后糖分会增加。马铃薯蛋白质的含量为 0.8%～4.6%，它含有人体必需的八种氨基酸，尤其是谷类作物中缺乏的赖氨酸和色氨酸含量丰富，是植物性蛋白质良好的补充，但脂肪含量低于 1%，但含有丰富的维生素，尤其是维生素 C 和胡萝卜素含量每 100g 可达 25mg 和 40μg 视黄醇当量，可与蔬菜媲美，是天然抗氧化剂的来源。此外，维生素 $B_1$、维生素 $B_2$、维生素 $B_6$ 含量也很丰富。马铃薯块茎中的矿物质含量为 0.4%～1.9%，以钾含量最高，占 2/3 以上；其他无机元素如磷、钙、镁、钠、铁等元素含量较高，在体内代谢后呈碱性，对平衡食物的酸碱度有重要作用。

（2）马铃薯的保健功能。马铃薯富含淀粉和蛋白质，脂肪含量低，含有的维生素和矿物质有很好的防治心血管疾病的功效。例如，马铃薯含有丰富的钾，对于高血压和中风有很好的防治作用，含有的维生素 $B_6$ 可防止动脉粥样硬化。马铃薯块茎中含有多酚类化合物，如芥子酸、香豆酸、花青素、黄酮等，具有抗氧化、抗肿瘤和降血糖、降血脂等保健作用。传统的中医认为，马铃薯有和胃、健脾、益气的功效，这可能与马铃薯含有大量淀粉及蛋白质、维生素 B、维生素 C 等，能促进脾胃的消化功能有关，可以防治胃溃疡、慢性胃炎、习惯性便秘和皮肤湿疹等疾病，还有解毒、消炎之功效。

**2. 甘薯**

（1）甘薯的营养价值。甘薯块根中水分含量为 60%～80%，淀粉占 10%～30%，可用于加工各种淀粉类产品。甘薯中膳食纤维的含量较面粉和大米高，可促进胃肠蠕动，预防便秘，并有很好的降胆固醇和预防心血管疾病的作用。甘薯中蛋白质含量约为 2%，赖氨酸含量丰富，甘薯与米面混吃正好可发挥蛋白质的互补作用，提高营养价值。

甘薯中含有丰富的维生素，尤其是胡萝卜素和维生素 C 的含量每百克可高达 125μg 视黄醇当量和 30mg，这些抗氧化营养素的存在是甘薯具有抗癌功效的重要原因。此外，甘薯中含有较多的维生素 $B_1$、维生素 $B_2$ 和烟酸。矿物质中钙、磷、铁等元素含量较多。

除了块根可以食用外，近年来甘薯叶及甘薯嫩芽已成为人们餐桌上的佳肴。甘薯叶及其嫩芽是营养丰富的保健蔬菜，含有较多的蛋白质、胡萝卜素、维生素 $B_2$、维生素 C、铁和钙。测定发现，甘薯叶与菠菜、韭菜等 14 种常食蔬菜相比，蛋白质、胡萝卜素、钙、磷、铁、维生素 C 等含量均占首位。甘薯叶所含的维生素 $B_1$、维生素 $B_2$、维生素 $B_6$、钙、铁均为菠菜的 2 倍多，而所含草酸仅为菠菜的一半。因此，美国把甘薯列为非常有开发前景的保健长寿菜之一。日本、美国等地将甘薯列为“长寿食品”，法国等地称甘薯叶、尖为“蔬菜皇后”。

（2）甘薯的保健功能。甘薯的保健作用自古就受到人们重视。我国明代著名医药家李时珍在《本草纲目》中记载“甘薯补虚乏，益气力，健脾胃，强肾阴”，并指出甘薯性味甘平，有补脾胃、养心神、益气力、活血化瘀、清热解毒等功效。从现代营养学的观点，甘薯对癌症和心血管疾病这两大疾病均有较好的防治作用。日本科学家发现，在具有防癌保健作用的 12 种蔬菜中，甘薯的防癌功效名列榜首，被誉为“抗癌之王”。

研究发现，甘薯除了含有维生素 C 和胡萝卜素具有防癌作用外，甘薯中的脱氢表雄酮（dehydroepiandrosterone，DHEA）的化学物质具有延缓衰老，延年益寿的功效，并可有效地防治结肠癌和乳腺癌。科学家还发现，甘薯含有一种黏液蛋白（多糖和蛋白质的化合物），属于胶原和黏多糖类物质，它对人体的消化系统、呼吸系统和泌尿系统各器官组织的黏膜具有特殊保护作用，可保持动脉血管弹性，防止动脉粥样硬化；保持关节腔里的关节面和浆膜腔的润滑作用；防止肝脏和肾脏中结缔组织的萎缩，预防胶原病的发生，还可以提高机体的免疫功能，也具有很好的防癌、抗癌作用。另外，甘薯含有的纤维素和果胶，可刺激肠壁，加快消化道蠕动并吸水膨胀，有助于排便，有助于预防便秘、痔疮和大肠癌的发生。

## 二、豆类及坚果类的营养价值

豆类的品种很多，一般分为大豆类和其他豆类。大豆包括黄豆、黑豆、青豆，含有较高蛋白质和脂肪，而碳水化合物则相对较少；其他豆类包括蚕豆、豌豆、赤小豆、绿豆、芸豆等，含有较多碳水化合物，中等量蛋白质及少量脂肪。豆类是廉价的优质蛋白质来源，含较多的赖氨酸，可补充谷类蛋白质的不足，且可增加膳食中的无机盐和 B 族维生素等。大豆在我国居民的膳食中占有重要地位。

## （一）大豆的营养价值

### 1. 大豆的营养素种类与特点

（1）蛋白质。大豆平均含能量 1548kJ/100g，大豆含有 35%～40%的蛋白质，是植物性食物中含蛋白质最多的食物。大豆蛋白质的氨基酸组成接近人体需要，具有较高的营养价值，而且富含赖氨酸，大豆蛋白质赖氨酸含量是谷类蛋白质的 2 倍（表 3-2），是与谷类蛋白质互补的天然理想食物，故大豆蛋白质为优质蛋白质。

表 3-2 鸡蛋、大豆、绿豆的氨基酸组成（g/100g 蛋白质）

| 必需氨基酸 | WHO 建议氨基酸构成比 | 鸡蛋 | 大豆 | 绿豆 |
|---|---|---|---|---|
| 异亮氨酸 | 4.0 | 4.8 | 5.2 | 4.5 |
| 亮氨酸 | 7.0 | 8.1 | 8.1 | 8.1 |
| 赖氨酸 | 5.5 | 6.5 | 6.4 | 7.5 |
| 蛋氨酸＋半胱氨酸 | 3.5 | 4.7 | 2.5 | 2.3 |
| 苯丙氨酸＋酪氨酸 | 6.0 | 8.6 | 8.6 | 9.7 |
| 苏氨酸 | 4.0 | 4.5 | 4.0 | 3.6 |
| 色氨酸 | 1.0 | 1.7 | 1.3 | 1.1 |
| 缬氨酸 | 5.0 | 5.4 | 4.9 | 5.5 |

（2）脂肪。大豆所含脂肪量为 15%～20%，其中不饱和脂肪酸占 85%，且以亚油酸最多，高达 50%以上。此外，大豆油中还含有 1.64%的磷脂和具有较强抗氧化能力的维生素 E。大豆磷脂是以大豆为原料所制的磷脂类物质，主要包括卵磷脂、脑磷脂、肌醇磷脂、游离脂肪酸等成分组成的复杂混合物。在豆油精制中，磷脂分离出来，可用于食品加工中。

（3）碳水化合物。大豆中含 25%～30%的碳水化合物，其中 50%是人体不能消化吸收的棉籽糖、水苏糖、阿拉伯糖和半乳糖所构成的低聚糖，存在于大豆细胞壁，在肠道细菌作用下发酵产生二氧化碳和氨，可引起腹胀。

（4）维生素。大豆中硫胺素、核黄素和烟酸等 B 族维生素的含量比谷类多数倍，并含有一定量的 $\beta$-胡萝卜素和维生素 E。

（5）矿物质。大豆含有丰富的钙、磷、铁、锌、镁、硒，总含量为 4%～5%，明显多于粮谷类，大豆中钙的含量很高，平均为 200mg/100g，其中黑豆中钙、硒等的含量最高，但由于膳食纤维、植酸等一些抗营养因子的存在，钙、铁等矿物质的消化吸收率并不高。

### 2. 大豆中的抗营养因子

抗营养因子是指存在于天然食物中，影响某些营养素的吸收和利用，对人体健康和食品质量产生不良影响的因素。大豆中的抗营养因子包括下列五类。

（1）蛋白酶抑制剂（protease inhibitor，PI）。豆类中含有多种蛋白酶抑制剂，有胃蛋白酶抑制剂、胰蛋白酶抑制剂等。豆类中存在最为广泛的是胰蛋白酶抑制剂（抗胰蛋白酶因子），会影响人体对蛋白的消化与吸收，会造成机体胰腺增重。抗胰蛋白酶因子用加热的方法可使其失去活性，因此豆类食品应彻底煮熟，忌食半生不熟的豆类及其制品。加热 30min 或大豆浸泡至含水量 60%时，水蒸 5min 即可去除胰蛋白酶抑制剂。

大豆中尿酶的抗热能力较胰蛋白酶抑制剂强，且测定方法简单，故常用尿酶实验来判定大豆中胰蛋白酶抑制剂是否被已破坏。我国婴儿配方奶粉中明确规定，含有豆粉的婴幼儿代乳食品，尿酶试验必须是阴性。

然而，近年来国外一些研究表明，蛋白酶抑制剂作为植物性化学物质具有抑制肿瘤和抗氧化作用，对其具体评价和应用还有待进一步研究与探讨。

（2）植物凝集素（phytohemagglutinin，PHA）。植物凝集素是一种存在于豆类中含量很少的有毒蛋白质，它能凝结人血液中的蛋白质，也是影响动物生长的因子。食用植物凝集素未破坏的大豆及其制品，会引起恶心、呕吐等症状，严重者甚至引起死亡，加热可去除植物凝集素。

（3）豆腥味。大豆中含有许多酶，其中的脂肪氧化酶可以水解大豆脂肪，使其变成低级脂肪酸、醛和酮类物质，是产生豆腥味及其他异味的主要酶类。采用 95℃以上加热 10～15min，或用乙醇处理后减压蒸发、钝化大豆脂肪酶等方法，均可脱去部分豆腥味。

（4）胀气因子。大豆中不能被人体消化吸收的棉籽糖和水苏糖，在肠道微生物作用下可产酸产气，引起肠胀气，故称为胀气因子。

（5）植酸。大豆中含有 1%～3%的植酸，在肠道内可与锌、钙、镁、铁等矿物质螯合，影响其吸收利用。

**3. 大豆的营养保健作用**

大豆中含有多种生物活性物质，如大豆皂苷、大豆异黄酮（isoflavone）及大豆低聚糖等。近年来研究发现大豆皂苷具有降低血脂、抗氧化、抗衰老、抗肿瘤、免疫调节等作用。大豆异黄酮具有降低血脂、雌激素样作用、提高免疫、抗肿瘤等功能；大豆低聚糖是肠道双歧杆菌的增殖因子。

### （二）其他豆类的营养价值

其他豆类也称杂豆，碳水化合物占 55%～65%，主要以淀粉形式存在，其水溶性膳食纤维的含量高于谷类食物；蛋白质含量一般为 20%～30%；脂肪含量低于 5%；此外，杂豆类为 B 族维生素和钙、磷、铁等矿物质的良好来源。

**1. 绿豆**

绿豆含有丰富的营养成分，为低能量食品（1322kJ/100g）。绿豆的蛋白质含量为 21.6%，比谷类高 1～3 倍，蛋白质功效比值是各种食用豆类中最高的（1.87），氨基酸种类齐全，赖氨酸含量比一般动物性食物还高；脂肪含量为 0.8%；富含钾、镁、磷、钙、硒等矿物质，其中含钾 787mg/100g、镁 125mg/100g、磷 337mg/100g、钙 81mg/100g、硒 4.28mg/100g；此外，还是维生素 E、$\beta$-胡萝卜素、硫胺素和烟酸等的良好来源。绿豆是我国居民喜爱的药食兼用物。绿豆具有清热解毒、抗炎症、利尿、消肿、明目，可促进机体吞噬细胞数量增加或吞噬功能增强等作用，长期食用可减肥、养颜、增强人体细胞活性，促进人体新陈代谢，亦可预防心血管等疾病的发生。在我国民间，历来就有用绿豆防治疾病的习惯。

**2. 赤小豆**

赤小豆含有丰富的营养成分，为低能量食品（1293kJ/100g）。赤小豆的蛋白质含量为 20.2%，脂肪为 0.6%，富含钾、镁、磷、钙等矿物质，其中含钾 860mg/100g、镁 138mg/100g、磷 305mg/100g、钙 74mg/100g、硒 3.8mg/100g；此外，还是维生素 E、$\beta$-胡萝卜素、硫胺素和烟酸等的良好来源。赤小豆具有利水消肿、解毒排脓等功效，可用于治疗水肿胀满、脚气浮肿、黄疸尿赤、风湿热痹、痈肿疮毒、肠痈腹痛等。

**3. 蚕豆**

蚕豆含有丰富的营养成分，能量居豆类中等（1402kJ/100g），蛋白质含量为 21.6%，蚕豆中钾的含量特别高为 1117mg/100g，其他营养素含量与其他豆类相比偏低。少数人吃了蚕豆以后可引起急性溶血性贫血，叫作蚕豆病。蚕豆病与遗传有关，90%为男性，多见于儿童，特别是 5 岁以下的儿童。患者常在吃蚕豆后几小时至几天内突然发病，表现为头昏、心慌、乏力、食欲不振、腹泻、发热、黄疸及贫血等症状。严重者可有昏迷、抽搐、血红蛋白尿，甚至休克，偶然可以致死。

### （三）豆制品的营养特点

豆制品包括非发酵性豆制品如豆浆、豆腐、豆腐干、腐竹等，以及发酵豆制品如腐乳、豆豉、臭豆腐等。非发酵性豆制品在加工过程中所含的抗胰蛋白酶被破坏，大部分纤维素、植酸被去除，大豆蛋白质的结构变成疏松状态，蛋白酶易于消化，因此消化吸收率明显提高，如大豆蛋白质的消化率只有 65%，豆浆蛋白质消化率为 86%，豆腐蛋白质消化率为 92%～96%。发酵豆制品可产生大量维生素 $B_{12}$、维生素 $B_6$，维生素 $B_2$ 含量也增高。

几种豆制品每 100g 中主要营养素含量

**1. 豆腐**

豆腐保留了大豆的大部分优点，比整粒大豆易消化，且除去了对人不利的抗营养因子。水豆腐蛋白质含量为 5%～8%。

**2. 豆腐干**

豆腐干含水量只有 65%～78%，各种营养成分由此而浓缩。豆腐干的蛋白质含量相当于牛肉，达 20%，腐竹蛋白质含量为 45%～50%，相当于牛肉干。

**3. 豆奶**

豆奶的蛋白质含量为 2.5%～5%，脂肪含量为 0.5%～2.5%，富含多不饱和脂肪酸，碳水化合物含量为 1.5%～3.7%。豆奶营养成分接近牛奶，但营养价值比牛奶要好。

**4. 豆芽**

发芽可使豆类营养成分发生较大的变化。经发芽后大豆蛋白质的含量有所减少，但种类没有变化，游离氨基酸含量增加，赖氨酸含量减少；脂类含量也减少；膳食纤维被部分降解；豆芽中植酸酶活性大大提高，植酸被分解，使原来被植酸螯合的矿物质释放出来，变成可被人体利用的状态，从而提高大豆中钙、铁、锌等矿物质的利用率；干豆中不含维生素 C，但是经过发芽后，其所含的淀粉水解为葡萄糖，可进一步合成维生素 C，维生素 C 的含量可达 6～8mg/100g，发芽大豆中维生素 $B_1$、维生素 $B_2$ 和烟酸的含量均有增加。豆类发芽的最适宜长度为 2cm 左右，此时，其营养价值最高。

### （四）坚果类的营养价值

坚果以种仁为食用部分，因其外覆盖硬壳，故称坚果。坚果按脂肪含量不同分为油脂类坚果和淀粉类坚果。油脂类坚果富含脂肪，如花生、葵花籽、西瓜子、核桃、南瓜子、杏仁、松子、腰果、芝麻、榛子等；淀粉类坚果淀粉含量高而脂肪却很少，如板栗、银杏、莲子、芡实、菱角等。

**1. 坚果的营养价值**

坚果是营养价值较高的食品，其共同特点是水分含量低和能量高，富含各种矿物质和 B 族维生素。从营养素含量而言，油脂类坚果优于淀粉类坚果。但是坚果含能量较多，富含油脂的坚果能量较高可达 2092～2924kJ/100g，不可多食，以免能量摄入过剩导致肥胖。WHO 将坚果归为最健脑食品，美国食品药品监督管理局将坚果誉为缓解精神压力的佳品。

（1）蛋白质。富含油脂的坚果蛋白质含量为 12%～22%，其中西瓜子和南瓜子蛋白质含量更高（30%以上）；淀粉类坚果中板栗的蛋白质含量最低，为 4%～5%，芡实约为 8%，而莲子在 12%以上。坚果类蛋白质氨基酸组成各有特点，但因缺乏一种或多种必需氨基酸，生物价较低。例如，澳洲坚果不含色氨酸，花生、榛子和杏仁缺乏含硫氨基酸，核桃缺乏蛋氨酸和赖氨酸。巴西坚果则富含蛋氨酸，葵花子含硫氨基酸丰富，但赖氨酸缺乏。所以坚果与其他食物一起食用可发挥蛋白质的互补作用，提高蛋白质的营养价值。

（2）脂肪。脂肪是油脂类坚果的重要成分。富含油脂的坚果脂肪含量通常在 40%以上，澳洲坚果更高达 70%以上，淀粉类坚果中脂肪含量常在 2%以下。坚果含有的脂肪多为不饱和脂肪酸，必需脂肪酸亚油酸和 $\alpha$-亚麻酸含量丰富，是优质的植物性脂肪。葵花籽、核桃和西瓜子脂肪富含亚油酸，核桃和松子含亚麻酸较多，花生、松子和南瓜子脂肪酸中约有 40%为单不饱和脂肪酸，腰果中约含 25%单不饱和脂肪酸；坚果中还富含卵磷脂，具有补脑、健脑的作用。

（3）碳水化合物。淀粉类坚果是碳水化合物的良好来源，淀粉含量都在 60%以上；油脂类坚果中碳水化合物含量通常在 15%以下。坚果类还含有低聚糖和多糖类物质。淀粉类坚果膳食纤维含量为 1.2%～3.0%，虽然富含淀粉，但血糖指数较精制米面为低。油脂类坚果可消化的碳水化合物含量较少，但是膳食纤维含量较高。

（4）维生素。坚果富含维生素 E，是 B 族维生素如维生素 $B_2$、烟酸、叶酸等的良好来源。例如。美国杏仁中维生素 E 含量为 24mg/100g，葵花籽仁中高达 50.3mg/100g；花生、葵花籽和松子等富含烟酸，葵花籽、南瓜子和西瓜子中富含叶酸，生松子中维生素 $B_1$ 含量为 0.41mg/100g，大杏仁中维生素 $B_2$ 含量为 1.82mg/100g，榛子中维生素 $B_1$ 含量为 0.62mg/100g；某些坚果如榛子、核桃、花生、葵花籽中含少量的胡萝卜素，而一些坚果如鲜板栗和杏仁含有一定量的维生素 C。

（5）矿物质。坚果富含钾、镁、磷、钙、铁、锌、铜等矿物质，其矿物质含量高于大豆，远高于谷类。铁的含量以黑芝麻为最丰富，腰果含硒最丰富，白芝麻中钙含量为620mg/100g，坚果中锌的含量普遍较多，如南瓜子含锌 7.12mg/100g。一般来讲，油脂类坚果矿物质含量高于淀粉类坚果。

**2. 坚果的保健作用及其合理利用**

现代营养学的研究发现，经常吃少量的坚果有助于心血管的健康。这种作用可能与坚果中的不饱和脂肪酸、维生素 E、B 族维生素和膳食纤维含量较高有关。银杏含有的黄酮类化合物也具有较好的保护心血管的作用。美国的一项研究表明，每周吃 50g 以上的坚果的人因心脏病猝死的风险比不常吃坚果的人低 47%。澳洲坚果因含有抗氧化物质，可降低心脏病、癌症的发生，被美国食品协会列为健康食品。除了心血管保护作用外，某些坚果如核桃、榛子等因含有丰富的磷脂、必需脂肪酸及钙、铁等矿物元素，而成为健脑益智、乌发润肤、延缓衰老的佳品，特别适宜于妇女、生长发育的儿童及老年人食用。

坚果可以不经烹调直接食用，也可炒熟后食用。坚果仁经常制成煎炸、焙烤食品，因含有多种脂肪酸，具有独特的风味，是极好的休闲食品，也是制造糖果和糕点的原料。

坚果虽然水分含量低而较耐保藏，但油脂类坚果的不饱和程度高，淀粉类坚果碳水化合物含量高，易被氧化或霉变。因此，坚果应保存于阴凉干燥处，并密封。

## 三、蔬菜和水果的营养价值

蔬菜和水果品种繁多，按照平衡膳食宝塔的要求，蔬菜、水果在我国居民膳食中的食物构成比分别为 33.7%和 8.4%，是人类膳食的重要组成部分。蔬菜、水果富含人体所必需的维生素、矿物质和膳食纤维，含蛋白质、脂肪很少。此外，蔬菜、水果中含有各种有机酸和色素，使它们具有良好的感观性状，对增进食欲、促进消化、丰富食物多样性具有重要意义。另外，许多蔬菜和水果还具有营养和药用价值，在调节人体体液酸碱平衡、预防慢性病方面具有重要功能。

### （一）蔬菜的营养价值

蔬菜按其结构和可食部位不同，可分为叶菜类如白菜、菠菜、苋菜、油菜等；根茎类如萝卜、胡萝卜、藕、竹笋等；瓜茄类如冬瓜、南瓜、茄子、番茄、辣椒等；鲜豆类如毛豆、扁豆、四季豆、豌豆等。蔬菜所含营养素因种类不同，差异较大。据全国营养调查的数据，前 15 位的深色蔬菜和前 15 位消费量最多的浅色蔬菜相比，它的维生素 C 含量也明显高一倍，$\beta$-胡萝卜素的含量也高于浅色蔬菜。因此，《中国居民膳食指南》建议膳食中的蔬菜最好有 50%以上来自黄绿色蔬菜。

**1. 蔬菜的营养素种类与特点**

（1）碳水化合物。蔬菜中的碳水化合物包括可被机体吸收利用的单糖、双糖和淀粉及膳食纤维，其种类和含量因蔬菜的种类和品种而有很大的差别。大部分不含淀粉的蔬菜碳水化合物低，为 2%～6%；根茎类蔬菜碳水化合物含量高，如马铃薯为 16.5%、藕为 15.2%、胡萝卜为 7%～8%、鲜豆类为 1.5%～4%、叶菜为 1%～2.2%、瓜类为 0.2%～1%。

蔬菜所含的纤维素、半纤维素等多糖类是人们膳食纤维的主要来源，海藻类的碳水化合物主要是可溶性膳食纤维的海藻多糖，如褐藻胶、红藻胶、卡拉胶等。

（2）蛋白质。大部分蔬菜蛋白质含量很低，一般为 1%～3%；深绿色叶菜类蛋白质含量较高约为 3%，但鲜豆类蛋白质含量平均可达 4%，其中，毛豆、蚕豆、豌豆的蛋白质含量可达 12%左右。必需氨基酸中赖氨酸、蛋氨酸含量较低。

（3）脂肪。蔬菜脂肪含量很低，大多数脂肪含量不超过 1%，但是鲜豆类脂肪含量可达 5.1%。

（4）维生素。新鲜蔬菜是维生素 C、胡萝卜素和叶酸的重要来源，其次含有少量的 B 族维生素 $B_1$、核黄素、维生素 $B_6$、烟酸等。各种蔬菜都含有一定量的维生素 C，一般深绿色蔬菜维生素 C 含量较浅色蔬菜高，叶菜中的含量较瓜菜中高，如苋菜中维生素 C 的含量为 47mg/100g，小白菜为 28mg/100g，黄瓜为 9mg/100g。胡萝卜素与蔬菜的颜色密切相关，在绿色、黄色或红色蔬菜中含量较多，如胡萝卜、南瓜、苋菜。习惯上丢弃的芹菜叶、莴苣叶、萝卜叶等，胡萝卜素含量也很丰富，故应加以利用。胡萝卜素是我国居民膳食中维生素 A 的重要来源。核黄素和叶酸以绿叶菜中含量较多。

（5）矿物质。蔬菜中含有丰富的矿物质，如钙、磷、铁、钾、钠、镁、铜等，是膳食中矿物质的主要来源，对维持人体内的酸碱平衡起重要作用。绿叶蔬菜含矿物质丰富，一般每 100g 含钙在 100mg 以上，含铁 1～2mg，如菠菜、雪里蕻、油菜、苋菜含钙较多。但蔬菜中存在的草酸不仅影响本身所含钙和铁的吸收，而且还影响其他食物中钙和铁的吸收。因此，在选择蔬菜时不能只考虑其钙的绝对含量，还应注意其草酸的含量。草酸是一种有机酸，能溶于水，故食用含草酸多的蔬菜如菠菜、苋菜、木耳等时，可先在开水中烫一下，去除部分草酸，以利钙、铁等矿物质的吸收。

**2. 蔬菜中的功能成分**

蔬菜种类繁多，色彩纷呈，含有丰富的色素，如胡萝卜素、番茄红素、花青素等。从蔬菜中提取的天然食用色素，具有较高的安全性。近几年的研究发现，这些天然的色素可清除自由基，具有很强的抗氧化活性，在防治与氧化应激有关的慢性病如冠心病、糖尿病、癌症及延缓衰老方面具有重要作用。

蔬菜的风味是由其含有的不同芳香物质所决定的；蔬菜中的芳香物质是由不同挥发性物质组成的混合物，主要包括醇类、醛类、酮类、萜类和酯类，而葱、蒜则是一些含硫的化合物。蔬菜中含有多种有机酸，如番茄中有柠檬酸和少量苹果酸、琥珀酸等，能刺激胃肠蠕动和消化液的分泌，有促进食欲和帮助消化的作用，同时也有利于维生素 C 的稳定。

蔬菜中有一些酶类、杀菌物质和具有特殊功能的生理活性物质成分，如萝卜中的淀粉酶在生食时可帮助消化；生姜中的姜黄素，具有抗氧化、抗菌作用；大蒜中的植物杀菌素和含硫化合物，具有抗菌消炎、降低血清胆固醇的作用；存在于大蒜、大多数蔬菜、草本香辛料、茄科和葫芦科蔬菜中的萜类化合物具有降低血胆固醇水平、促进免疫力、抗癌活性的作用；洋葱、甘蓝、番茄中含有生物类黄酮，是天然抗氧化剂，具有清除自由基、抗衰老、抗肿瘤、保护心血管等功能，同时可保护维生素 C、维生素 A、维生素 E 等不被氧化破坏。

## （二）水果的营养价值

水果的种类很多，根据果实的形态和生理特征分为核果类、仁果类、浆果类、柑橘类和瓜果类等。新鲜水果的营养价值因果实的成熟度、品种等不同差异很大，是人体矿物质、单双糖、水溶性膳食纤维和维生素的良好来源，因为水果食用前不需加热，因此特别是热敏性维生素 C 的重要来源。

**1. 水果的营养价值**

新鲜水果含水分较多，营养素含量与蔬菜相比相对较低，蛋白质、脂肪含量不超过 1%。

（1）碳水化合物。水果中所含碳水化合物为 6%～28%，鲜果中可溶性糖为 10%，干果为 70%～80%，未成熟水果淀粉含量高，成熟后转化为单糖。水果中所含碳水化合物主要是果糖、葡萄糖和蔗糖，不同水果所含的单双糖的种类也不同，苹果和梨以果糖为主，桃子、李子、柑橘类水果以蔗糖为主，葡萄和草莓则以葡萄糖和果糖为主。水果还含有丰富的膳食纤维，主要包括纤维素、半纤维素和果胶。香蕉特别是生香蕉中抗性淀粉的含量较高。

（2）矿物质。水果和蔬菜一样含有人体所需的矿物质如钙、钾、钠、镁、磷、铁、锌、铜等，其中以钾、钙、镁、磷含量较多，除个别水果外矿物质含量差别不大。水果的矿物质含量低于蔬菜。

（3）维生素。水果中的维生素以维生素 C 和胡萝卜素的含量较多，但是维生素 $B_1$ 和维生素 $B_2$ 的含量低于蔬菜。水果中以鲜枣、猕猴桃、草莓、柑橘类中维生素 C 的含量较多，芒果、柿子、杏等胡萝卜素含量较高，苹果、梨中的维生素 C 含量较低。

**2. 水果的保健作用**

许多水果中含有各种有机酸、芳香物质和色素，使水果具有特殊的香味和颜色，赋予了水果良好的感官品质。此外，水果中还含生物活性物质如类黄酮物质、蛋白酶等，菠萝和木瓜中蛋白酶含量较高，葡萄中还含有白藜芦醇，具有抗氧化、抗炎、抗衰老、抗肿瘤、降低血脂等功能。

## （三）菌藻类食物的营养价值

从广义上讲，菌藻类食物属于一种蔬菜，包括食用菌和藻类。食用菌是人们可以食用的大型真菌（fungus）的总称，我国的食用历史悠久，有 500 多个品种。它具体指大型真菌中，能形成具有胶质或肉质的子实体或菌核类组织，并能食用或药用的菌类。食药菌包括木耳、银耳、猴头、灵芝、平菇、香菇、草菇、双孢菇、真姬菇、金针菇、鸡腿菇、茶树菇、竹荪等。

藻类是无胚、自养、以孢子进行繁殖的低等植物，供人类食用的有海带、紫菜和发菜等。菌藻类是一类低能量，蛋白质、膳食纤维、维生素和微量元素含量丰富的食物。

**1. 蛋白质**

菌藻类蛋白质含量干品在 20%以上，如蘑菇每 100g 含 21g，香菇含 20.0g，紫菜含 26.7g，与动物性食物瘦猪肉、牛肉中的蛋白质含量相当。新鲜菌类蛋白质含量较高约为 3%，金针菇为 2.4%。蛋白质氨基酸组成比较均衡，必需氨基酸含量占蛋白质总量的 60%以上，赖氨酸含量较高。

**2. 碳水化合物**

菌藻类碳水化合物含量为20%～35%，膳食纤维丰富，每100g中菌藻类含碳水化合物的量分别是香菇31.6g，银耳30.4g，黑木耳29.9g。菌藻类碳水化合物中植物多糖含量较高，如香菇多糖、银耳多糖等，具有很好的保健作用。

**3. 脂肪**

菌藻类中脂肪含量较低，约为1.0%。

**4. 维生素**

菌藻类食物B族维生素如维生素$B_1$、维生素$B_2$和烟酸含量丰富，尤其是维生素$B_2$。例如，每100g蘑菇含维生素$B_2$ 1.10mg、香菇1.26mg，比其他植物性食物都高；某些菌藻类脂溶性维生素如维生素E含量丰富，如每100g蘑菇含维生素E 6.18mg、黑木耳11.34mg、发菜21.7mg。胡萝卜素含量差别较大，蘑菇和紫菜中每100g含量高达1mg以上，其他菌藻中较低。此外，菌藻类还含有其他植物性食物不含的维生素$B_{12}$、维生素D，对素食者具有特别重要的意义。

**5. 矿物质**

菌类微量元素含量特别丰富，尤其富含铁、锌、硒，其含量是其他食物的数倍至10余倍。菌藻类中铁含量丰富，其含量分别为黑木耳97.4mg/100g、紫菜54.9mg/100g、发菜99.3mg/100g，所以菌藻类食物是良好的补铁食品。菌藻类含锌也很丰富，如香菇含锌量为8.57mg/100g、蘑菇含锌量为6.29mg/100g、黑木耳含锌量为3.18mg/100g。尤其值得提出的是，菌藻类食物菌含有较多的硒，蘑菇硒含量高达39.2mg/100g。海产植物，如海带、紫菜还含有丰富的碘。

菌藻类食物除了提供丰富的营养素外，还具有重要的保健作用。研究发现，蘑菇、香菇和银耳中含有香菇多糖和银耳多糖，具有增强免疫力功能和抗肿瘤作用；香菇中所含的香菇嘌呤，有降血胆固醇的作用；黑木耳能抗血小板聚集和降低血凝，防止血栓形成。

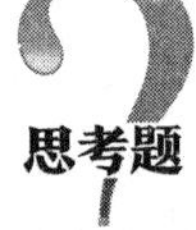

**思考题**

1. 简述植物性食物的分类。
2. 简述各类植物性食物的营养特点。
3. 饮食中为什么不宜用水果代替蔬菜？
4. 比较谷类与大豆类、杂豆类营养特点的区别。

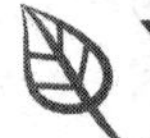

## 任务三 动物性食物的营养价值评价

【任务引领】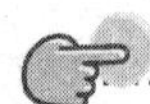

张女士从小比较喜欢食用动物性食物，水果和蔬菜摄入量偏低，50岁时体检发现其患有肠道肿瘤。

（1）请你制作表格说明各类动物性食物的营养特点，并将各类动物性食物提供的蛋白质、脂肪、钙、铁、锌、硒、维生素$B_1$、维生素$B_2$等分别用柱形图进行排序。

（2）请分析动物性食物摄入过量对人体的危害。

畜肉、禽肉、水产类、蛋类和乳类均属于动物性食物。该类食品是人体优质蛋白质、脂肪、矿物质和维生素的良好来源。但是该类食品的饱和脂肪酸和胆固醇的含量较高，应该适当控制它们的摄入量。

## 一、畜禽肉的营养价值

### （一）畜肉类的营养价值

畜肉是指猪、牛、羊、马、驴、狗、兔等牲畜的肌肉、内脏及其制品，营养学上俗称红肉，主要提供优质蛋白质、脂肪、矿物质、维生素。营养素的含量因畜肉种类不同差异较大，肥肉和瘦肉中蛋白质和脂肪的含量差异较大。动物内脏中脂肪含量较低，但是蛋白质、维生素和矿物质的含量较高。

**1. 蛋白质**

畜肉的蛋白质大部分存在于肌肉组织中，含量为10%～20%。畜肉的蛋白质含量因畜肉的品种、年龄、肥瘦、部位不同差异较大。例如，猪肉蛋白质平均含量为13.2%，猪里脊肉为20.2%，猪五花肉为7.7%左右，牛肉为20%左右，羊肉为17%左右。

存在于结缔组织中的蛋白质主要是胶原蛋白和弹性蛋白，由于缺乏色氨酸、酪氨酸、蛋氨酸等必需氨基酸，其蛋白质的利用率低，营养价值也低。

此外，畜肉中含有能溶于水的含氮浸出物，包括肌凝蛋白质、肌肽、肌酸、肌酐、嘌呤、尿素等，以及无氮浸出物包括糖类和有机物，这些物质是肉汤味道鲜美的主要来源，成年动物含氮浸出物含量高于幼年动物。

**2. 脂肪**

畜肉含有的脂肪因牲畜的品种、肥瘦、年龄及部位的不同而异。例如，猪肉肥肉脂肪含量较高，高达90%，猪前肘为31.5%，猪里脊为7.9%，牛、羊肉脂肪含量为4%，瘦牛肉为2.3%，瘦羊肉为4%；畜肉脂肪酸中饱和脂肪酸含量较多，脂肪中还含有少量的卵磷脂等；动物脑、内脏和肥肉脂肪中含有较多的胆固醇，高血脂患者不宜过量摄取脑组织、内脏和肥肉。

**3. 碳水化合物**

肉类中碳水化合物含量很低，一般为0.3%～0.9%，以糖原形式存在。动物宰杀后保存过程中由于酶的分解作用，糖原量下降。

**4. 矿物质**

畜肉矿物质含量为0.8%～1.2%。畜肉是锌、铁、铜、锰、硒等多种微量元素的良好来源，但其中钙含量较低，人体对肉类中的矿物元素吸收率高于植物性食品，尤其是对铁的吸收率高，且动物肝、血中铁含量较高，一般为6.2～25mg/100g。此外，畜肉中还含有较多的磷、硫、钾、钠等矿物质。

**5. 维生素**

畜肉中含有丰富的脂溶性维生素和B族维生素。动物的内脏特别是肝、肾中维生素A和核黄素含量更为丰富，此外，动物内脏中还含有一定量的维生素K。维生素A的含量以牛肝和羊肝中含量最高，猪肉维生素$B_1$含量最高，维生素$B_2$则以猪肝含量最高。

### （二）禽肉类的营养价值

禽肉类包括鸡、鸭、鹅、鸽子、鹌鹑、火鸡等的肌肉、内脏及其制品。禽肉蛋白质含量约为 20%，为人体优质蛋白质、脂肪、维生素和矿物质的良好来源。其中，禽肉中维生素 $B_1$、维生素 $B_2$ 含量较丰富，禽类内脏中还含有丰富的维生素 A，其内脏中维生素 A 的含量比畜类肝脏高 1～6 倍。其营养价值与畜肉相似。

禽肉与畜肉最大的区别是脂肪含量相对较少，且饱和脂肪酸、胆固醇的含量较畜肉低，含有 20%左右的亚油酸，易于消化吸收。此外，禽肉的质地较畜肉细嫩且含氮浸出物较多，故其炖汤的味道较畜肉更鲜美。

## 二、水产类的营养价值

水产类原料的种类繁多，包括鱼、虾、蟹及部分软体动物，根据其来源又可分为淡水和海水类水产品。

**1. 蛋白质**

鱼肉中的蛋白质含量为 15%～25%，生物利用率可达 85%～90%。鱼肉中蛋白质的氨基酸组成与畜禽肉相似，含有人体必需的各种氨基酸，赖氨酸和亮氨酸含量较高，但色氨酸含量较低。鱼类肌肉组织中肌纤维细短，间质蛋白少，水分含量多，因此组织柔软细嫩，较畜肉、禽肉易消化。

**2. 脂肪**

水产类的脂肪含量各不相同，一般为 3%～10%，银鱼、鳕鱼的脂肪含量只有 1%左右，而河鳗的脂肪含量可达 28.4%。虾类的脂肪含量很低。

鱼类的脂肪多为不饱和脂肪酸组成，消化吸收率为 95%，海鱼中不饱和脂肪酸可达 70%～80%。鱼脂肪含有多不饱和脂肪酸 DHA、EPA，对人类脑细胞的生长、发育有着重要的功能。鱼类胆固醇含量与畜、禽瘦肉相近，但低于畜、禽肥肉、内脏及蛋类。

**3. 维生素**

鱼类是核黄素与烟酸的良好来源，特别是海鱼的肝脏中维生素 A 和维生素 D 的含量特别高，因而常作为生产药用鱼肝油的来源。但有些鱼体内含有硫胺素酶，鲜鱼如果不及时加工处理，硫胺素则被分解破坏。

**4. 矿物质**

鱼类矿物质含量为 1%～2%，高于畜禽肉矿物质含量。鱼肉中含有丰富的磷，此外还含有丰富的钠、钾、镁等，鱼、虾类被看作是钙的良好来源。海产品还含有丰富的碘、铜。海鱼比淡水鱼含碘丰富。

## 三、蛋类的营养价值

蛋类食品有鸡蛋、鸭蛋、鹅蛋、鹌鹑蛋、鸽蛋等，蛋类是一类营养价值较高的食品，蛋类各部分的主要营养成分见表 3-3。

表 3-3 蛋类各部分的主要营养成分

| 营养成分＼蛋类各部分 | 全蛋 | 蛋清 | 蛋黄 |
|---|---|---|---|
| 水分/% | 73.8～75.8 | 84.4～87.7 | 44.9～51.5 |
| 蛋白质/% | 12.8 | 8.9～11.6 | 14.5～15.5 |
| 脂肪/% | 11.1 | 0.1 | 26.4～33.8 |
| 糖/% | 1.3 | 1.8～3.2 | 3.4～6.2 |
| 矿物质/% | 1.0 | 0.6 | 1.1 |

**1. 蛋白质**

蛋类蛋白质含量一般在 12%以上，蛋清蛋白质占全蛋的 54%，蛋黄蛋白质占 46%。蛋黄中的蛋白质是与脂类相结合的脂蛋白和磷蛋白。鸡蛋与鸭蛋相比，蛋白质中氨基酸种类没有区别，但鸡蛋蛋白质的含量高于鸭蛋。蛋类蛋白质的消化吸收率为 98%，高于乳类、肉类及谷类食物蛋白质的消化吸收率，是人类优质蛋白质的理想来源。

**2. 脂类**

蛋中脂类主要集中在蛋黄中，其含量一般为 10%～15%，蛋清中几乎不含脂肪。蛋类的脂肪呈乳化状态，易被人体消化吸收，其中中性脂肪（甘油三酯）占 62%～65%，磷脂占 30%～33%，固醇占 4%～5%。蛋类脂肪中以单不饱和脂肪酸为主，其次是亚油酸和饱和脂肪酸。蛋黄中胆固醇的含量也非常高，鸡蛋蛋黄中胆固醇的含量高达 1510mg/100g，鹌鹑蛋黄中胆固醇的含量最低，每个鸡蛋含胆固醇 200mg 左右。蛋黄中卵磷脂的含量丰富。

**3. 矿物质**

蛋类的矿物质含量约为 1%，矿物质主要存在于蛋黄中。蛋黄中铁、钙、镁、硒的含量高低次序依次为鹅蛋、鸭蛋、鸽子蛋、鸡蛋；钙主要以碳酸钙形式存在于壳中；蛋黄及蛋清中铁的含量并不低，但由于卵黄高磷蛋白的干扰，铁的消化吸收率只有 3%。

**4. 维生素**

蛋中含有较多的维生素 A、维生素 E、维生素 D、核黄素、硫胺素、维生素 $B_6$ 和维生素 $B_{12}$，但是主要集中在蛋黄中，蛋黄的颜色来自核黄素和胡萝卜素、叶黄素。鸭蛋、鹅蛋蛋黄中的维生素 A 和维生素 E 含量高于鸡蛋。

## 四、奶类的营养价值

奶类指动物的乳汁，包括牛奶、水牛奶、牦牛奶、羊奶、马奶、骆驼奶等。乳制品主要有液态奶、奶粉、酸奶、奶油、乳酪等。奶类是一类营养价值很高的天然食品，它的营养素齐全、比例合理、容易消化吸收。各类动物的乳汁所含的营养成分基本相同。

在动物乳中以牛奶最为重要，通常被称为“最接近理想的食品”，含有人体生长和维持健康所需的全部营养素。对于婴幼儿，牛奶经过适当的配方调整，是良好的母乳替代品或补充品，对儿童青少年、孕妇、乳母和老年人是良好的钙补充品。

## （一）牛奶的营养价值

**1. 蛋白质**

牛奶蛋白质含量平均为3.3%，约为人奶的3倍（人乳含蛋白质约为1.2%），牛奶蛋白质中酪蛋白占80%，乳清蛋白占11%，乳球蛋白占3%，此外还含有血清白蛋白、免疫球蛋白及酶等。

牛奶以酪蛋白为主，酪蛋白在胃酸作用下形成不易消化吸收的凝块，不利于消化吸收。人奶蛋白质含量虽低于牛奶，但酪蛋白与乳清蛋白的构成比例与牛奶恰好相反，人奶中酪蛋白∶清蛋白为0.3∶1，容易被婴儿消化吸收。因此，大多数配方奶粉都参照人奶的营养成分和模式对牛奶的组成进行调整，以增加脱盐乳清粉的方法降低牛奶中酪蛋白的比例，使其接近人奶。牛奶蛋白质的氨基酸构成稍逊于鸡蛋蛋白质，生物价为85，属完全蛋白质。

**2. 脂肪**

牛奶中脂类含量与母乳近似，约为3.5%，其中95%为甘油三酯，油酸占35%，亚油酸占5.3%，亚麻酸占2.1%，脂肪酸及其衍生物种类可达到500余种。牛奶中的脂肪颗粒小，呈高度分散状态，消化率高达98%。此外乳脂肪中还含有少量的卵磷脂、脑磷脂和胆固醇等，但是牛奶中胆固醇的含量仅为15mg/100mL，所以高血脂患者不必过分限制饮用牛奶。

人奶中因为本身含有消化酶，故其脂肪的消化率接近100%。

**3. 碳水化合物**

乳中碳水化合物主要为乳糖，含量为3.4%～7.4%，人乳中含乳糖最高，羊乳居中，牛乳最少，乳糖可以在人体小肠中经乳糖酶的作用水解。乳糖对婴儿的消化道具有重要意义，它不仅可以调节胃酸促进胃肠蠕动，而且还有益于乳酸菌的繁殖，抑制肠道腐败菌生长，可改善婴幼儿肠道菌群的分布。此外乳糖能在肠道中产生乳酸，有利于人体对钙、磷、锌的吸收。

**4. 矿物质**

牛奶几乎含有婴儿所需要的全部矿物质，其中钙、磷、钾尤其丰富，牛奶中的钙主要以酪蛋白钙的形式存在，吸收率高，是供给人体钙的最好的食物来源。此外牛奶中还有多种微量元素，如铜、锌、锰和碘等。但乳中铁的含量为2～3mg/L，仅为人奶中铁含量的1/5，不能满足人体的需要。

**5. 维生素**

牛奶中含有人体所需的各种维生素，其含量因季节、饲养条件及加工方式不同而有变化。例如，在饲料旺盛期，奶中维生素A的含量明显高于饲料匮乏期，日照时间长，乳中的维生素D含量也有增加。奶类是核黄素、生物素、硫胺素的良好来源。

## （二）奶制品的营养价值

**1. 巴氏消毒奶**

巴氏消毒奶是将鲜奶经低温长时间消毒法（63～65℃加热30min）、高温短时消毒法

（72～75℃加热 15s）或超高温短时巴氏杀菌（125～138℃加热 2～4s）生产的牛奶，既可以杀死所有的致病菌，又较好地保存了牛奶的营养与天然风味。其缺点是杀菌后仍有部分耐热的细菌，因此要求在 2～6℃下保存，保质期为 7d。

**2. 奶粉**

奶粉可分为全脂奶粉、脱脂奶粉和配方奶粉等。

（1）全脂奶粉。全脂奶粉为经巴氏消毒的鲜奶，先在 620mmHg 压力下浓缩，去除 70%～80%的水分，再经喷雾干燥脱水而成。该工艺制得的奶粉营养成分损失少，溶解性好。

（2）脱脂奶粉。脱脂奶粉是先将鲜奶脱去脂肪，后经全脂奶粉生产工艺制得的奶粉。此种奶粉脂肪含量仅为 1.3%，脂溶性维生素损失较多，但是其他营养素含量与奶粉差异不大。

（3）配方奶粉。配方奶粉是参照人奶的营养成分及结构人工调配而成的奶粉，主要是减少牛奶中酪蛋白的含量，增加乳清蛋白和亚油酸，增加乳糖，减少钙、磷、钠，使奶粉中的各种营养成分及相互间的比例接近人奶。此外，根据各类人群的营养需要适当强化维生素 A、维生素 D、维生素 $B_1$、维生素 $B_2$、维生素 C、叶酸、DHA、花生四烯酸、铁、锌等，以提高奶粉的营养价值，除婴儿配方奶粉外，还有孕妇奶粉、儿童奶粉、中老年奶粉等。

**3. 酸奶**

酸奶是消毒鲜牛奶接种乳酸杆菌和嗜热链球菌，在一定条件下发酵而成。酸奶经发酵后蛋白质被部分水解，乳糖发酵分解为半乳糖和葡萄糖，易于消化吸收；酸奶中维生素 A、维生素 $B_1$、维生素 $B_2$ 等的含量与鲜奶相似，但叶酸含量却增加 1 倍，胆碱含量也明显增加。酸奶中的钙和乳酸作用生成乳酸钙，比鲜奶中的钙易被人体吸收。此外，乳酸菌能抑制肠道中其他细菌的增殖，调节肠道菌群平衡，有利于人体健康。

**4. 炼乳**

炼乳是经鲜牛奶蒸发到原容量的 2/5，再加入一定比例的糖后，灭菌装灌制得。炼乳按照是否加糖分为甜炼乳和淡炼乳。由于含有大量的蔗糖，甜炼乳营养素比例不平衡，碳水化合物含量相对较高，蛋白质、脂肪含量相对较低，故不适宜用来喂养婴儿。

**5. 奶油**

奶油是牛奶加热到 40℃，将牛奶中的脂肪经过离心（4000～9000r/min，分离时的乳温为 32～35℃）的方法分离出来而制成的。奶油的主要成分是脂肪，还含有一定量的脂溶性维生素，即维生素 A、维生素 D、维生素 E 等。

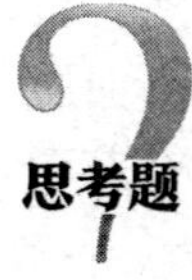

**思考题**

1. 请简述畜肉与禽肉的营养特点，并比较其异同点。
2. 请简述蛋类与奶类的营养特点，并比较其异同点。
3. 请简述鱼类与虾类的营养特点，并比较其异同点。

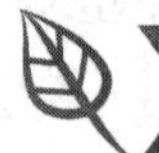

# 任务四　强化食品的合理性评价

【任务引领】

张先生的儿子4个月，他想为儿子挑选奶粉，但是不知道哪种牌子的奶粉中强化的营养素符合他儿子这个年龄段的婴儿的营养需求。

（1）请你比较几种市场上销售的婴儿配方奶粉，查看各种配方奶粉的营养标签和配方。

（2）请对照GB 2760—2014、GB 14880—2012和GB 10765—2010，说明该年龄段的婴儿食用的奶粉中可以强化的营养强化剂有哪些种类，并判断各种配方奶粉中使用的营养强化剂的种类和用量是否符合我国法律法规的要求。

## 一、食品营养强化概述

**1. 食品营养强化的概念**

根据不同膳食人群的营养需要，向食品中添加一种或多种营养素或某些天然食物成分的食品添加剂，以改善食品中各营养素之间的比例关系和提高食物营养价值的过程称为食品营养强化，或简称食品强化。

强化食品是指按照GB 14880—2012的规定加入了一定量的营养强化剂的食品。其营养价值高于普通同类食品。

食品营养强化剂指为了增加食品的营养成分（价值）而加到食品中的天然或人工合成的营养素和其他营养成分。食品营养强化剂归属于食品添加剂管理。

**2. 营养强化的目的**

（1）弥补食品在正常加工、储存时造成的营养素损失。

（2）在一定的地域范围内，有相当规模的人群出现某些营养素摄入水平低或缺乏，通过强化可以改善其摄入水平低或缺乏导致的健康影响。

（3）某些人群由于饮食习惯或其他原因可能出现某些营养素摄入水平低或缺乏，通过强化可以改善其摄入水平低或缺乏导致的健康影响。

（4）补充和调整特殊膳食食品中营养素和其他营养成分的含量。

**3. 营养强化的意义**

（1）弥补天然食物的营养缺陷。除母乳外，自然界中没有一种天然食品能满足人体对各种营养素的需要。例如，米、面等谷类蛋白质缺乏赖氨酸；水果、蔬菜中虽然含有丰富的维生素C、膳食纤维等，但是缺乏蛋白质；肉、鱼、蛋等动物性食物虽然蛋白质含量丰富，但是缺乏维生素C；内陆地区的居民可能缺碘等。针对食品中缺乏的营养素进行强化，可以大大提高食品的营养价值，预防营养缺乏病。

（2）补充食品在加工、储存及运输过程中营养素的损失。例如，在碾米和小麦磨粉时有多种维生素的损失，而且加工精度越高，损失越大，有的维生素损失高达70%以上。

又如在水果、蔬菜的加工过程中，很多水溶性和热敏性维生素均被损失50%以上。

（3）简化膳食处理，方便摄食。现在已有许多国家在面包、大米、面粉等主食中强化维生素 $B_1$、维生素 $B_2$、赖氨酸、色氨酸、铁、钙、锌等。在乳制品中强化维生素A、维生素D、维生素C、维生素 $B_1$、维生素 $B_2$、维生素 $B_6$、维生素 $B_{12}$ 及烟酸等，制成调制乳粉，以供应广大居民及婴儿的需要。

（4）适应不同人群的营养需要。不同年龄、性别、工作性质及不同生理、病理状况的人，他们的营养需求是不同的，对食品进行不同的营养强化可分别满足其营养需要。例如，婴儿期、孕妇、乳母需要的营养素较多。

（5）预防营养不良。例如，对缺碘地区的人采取食盐加碘可大大降低甲状腺肿的发病率（下降率可达40%～95%），用维生素 $B_1$ 防治食米地区的维生素 $B_1$ 缺乏病，用维生素C防治维生素C缺乏病等。与营养补充剂或保健（功能）食品比较，营养强化食品对于改善营养缺乏不仅效果良好，而且价格低廉，适于大面积推广。

食品经过强化后，人们可获得全面的营养，就可以减少多种营养缺乏所引起的其他并发症。另外，某些强化剂可提高食品的感观质量及改善食品的保藏性能。

**4. 使用营养强化剂的要求**

（1）营养强化剂的使用不应导致人群食用后营养素及其他营养成分摄入过量或不均衡，不应导致任何营养素及其他营养成分的代谢异常。

（2）营养强化剂的使用不应鼓励和引导与国家营养政策相悖的食品消费模式。

（3）添加到食品中的营养强化剂应能在特定的储存、运输和食用条件下保持质量的稳定。

（4）添加到食品中的营养强化剂不应导致食品一般特性如色泽、滋味、气味、烹调特性等发生明显不良改变。

（5）不应通过使用营养强化剂夸大食品中某一营养成分的含量或作用误导和欺骗消费者。

## 二、食品营养强化载体与营养强化剂

**1. 食物载体的选择标准**

（1）食物的消费覆盖率高。载体食物的消费覆盖率高主要是体现在应用人群广泛程度较大，特别是能覆盖营养素缺乏最普遍的农村和贫困人群，而且这种食物可以工业化生产。

（2）食物的摄入量安全。稳定的或相似的消费量是便于比较和方便准确地计算营养素添加量的基础，尤其是能避免由于大量摄入（如软饮料和零食）食物而发生营养素过量的可能性。

（3）不同人群消费量的变异数小。地区间和个体间消费水平变异小，制作方式和食用方法的相对变化较小。

（4）不因强化而改变品质和口感。注意载体食物和强化营养素之间的匹配，防止由于强化所造成的强化剂或载体食物在质量上的改变。

**2. 强化营养素常用的食物载体**

（1）单一营养素常用的食物载体。单一食品强化是指在食物载体中强化维生素A、维生素 D、铁、钙等中的任何一种。1996 年国际农业中心（International Agriculture Centre，IAC）编印的《食物营养强化专辑》，列出了常用的对单一营养素可选择的强化载体名单和评价，如牛奶、面粉、大米、食用油、果汁等。

（2）复合营养强化可选择的载体。复合强化是指在食物载体中加入两种或两种以上的微量营养素，如铁、钙、锌、碘、维生素 A 等。常见的复合营养素强化的载体主要有小麦面粉、大米、婴儿配方奶粉、食盐等。例如，美国在面粉中强化的营养素包括维生素 $B_1$、维生素 $B_2$、赖氨酸、铁、钙、锌等。

**3. 常用的食品营养强化剂**

GB 14880—2012 中列入的营养强化剂中单体种类达到 121 种。我国食品强化剂大致可分为蛋白质与氨基酸类、维生素类、矿物质类和多不饱和脂肪酸四大类，在强化时既可单一营养素强化也可复合营养素强化。

（1）蛋白质与氨基酸类。赖氨酸是世界上各国谷类食物中强化的主要氨基酸。常用的氨基酸强化剂有盐酸赖氨酸、*L*-赖氨酸天冬氨酸盐、*L*-色氨酸、*L*-酪氨酸、牛磺酸等。根据我国食品营养强化剂使用卫生标准，赖氨酸用于强化面包、饼干、面条和面粉，使用量为 1～2g/kg。

常用的蛋白质强化剂包括乳铁蛋白、酪蛋白钙肽、酪蛋白磷酸肽等，可以用于婴儿配方食品、谷物、饮料类等食品中。

（2）维生素类。维生素强化剂是目前国际上应用最广最多的一类强化剂，也是在食品中应用最早的一类强化剂。按 GB 14880—2012 规定在调制奶粉中可强化的维生素包括维生素 A、维生素 D、维生素 E、维生素 K、维生素 $B_1$、维生素 $B_2$、维生素 $B_6$、维生素 $B_{12}$、维生素 C、烟酸、叶酸、泛酸、生物素、胆碱、肌醇。固体饮料中还可以强化 $\beta$-胡萝卜素及上述各种维生素。

（3）矿物质类。目前，食品中强化最多的是钙、铁、锌，地区性增补的有碘，近年来对硒、镁、钾等的强化也已引起注意。常用的钙强化剂有葡萄糖酸钙、乳酸钙、碳酸钙、磷酸氢钙等，常用的铁强化剂有硫酸亚铁、柠檬酸铁、焦磷酸钠铁、血红素铁和乙二胺四乙酸（ethylenediamine tetraacetic acid，EDTA）钠铁等，常用的锌强化剂有葡萄糖酸锌、硫酸锌、乳酸锌等。

（4）多不饱和脂肪酸类。其主要有 DHA、$\gamma$-亚麻酸、亚油酸和花生四烯酸等，用于功能食品及婴幼儿食品、奶制品、营养饮料等强化食品。

## 三、营养强化剂的用量依据

国际上对营养强化剂的适宜剂量没有统一的规定，但大多数国家都提出了强化营养素使用范围和剂量的标准或法规。营养强化剂的用量标准受很多因素的影响，营养强化剂的用量主要应该依据下列资料制定。

（1）不同国家和地区对居民的膳食营养调查。

（2）不同人群的推荐摄入量。

（3）营养素的可耐受最高摄入量。

（4）营养强化食品的目标人群对食物载体的消费量。

（5）强化剂在食物加工、运输、储藏和食物制备过程中的损失率。

## 四、强化剂的用量与参考摄入量的关系

**1. 强化剂用量与营养素的可耐受最高摄入量的关系**

营养素摄入过量有可能产生不良影响，对健康造成危害。可耐受最高摄入量是一个安全性指标，在确定营养强化剂用量时要考虑可耐受最高摄入量的水平。

**2. 强化剂用量与推荐摄入量的管理**

强化剂的加入剂量以膳食营养素推荐摄入量的 1/3～1/2 为宜，如果某种食品中原有成分中含有的营养素含量达到推荐摄入量的 1/2 时不得强化。

**3. 强化剂用量与载体食物食用量的关系**

每千克食物中强化剂用量与居民每日食用量的乘积即为该居民每日实际摄入强化剂的量。在正常食物食用量的情况下，应保障人体对营养素总摄入量的安全。

## 五、营养强化食品

目前世界上有 60 多个国家通过立法的形式实行类食物营养强化。我国为改善公众营养，1995 年启动了“国家公众营养改善项目”，对营养素缺乏人群实行营养干预政策。该项目是由国家计划委员会、财政部、农业部、卫生部等 20 多个国家政府部门参与组织，项目组确立以营养素食品强化为切入点来改善国民营养健康状况。《国家公众营养改善项目营养强化食品管理办法》对申报营养强化食品证明标识使用权的产品及其生产企业实行资格认定制度，凡申报营养强化食品证明标识使用权的产品必须按照《营养强化食品证明标识使用权（产品）审批办法》（试行）进行申请。

**1. 强化面粉**

面粉营养强化是国家工装营养改善项目之一，面粉营养强化的营养素为 7+1，包括铁、钙、锌、维生素 $B_1$、维生素 $B_2$、烟酸、叶酸、维生素 A（特批后方可添加）。

**2. 强化酱油**

2002 年，国家卫生和计划生育委员会批准乙二胺四乙酸钠铁在酱油中的使用，使我国儿童、女性等人群的贫血率显著下降。全国营养与健康调查数据显示，我国居民贫血率自 2002 年的 20.1%下降至 2010～2012 年的 9.7%。

**3. 强化食用油**

营养强化食用油也是我国公众营养改善项目，针对我国居民维生素 A 摄入量不足的情况，2010 年我国开始在植物油、人造黄油及其类似制品中强化维生素 A 和维生素 E。印度所有主要食用油生产和加工环节均在食用油中强化维生素 A 和维生素 D。

**4. 婴幼儿食品**

根据婴幼儿生理特点，在常见的辅助食品如各种配方奶粉、营养米粉、果汁等食品中强化牛磺酸、叶黄素、维生素和矿物质等。

**5. 孕产妇食品**

根据孕妇的生理特点，常在孕产妇食品中添加叶酸、烟酸、钙、铁、DHA、胆碱、维生素 C 等营养强化剂。

**6. 中老年食品**

为预防中老年人群营养缺乏，常在中老年食品中强化维生素 A、维生素 D、钙、铁等营养强化剂。

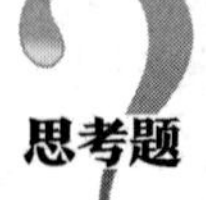

**思考题**

1. 我国目前允许使用的营养强化剂可以分为哪几大类？
2. 简述主要食品中使用的强化剂种类。
3. 请指出食用油中可以强化的营养素有哪些？其强化剂量分别是多少？
4. 请指出面粉中可以强化的营养素有哪些？其强化剂量分别是多少？
5. 请列出有哪些中老年食品中可以强化的营养素？

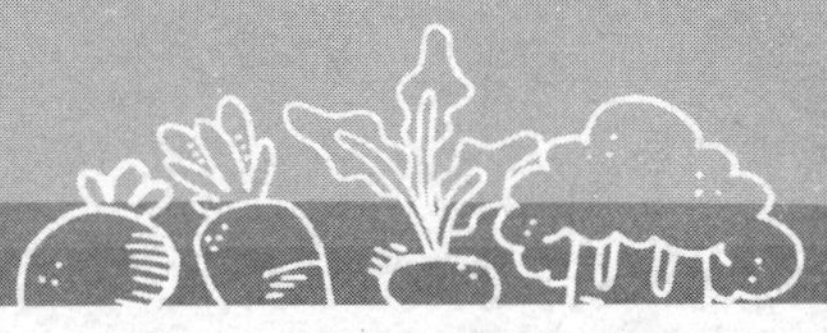

# 项目四　公共营养

## 知识目标

（1）了解合理膳食的基本要求。
（2）掌握我国居民一般人群膳食指南的基本内容。
（3）掌握《中国居民平衡膳食宝塔》的食物构成。
（4）掌握我国居民特定人群的膳食指南。
（5）掌握慢性病患者的膳食要求。
（6）了解营养配餐的基本知识。

公共营养

## 能力目标

（1）能运用《中国居民膳食指南》指导日常膳食。
（2）能运用《中国居民平衡膳食宝塔》为各类人群制定每日的食物采购计划。
（3）能对常见慢性病患者进行膳食指导。
（4）能合理选择食物的烹调方法。

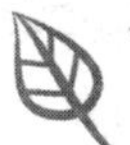

## 任务一　一般人群《中国居民膳食指南》

【任务引领】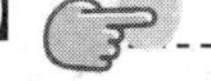

目前中国居民营养知识比较缺乏，为了普及学校教职工和学生的营养知识：

（1）请你比较2007版和2016版《中国居民膳食指南》一般人群的异同点。

（2）请选取2016版《中国居民平衡膳食宝塔》中各类食物中的3～5种典型食物进行称量，并制作宣传视频。

（3）请你制作2016版一般人群的《中国居民膳食指南》和《中国居民平衡膳食宝塔》的宣传海报。

### 一、膳食模式与合理膳食

**1. 膳食模式**

不同民族、不同地区居民有着不同的饮食生活习惯及食物构成，这种食物种类和数量的相对构成特点即为膳食模式。理想膳食模式是指人们既能从日常食物中获得所需的各种营养素，又不会发生营养缺乏或营养过剩所致的一些慢性病的一系列膳食营养原则，故理想膳食模式又称健康膳食模式。

按动、植物性食物来源，膳食模式可分为四大类型。

（1）动物性食物为主的膳食模式。以欧美等发达国家为代表。此类膳食的优点是蛋白质的数量和质量好，某些矿物质和维生素如钙、维生素 A 等较丰富；但最大的问题是存在着高能量、高脂肪、高蛋白、低纤维（“三高一低”）的缺陷，易诱发肥胖症、高脂血症、冠心病、糖尿病、脂肪肝等所谓的富裕性疾病。

（2）植物性食物为主的膳食模式。以大部分发展中国家的膳食为代表。此类膳食虽然没有发达国家“三高一低”膳食的缺陷，但膳食质量较差，如蛋白质和脂肪的数量均较低，蛋白质质量也较差；某些矿物质和维生素常显不足，易患营养缺乏病。

（3）地中海式的膳食模式。以意大利、希腊为代表。以使用橄榄油为主；动物性食物以鱼类最多，其次为牛肉、鸡肉；水果、薯类加上蔬菜总量远高于东方膳食模式；饮酒量高于东、西方，但以红葡萄酒为主。心脑血管疾病和癌症的发病率、死亡率最低。

（4）动植物性食物摄取比较均衡的膳食模式。以日本的膳食为代表。此类膳食既保持了以植物性食物为主的东方人膳食的优点，又避免了西方“三高一低”膳食的缺陷。

**2. 合理膳食**

合理膳食又称平衡膳食，是指多种食物构成的膳食，这种膳食不但要提供给用餐者足够的能量和所需的各种营养素，以满足人体正常的生理需要，还要保持各种营养素之间的比例平衡和多样化的食物来源，以提高各种营养素的吸收和利用，达到营养平衡的目的。合理膳食是健康的物质基础。

合理膳食的基本要求如下。

（1）安全卫生。食以安为先，食物必须保持安全卫生。有毒有害成分无论是天然存在于食物中的还是食品污染物，都必须符合国家食品卫生标准和有关规定。

（2）满足人体所需的能量与营养素。营养物质的种类、数量、质量及相互间的配比都必须适合人体生理状况的实际需要。食物供给的能量要与机体消耗的能量保持平衡。

（3）易于消化吸收。食物在加工、烹调过程中，要尽量减少营养素损失，食物要有良好的感官性状，能适应人体的消化和促进食欲。

（4）合理的膳食制度。膳食制度是将一天的食物总量按一定数量、质量、次数和时间分配到每一餐次的一种制度。

**3. 膳食指南**

膳食指南指政府部门或学术团体为了引导国民合理饮食维持健康而提出的饮食建议。其目的包括引导食物生产和消费；保障人群膳食平衡，满足其营养素需求，提高生活质量和身体素质；指导运动或体力活动，纠正不良行为和习惯；预防营养素缺乏和过量，预防与营养相关的慢性疾病的发生。

**4. 膳食宝塔**

膳食宝塔是政府部门或学术团体为了引导国民合理饮食，根据各国居民膳食指南的核心内容，结合各国居民膳食的饮食特点，把平衡膳食的原则转化成各类食物的质量，便于人们在日常生活中实行。

## 二、中国居民一般人群膳食指南

为了指导居民合理选择食物、科学搭配食物、吃的营养、吃的健康，从而增强体质、预防疾病，中国营养学会于1989年首次发布了我国居民膳食指南，之后于1997年、2007年和2016年进行了三次修订。

2016版《中国居民膳食指南》由一般人群膳食指南、特定人群膳食指南和中国居民平衡膳食实践三个部分组成。

中国居民一般人群膳食指南适用于2岁以上人群，根据该人群的生理特点和营养需要，结合我国居民膳食结构特点，提出六条核心推荐，以期达到平衡膳食、合理营养、保证健康的目的。

### （一）食物多样，谷类为主

**1. 关键推荐**

（1）每天的膳食应包括谷薯类、蔬菜水果类、畜禽鱼蛋奶类、大豆坚果类等食物。

（2）平均每天摄入12种以上食物，每周25种以上。

（3）每天摄入谷薯类食物250～400g，其中全谷物和杂豆类50～150g，薯类50～100g。

（4）食物多样、谷类为主是平衡膳食模式的重要特征。

**2. 实践应用**

（1）如何实现食物多样。①一日三餐食物品种的搭配。摄入各类食物品种数的建议指标为谷类、薯类、杂豆类平均每天三种以上，每周五种以上；蔬菜、菌藻和水果类平均每天四种以上，每周10种以上；鱼、蛋、禽肉、畜肉类平均每天三种以上，每周五种以上；奶、大豆、坚果类平均每天有两种，每周五种以上。食品种类中未包括油和调味品。食物品种数按照一日三餐的分配，早餐至少摄入4～5个食物品种，午餐摄入5～6个食物品种，晚餐摄入4～5个食物品种；加上零食1～2个品种。②“小份量”选择。份是实现食物多样化的关键措施，分餐时选用小份菜肴可增加食物的种类，多人一起聚餐也利于实现食物多样。③同类食物互换。一段时间内同类食物互换是保持食物多样的好办法，通过食物品种互换，可避免每天食物品种重复，有利于丰富三餐的食物品种，从而实现食物多样。④食物巧搭配。合理的烹调如粗细搭配、荤素搭配、色彩搭配，不仅可以增加食物品种数量，还可以提高食物的营养价值和改善食物的风味。

（2）如何做到以谷物为主。谷类为主是中国居民平衡膳食模式的重要特征，即一日三餐都要摄入充足的谷类食物。在家吃饭，每餐都应该有米、面等主食，各餐主食可选不同种类的谷类食材。在外就餐特别是聚餐时，点餐宜先点主食或蔬菜类，不能只点肉菜或酒水，就餐时主食和菜肴同时上桌，以免发生主食吃得很少或不吃主食的情况。

（3）让全谷物和杂豆走上餐桌。全谷物是指未经精细化加工或虽经碾磨、粉碎、压片等处理，仍保留了完整谷粒所具备的胚乳、胚芽、麸皮及其天然营养成分的谷物。全谷物食品是在食品原料中不低于食品总重量51%的食品。

一日三餐中至少一餐用全谷物和杂豆类，小米、玉米、燕麦、全麦粉等全谷物都可以直接作为主食，如小米粥、燕麦片早餐、全谷物面包。有些杂豆可以做菜，利用现代厨房炊具可改善全谷物的粗糙口感。

（4）增加薯类摄入的方法。马铃薯和甘薯可以直接作为主食，薯类作为菜肴是常用的方法。薯类可作为零食，但不宜多吃油炸薯条和薯片。

## （二）吃动平衡，健康体重

**1. 关键推荐**

（1）各年龄段人群都应天天运动、保持健康体重。

（2）食不过量，控制总能量摄入，保持能量平衡。

（3）坚持日常身体活动，每周至少进行 5d 中等强度身体活动，累计 150min 以上；主动身体活动最好每天 6000 步。

（4）减少久坐时间，每小时起来动一动。

**2. 实践应用**

（1）如何保持健康体重。①对于超重肥胖者的减肥速度以每月 2～4kg 为宜。一般的减重膳食建议每天摄入能量减少 1255～2092kJ，严格控制食用油和脂肪的摄入，适量控制精白米面和肉类，保证蔬菜、水果和牛奶的摄入充足。建议超重或肥胖者增加运动量，以帮助减少身体脂肪，每天累计达到 60～90min 中等强度有氧运动，每周 5～7d；抗阻肌肉力量锻炼隔天进行，每次 10～20min。②体重变化是判断一段时间内人体能量平衡的指标，家里准备一个电子体重秤，经常称一下早餐空腹时的体重，根据体重变化情况来调整食物的摄入量和身体活动量。

（2）如何做到食不过量、吃动平衡。食不过量就是每天摄入各种食物所提供的能量，不超过也不低于人体所需要的能量。各类的食物能量不同，如蔬菜是低能量食物，油、高脂肪的食物、肉等能量较高，需要食物的合理搭配，既要保持能量平衡，也要保证营养素平衡。要做到定时定量进餐，实行分餐制，每顿少吃一两口，少吃高能量食物，减少在外就餐。吃动平衡原则上是量出为入，但鼓励多动会吃，不提倡少动少吃，忌不动不吃。

（3）如何安排身体活动。每个人都应保持足够的日常身体活动。身体活动量是决定健康效益的关键，建议成年人每天主动身体活动至少应 40min，即相当于快步走 6000 步的运动量。6000 步可以一次完成，也可以分 2～3 次完成。每天或每周 5d 以上都进行中等强度有氧运动，至少隔天一次，每次持续时间 10min，每周累计 150min 以上。步行、快走、慢跑、游泳、乒乓球、羽毛球、篮球、跳舞、做家务等，均是中等强度的有氧运动。

工作时，常常伸展筋骨，少搭电梯，多走楼梯，避免久坐，每 60min 离开座位动一动。通勤时，走路前往搭乘公共交通工具，或骑自行车上下班。休闲时，在室内可选游泳、有氧舞蹈、羽毛球、排球等运动项目，在室外可选健走、慢跑、骑自行车、网球、篮球，到公园散步，参加群体娱乐活动项目等。在家里尽量少看电视、手机，可做伸展运动或有氧健身操，进行仰卧起坐、伏地挺身等居家简易肌力训练。

每个人都应该寻找适合自己的运动，培养兴趣，长期坚持。充分利用外出、工作间隙、家务劳动和闲暇时间，尽可能地增加“动”的机会，减少“静坐”的时间。

## （三）多吃蔬果、奶类、大豆

**1. 关键推荐**

（1）蔬菜水果是平衡膳食的重要组成部分，奶类富含钙，大豆富含优质蛋白质。

（2）餐餐有蔬菜，保证每天摄入300～500g蔬菜，深色蔬菜应占1/2。

（3）天天吃水果，保证每天摄入200～350g新鲜水果，果汁不能代替鲜果。

（4）吃各种各样的奶制品，相当于每天液态奶300g。

（5）经常吃豆制品，适量吃坚果。

**2. 实践应用**

（1）餐餐有蔬菜，天天有水果。我国居民目前蔬菜摄入量低，水果摄入长期不足。多吃蔬果可减少能量摄入，保证在每餐的食物中有一半是蔬菜。膳食要讲究荤素搭配，做到餐餐有蔬菜。每天吃一个水果，三口之家一周应该采购4～5kg水果。自制果蔬汁不去渣。

（2）精挑细选巧搭配，合理烹调保营养。应选择新鲜和应季的蔬菜水果，以免储存时间过长造成营养素损失。深色（深绿色、红色、橘红色和紫红色）蔬菜富含胡萝卜素和植物化学物质，应占蔬菜总摄入量的1/2以上。少吃腌菜和酱菜。

蔬菜、水果品种多，各有营养特点，每天的蔬菜品种至少达到五种以上，不能相互替代或长期缺乏，只有多种蔬果合理搭配才能获得较多益处。水果不可以代替正餐，应安排在餐前或两餐之间，果汁等制品的营养价值一般不如新鲜水果。

保持蔬菜营养，就是要减少烹调加热时间和高温烹调。具体烹饪的方法有，先洗后切、凉拌生吃、急火快炒、开汤下菜、炒好即食。

（3）每天一杯奶。选择多种多样的奶制品，把牛奶当作膳食组成的必需品。例如，早餐饮用牛奶一杯（200～250mL），午饭加一杯酸奶（100～125mL）就可达到每天300g液态奶摄入量。奶制品如按蛋白质与鲜奶折算，则100g鲜牛奶＝酸奶100g＝奶粉12.5g＝奶酪10g。

乳糖不耐受人群可选酸奶等制品，超重或肥胖人群宜选择脱脂奶或低脂奶。例如，确认牛奶蛋白过敏的人群，应避免食用牛奶。刚挤出来的牛奶，需杀菌后方可食用。

（4）常吃豆制品。常吃豆制品是指每天摄入大豆15～25g，或每周105～175g。豆腐、豆干、豆浆、豆芽、发酵豆制品都是不错的选择。喝豆浆必须要煮透，以免食物中毒。

（5）坚果有益不过量。坚果好吃，有益健康，但属高能食物，不可过量，最好一周为50～70g（平均每天10g左右）。如果摄入量多，应减少三餐的总能量。

## （四）适量吃鱼、禽、蛋、瘦肉

**1. 关键推荐**

（1）鱼、禽、蛋和瘦肉摄入要适量。

（2）每周吃鱼280～525g，畜禽肉280～525g，蛋类280～350g，平均每天摄入总量120～200g。

（3）优先选择鱼和禽类。

（4）吃鸡蛋不弃蛋黄。

（5）少吃肥肉、烟熏和腌制肉制品。

**2. 实践应用**

（1）如何做到适量摄入。①控制总量、分散食用。每人每周摄入鱼和畜禽肉的总量不超过 1kg，鸡蛋不超过七个。适当减少牛肉、猪肉、羊肉等红肉及制品的摄入，增加鱼肉、鸡肉、鸭肉等白肉摄入。肉类应分散到每天各餐中，最好每餐有肉，每天有蛋，避免集中食用，以发挥蛋白质互补作用。制定每周食谱，鱼和畜禽肉可以换着吃，但每天最好不少于两类。②切小块烹饪。烹饪肉类时，宜切小块烹制。烹制成的大块畜禽肉或鱼，吃前最好分成小块再供食用。红烧蹄髈、鸡腿等大块肉，如果不了解其重量，往往会过量摄入。③外餐荤素搭配。在外就餐时，常会增加动物性食物的摄入量。建议尽量减少在外就餐的次数，如果需要在外就餐，点餐时要做到荤素搭配，清淡为主，尽量用鱼和豆制品代替畜禽肉。

（2）选吃瘦肉，少吃肥肉，适量食用动物内脏。肥的畜肉脂肪含量较多，能量密度高，因此应选吃瘦肉，少吃肥肉。动物内脏如肝、肾等，含有丰富的脂溶性维生素、B族维生素、铁、硒和锌等，适量摄入可弥补日常膳食的不足，可定期摄入，建议每月可食用动物内脏食物 2～3 次，每次 25g 左右。

（3）少吃烟熏和腌制肉制品。烟熏和腌制肉在加工过程中，易遭受多环芳烃（polycyclic aromatic hydrocarbons，PAHs）类和甲醛等多种有害物质的污染，过多摄入可增加某些肿瘤的发生风险，应当少吃或不吃。

（4）如何合理烹调动物性食物。①选择适宜的烹调方法。鱼类烹调可用煮、蒸、炒、熘等方法，提倡多采用蒸后浇汁的方法，既可减少营养素丢失，又可增加风味。煮鸡蛋一般在水烧开后小火煮 5～6min 即可；煎蛋时火不宜过大，时间也不要过长，以免影响消化吸收。肉类可采用炒、烧、爆、炖、蒸、熘、焖、炸、煨等方法，在滑炒或爆炒前可挂糊上浆，既可增加口感，又可减少营养素丢失。②少烤炸。肉类在烤或油炸时，由于温度较高，营养素遭受破坏，如果方法掌握不当，容易产生一些致癌化合物污染食物，影响人体健康。③既要喝汤，更要吃肉。我国南方地区居民炖鸡，有喝汤弃肉的习惯，这种吃法不能使食物中的营养素得到充分利用，造成食物资源的极大浪费。实际上，肌肉部分的营养价值比鸡汤高得多。

### （五）少盐少油，控糖限酒

**1. 关键推荐**

（1）培养清淡饮食习惯，少吃高盐和油炸食品。成人每天食盐不超过 6g，每天烹调油 25～30g。

（2）控制添加糖的摄入量，每天不超过 50g，最好控制在 25g 以下。

（3）每日反式脂肪酸摄入量不超过 2g。

（4）足量饮水，成年人每天 7～8 杯（1500～1700mL），提倡饮用白开水和茶水；不喝或少喝含糖饮料。

（5）儿童少年、孕妇、乳母不应饮酒。成人如饮酒，男性一天饮用酒的酒精量不超过 25g，女性不超过 15g。

**2. 实践应用**

（1）减少食盐摄入的措施。①总量控制，量化用盐。据调查显示，我国居民每人日平均食盐的摄入量为 10.5g。因此，对每天食盐摄入要采取总量控制，逐渐减少用量。使用限盐勺罐，每餐按量放入菜肴。②替代法。烹调时多用醋、柠檬汁、香料、姜等调味，减少使用酱油、酱类、蚝油、鱼露等高盐调味料，自觉改变口味过咸而过量添加食盐和酱油的不良习惯。③少吃高盐（钠）食品，注意隐性钠问题。减少酱菜、某些腌制类及其他过咸食物的摄入。购买营养标签中钠含量不超过 30%营养素参考值（nutrition reference values，NRV）的食品。④烹饪方法多样。多采用蒸、烤、煮等烹调方式，享受食物天然味道，培养清淡口味。缺碘地区要选用碘盐，烹制菜肴可以等到快出锅时再加盐。

（2）减少食用油摄入的措施。①坚持定量用油，控制总量。可将全家每天应食用的烹调油倒入带刻度油壶，来控制炒菜用油。②选择合理的烹饪方法。尽量多用蒸、煮、炖、拌、焖等减少用油量的烹饪方法，少用炸、煎、烤等烹饪方法。经常更换烹调油的种类，食用多种植物油。③少吃油炸食品，选用低脂食品。油炸食品为高脂肪高能量食品，容易造成能量过剩。可按照食品营养标签提供的信息，选择有低脂营养声称的食品。外出就餐点菜时，点一些少油清淡类的菜品。④减少摄入饱和脂肪和反式脂肪酸高的食物。减少动物油的用量。许多饼干、蛋糕、糕点、加工肉制品、炸薯条、土豆片等零食都可能富含饱和脂肪。食物中的反式脂肪酸主要来自如人造黄油蛋糕、含植脂末的奶茶等加工食品，以及部分氢化植物油。

（3）控制添加糖摄入量的措施。添加糖是指人工加入食品中的白砂糖、绵白糖、冰糖和红糖等。对于儿童、青少年来说，含糖饮料是添加糖的主要来源。建议不喝或少喝含糖饮料，减少糕点、甜点、冷饮等含添加糖的预包装食品的摄入。此外，家庭烹饪时，如红烧、糖醋等，应注意尽量少加糖。喝茶、咖啡时也容易摄入过多的糖，需要引起注意。

（4）合理限酒。孕妇、乳母、儿童少年、特殊状况或特定职业人群，以及驾驶人员应禁酒。以酒精量计算，成年男性和女性每日饮酒量应该不超过 25g 和 15g。换算成不同酒类，25g 酒精相当于啤酒 750mL、葡萄酒 250mL、38%白酒 75g、高度白酒 50g；15g 酒精相当于啤酒 450mL、葡萄酒 150mL、38%白酒 50g、高度白酒 30g。饮酒时注意餐桌礼仪，在庆典、聚会等场合不劝酒、不酗酒。饮酒不以酒醉为荣，做到自己饮酒适度，他人心情愉悦。

（5）正确饮水。每天饮水 1500～1700mL，不包含汤、粥等食物中水的量。人体补充水分的最好方式是饮用白开水，茶水对成年人是一个较好选择，不推荐喝含糖饮料及纯净水。在温和气候条件下，对于轻体力活动水平者，推荐儿童少年 7～13 岁饮水 5～6 杯（一杯水 200～250mL）、14～17 岁饮水 6～7 杯，推荐成年人饮水 7～8 杯。最好的饮水方式是少量多次，分配在一天中的任何时间，每次一杯，一次饮水不超过 200mL 为宜。可早、晚各 1 杯水，在三餐前后也可以饮用 1～2 杯水，分多次喝完；成人饮用较淡茶水替代一部分白开水。此外，在炎热夏天，饮水量也需要相应地增加。对运动量大、劳动强度高或暴露于高温、干燥等特殊环境下的人，应及时饮水和补充一定量的电解质。

### （六）杜绝浪费，兴新食尚

**1. 关键推荐**

（1）珍惜食物，适量备餐，提倡分餐不浪费。

（2）选择新鲜卫生的食物和适宜的烹调方式。

（3）食物制备时生熟分开，熟食二次加热要热透。

（4）学会阅读食品标签，合理选择食品。

（5）多回家吃饭，享受食物和亲情。

（6）传承优良文化，兴饮食文明新风。

**2. 实践应用**

（1）如何做到不浪费。珍惜食物要从每个人做起，日常生活应做到按需购买食物、适量备餐、准备小份量食物、合理利用剩饭菜。一般纯肉热菜或冷盘的质量约为150g，一盘素菜或荤素搭配的菜肴约300g。全社会人民应倡导爱护粮食、勤俭节约的美德，推行“光盘行动”。

分餐即就餐者每人一份饭菜，自己享用。份餐是根据个人能量和营养需求、食物种类和数量，参照中国居民平衡膳食餐盘的推荐比例设计的简约型食物组合。

珍惜食物不浪费，还应该做到用自己的餐具吃饭，减少一次性餐具的使用；减少使用食品包装和塑料制品的白色污染；不购买和食用保护类动植物。

（2）注意饮食卫生、预防食源性疾病。①选择新鲜食物。新鲜食物是指近期生产或加工、存放时间短的食物。选择当地、当季食物，能最大限度地保障食物的新鲜度和营养。会辨别和采购新鲜、卫生的食物，是保证食品安全的关键。食物是否新鲜，可通过看、触、闻等方法了解食物的外观、色泽等感官指标加以辨别。一旦发现食物腐败变质后，应予丢弃。②水果蔬菜要洗净。清洗水果和蔬菜，是清除其表面污物、微生物的基本方法，对去除农药残留也有一定的效果，尤其是当水果和蔬菜直接生吃时，更需要洗净。水洗是最常用的方法，一般先冲洗后浸泡，浸泡时间不少于10min，然后用清水冲洗即可。如果选择洗涤剂和消毒剂，要按照说明书要求的浓度和时间正确使用。③食物生熟要分开。在食物清洗、切配、储藏的整个过程中，生熟都应分开。处理生食物要用专用器具，家中应备菜刀、砧板，容器均应生熟分开。在烹饪中，应常常洗手，避免蛋壳、生肉的污染。在冰箱存放生熟食品，应分格摆放。④食物要完全煮熟。备餐应该彻底煮熟食物，对于肉类和家禽、蛋类，应确保熟透，烹调食物温度≥70℃。隔顿、隔夜的剩饭菜在食用前需彻底加热。⑤食物储藏得当。合理储藏就是保持食物的新鲜，避免污染。不同食物储藏的要求有所差异，如低温、避光、通风和干燥，防尘、防蝇、防鼠、防虫、防霉。一般低温储藏又分为冷藏（4～8℃）和冻藏（−23～−12℃）。制备好的食物应尽快食用，如果需要再存放2h以上，特别是夏秋季节，应在60℃以上或5℃以下存放。

（3）注意食品标签，合理选择包装食品，预防食物过敏。购买预包装食品，要看食品标签标注的食品生产日期和保质期、配料表、营养标签等，还要注意过敏食物及食物中的过敏原信息。

（4）回家吃饭，享受食物、享受亲情。动手制备食物，在家就餐，不但可以熟悉食物和烹饪技巧，更重要的是传承尊老爱幼风气，陪伴老人就餐，培养儿童和青少年良好饮食习惯，促进家庭成员的相互理解和情感交通。同时，在家吃饭也是保持饮食卫生、平衡膳食、避免食物浪费的简单有效措施。

思考题

1. 请简述中国居民一般人群的膳食指南。
2. 饮食中如何做到食物多样化？
3. 请简述饮酒的危害。哪些人群适宜戒酒？哪些人群可以限酒？

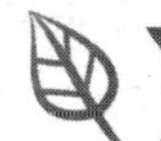

## 任务二 《中国居民平衡膳食宝塔》

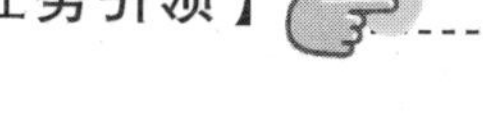

【任务引领】

一对老年夫妇为退休职工，年龄均为 65 岁，平时负责照看 8 岁的孙子，一日三餐均在家吃饭；周末儿子和儿媳会回家吃饭，儿子和儿媳均为某公司管理人员。

（1）请为该家庭制定一周的食物采购计划。

（2）请比较 2007 版和 2016 版《中国居民平衡膳食宝塔》的区别。

平衡膳食宝塔提出了一个营养上比较理想的膳食模式。它所建议的食物量，特别是奶类和豆类食物的量可能与大多数人当前的实际膳食还有一定的距离，特别是与某些贫困地区差距很大，它是一个膳食奋斗目标，应努力争取，逐步达到。

### 一、平衡膳食宝塔说明

**1. 膳食宝塔结构**

2016 版《中国居民平衡膳食宝塔》包含我们每天应吃的主要食物种类，共分五层，如图 4-1 所示。

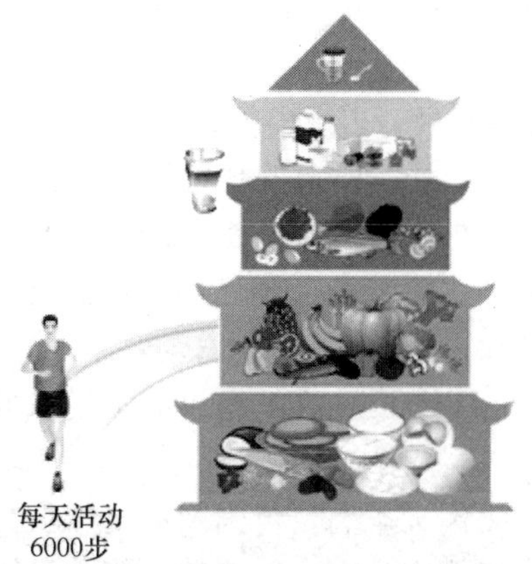


| | |
|---|---|
| 盐 | <6g |
| 油 | 25～30g |
| 奶及奶制品 | 300g |
| 大豆及坚果类 | 25～35g |
| 畜禽肉 | 40～75g |
| 水产品 | 40～75g |
| 蛋类 | 40～50g |
| 蔬菜类 | 300～500g |
| 水果类 | 200～350g |
| 谷薯类 | 250～400g |
| 全谷物和杂豆 | 50～150g |
| 薯类 | 50～100g |
| 水 | 1500～1700mL |

图4-1 2016版《中国居民平衡膳食宝塔》

底层：谷薯类、全谷物和杂豆薯类。

第二层：蔬菜类和水果类。

第三层：畜禽肉、水产品、蛋类等动物性食物。

第四层：奶及奶制品、大豆及坚果类。

塔顶：油和盐。

膳食宝塔各层位置和面积不同，这在一定程度上反映出各类食物在膳食中的地位和应占的比重。

平衡膳食宝塔图外侧为水和身体活动的形象，强调足量饮水和增加身体活动的重要性。在温和气候条件下生活的轻体力活动的成年人，每日至少饮水：男性 1.7L、女性 1.5L。在高温或强体力劳动的条件下，饮水应适当增加。建议成年人每天进行累计相当于步行 6000 步以上的身体活动，如果身体条件允许，最好进行 30min 中等强度的运动。

膳食宝塔没有建议食糖的摄入量，因为我国居民现在平均糖的摄入量较低，对健康的影响还不大。但多吃糖有增加龋齿的危险，尤其是儿童、青少年不应吃太多的糖和含糖高的食品及饮料。

**2. 膳食宝塔建议的食物量**

膳食宝塔建议的各类食物摄入量都是指食物可食部分的生重。各类食物的质量不是指某一种具体食物的质量，而是一类食物的总量，因此在选择具体食物时，实际质量可以从食物互换表中查询。例如，建议每日 300g 蔬菜，可以选择 120g 油菜和 320g 莴笋，也可以选择 150g 芹菜和 210g 四季豆。

膳食宝塔中各类食物的建议量都有一个范围，下限为能量水平 7.53MJ（1800kcal）的建议量，上限为能量水平 10.88MJ（2600kcal）的建议量。

（1）谷类、薯类及杂豆。谷类包括小麦面粉、大米、玉米、高粱等及其制品，如米饭、馒头、烙饼、玉米面饼、面包、饼干、麦片等。薯类包括甘薯、马铃薯等，可替代部分粮食。杂豆包括大豆以外的其他干豆类，如红小豆、绿豆、芸豆等。

谷类、薯类及杂豆是膳食中能量的主要来源，建议每人每天应该吃 250～400g。建议量是以原料的生重计算，如面包、切面、馒头应折合成相当的面粉量来计算，而米饭、大米粥等应折合成相当的大米量来计算。

谷类、薯类及杂豆食物的选择应重视多样化，粗细搭配，适量选择一些全谷类制品、其他谷类、杂豆及薯类。每 100g 玉米糁和全麦粉所含的膳食纤维比精面粉分别多 10g 和 6g，因此建议每周吃 5～7 次粗粮或全谷类制品，每次摄入 50～100g。

（2）蔬菜类。蔬菜包括叶菜类、根茎类、瓜茄类、鲜豆类、葱蒜类及菌藻类。建议每日吃 300～500g 新鲜蔬菜，其中深色蔬菜最好占一半以上。

（3）水果类。建议每天吃新鲜水果 200～350g。在鲜果供应不足时可选择一些含糖量低的纯果汁。

（4）畜禽肉类。畜禽肉类包括猪肉、牛肉、羊肉、禽肉及动物内脏类，建议每周摄入 280～525g。目前我国居民的肉类摄入以猪肉为主，但猪肉含脂肪量较高，应尽量选择瘦畜肉或禽肉。动物内脏因胆固醇含量较高，不宜过多食用。

（5）鱼虾类。鱼虾类包括鱼类、甲壳类和软体类食物，特点是脂肪含量低，蛋白质丰富，且易于消化。建议每周吃鱼 280～525g，有条件的可以多吃一些。

（6）蛋类。蛋类包括鸡蛋、鸭蛋、鹅蛋等及其加工制品，蛋类的营养价值较高。一个蛋的重量约为 50g，建议每周摄入量为 300～350g。

（7）奶类及奶制品。奶类有牛奶、羊奶和马奶等，最常见的是牛奶。奶制品指液态奶、奶粉、发酵乳、干酪等，不包括奶油（黄油）。建议每日摄入液态奶 300g 或发酵乳 360g，或奶粉 45g，有条件的可以多吃一些。

婴幼儿要尽可能选用符合食品安全国家标准的婴儿配方食品、较大婴儿和幼儿配方食品。饮奶多者、中老年人、超重和肥胖者建议选择脱脂或低脂乳。乳糖不耐受的人群可以选择食用发酵乳或低乳糖乳及乳制品。

（8）大豆及坚果类。大豆包括黄豆、黑豆、青豆，常见豆制品包括豆腐、豆浆、豆腐干及千张等。推荐每日摄入 30～50g 大豆。按所提供蛋白质的量计算，40g 大豆相当于 80g 豆腐干、120g 北豆腐、240g 南豆腐、800g 豆浆。

坚果包括花生、瓜子、核桃、杏仁、榛子等，由于坚果的蛋白质与大豆相似，坚果有益健康，但不可过量，最好一周 50～70g。

（9）烹调油。烹调油分植物油和动物油。植物油如花生油、豆油、菜籽油、芝麻油、调和油等，动物油如猪油、牛油、黄油等。建议每天烹调油的摄入量为 25～30g。烹调油应经常更换品种，尽量少食用动物油。

（10）食盐。健康成年人一天食盐（包括酱油和其他食物中的食盐）的建议摄入量为不超过 6g。一般 20mL 酱油中含 3g 食盐，10g 黄酱中含盐 1.5g，如果菜肴需要用酱油和酱类，应按比例减少食盐用量。

## 二、平衡膳食宝塔的应用

**1. 确定适合自己的能量水平**

膳食宝塔中建议的每人每日各类食物适宜摄入量范围适用于一般健康成人，在实际应用时要根据个人年龄、性别、身高、体重、活动强度、季节等情况适当调整。

目前，由于人们膳食中脂肪摄入的增加和日常身体活动的减少，许多人的能量摄入超过了自身实际需要。体重是判定正常成人能量平衡的最好指标，每个人应根据自身的体重变化来调整食物的摄入，主要应调整含能量较多的食物。

**2. 根据自己的能量水平确定食物需要**

膳食宝塔建议的每人每日各类食物适宜摄入量范围适用于一般健康成年人，按照七个能量水平分别建议了 10 类食物的摄入量，应用时要根据自身的能量需要进行选择（表 4-1）。食物摄入建议量均为食物可食部分的质量。

例如，在 8368kJ（2000kcal）能量需要水平下，平衡膳食模式的食物构成是谷类 250g，其中全谷物和杂豆类 75g，新鲜薯类 75g（相当于干重 15g 左右）；蔬菜 450g；水果 300g；水产、禽畜肉、蛋各 40g 共 140g；牛奶或酸奶 300g；其他还包括大豆 15g、坚果 10g 和食用油 25g 等。

表 4-1 不同能量需要水平的平衡膳食模式和食物量［g/（d · 人）］

| 食物种类/g | 能量水平/kcal（1kcal=4.18kJ） | | | | | | | | | | |
|---|---|---|---|---|---|---|---|---|---|---|---|
| | 1000 | 1200 | 1400 | 1600 | 1800 | 2000 | 2200 | 2400 | 2600 | 2800 | 3000 |
| 谷类 | 85 | 100 | 150 | 200 | 225 | 250 | 275 | 300 | 350 | 375 | 400 |
| 全谷物及杂豆 | 适量 | | | 50～150 | | | | | | | |
| 薯类（鲜重） | 适量 | | | 50～100 | | | | | 125 | 125 | 125 |
| 蔬菜 | 200 | 250 | 300 | 300 | 400 | 450 | 450 | 500 | 500 | 500 | 500 |
| 深色蔬菜 | 占所有蔬菜的 1/2 | | | | | | | | | | |
| 水果 | 150 | 150 | 150 | 200 | 200 | 300 | 300 | 350 | 350 | 400 | 400 |
| 畜禽肉类 | 15 | 25 | 40 | 40 | 50 | 50 | 75 | 75 | 75 | 100 | 100 |
| 蛋类 | 20 | 25 | 25 | 40 | 40 | 40 | 50 | 50 | 50 | 50 | 50 |
| 水产品 | 15 | 20 | 40 | 40 | 50 | 50 | 75 | 75 | 75 | 100 | 100 |
| 奶制品 | 500 | 500 | 350 | 300 | 300 | 300 | 300 | 300 | 300 | 300 | 300 |
| 大豆 | 5 | 15 | 15 | 15 | 15 | 15 | 25 | 25 | 25 | 25 | 25 |
| 坚果 | — | 适量 | | 10 | 10 | 10 | 10 | 10 | 10 | 10 | 10 |
| 烹调油 | 15～20 | 20～25 | | | 25 | 25 | 25 | 30 | 30 | 30 | 35 |
| 食盐 | <2 | <3 | <4 | <6 | <6 | <6 | <6 | <6 | <6 | <6 | <6 |

**3. 根据建议的食物摄入量采购各种食物**

食物采购是实现平衡膳食和合理营养的基础，一个家庭必须按照平衡膳食宝塔对各个家庭成员建议的食物摄入量来采购各类食物(《中国居民平衡膳食宝塔》建议的食物量是“可食部”，可食部是指去掉食物中不可食用部分后剩余的可食用部分。有些食物要折算为“市品”量)，才能满足全家人合理营养的需要。

**案例** 计算一个家庭一周采购的食物量。

一对中年夫妇，均为办公室职员，并有一个 8 岁男孩，请为这个家庭制定一周的食物采购计划。

可按附录中的“中国居民膳食能量需要量”表确定轻体力活动水平男、女及 8 岁男童中体力活动水平的能量需要量分别为 9414kJ、7531kJ 及 7740kJ。从表 4-1 查出相应(近)能量水平建议的食物摄入量；另外，再根据男童的能量需要及各类食物合理搭配的原理，计算出儿童需要的各类食物。按表 4-2 计算出该家庭每周食物的摄入量。

表 4-2 该家庭建议食物摄入量

| 食物类别 | 男性（2250kcal） | 女性（1800kcal） | 儿童（1850kcal） | 全家日摄入量/g | 全家周摄入量/kg | 周食物采购量/kg |
|---|---|---|---|---|---|---|
| 谷类 | 300 | 250 | 250 | 800 | 5.6 | 5.6 |
| 大豆类 | 40 | 30 | 30 | 100 | 0.7 | 0.7 |
| 蔬菜类 | 400 | 300 | 300 | 1000 | 7.0 | 8.0 |
| 水果类 | 300 | 200 | 200 | 700 | 4.9 | 6.0 |
| 肉类 | 75 | 50 | 50 | 175 | 1.2 | 1.2 |

续表

| 食物类别 | 男性（2250kcal） | 女性（1800kcal） | 儿童（1850kcal） | 全家日摄入量/g | 全家周摄入量/kg | 周食物采购量/kg |
|---|---|---|---|---|---|---|
| 奶类 | 300 | 300 | 300 | 900 | 6.3 | 6.3 |
| 蛋类 | 50 | 50 | 50 | 150 | 1.1 | 1.2 |
| 鱼虾类 | 75 | 50 | 50 | 175 | 1.2 | 1.5 |
| 食用油类 | 25 | 25 | 20 | 70 | 0.5 | 0.5 |
| 食盐 | 5 | 5 | 5 | 15 | 0.1 | 0.1 |

表中最后一列“周食物采购量”是按照各类食物的市品与可食部差数，由“全家周摄入量”折算出来的。从摄入量折算成采购量时，谷、豆、肉、奶类不必增加，蔬菜类应增加10%～15%，水果类应增加15%～30%，蛋类应增加10%，鱼、虾、贝类应增加20%。

实际生活中，米、豆、油、盐不需要每周采购，蔬菜、水果一周需要采购数次。食物采购的频率以可以保证食物新鲜卫生为标准来确定。建议根据实际情况决定是否需要采购碘强化食盐，建议采购铁强化酱油。

**4. 食物同类互换，调配丰富多彩的膳食**

食物多样化，既是平衡膳食的要求，也是为了使饮食更加丰富多彩，促进人们的食欲。膳食宝塔包含的每一类食物中都有许多品种，且同一类食物中各种食物所含营养成分基本相近，在膳食中可以互相替换。按照食物同类互换的原则调配一日三餐，可以更好地满足人们对饮食的需求。

同类互换即以粮换粮、以豆换豆、以肉换肉。例如，大米可与面粉或杂粮互换，馒头可与相应量的面条、烙饼、面包等互换；大豆可与相当量的豆制品互换；瘦猪肉可与等量的鸡、鸭、牛、羊、兔肉互换；鱼可与虾、蟹等水产品互换；牛奶可与羊奶、酸奶、奶粉或干酪等互换。

多种多样即选用品种、形态、颜色、口感多样的食物和变换烹调方法。假如每日食用40g豆类及豆制品，根据同类互换、多种多样的原则，可以全量互换，即全换成相当量的豆浆或豆干，第一天喝豆浆、第二天选用豆干、第三天选用豆芽；也可以分量互换，如1/3换豆浆、1/3换腐竹、1/3换豆腐。表4-3列举了几类常见食物的互换。

**表4-3 平衡膳食宝塔同类食物互换**

| 食物种类 | 食物名称 | 市品质量/g | 食物名称 | 市品质量/g | 食物名称 | 市品质量/g |
|---|---|---|---|---|---|---|
| 谷类薯类食物[①]（能量相当于50g米、面的食物） | 稻米或面粉 | 50 | 米饭、米粥 | 375 | 油条 | 45 |
| | 面条（挂面） | 50 | 馒头 | 80 | 面包 | 55 |
| | 面条（切面） | 60 | 花卷 | 80 | 饼干 | 40 |
| | 米饭（籼米） | 150 | 烙饼 | 70 | 鲜玉米（市品） | 350 |
| | 米饭（粳米） | 110 | 烧饼 | 60 | 甘薯、白薯（生） | 190 |

续表

| 食物种类 | 食物名称 | 市品质量/g | 食物名称 | 市品质量/g | 食物名称 | 市品质量/g |
|---|---|---|---|---|---|---|
| 蔬菜类食物[②]（市品相当于100g可食部质量） | 萝卜 | 105 | 冬瓜 | 125 | 大白菜 | 115 |
| | 四季豆 | 105 | 韭菜 | 110 | 芹菜 | 150 |
| | 番茄 | 100 | 菠菜 | 120 | 蒜苗 | 120 |
| | 柿子椒 | 120 | 油菜 | 120 | 菜花 | 120 |
| | 黄瓜 | 110 | 小白菜 | 120 | 莴笋 | 160 |
| | 茄子 | 110 | 卷心菜 | 115 | 藕 | 115 |
| 水果类食物[②]（市品相当于100g可食部质量） | 苹果 | 130 | 草莓 | 105 | 芒果 | 150 |
| | 梨 | 120 | 柿子 | 115 | 火龙果 | 145 |
| | 桃 | 120 | 柑橘 | 130 | 菠萝 | 150 |
| | 鲜枣 | 115 | 橙子 | 130 | 猕猴桃 | 120 |
| | 葡萄 | 115 | 香蕉 | 170 | 西瓜 | 180 |
| 肉类食物[③]（市品相当于50g可食部质量） | 瘦猪肉（生） | 50 | 瘦牛肉（生） | 50 | 鸡肉（生） | 50 |
| | 猪排骨（生） | 85 | 酱牛肉 | 35 | 鸡腿（生） | 90 |
| | 猪肉松 | 30 | 牛肉干 | 30 | 鸡翅（生） | 80 |
| | 广式香肠 | 55 | 羊肉（生） | 50 | 炸鸡 | 70 |
| | 肉肠（火腿肠） | 85 | 整鸡、鸭、鹅（生） | 75 | 鸭肉（生） | 50 |
| | 酱肘子 | 35 | 烧鸡、烧鸭、烧鹅 | 60 | 烤鸭 | 55 |
| 鱼虾类食物[②]（市品相当于50g可食部质量） | 草鱼 | 85 | 鳊鱼（武昌鱼） | 85 | 鲅鱼 | 60 |
| | 鲤鱼 | 90 | 鳙鱼（胖头鱼） | 80 | 墨鱼 | 70 |
| | 鲢鱼 | 80 | 鲳鱼 | 70 | 蛤蜊 | 130 |
| | 鲫鱼 | 95 | 大黄鱼 | 75 | 虾 | 80 |
| | 鲈鱼 | 85 | 带鱼 | 65 | 蟹 | 105 |
| 大豆类食物[④]（相当于40g大豆的大豆类食物） | 大豆（黄、青、黑豆） | 40 | 内酯豆腐 | 280 | 素鸡 | 85 |
| | 北豆腐 | 120 | 豆腐干 | 80 | 腐竹 | 30 |
| | 南豆腐 | 240 | 豆腐丝 | 65 | 豆浆 | 800 |
| 奶类食物[⑤]（相当于100g鲜牛奶的奶类食物） | 鲜牛奶（羊奶） | 100 | 发酵乳 | 150 | — | — |
| | 奶粉 | 15 | 干酪 | 10 | — | — |

① 成品按照与原料的能量比折算；

② 按照市品可食部百分比折算；

③ 以可食部百分比及同类畜、禽生肉的蛋白质折算，烤鸭、肉松等食物能量密度较高，与瘦肉相比，提供等量蛋白质时，能量是其2～3倍，因此在选择这些食物应注意总能量的控制；

④ 豆制品按照与黄豆的蛋白质比折算；

⑤ 奶制品按照与鲜奶的蛋白质比折算。

**5. 要因地制宜充分利用当地资源**

我国地域辽阔，各地的饮食习惯及物产不尽相同，只有因地制宜充分利用当地资源才能有效地应用膳食宝塔。例如，牧区奶业资源丰富，可适当提高奶类摄入量；渔区可适当提高鱼及其他水产品摄入量；农村山区则可利用山羊奶及花生、瓜子、核桃、榛子、食用菌等资源。在某些情况下，由于地域、物产或经济所限无法采用同类互换时，也可以暂用豆类代替奶类、肉类，或用蛋类代替鱼、肉类；不得已时也可用花生、瓜子、榛子、核桃等坚果代替大豆或肉、鱼、乳类等动物性食物。

**6. 要养成良好的饮食习惯，长期坚持**

良好的饮食习惯对健康的影响十分深远。平衡膳食不仅关系到个人当前的营养和健康，而且能惠及一生甚至下一代。孕妇的膳食营养不仅影响胎儿的发育，还会影响出生后的婴儿，甚至长大成人后的健康，孕妇营养不良将导致畸形及低出生体重。我们应当努力养成良好的饮食习惯，根据膳食宝塔建议的膳食模式安排好一日三餐，坚持不懈，贯彻一生。

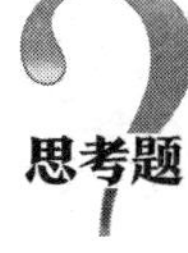

**思考题**

1. 名词解释：平衡膳食、膳食模式、膳食指南、膳食宝塔、营养配餐。
2. 一般人群《中国居民膳食指南》有哪六条？
3. 简述《中国居民平衡膳食宝塔》中各层食物的种类和数量。
4.《中国居民平衡膳食宝塔》在应用时需注意哪些问题？

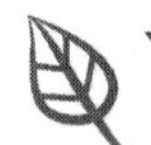

## 任务三　特定人群《中国居民膳食指南》

**【任务引领】**

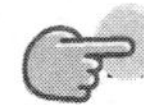

假如你的工作岗位是一家餐饮公司的技术人员，负责各类人群的营养配餐和卫生管理工作。

（1）请选择孕妇、乳母、婴幼儿、学龄前儿童、儿童青少年和老年人群中的一类特定人群制作该类人群的营养特点和膳食指南的汇报PPT。

（2）请画出该类人群的膳食宝塔，并制定各类人群个人3d的食物采购计划。

特定人群包括孕妇、乳母、婴幼儿、学龄前儿童、儿童青少年和老年人群。中国特定人群膳食指南是根据中国各人群的生理特点及其对膳食营养的需要而制定的，包括孕期妇女和哺乳期妇女膳食指南、婴幼儿及学龄前儿童膳食指南、儿童青少年膳食指南、老年人膳食指南。其中2岁以上各特定人群的膳食指南是在一般人群膳食指南10条的基础上进行增补形成的。

根据特定人群膳食指南，可以更好地指导孕期和哺乳期妇女的膳食，婴幼儿合理喂养和辅助食品的科学添加，学龄前儿童和青少年在身体快速增长时期的饮食，以及适应老年人生理和营养需要变化的膳食安排，达到提高健康水平和生命质量的目的。

## 一、孕妇、乳母膳食指南

### （一）备孕妇女膳食指南

备孕是指育龄妇女有计划地怀孕并对优孕进行必要的前期准备，是优孕与优生优育的重要前提。备孕妇女的营养状况直接关系着孕育和哺育新生命的质量，并对妇女及其下一代的健康产生长期影响。为保证成功妊娠、提高生育质量、预防不良妊娠结局，夫妻双方都应做好充分的孕前准备。

健康的身体状况、合理膳食、均衡营养是孕育新生命必需的物质基础。准备怀孕的妇女应接受健康体检及膳食和生活方式的指导，使健康与营养状况尽可能达到最佳后再怀孕。健康体检要特别关注感染性疾病（如牙周病），以及血红蛋白、血浆叶酸、尿碘等反映营养状况的检测，目的是避免相关炎症及营养素缺乏对受孕成功和妊娠结局的不良影响。

备孕妇女膳食指南在一般人群膳食指南的基础上特别补充以下三条关键推荐。

**1. 调整孕前体重至适宜水平**

孕前体重与新生儿出生体重、婴儿死亡率及孕期并发症等不良妊娠结局有密切关系。肥胖或低体重的育龄妇女是发生不良妊娠结局的高危人群，备孕妇女宜通过平衡膳食和适量运动来调整体重，使体重指数达到 18.5～23.9kg/m$^2$。

**2. 常吃含铁丰富的食物，选用碘盐，孕前 3 个月开始补充叶酸**

育龄妇女是铁缺乏和缺铁性贫血患病率较高的人群。备孕妇女应经常摄入含铁丰富、利用率高的动物性食物，铁缺乏或缺铁性贫血者应纠正贫血后再怀孕。碘是合成甲状腺激素不可缺少的微量元素，为避免孕期碘缺乏对胎儿智力和体格发育产生的不良影响，备孕妇女除选用碘盐外，还应每周摄入一次富含碘的海产品。叶酸缺乏可影响胚胎细胞增殖、分化，增加神经管缺陷及流产的风险，备孕妇女应从准备怀孕前 3 个月开始每天补充 400μg 叶酸，并持续整个孕期。

**3. 禁烟酒，保持健康生活方式**

吸烟、饮酒会影响精子和卵子质量及受精卵着床与胚胎发育，在准备怀孕前 6 个月夫妻双方均应停止吸烟、饮酒，并远离吸烟环境。

### （二）孕期妇女膳食指南

孕期胎儿的生长发育、母体乳腺和子宫等生殖器官的发育，以及为分娩后乳汁分泌进行必要的营养储备，都需要额外的营养，妊娠各期妇女膳食应在非孕妇女的基础上，根据胎儿生长速率及母体生理和代谢的变化进行适当的调整。孕早期胎儿生长 发育速度相对缓慢，所需营养与孕前无太大差别。孕中期开始，胎儿生长发育逐渐加速，母体生殖器官的发育也相应加快，对营养的需要增大，应合理增加食物的摄入量。孕期妇女的膳食应是由多样化食物组成的营养均衡膳食，除保证孕妇和胎儿的营养外，还潜移默化地影响宝宝日后对辅食的接受和膳食模式的建立。

孕期妇女膳食指南应在一般人群指南的基础上特别补充以下五条关键推荐。

**1. 补充叶酸，常吃含铁丰富的食物，选用碘盐**

叶酸对预防神经管缺陷和高同型半胱氨酸血症、促进红细胞成熟和血红蛋白合成极为重要。孕期叶酸的推荐摄入量比非孕时增加了200μgDFE/d，达到600μgDFE/d，除常食含叶酸丰富的食物外，还应补充叶酸 400μgDFE/d。为预防早产、流产，满足孕期血红蛋白合成增加和胎儿铁储备的需要，孕期应常食含铁丰富的食物，铁缺乏严重者可在医师指导下适量补铁。碘是合成甲状腺素的原料，是调节新陈代谢和促进蛋白质合成的必需微量元素，孕期碘的推荐摄入量比非孕时增加了110μg/d，除选用碘盐外，每周还应摄入1～2次含碘丰富的海产品。

**2. 孕吐严重者，可少量多餐，保证摄入含必要量碳水化合物的食物**

受激素水平改变的影响，孕期消化系统功能发生一系列变化，部分孕妇孕早期会出现胃灼热、反胃或呕吐等早孕反应，这是正常的生理现象。严重孕吐影响进食时，机体需要动员身体脂肪来产生能量维持基本的生理需要。脂肪酸不完全分解会产生酮体，当酮体生成量超过机体氧化能力时，血液中酮体升高，称为酮血症或酮症酸中毒。母体血液中过高的酮体可通过胎盘进入胎儿体内，损伤胎儿的大脑和神经系统的发育。为避免酮症酸中毒对胎儿神经系统发育的不利影响，早孕反应进食困难者，也必须保证每天摄入不低于 130g 的碳水化合物。可选择富含碳水化合物的粮谷类食物如米饭、馒头、面包、饼干等。呕吐严重以致完全不能进食者，需寻求医师的帮助。

**3. 孕中晚期适量增加奶、鱼、禽、蛋、瘦肉的摄入**

孕中期开始，胎儿生长发育和母体生殖器官的发育加速，对能量、蛋白质和钙、铁等营养素的需要增大。整个孕期孕妇和胎儿需要储存蛋白质约930g，孕中期、晚期日均分别需要储留1.9g和7.4g，考虑机体蛋白质的吸收利用率，孕中、晚期每日蛋白质摄入量应分别增加15g和30g。分娩时新生儿体内约有30g钙沉积，这些钙主要在孕中期和晚期逐渐沉积于胎儿骨骼和牙齿中，孕中期每天需沉积钙约50mg，孕晚期每天沉积增至330mg。尽管妊娠期间钙代谢发生适应性变化，孕妇可通过增加钙的吸收率来适应钙需要量的增加，但膳食钙摄入仍需增加200mg/d，使总摄入量达到1000mg/d。

孕期蛋白质-能量营养不良会直接影响胎儿的体格和神经系统发育，导致早产和胎儿生长受限、低出生体重儿。孕期钙营养缺乏，母体会动用自身骨骼中的钙维持血钙浓度并优先满足胎儿骨骼生长发育的需要，因此，孕期钙营养不足最大的危害是使母体骨骼中的钙丢失，影响骨健康。

适量身体活动，维持孕期适宜增重。体重增长是反映孕妇营养状况的最实用的直观指标，与胎儿出生体重、妊娠并发症等妊娠结局密切相关。为保证胎儿正常生长发育、避免不良妊娠结局，应使孕期体重增长保持在适宜的范围。孕期体重平均增长约12.5kg，其中胎儿、胎盘、羊水、增加的血容量及增大的子宫和乳腺属必要性体重增加，为6～7.5kg，孕妇身体脂肪蓄积约3～4kg。孕期适宜增重有利于获得良好的妊娠结局，对保证胎儿正常生长发育、保护母体的健康均有重要意义。孕期增重不足，可导致胎儿营养不良、生长受限，低出生体重（出生体重＜2500g）的风险增加。孕期增重过多导致妊娠糖尿病、巨大儿（出生体重＞4000g）的风险增加，使难产及剖宫产率显著上升，还会导致产后体重滞留和Ⅱ型糖尿病等代谢性疾病的风险增加。

**4. 平衡膳食和适度的身体活动**

孕期进行适宜的规律运动除了增强身体的适应能力，预防体重过多增长外，还有利于预防妊娠期糖尿病和孕妇以后发生Ⅱ型糖尿病。身体活动还可增加胎盘的生长及血管分布，从而减少氧化应激和炎性反应，减少疾病相关的内皮功能紊乱。此外，身体活动还有助于愉悦心情；活动和运动使肌肉收缩能力增强，还有利于自然分娩。只要没有医学禁忌，孕期进行常规活动和运动都是安全的，而且对孕妇和胎儿均有益处。

**5. 禁烟酒，愉快孕育新生命，积极准备母乳喂养**

烟草、酒精对胚胎发育的各个阶段都有明显的毒性作用，容易引起流产、早产和胎儿畸形。有吸烟、饮酒习惯的妇女必须戒烟禁酒，远离吸烟环境，避免二手烟。怀孕期间身体内分泌及外形的变化、对孩子健康和未来的担忧、工作及社会角色等的调整，都可能影响孕妇的情绪，需要以积极的心态面对和适应，愉快享受这一过程。

母乳喂养对孩子和母亲都是最好的选择，绝大多数妇女都可以而且应该用自己的乳汁哺育孩子，任何代乳品都无法替代母乳。成功的母乳喂养不仅需要健康的身体准备，还需要积极的心理准备。孕妇应尽早了解母乳喂养的益处、增强母乳喂养的意愿、学习母乳喂养的方法和技巧，为产后尽早开奶和成功母乳喂养做好各项准备。

### （三）孕期、哺乳期妇女平衡膳食宝塔

中国营养学会妇幼分会提出的孕期、哺乳期妇女平衡膳食宝塔中，各类食物建议量见表 4-4。

**表 4-4 孕期、哺乳期妇女平衡膳食宝塔各类食物建议量**

| 膳食宝塔中食物类型 | | 备孕妇女 | 孕早期妇女 | 孕中、晚期妇女 | 哺乳期妇女 |
|---|---|---|---|---|---|
| 底层 | 谷薯类、全谷物和杂豆薯类 | 250～400g | 200～300g（杂粮不少于 1/5） | 300～400g（杂粮不少于 1/5） | 谷类 250～300g，薯类 75g，杂粮不少于 1/5 |
| | 水 | 1.5L | 1.7L | 1.7L | 2.1L |
| 第二层 | 蔬菜类 | 300～500g | 300～500g（以绿叶蔬菜为主） | 400～500g（绿叶蔬菜占 2/3） | 500g（绿叶蔬菜、红黄色蔬菜占 2/3） |
| | 水果类 | 200～400g | 100～200g | 200～400g | 200～400g |
| 第三层 | 畜禽肉<br>水产品<br>蛋类 | 50～75g<br>50～100g<br>25～50g | 150～200g（含内脏）（其中鱼类、禽类、蛋类各 50g） | 200～250g（含内脏）（其中鱼类、禽类、蛋类各 50g） | 200～300g（含内脏）（其中鱼类、禽类、蛋类各 50g） |

续表

| 膳食宝塔中食物类型 | | 备孕妇女 | 孕早期妇女 | 孕中、晚期妇女 | 哺乳期妇女 |
|---|---|---|---|---|---|
| 第四层 | 奶及奶制品<br>大豆类<br>坚果类 | 300g<br>30～50g | 200～250g<br>50g | 300～500g<br>40～60g | 400～500g<br>25g<br>10g |
| 顶层 | 植物油<br>盐 | 25～30g<br>5g | 15～20g<br>5g | 25～30g<br>5g | 25～30g<br>5g |
| 身体活动 | | 6000步 | 适当身体活动 | 适当身体活动 | 适当身体活动 |

## 二、婴幼儿喂养指南

婴幼儿时期的营养与健康状况关系到成人慢性病的发生发展。因此，对婴幼儿进行科学喂养和学龄前儿童合理膳食的指导,将有助于顺利成功地过渡到进食成人食物阶段。

### （一）6月龄内婴儿母乳喂养指南

本指南适用于出生后1～180d内的婴儿。0～6月龄是一生中生长发育的第一个高峰期，对能量和营养素的需要高于其他任何时期。但婴儿消化器官和排泄器官发育尚未成熟，功能不健全，对食物的消化吸收能力及代谢废物的排泄能力仍较低。母乳既可提供优质、全面、充足和结构适宜的营养素，满足婴儿生长发育的需要，又能完美地适应其尚未成熟的消化能力，并促进其器官发育和功能成熟。此外，6月龄内婴儿需要完成从宫内依赖母体营养到宫外依赖食物营养的过渡，来自母体的乳汁是完成这一过渡最好的食物，基于任何其他食物的喂养方式都不能与母乳喂养相媲美。母乳喂养能满足婴儿6月龄内全部液体、能量和营养素的需要，母乳中的营养素和多种生物活性物质构成一个特殊的生物系统，为婴儿提供全方位呵护，助其在离开母体子宫的保护后，仍能顺利地适应大自然的生态环境，健康成长。

6月龄内婴儿处于1000d机遇窗口期的第二个阶段，营养作为最主要的环境因素对其生长发育和后续健康持续产生至关重要的影响。母乳中适宜数量的营养既能提供婴儿充足而适量的能量，又能避免过度喂养，使婴儿获得最佳的、健康的生长速率，为一生的健康奠定基础。因此，对6月龄内的婴儿应给予纯母乳喂养。

**1. 产后尽早开奶，坚持新生儿第一口食物是母乳**

初乳富含营养和免疫活性物质，有助于肠道功能发展，并提供免疫保护。母亲分娩后，应尽早开奶，让婴儿开始吸吮乳头，获得初乳并进一步刺激泌乳、增加乳汁分泌。婴儿出生后的第一口食物应是母乳，有利于预防婴儿过敏，并减轻新生儿黄疸、体重下降和低血糖的发生。此外，让婴儿尽早反复吸吮乳头，是确保成功纯母乳喂养的关键。婴儿出生时，体内具有一定的能量储备，可满足至少3d的代谢需求；开奶过程中不用担心新生儿饥饿，可密切关注婴儿体重，体重下降只要不超过出生体重的7%就应坚持纯母乳喂养。温馨环境、愉悦心情、精神鼓励、乳腺按摩等辅助因素，有助于顺利成功开奶。准备母乳喂养应从孕期开始。

**2. 坚持6月龄内纯母乳喂养**

母乳是婴儿最理想的食物，纯母乳喂养能满足婴儿6月龄以内所需要的全部液体、能量和营养素。此外，母乳有利于肠道健康微生态环境建立和肠道功能成熟，降低感染性疾病和过敏发生的风险。母乳喂养营造母子情感交流的环境，给婴儿最大的安全感，有利于婴儿心理行为和情感发展；母乳是最佳的营养支持，母乳喂养的婴儿最聪明。母乳喂养经济、安全又方便，同时有利于避免母体产后体重滞留，并降低母体乳腺癌、卵巢癌和Ⅱ型糖尿病的风险。应坚持纯母乳喂养6个月。母乳喂养需要全社会的努力，专业人员的技术指导，家庭、社区和工作单位应积极支持。应充分利用政策和法律保护母乳喂养。

**3. 顺应喂养，建立良好的生活规律**

母乳喂养应顺应婴儿胃肠道成熟和生长发育过程，从按需喂养模式到规律喂养模式递进。婴儿饥饿是按需喂养的基础，饥饿引起哭闹时应及时喂哺，不要强求喂奶次数和时间，特别是3月龄以前的婴儿。婴儿生后2～4周就基本建立了自己的进食规律，家长应明确感知其进食规律的时间信息。随着月龄增加，婴儿胃容量逐渐增加，单次摄乳量也随之增加，哺喂间隔则会相应延长，喂奶次数减少，逐渐建立起规律哺喂的良好饮食习惯。如果婴儿哭闹明显不符平日进食规律，应该首先排除非饥饿原因，如胃肠不适等。非饥饿原因哭闹时，增加哺喂次数只能缓解婴儿的焦躁心理，并不能解决根本问题，应及时就医。

**4. 生后数日开始补充维生素D，不需补钙**

人奶中维生素D含量低，母乳喂养儿不能通过母乳获得足量的维生素D。适宜的阳光照射会促进皮肤中维生素D的合成，但鉴于养育方式的限制，阳光照射可能不是6月龄内婴儿获得维生素D的最方便途径。婴儿出生后数日就应开始每日补充维生素D 10μg（400IU）。纯母乳喂养能满足婴儿骨骼生长对钙的需求，不需额外补钙。推荐新生儿出生后补充维生素K，特别是剖宫产的新生儿。

**5. 婴儿配方奶是不能纯母乳喂养时的无奈选择**

由于婴儿患有某些代谢性疾病，乳母患有某些传染性或精神性疾病，乳汁分泌不足或无乳汁分泌等原因，不能用纯母乳喂养婴儿时，建议首选适合于6月龄内婴儿的配方奶喂养，不宜直接用普通液态奶、成人奶粉、蛋白粉、豆奶粉等喂养婴儿。任何婴儿配方奶都不能与母乳相媲美，只能作为纯母乳喂养失败后无奈的选择，或者6月龄后对母乳的补充。6月龄前放弃母乳喂养而选择婴儿配方奶，对婴儿的健康是不利的。

**6. 监测体格指标，保持健康生长**

身长和体重是反映婴儿喂养和营养状况的直观指标。疾病或喂养不当、营养不足会使婴儿生长缓慢或停滞。6月龄前婴儿应每半月测一次身长和体重，病后恢复期可增加测量次数，并选用WHO的《儿童生长曲线》判断婴儿是否得到正确、合理的喂养。婴儿生长有自身规律，过快、过慢生长都不利于儿童远期健康。婴儿生长存在个体差异，也有阶段性波动，不必相互攀比生长指标。母乳喂养儿体重增长可能低于配方奶喂养儿，只要处于正常的生长曲线轨迹，即是健康的生长状态。

## （二）7～24月龄婴儿喂养指南

对于7～24月龄婴幼儿，母乳仍然是重要的营养来源，但单一的母乳喂养已经不能完全满足其对能量及营养素的需求，必须引入其他营养丰富的食物。与此同时，7～24月龄婴幼儿胃肠道等消化器官的发育、感知觉及认知行为能力的发展，也需要其有机会通过接触、感受和尝试，逐步体验和适应多样化的食物，从被动接受喂养转变到自主进食。这一过程从婴儿7月龄开始，到24月龄时完成。这一年龄段婴幼儿的特殊性还在于，父母及喂养者的喂养行为对其营养和饮食行为有显著的影响。顺应婴幼儿需求喂养，有助于健康饮食习惯的形成，并具有长期而深远的影响。

**1. 继续母乳喂养，满6月龄起添加辅食**

母乳仍然可以为满6月龄（出生180d）后婴幼儿提供部分能量、优质蛋白质、钙等重要营养素，以及各种免疫保护因子等。继续母乳喂养也仍然有助于促进母子间的亲密连接，促进婴幼儿发育。因此7～24月龄婴幼儿应继续母乳喂养。不能母乳喂养或母乳不足时，需要以配方奶作为母乳的补充。

婴儿满6月龄时，胃肠道等消化器官已相对发育完善，可消化母乳以外的多样化食物。同时，婴儿的口腔运动功能，味觉、嗅觉、触觉等感知觉，以及心理、认知和行为能力也已准备好接受新的食物。此时开始添加辅食，不仅能满足婴儿的营养需求，也能满足其心理需求，并促进其感知觉、心理及认知和行为能力的发展。

**2. 从富含铁的泥糊状食物开始，逐步添加达到食物多样**

7～12月龄婴儿所需能量的1/3～1/2来自辅食，13～24月龄幼儿1/2～2/3的能量来自辅食，而母乳喂养的婴幼儿来自辅食的铁更高达99%。因而婴儿最先添加的辅食应该是富铁的高能量食物，如强化铁的婴儿米粉、肉泥等。在此基础上逐渐引入其他不同种类的食物以提供不同的营养素。

辅食添加的原则是每次只添加一种新食物，由少到多、由稀到稠、由细到粗，循序渐进。从一种富铁泥糊状食物开始，如强化铁的婴儿米粉、肉泥等，逐渐增加食物种类，逐渐过渡到半固体或固体食物，如烂面、肉末、碎菜、水果粒等。每引入一种新的食物应适应2～3d，密切观察是否出现呕吐、腹泻、皮疹等不良反应，适应一种食物后再添加其他新的食物。

**3. 提倡顺应喂养，鼓励但不强迫进食**

随着婴幼儿生长发育，父母及喂养者应根据其营养需求的变化，感知觉，以及认知、行为和运动能力的发展，顺应婴幼儿的需要进行喂养，帮助婴幼儿逐步达到与家人一致的规律进餐模式，并学会自主进食，遵守必要的进餐礼仪。父母及喂养者有责任为婴幼儿提供多样化，且与其发育水平相适应的食物，在喂养过程中应及时感知婴幼儿所发出的饥饿或饱足的信号，并做出恰当的回应。尊重婴幼儿对食物的选择，耐心鼓励和协助婴幼儿进食，但绝不强迫进食。父母及喂养者还有责任为婴幼儿营造良好的进餐环境，保持进餐环境安静、愉悦，避免电视、玩具等对婴幼儿注意力的干扰。控制每餐时间不超过20min。父母及喂养者也应该是婴幼儿进食的好榜样。

**4. 辅食不加调味品，尽量减少糖和盐的摄入**

辅食应保持原味，不加盐、糖及刺激性调味品，保持淡口味。淡口味食物有利于提高婴幼儿对不同天然食物口味的接受度，减少偏食挑食的风险。淡口味食物也可减少婴幼儿盐和糖的摄入量，降低儿童期及成人期肥胖、糖尿病、高血压、心血管疾病的风险。强调婴幼儿辅食不额外添加盐、糖及刺激性调味品，也是为了提醒父母在准备家庭食物时也应保持淡口味，既为适应婴幼儿的需要，也为保护全家人的健康。

**5. 注重饮食卫生和进食安全**

选择新鲜、优质、无污染的食物和清洁水制作辅食。制作辅食前必须先洗手，且制作辅食的餐具、场所应保持清洁。辅食应煮熟、煮透，并及时食用或妥善保存。进餐前洗手，保持餐具和进餐环境清洁、安全。婴幼儿进食时一定要有成人看护，以防进食意外。整粒花生、坚果、果冻等食物不适合婴幼儿食用。

**6. 定期监测体格指标，追求健康生长**

适度、平稳生长是最佳的生长模式。每 3 个月一次定期监测并评估 7～24 月龄婴幼儿的体格生长指标，有助于判断其营养状况，并可根据体格生长指标的变化，及时调整营养和喂养方式。对于生长不良、超重肥胖，以及处于急慢性疾病期间的婴幼儿应增加监测次数。

婴儿期喂养知识

婴儿食物转换方法

## （三）学龄前儿童膳食指南

本指南适用于 2 周岁以后至未满 6 周岁的学龄前儿童。经过 7～24 月龄期间膳食模式的过渡和转变，学龄前儿童摄入的食物种类和膳食结构已开始接近成人，是饮食行为和生活方式形成的关键时期。

基于学龄前儿童生理和营养特点，其膳食指南应在一般人群膳食指南基础上增加以下五条关键推荐。

**1. 规律就餐，自主进食不挑食，培养良好饮食习惯**

学龄前儿童的合理营养应由多种食物构成的平衡膳食来提供，规律就餐是其获得全面、足量的食物摄入和良好消化吸收的保障。此时期儿童神经心理发育迅速，自我意识和模仿力、好奇心增强，易出现进食不够专注，因此要注意引导儿童自主、有规律地进餐，保证每天不少于三次正餐和两次加餐，不随意改变进餐时间、环境和进食量，培养儿童摄入多样化食物的良好饮食习惯，纠正挑食、偏食等不良饮食行为。

**2. 每天饮奶，足量饮水，正确选择零食**

建议每天饮奶 300～400mL 或相当量的奶制品。儿童新陈代谢旺盛，活动量大，水分需要量相对较多，每天总水量为 1300～1600mL，除奶类和其他食物中摄入的水外，建议学龄前儿童每天饮水 600～800mL，以白开水为主，少量多次饮用。零食对学龄前儿童是必要的，对补充所需营养有帮助。零食应尽可能与加餐相结合，以不影响正餐为前提，多选用营养密度高的食物如奶制品、水果、蛋类及坚果类等，不宜选用能量密度高的食品如油炸食品、膨化食品。

**3. 食物应合理烹调，易于消化，少调料、少油炸**

从小培养儿童清淡口味，有助于形成终生的健康饮食习惯。在烹调方式上，宜采用蒸、煮、炖、煨等烹调方式。特别注意要完全去除皮、骨、刺、核等，大豆、花生等坚果类食物，应先磨碎，制成泥糊浆等状态进食。口味以清淡为好，不应过咸、油腻和辛辣，尽可能少用或不用味精或鸡精、色素、糖精等调味品。为儿童烹调食物时，应控制食盐用量，还应少选含盐量高的腌制食品或调味品。可选天然、新鲜香料（如葱、蒜、洋葱、柠檬、醋、香草等）和新鲜蔬果汁（如番茄汁、南瓜汁、菠菜汁等）进行调味。

**4. 参与食物选择与制作，增进对食物的认知与喜爱**

鼓励儿童体验和认识各种食物的天然味道和质地，了解食物特性，增进对食物的喜爱。同时应鼓励儿童参与家庭食物的选择和制作过程，以吸引儿童对各种食物的兴趣，享受烹饪食物过程中的乐趣和成就。家长或幼儿园老师可带儿童去市场选购食物，辨识应季蔬果，尝试自主选购蔬菜。在节假日，带儿童去农田认识农作物，实践简单的农业生产过程，参与植物的种植，观察植物的生长过程，介绍蔬菜的生长方式、营养成分及对身体的好处，并亲自动手采摘蔬菜，激发孩子对食物的兴趣，享受劳动成果。让儿童参观家庭膳食制备过程，参与一些力所能及的加工活动（如择菜），体会参与的乐趣。

**5. 经常户外活动，保障健康生长**

鼓励儿童经常参加户外游戏与活动，实现对其体能、智能的锻炼培养，维持能量平衡，促进皮肤中维生素 D 的合成和钙的吸收利用。学龄前儿童每天应进行至少 60min 的体育活动，最好是户外游戏或运动，除睡觉外尽量避免让儿童有连续超过 1h 的静止状态，每天看电视、玩平板式计算机的累计时间不超过 2h。建议每天结合日常生活多做体力锻炼（公园玩耍、散步、爬楼梯、收拾玩具等）。适量做较高强度的运动和户外活动，包括有氧运动（骑小自行车、快跑等）、伸展运动、肌肉强化运动（攀架、健身球等）、团体活动（跳舞、小型球类游戏等），减少静态活动（看电视、玩手机或电子游戏）。

**6. 婴幼儿平衡膳食宝塔**

中国营养学会妇幼分会提出的婴幼儿平衡膳食宝塔中，各类食物建议量见表 4-5。

**表 4-5 婴幼儿、学龄前儿童平衡膳食宝塔**

| 0～6 个月婴儿 | 6～24 月龄婴儿 | 3～6 岁幼儿 |
|---|---|---|
| 母乳是 6 个月以内婴儿最理想的天然食品。按需喂奶，每天一般喂奶 6～8 次以上。可在医生的指导下，使用少量营养补充品，如维生素 D 或鱼肝油 | 母乳和奶制品，继续母乳喂养可持续至 2 岁；<br>用婴儿配方食品补充母乳的不足（母乳、婴儿配方奶 600～800mL），逐渐添加辅助食品，至 12 月龄时可达到如下种类和数量：谷类 40～110g，蔬菜类和水果类各 25～50g，鸡蛋黄 1 个或鸡蛋 1 个，鱼、禽、畜肉 25～40g，植物油 5～10g。7～12 月龄婴儿所需能量的 1/3～1/2 来自辅食，13～24 月龄幼儿 1/2～2/3 的能量来自辅食，每引入一种新的食物应适应 2～3d，密切观察是否出现呕吐、腹泻、皮疹等不良反应，适应一种食物后再添加其他新的食物 | 幼儿配方食品 80～100g，谷类 100～150g，水 1300～1400mL，<br>蔬菜类和水果类各 150～200g，<br>蛋类、鱼虾类、瘦肉禽类等 100g，<br>奶类 300～400mL，<br>植物油 20～25g |

## 三、学龄儿童膳食指南

### （一）膳食指南

学龄儿童是指从 6 岁到不满 18 岁的未成年人。他们处于学习阶段，生长发育迅速，对能量和营养素的需要相对高于成年人。均衡的营养是儿童智力和体格正常发育、乃至一生健康的基础。这一时期也是饮食行为和生活方式形成的关键时期。

学龄儿童膳食指南在一般人群膳食指南六条基础上，增加以下五条关键推荐。

**1. 认识食物，学习烹饪，提高营养科学素养**

儿童期是学习营养健康知识、养成健康生活方式、提高营养健康素养的关键时期。他们不仅要认识食物、参与食物的选择和烹调，养成健康的饮食行为，更要积极学习营养健康知识，传承我国优秀饮食文化和礼仪，提高营养健康素养。家庭、学校和社会要共同努力，开展儿童少年的饮食教育。家长要将营养健康知识融入儿童少年的日常生活；学校可以开设符合儿童少年特点的营养与健康教育相关课程，营造校园营养环境。

**2. 三餐合理，规律进餐，培养良好饮食习惯**

儿童应做到一日三餐，包括适量的谷薯类、蔬菜、水果、禽畜鱼蛋、豆类坚果，以及充足的奶制品。两餐间隔 4～6h，三餐定时定量。早餐提供的能量应占全天总能量的 25%～30%、午餐占 30%～40%、晚餐占 30%～35%。要每天吃早餐，保证早餐的营养充足，早餐应包括谷薯类、禽畜肉蛋类、奶类或豆类及其制品和新鲜蔬菜水果等食物。三餐不能用糕点、甜食或零食代替，做到清淡饮食，少吃含高盐、高糖和高脂肪的快餐。

**3. 合理选择零食，禁止饮酒，多饮水少喝含糖饮料**

零食是指一日三餐以外吃的所有食物和饮料，不包括水，儿童可选择卫生、营养丰富的食物作为零食，如水果和能生吃的新鲜蔬菜、奶制品、大豆及其制品或坚果。油炸、高盐或高糖的食品不宜做零食。要保障充足饮水，每天 800～1400mL，首选白开水，不喝或少喝含糖饮料，更不能饮酒。

**4. 不偏食节食、不暴饮暴食，保持适宜体重增长**

儿童应做到不偏食挑食、不暴饮暴食，正确认识自己的体型，保证适宜的体重增长。营养不良的儿童，要在吃饱的基础上，增加鱼禽蛋肉或豆制品等富含优质蛋白质食物的摄入。超重肥胖会损害儿童的体格和心理健康，要通过合理膳食和积极的身体活动预防超重肥胖。对于已经超重肥胖的儿童，应在保证体重合理增长的基础上，控制总能量摄入，逐步增加运动频率和运动强度。

**5. 增加户外活动，保证每天活动 60min**

有规律的运动、充足的睡眠与减少静坐时间可促进儿童生长发育、预防超重肥胖的发生，并能提高他们的学习效率。儿童少年要增加户外活动时间，做到每天累计至少 60min 中等强度以上的身体活动，其中每周至少三次高强度的身体活动（包括抗阻力运动和骨质增强型运动）；视屏时间每天不超过 2h，越少越好。

### （二）中国儿童平衡膳食算盘

平衡膳食算盘是根据平衡膳食原则，转化各类食物份量的图形化表示，算盘主要针对儿童。与膳食宝塔相比，在食物分类上，把蔬菜、水果分为两类，算盘分成六行，用不同色彩的彩珠标示食物的多少，如图 4-2 所示。

中国儿童平衡膳食算盘(2022)
Chinese Children Food Guide Abacus (2022)
油盐类适量
大豆坚果奶类 2~3 份
畜禽肉蛋水产品类 2~3 份
水果类 3~4 份
蔬菜类 4~5 份
谷薯 5~6 份
中国儿童平衡膳食算盘(2022)
户外活动 1 小时

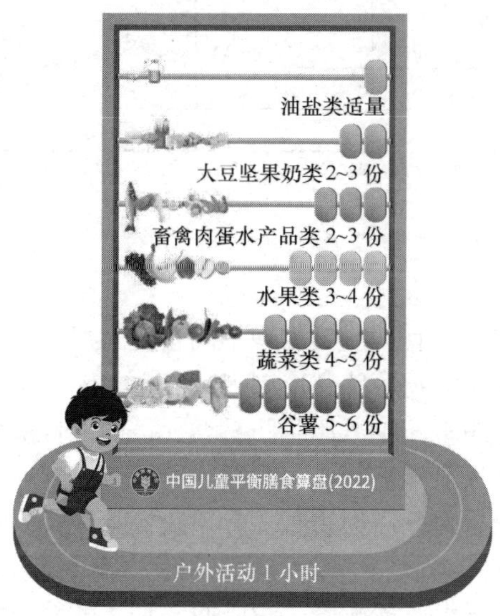

图4-2 中国儿童平衡膳食算盘

平衡膳食算盘给儿童一个大致膳食模式的认识，在宣传和知识传播中，可以寓教于乐，与儿童很好地沟通和记忆一日三餐食物基本构成的多少。跑步的儿童身挎水壶，表示鼓励喝白开水，天天运动，积极活跃地生活和学习。

“平衡膳食算盘”的食物份量按 8～11 岁儿童中等活动水平计算，见表 4-6。儿童每天需要摄入的食物种类至少 12 种，每周摄入食物的种类至少 25 种。

表 4-6 不同年龄儿童青少年的膳食组成

| 食物类别 | 儿童需份数/d | 食物种类/d | 食物种类/周 | 每份量 | 儿童需要量/d |
|---|---|---|---|---|---|
| 油盐类 | 适量 | 食用油 2 种以上 | 食用油 3 种以上 | 植物油 10g | 油 20～25g |
| | | | | | 盐 4～6g |
| 大豆 | 2～3 | 2 种以上 | 5 种以上 | 大豆类 20～25g | 20～25g |
| 坚果 | | | | 坚果类 10g | 10g |
| 奶类 | | | | 奶类 200～250mL | 300mL 以上 |
| 畜禽肉蛋水产品类 | 2～3 | — | — | 瘦肉 40～50g | 40～50g |
| | | | | 肥瘦肉 20～25g | 20～25g |
| | | | | 鱼虾贝类 45～50g | 45～50g |
| | | | | 蛋类 40～50g | 40～50g |
| 水果类 | 3～4 | 2 种以上 | 4 种以上 | 100g | 300～400g |
| 蔬菜类 | 4～5 | 3 种以上 | 10 种以上 | 100g | 400～500g |

续表

| 食物类别 | 儿童需份数/d | 食物种类/d | 食物种类/周 | 每份量 | 儿童需要量/d |
|---|---|---|---|---|---|
| 谷薯类 | 5～6 | 3 种以上 | 5 种以上 | 50g | 谷类 150～250g |
| | | | | | 全谷类和杂豆类 30～50g，占谷类的 1/5 |
| | | | | 薯类 25～50g | 25～50g |
| 添加糖 | — | — | — | — | 低于 50g，最好控制在 25g 以内 |
| 水 | 4～5 | — | — | 250mL | 1000～1250mL |

## 四、老年人膳食指南

### （一）膳食指南

随着年龄增加，老年人器官功能可出现不同程度的衰退。牙齿缺损、咀嚼和消化吸收能力下降。视觉和听觉及味觉等感官反应迟钝、常常无法反映身体对食物、水的真实需求。肌肉萎缩、瘦体组织量减少、体脂肪量增加；加上骨量丢失、关节及神经系统退行性病变等问题，使老年人身体活动能力减弱，对能量、营养素的需求发生改变。老年人既容易发生营养不良、贫血、肌肉衰减、骨质疏松等与营养缺乏和代谢相关的疾病，又是心血管疾病、糖尿病、高血压等慢性病的高发人群。很多人多病共存，长期服用多种药物，很容易造成食欲不振，影响营养素吸收，加重营养失衡状况。

老年人是在一般人群膳食指南六条基础上，增加以下四条关键推荐。

**1. 少量多餐细软、预防营养缺乏**

食物多样，制作细软，少量多餐，预防营养缺乏。不少老年人牙齿缺损，消化液分泌和胃肠蠕动减弱，容易出现食欲下降和早饱现象，造成食物摄入量不足和营养素缺乏，因此老年人膳食更应注意合理设计、精准营养。对于高龄老人和身体虚弱及体重出现明显下降的老人，应特别要注意增加餐次，除三餐外可增加两到三次加餐，保证充足的食物摄入。食量小的老年人，应注意在餐前和餐时少喝汤水，少吃汤泡饭。对于有吞咽障碍和 80 岁以上老人，可选择软食、进食中要细嚼慢咽、预防呛咳和误吸；对于贫血，钙、维生素 D、维生素 A 等营养缺乏的老年人，建议在营养师和医生的指导下，选择适合自己的营养强化食品。

**2. 主动足量饮水，积极户外活动**

老年人身体对缺水的耐受性下降，要主动饮水，每天的饮水量达到 1500～1700mL，首选温热的白开水。户外活动能够更好地接受紫外光照射，有利于体内维生素 D 合成和延缓骨质疏松的发展。一般认为老年人每天户外锻炼 1～2 次，每次 1h 左右，以轻微出汗为宜；或每天至少 6000 步。注意每次运动要量力而行，强度不要过大，运动持续时间不要过长，可以分多次运动。

**3. 延缓肌肉衰减，维持适宜体重**

骨骼肌肉是身体的重要组成部分，延缓肌肉衰减对维持老年人活动能力和健康状况极为重要。延缓肌肉衰减的有效方法是吃动结合，一方面要增加摄入富含优质蛋白质的瘦肉、海鱼、豆类等食物，另一方面要进行有氧运动和适当的抗阻运动。老年人体重应维持在正常稳定水平，不应过度苛求减重，体重过高或过低都会影响健康。从降低营养不良风险和死亡风险的角度考虑，70 岁以上的老年人的 BMI 应不低于 20kg/$m^2$。在血脂等指标正常的情况下，BMI 上限值可略放宽到 26kg/$m^2$。

**4. 摄入充足食物，鼓励陪伴进餐**

老年人每天应至少摄入 12 种及其以上的食物。采用多种方法增加食欲和进食量，吃好三餐。早餐宜有 1～2 种以上主食、一个鸡蛋、一杯奶、另有蔬菜或水果。中餐、晚餐宜有两种以上主食，1～2 种荤菜、1～2 种蔬菜、一种豆制品。饭菜应色香味美、温度适宜。老年人应积极主动参与家庭和社会活动，主动与家人或朋友一起进餐或活动，积极享受生活。适当参与食物的准备与烹饪，通过变换烹饪方法和食物的花色品种，烹制自己喜爱的食物，提升进食的乐趣，享受家庭喜悦和亲情快乐。对于孤寡、独居老年人，建议多结交朋友，或者去集体用餐地点（社区老年食堂或助餐点、托老所用餐），增进交流，促进食欲，摄入更多丰富的食物。对于生活自理有困难的老年人，家人应多陪伴，采用辅助用餐、送餐上门等方法，保障食物摄入和营养状况。家人应对老年人更加关心照顾，陪伴交流，注意饮食和体重变化，及时发现和预防疾病的发生和发展。

### （二）膳食宝塔

中国营养学会老年营养分会提出的中国老年人平衡膳食宝塔中，各层中每种食物的质量如下。

底层：谷类 200～350g，其中全谷类为 120～200g，蛋奶素人群（成人）为 225～350g，全谷类为 100～150g。饮水，男性为 1.7L、女性为 1.5L。

第二层：蔬菜类 400～500g，水果类 200～400g。

第三层：畜禽肉 50g，水产类 50～100g，蛋类 25～50g。

第四层：奶及奶制品 300g，大豆及其制品 30～50g。

顶层：植物油 20～25g，食盐 4.5g。

少肌症

## 五、素食人群膳食指南

### （一）膳食指南

素食人群是指以不食肉、家禽、海鲜等动物性食品为饮食方式的人群。按照所戒食物种类不同，可分为全素、蛋素、奶素、蛋奶素人群等。素食人群的关键推荐包括以下五条。

**1. 谷类为主，食物多样；适量增加全谷物**

为了弥补因动物性食物带来的某些营养素不足，素食人群应食物多样，适量增加谷类食物的摄入量。全谷物保留了天然谷类的全部成分，提倡多吃全谷物食物。建议全素人群（成人）每天摄入谷类 250～400g，其中全谷类为 120～200g；蛋奶素人群（成人）为 225～350g，全谷类为 100～150g。

**2. 增加大豆及其制品的摄入，经常食用发酵豆制品，每天 50～80g（相当于大豆干重）**

大豆含有丰富的优质蛋白质（35%）、不饱和脂肪酸和 B 族维生素及其他多种有益健康的物质，如大豆异黄酮、大豆甾醇及大豆卵磷脂等，发酵豆制品中含有维生素 $B_{12}$。因此，素食人群应增加大豆及其制品的摄入，选用发酵豆制品。建议全素人群（成人）

每天摄入大豆 50～80g 或等量的豆制品，其中包括 5g 发酵豆制品；蛋奶素人群（成人）每天摄入大豆 25～60g 或等量的豆制品。

**3. 常吃坚果、海藻和菌菇**

坚果类富含蛋白质、不饱和脂肪酸、维生素和矿物质等，常吃坚果有助于心脏的健康，海藻含有二十碳和二十二碳 *n*-3 多不饱和脂肪酸及多种矿物质，菌菇富含矿物质和真菌多糖类，因此素食人群应常吃坚果、海藻和菌菇。建议全素人群（成人）每天摄入坚果 20～30g，藻类或菌菇 5～10g；蛋奶素人群（成人）每天摄入坚果 15～30g。

**4. 蔬菜、水果应充足**

蔬菜水果摄入量应充足，食用量同一般人群一致。

**5. 合理选择烹调油**

应食用各种植物油，满足必需脂肪酸的需要。亚麻酸在亚麻籽油和紫苏油中含量最为丰富，是素食人群膳食 *n*-3 多不饱和脂肪酸的主要来源。因此应多选择亚麻籽油和紫苏油。

### （二）膳食宝塔

素食饮食指南

底层：谷类 250～400g；饮水，男性为 1.7L、女性为 1.5L。

第二层：蔬菜类 400～500g（菌藻类 10g/d），水果类 200～400g。

第三层：蛋类 50～100g（蛋素食人群和蛋奶素食人群）。

第四层： 奶及奶制品 500mL（蛋奶素食人群），大豆及其制品 50～80g。

顶层：植物油 20～25g，食盐 4.5g。

思考题

1. 请简述各类人群的营养特点。
2. 请简述各类人群的膳食指南。
3. 简述素食人群容易缺乏的营养素有哪几种。如何通过膳食合理改善素食人群的营养？

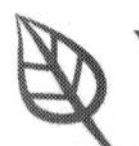

## 任务四　常见慢性病患者的膳食指导

【任务引领】

张先生，55 岁，为某单位办公室职员，身高为 170cm，体重为 90kg，平时不喜欢运动，每天抽烟一包以上，饮食油腻，喜欢食用动物性食物，但是水果和蔬菜食用较少。5 年前单位体检时发现其患上了糖尿病，但是由于不配合医生进行积极治疗，今年体检发现其血压、尿酸均处于较高的水平，且患有肠道肿瘤，脚跟部长有骨刺。请根据其身体情况，分析其饮食需求特点；为其设计制定膳食指导方案；为其设计运动处方。

## 一、肥胖病患者膳食指导

从现代医学的角度看，肥胖并非是“富态”，而是一种病态。据估算，目前世界上超重和肥胖者至少有12亿人，美国每年至少有30万人死于肥胖有关的疾病。儿童肥胖率在包括中国在内的一些发展中国家不断上升，正成为新的公共卫生问题。随着人民物质生活条件的改善，我国的肥胖病患者正不断增加，尤以大城市的发病率较高。根据《中国居民营养与慢性病状况报告（2020年）》显示，6岁以下和6～17岁儿童青少年超重肥胖率分别达到10.4%和19.0%，18岁及以上居民超重率和肥胖率分别为34.3%和16.4%，成年居民超重或肥胖已经超过一半（50.7%）。从2000～2018年成人超重和肥胖率的变化趋势来看，肥胖率上升速度大于超重率的增长；农村人群超重和肥胖率的增幅高于城市人群。

### （一）超重和肥胖的定义、分类及诊断

**1. 超重和肥胖的定义**

超重和肥胖是指由于体内脂肪的体积和（或）脂肪细胞数量的增加导致的体重增加，或体脂占体重的百分比异常增高，并在某些局部过多沉积脂肪，通常用BMI进行判定。BMI≥24为超重，BMI≥28为肥胖。

需特别指出的是，虽然肥胖常表现为体重超过标准体重，但超重不一定全都是肥胖。机体肌肉组织和骨骼如果特别发达、重量增加也可使体重超过标准体重，但这种情况并不多见。肥胖病却必须是机体的脂肪组织增加，导致脂肪组织所占机体重量比例的增加。因此人们还结合皮褶厚度、腰围、腰臀比等指标来判断一个人是否属于超重或肥胖。

研究发现，体重指数正常或接近正常的人，若腰围男性大于101cm，女性大于89cm，或腰围与臀围的比值男性大于0.9，女性大于0.85，其危害与体重指数高者一样大。这就提醒人们在判断胖与不胖及其危害大小的时候，不仅要重视体重指数的高低，还要测量腰围的大小。

**2. 肥胖的分类**

（1）单纯性肥胖。这是各类肥胖症中最常见的一种。这种肥胖者全身脂肪分布比较均匀，没有内分泌紊乱现象，也无代谢障碍性疾病，其家族往往有肥胖病史。

（2）继发性肥胖。由于内分泌紊乱或代谢障碍引起的一类疾病；而肥胖只是这类疾病的重要症状之一，同时还会有各种各样的临床表现。

1）库欣氏综合征。肾上腺肿瘤或脑垂体肿瘤使肾上腺皮质功能亢进，产生大量的肾上腺皮质激素，造成体内脂肪合成上升，并重新分布，形成向心性肥胖。

2）下丘脑性肥胖。人的下丘脑的“饱觉中枢”受损坏，丧失饱腹感，导致人进食过快，能量入超而肥胖。

3）脑垂体性肥胖。脑垂体肿瘤或妇女产后的大出血引起的“席汉综合征”，患者肥胖且皮肤干燥、粗糙、少汗，出现黏液性水肿即非凹陷性水肿。

4）高胰岛素血症。高胰岛素血症则是因肥胖引起胰岛素阻抗，而形成的代偿性胰

岛素增加，为冠心病、高血压、高血脂、Ⅱ型糖尿病、肥胖、脑卒中等共同的发病基础。

5）甲状腺功能减退症。患者多呈面貌呆滞状肥胖（黏液性水肿）。

（3）药物引起的肥胖。有些药物在治疗某种疾病的同时，还有使患者身体肥胖的副作用。例如，用肾上腺皮质激素药物治疗风湿病，患者往往会发生向心性肥胖。

**3. 肥胖的诊断**

针对肥胖病的定义，目前已建立了许多诊断或判定肥胖的标准和方法，常用的方法可分为人体测量法、体脂物理测量法和化学测量法三种。

（1）人体测量法。人体测量法包括身高、体重、胸围、腰围、臀围、肢体的围度和皮褶厚度等参数的测量。根据人体测量数据可以有许多不同的肥胖判定标准和方法，常用的有身高标准体重法、皮褶厚度和体重指数三种方法。

（2）体脂物理测量法。体脂物理测量法指根据物理学原理测量人体成分，从而可推算出体脂的含量。这种方法包括全身电传导、生物电阻抗分析、双能 X 线吸收、计算机控制的断层扫描和磁共振扫描。其中后三种方法具有某些优越性，可测量骨骼的重量和体脂在体内和皮下的分布。

（3）化学测量法。化学测量法的理论依据是中性脂肪不结合水和电解质，因此机体的组织成分可用无脂的成分为基础来计算。假设人体去脂体质（fat free mass，FFM）或称之为瘦体质的组成是恒定的，那么通过分析其中一种组分（如水、钾或钠）的量就可以估计 FFM 的多少。然后用体重减去 FFM 的重量就是体脂。化学测量法包括稀释法、40K 计数法、尿肌酐测定法。

### （二）肥胖的病因

**1. 遗传因素**

肥胖在某些家族中特别容易出现，流行病学调查显示，肥胖的父母常有肥胖的儿女；父母体重正常，其子女肥胖的概率约为 10%，而父母中一人或两人均为肥胖者，其子女肥胖的概率分别可增至 50%和 80%。所以说，遗传物质对肥胖的发生、发展有一定的影响。

**2. 神经系统**

下丘脑有两种调节摄食活动的神经核，腹内侧核为饱觉中枢，受控于交感神经中枢，兴奋时发生饱感而拒食，所以交感兴奋时食欲受抑制而消瘦；腹外侧核为饥饿中枢，受控于副交感神经中枢，当兴奋时食欲亢进，迷走神经兴奋时摄食增加，导致肥胖。

**3. 饮食生活习惯**

（1）饮食。进食营养过多，可导致肥胖，饮食习惯对体脂的消长也有影响。晚餐过于丰富，易发胖，餐次多比餐次少能减少脂肪的积聚。缺乏体力活动易使能量消耗少，而能量相对过多导致肥胖。

（2）体力活动。体力活动是决定能量消耗多少最重要的因素，同时也是抑制机体脂肪积聚的一种最有效办法。体力活动消耗能量的多少与活动强度、活动时间及对活动的熟练程度密切相关。所以肥胖现象很少发生在重体力劳动者或经常积极进行体育运动的人群中。人们在青少年时期，由于体力活动量大、基础代谢率高，肥胖现象较少出现；

可是一到中年以后，由于其活动量和基础代谢率下降，尤其是那些生活条件较好又很少进行体力活动的人，过多的能量就会转变为体脂储存起来，从而导致肥胖。

**4. 内分泌代谢紊乱**

内分泌腺分泌的激素参与调节机体的生理机能和物质代谢，如甲状腺、肾上腺、性腺、垂体等分泌的激素直接或间接地调节物质代谢。内分泌腺机能失调或滥用激素药物引起的脂肪异常堆积，也会使人产生肥胖。

### （三）肥胖病患者的合理膳食

肥胖对心脑血管系统、呼吸系统、内分泌系统、免疫系统等都会产生影响，肥胖影响儿童正常的生长发育，对其心理行为、智力行为也有不良影响。肥胖病患者细胞免疫功能低下，患糖尿病、心脑血管系统疾病和肿瘤的概率增加，所以肥胖病患者摄入合理膳食对健康有重要的作用。

**1. 合理控制总能量**

总能量比正常供给量标准减少10%～30%。减肥过程中必须控制过量摄取脂肪，要限制动物脂肪、肥肉和油炸食品的摄入。但完全拒绝脂肪的摄入，对人体也是有害的。摄入适量的脂肪是必要的，而且不会造成肥胖。在进食时，可先喝一小碗汤，然后进食一些脂肪含量少、体积大的食品，如炒小白菜、菠菜豆腐汤等，然后吃主食，这样就能减少总能量的摄入。

**2. 适量摄入糖**

肥胖病患者应适量摄入多糖类的淀粉，如米、面、薯类等，因为富含糖类的食品比富含脂肪的食品能更迅速地给人以饱胀的感觉，同时，大脑每天需要至少120g碳水化合物提供能量；肥胖病患者应控制水果糖、巧克力、甜点心、甜食类食品。

**3. 多吃蔬菜**

多吃蔬菜可以补充维生素和无机盐，如维生素A、维生素$B_6$、维生素$B_{12}$、烟酸和铁、锌、钙等，这对脂肪的分解代谢起着重要作用。

此外，蔬菜中含有膳食纤维和一些活性物质，能促进脂肪、糖类的代谢，起到减肥的作用。尤其是当肥胖病患者进食量减少时，人体的新陈代谢速度降低，易使人疲劳、情绪低落和紧张不安。如果多吃些蔬菜，可以消除饥饿感，新陈代谢的速度也不会下降，而且摄入的能量也较少。

**4. 饮水要充足**

现代科学研究发现，人体如果水分摄入不足，肾脏的正常生理机能就不能维持，加重了肝脏的负担，会影响肝脏对脂肪转化功能的发挥，使脂肪代谢减慢，造成脂肪堆积，体重增加。在减肥过程中，因脂肪代谢活动加强，产生的各种废物增多，需要更多的水分来排除废物。在正常情况下，每人每天需要饮水1500mL左右，而肥胖者每超过理想体重13.5kg，则需增加饮水500mL。充分喝水可使代谢运转正常，体重更易得到控制，所以，减肥时应适当增加饮水量，每天至少要饮八杯水。

**5. 适度节食**

节食是减肥的措施之一，要调整好心态，防止因节食而使心理和情绪受到影响，对吃饭失去兴趣，尤其在饥饿时，想吃又不敢吃的矛盾心理，会使人心情烦躁、焦虑不安。

这样不仅难以坚持，影响节食效果，而且还会因节食不当产生健忘症。

控制好情绪，调整好心态，以愉快的心情来对待节食，这是节食是否能成功的关键。节食量不可过大，不可急于求成。节食是一种缓慢渐进而较长期的饮食行为，关键在于坚持。一般以每周减轻体重0.5～1kg为好。如果吃得过少，反而会引起饥饿，既对身体不利，又难持久。

**6. 形成合理的饮食结构**

动植物性均衡的膳食结构对控制肥胖起着十分重要的作用，同时要注意每天摄入12种以上的食物，同时多摄入蔬菜、水果和粗粒，可以帮助控制食物的总量，帮助排便正常。

**7. 制定合理的进餐制度**

进餐的方式对肥胖的发生也有影响。据调查发现，在同一地区，在一天总食量相似的情况下，每天只进食一餐比每天进食两餐的人群发生肥胖的比例高，而每天进食两餐又比每天进食三餐发生肥胖的比例高。

减肥者应合理安排一日三餐，每餐定时定量，吃好早餐，午餐适当增加，晚餐少吃，不得在睡前进食，要控制零食；要纠正挑食、偏食、暴饮暴食的不良习惯；要粗细、干稀、荤素搭配，适量吃点鱼、肉、蛋，不拒绝面食和谷类食品，要多吃杂粮、粗粮；食物多样化，不局限于某一种食品，防止食物单调。

## 二、心脑血管疾病

在WHO公布的全球十大致死病因中，心血管疾病常年处于首位。《中国心血管健康与疾病报告2019》显示，我国15岁及以上人群冠心病患病率为10.2%，60岁及以上人群冠心病患病率为27.8%，18岁及以上居民血脂异常率显著升高（2002年18.6%，2012年40.4%）。2015年，中国死因排名中，脑血管疾病和缺血性心脏病位居前两位，分别占2015年全部死亡人数的20.1%和15.5%。

### （一）心脑血管疾病的定义

心脑血管疾病是心血管疾病和脑血管疾病的统称，泛指高脂血症、血液黏稠、动脉粥样硬化、高血压等所致的心脏、大脑组织发生缺血性或出血性疾病的统称。心血管疾病包括心脏病、高血压、高脂血症等；脑血管疾病是指脑部动脉或支配脑的颈部动脉发生病变，从而引起颅内血液循环障碍，脑组织受损的一组疾病。脑血管疾病按其性质可以分为缺血性脑血管病和出血性脑血管病。心脑血管疾病病情复杂、严重，病种多，病程长，致残率和死亡率高，是全世界导致死亡的主要疾病之一。其形成是一个慢性过程，在周围环境多因素作用下，尤其是长期膳食失衡导致体内的碳水化合物、脂肪、胆固醇等代谢异常，致使心脑血管系统发生了一系列的病理变化。心脑血管疾病与营养有密切的关系，通常经过膳食调整，合理营养，可预防其发生与发展。

**1. 动脉粥样硬化**

动脉粥样硬化是一种与血脂异常及血管壁成分改变有关的动脉疾病。动脉粥样硬化的发病原因是多因素的，除了年龄、性别、遗传以外，与营养因素密切相关。营养因素通过影响血浆脂类和动脉壁成分，直接作用于动脉粥样硬化发生和发展的不同环节上，也可通过影响高血压病、糖尿病及其他内分泌代谢失常而间接导致动脉粥样硬化及其并发症的发生，动脉粥样硬化与这些疾病常常互为因果关系。当动脉粥样硬化病变累及冠状动脉和脑动脉，可引起心绞痛、心肌梗死、脑出血、脑血栓形成或破裂出血。

**2. 冠心病**

冠状动脉粥样硬化性心脏病（coronary atherosclerotic heart disease，CHD）简称冠心病，是指由于冠状动脉缺血（痉挛、狭窄、冠状动脉粥样硬化）而引起心肌供血不足所造成的缺血性心脏病（广义）。严格地说，是所有冠状动脉病的统称，但冠状动脉粥样硬化症占绝大多数（95%以上），狭义的冠心病是指冠状动脉粥样硬化性心脏病。

冠心病患者通常血脂较高，其病因主要是脂质代谢紊乱而导致的动脉粥样硬化。当冠状动脉内膜脂质沉着，粥样斑块形成，可使冠状动脉管腔变小、狭窄，心脏供血不足，造成心肌缺血、坏死，引起心绞痛、心肌梗死；或由于冠状动脉硬化，使心肌的供血长期受到阻碍，引起心肌萎缩、变性、纤维组织增生，出现心肌硬化或纤维化。

**3. 高血压**

高血压是指由遗传因素、生活方式或膳食不平衡等致病因子作用，导致的一种以血压升高为主要特征，伴有血管、心脑、肾等器官生理性或病理性改变的全身性疾病。按病因种类，高血压可分为原发性高血压和继发性高血压，高血压患者中约 90%为原发性高血压，约 10%为继发性高血压。继发性高血压是指继发于某一种疾病或某一种原因之后发生的血压升高。原发性高血压真正的病因目前尚未完全阐明，但与遗传、年龄、营养和环境有关。在营养因素中，高能量、高盐等都可能导致高血压。

### （二）心脑血管疾病患者的合理膳食

**1. 营养与动脉粥样硬化、冠心病**

（1）膳食营养因素与动脉粥样硬化、冠心病。

1）能量。流行病学研究发现，无其他疾病的时候，能量摄入与体重成正比，而高体重是冠心病发生的危险因素。所以应该控制能量净剩量，减少体重。

2）脂肪。脂肪总摄入量（尤其是饱和脂肪酸）与动脉粥样硬化发病率和死亡率呈显著正相关，膳食脂肪可促进胆固醇的吸收，使血胆固醇升高，饱和脂肪酸对血胆固醇的升高影响明显，而多不饱和脂肪酸及单不饱和脂肪酸有降低血胆固醇的作用。富含 *n*-3 系列不饱和脂肪酸（主要为 EPA、DHA）的鱼油可抑制血浆肾素活性，有降低血胆固醇、血甘油三酯的含量，抗血小板凝集，降低血压等作用。饱和脂肪酸如月桂酸、肉豆蔻酸和棕榈酸具有较强的升高血胆固醇的作用；单不饱和脂肪酸如橄榄油和茶油能降低血胆固醇的浓度；多不饱和脂肪酸 *n*-3 和 *n*-6 系列不饱和脂肪酸均有降低血胆固醇的作用。

3）胆固醇。胆固醇与冠心病的发生呈正相关关系，它的来源分外源性和内源性，如果一味限制外源性胆固醇的摄入，体内胆固醇会自动增加合成。如果外源性胆固醇摄入过多，体内胆固醇含量也会高。

4）碳水化合物。碳水化合物摄入过多，肝脏会利用游离脂肪酸和碳水化合物合成极低密度脂蛋白，使血液中甘油三酯的含量增高。碳水化合物的这种能力因种类而异，建议多摄入多糖类碳水化合物，少食用果糖。膳食纤维有降低血胆固醇的作用，尤其是果胶的作用更明显。

5）蛋白质和氨基酸。适当的蛋白质摄入不影响血脂，高蛋白膳食可促进动脉粥样硬化的形成。植物蛋白中，脂肪酸和胆固醇含量都低，尤其是大豆蛋白还有降低血胆固醇和预防动脉粥样硬化的作用。牛磺酸具有保护心脑血管的作用。

6）维生素。维生素 C 可参与胆固醇代谢形成胆酸的羟基化反应，从而增加胆固醇的排出，使血液胆固醇水平降低；维生素 C 还可促进胶原蛋白的合成而使血管的韧性增加，弹性增强，减缓动脉粥样硬化对机体的损伤；同时维生素 C 也是一种重要的抗氧化剂，可捕捉自由基，防止不饱和脂肪酸的脂质过氧化反应，减少氧化型低密度脂蛋白的形成。维生素 E 同样具有抗氧化的作用，并可提高对氧的利用率，使机体对缺氧的耐受力提高，增强心肌代谢及应激能力。烟酸有防止动脉粥样硬化的作用，在药用剂量下有降低血清胆固醇和甘油三酯、促进末梢血管扩张等作用。维生素 $B_6$ 缺乏时可引起脂质代谢紊乱和动脉粥样硬化。

7）矿物质。镁、钙与血管的收缩和舒张有关，钙有利尿作用，有降压效果，镁能使外周血管扩张。食盐过量可使血压升高，促使心血管病发生。过量铁可引起心肌损伤、心律失常和心衰等，铁螯合剂可促进心肌细胞功能形成，从而促进脂质的氧化修饰。铜锌比值低时，冠心病发病率低，铜缺乏可影响弹性蛋白和胶原蛋白的关联而引起心血管损伤，也可使血胆固醇含量升高；过多的锌则降低血液中高密度脂蛋白的含量；碘可减少胆固醇在动脉壁的沉着；硒对心肌有保护作用；碘有利于脂质代谢。膳食中种类齐全、比例适当的常量和微量元素有利于减少心脑血管疾病的发生。

（2）动脉粥样硬化、冠心病的饮食预防。

1）控制能量。摄入能量大于消耗能量，净剩能量就会以脂肪的形式储存，导致血甘油三酯升高，引起高甘油三酯血症，增加产生动脉粥样硬化等疾病的危险性，故膳食总能量不宜过高，以维持正常体重为适宜。

2）控制脂肪及胆固醇。脂肪供能应控制在总能量的 30%以下，且以植物脂肪为主，如玉米油、花生油、豆油、麻油、茶油等，这些脂肪含不饱和脂肪酸较多，能促进血浆胆固醇转化为胆酸，防止动脉粥样硬化的形成。应避免经常食用过多的动物性脂肪和含饱和脂肪酸的植物油，如肥肉、猪油、奶油、椰子油、可可油等。高血胆固醇是形成动脉粥样硬化的一个重要因素，应避免经常食用高胆固醇食物，如鳊鱼、牡蛎、蟹黄、蛋黄、猪脑、动物内脏等。

3）调整膳食中蛋白质的构成。适当降低动物蛋白的摄入，提高植物蛋白的摄入，对冠心病患者是有益的。植物蛋白应占总蛋白摄入量的 50%以上，大豆及其制品是较理想的蛋白质来源。

4）供给充足的维生素和矿物质。冠心病患者保证有充分的维生素供给量是十分必要的，如维生素 C、烟酸、维生素 E 等。同时，增加钙、钾、镁、锌、碘、铜、铁等矿物质的摄入，有降低血胆固醇和改善心肌功能的作用。这些营养素在谷类、豆类、果蔬、虾、蟹、海藻类植物（海带、淡菜、紫菜）、坚果（核桃、花生）、瘦肉、奶、蛋等食品中都有。

5）保证膳食纤维素的供给，减少精制糖的摄入。膳食纤维可促进粪便的排泄，这样既可减少膳食中脂肪和胆固醇的吸收，又可促进胆酸的排泄，提高膳食中的纤维素含量，还可增加饱腹感，避免饮食过量而产生高血糖和高血脂。应限制蔗糖、果糖等的摄入。

**2. 营养与高血压**

（1）膳食营养因素与高血压。

1）食盐。摄入食盐过多，导致体内钠潴留，而钠主要存在于细胞外，使胞外渗透压增高，水分向胞外移动，细胞外液包括血液总量增多。血容量的增多造成心输出量增大，血压增高。对于敏感人群，中等量限制钠量即每天4～6g食盐，血压即可下降，症状也有好转。爱斯基摩人平均摄入食盐4g/d，患高血压病的患者较少。建议控制食盐的摄入量为5g/d左右，治疗时应该为3～4g/d。

2）钾。动物实验证实，钾对心肌细胞有保护作用，富含钾的食物可以缓冲一部分钠太多的影响。钾摄入量的增加，可使钠的排出量增加而使血压下降。钾钠比例至少应大于1。通常可以多吃些含钾离子高的食物，或将钾盐与钠盐混合使用。如果出现低血钾症，临床上可以考虑药物补钾。含钾高的食物有毛豆、海带、黄豆、红小豆、香蕉、芹菜等。

3）钙。高钙膳食有利于降低血压，可能和钙摄入高时的利尿作用有关，此时钠的排出增多。资料显示，每天摄入1000mg钙，连服8周可使血压下降；此外，高钙时血中降钙素的分泌增加，降钙素可扩张血管，有利于血压的降低。含钙高的食物有豆类及其制品、葵花子、核桃、牛奶、花生、虾皮、绿叶蔬菜等。

4）脂肪。脂肪摄入过多，导致机体能量过剩，使身体变胖、血脂增高、血液的黏滞系数增大、外周血管的阻力增大、血压上升。高血压患者不仅要限制脂肪的摄入总量，还要注意脂肪的饱和度，总量应控制在 40～50g/d。尽量食用多不饱和脂肪酸含量高的植物油，少食用含饱和脂肪酸多的动物油，对预防血管破裂有一定的作用。摄入的食物胆固醇含量太高，可引起高脂蛋白血症，促使脂质沉淀，加重高血压，营养学会推荐摄入食物胆固醇的含量以在300mg/d以下为好。

5）蛋白质。总能量控制后，蛋白质摄入量应为1g/（kg·d），植物蛋白质以占总蛋白质的一半以上为好。动物蛋白质尽量选用脂肪含量低的，如鸡、鸭、鱼、虾、牛奶等。

6）碳水化合物。摄入多糖类食物如淀粉、玉米、大米、糙米、面粉等，它们含有较丰富的膳食纤维，可以加快肠道蠕动，避免便秘，同时也可减少脑出血的机会；它们还可以加速胆固醇、盐等不利因素的排出，对预防和治疗高血压有一定的好处。单糖类食物有升高血脂的作用，故应少吃。

7）维生素C。维生素C可使胆固醇氧化，排出体外，改善血管的弹性，降低外周阻力，有一定的降压作用，并可延缓因高血压造成的血管硬化，预防血管破裂出血的发生。高血压患者应多摄入富含维生素C的食物，如新鲜水果、绿叶蔬菜等。

（2）高血压的饮食预防。

1）限制总能量的摄入。限制能量摄入的目的是将体重控制在标准范围内，体重每降低 12.5kg，收缩压可降低 10mmHg，舒张压降低 7mmHg。体重过高与高血压的发病有密切的关系。临床上多数肥胖的高血压患者，通过控制能量降低体重后，血压也有一定的下降。控制体重还应增加适当的体育锻炼，如慢跑、散步、骑车等。能量的供应要根据患者的基础代谢、活动量综合考虑，以 7531～9623kJ/d 为好。对于体重超重者，能量要比正常体重者减少 20%～30%，以每周体重减轻 1kg 为宜。在饮食中还要注意三餐能量的合理分配，特别应注意晚餐能量不宜过高。

2）提倡戒烟、禁酒、适量饮茶。烟草中的成分会刺激血管、心脏，使心跳速度过快、血管收缩、血压升高，长期大量吸烟，可引起小动脉的持续收缩，小动脉壁增厚而逐渐硬化，产生高血压、动脉粥样硬化，并增加并发症的严重性。吸烟的高血压者发生脑血管意外的危险性比不吸烟者高 4 倍。长期酗酒，对消化系统有直接影响，对心血管系统也会产生间接影响。它会加速脂肪、胆固醇在血管里的沉积，加速动脉硬化。茶叶中除含有多种维生素和微量元素外，还含有茶碱和黄嘌呤等物质，有利尿和降压作用，可适当饮用，通常以饮清淡的绿茶为宜。

3）忌食某些食物。高血压病禁忌的食物有肥猪肉、肥羊肉、肥鹅、肥鸭、剁碎的肉馅、猪皮、猪蹄、肝、肾、肺、脑、鱼子、蟹黄、全脂奶油、腊肠、冰激凌、巧克力、蔗糖、油酥甜点心、蜂蜜、各种水果糖等；刺激性食物，如辣椒、芥末、胡椒、咖喱、浓咖啡等。

高血压患者在注意合理营养的同时，应积极参加体育锻炼。长期有规律的有氧健身锻炼能改善和增强心血管机能，延缓和推迟心血管结构和机能的老化，并对脂代谢有良好的影响，可有效地防治心脑血管疾病，起到强身健体和延年益寿的作用。

## 三、糖尿病

糖尿病在我国古代典籍中称为消渴病。糖尿病的发病与治疗都与饮食有密切的关系，并且受到了广泛的关注。糖尿病可发生于任何年龄阶段。《中国居民营养与慢性病状况报告（2020 年）》显示 2002、2010、2013、2015、2018 年成人糖尿病患病率分别为 2.6%、9.7%、10.4%、11.2%、11.9%，患病呈明显上升趋势。

### （一）糖尿病的定义、分类及诊断

#### 1. 糖尿病的定义

糖尿病是由遗传因素、内分泌功能紊乱或膳食不平衡等各种致病因子作用，导致胰岛功能减退、胰岛素抵抗等而引发的糖、蛋白质、脂肪、水和电解质等一系列代谢紊乱综合征。临床上以高血糖为主要特点。

糖尿病常伴有心血管、肾脏、神经、眼部等器官的慢性并发症，严重时可因酮症酸中毒、高渗性昏迷等急性代谢紊乱而威胁生命。糖尿病的典型症状为多尿、多饮、多食和体重减轻。应当指出，有些患者可能长期无症状，有些患者可能以并发症作为首要症状而被发现。

#### 2. 糖尿病的分类

我国将糖尿病分为Ⅰ型糖尿病、Ⅱ型糖尿病、妊娠糖尿病及其他型糖尿病四种类型。糖尿病也属于自身免疫系统疾病的一种。Ⅰ型糖尿病多发生于青少年，Ⅱ型糖尿病多见于30岁以后中、老年人。妊娠期糖尿病是由于妊娠期分泌的激素所致。

（1）Ⅰ型糖尿病。Ⅰ型糖尿病也称胰岛素依赖型糖尿病（insulin-dependent diabetes mellitus，IDDM）。体内胰岛素绝对不足，必须依赖外源胰岛素维持生命者。多见于幼儿及青少年，15岁以内发病，也可见于成人。该型病情重，血糖波动大，易发生酮症酸中毒。

（2）Ⅱ型糖尿病。Ⅱ型糖尿病又称非胰岛素依赖型糖尿病（noninsulin-dependent diabetes mellitus，NIDDM）。其主要原因是胰岛素抵抗及相对胰岛素缺乏。胰岛素抵抗是指体内胰岛素并不少或反而多，但因组织对胰岛素不敏感，使其不能发挥作用，因而血糖升高。此型糖尿病占世界糖尿病患者总数的90%，在我国占95%。发病年龄多见于40岁以上成人，患者大多肥胖，发病之初多无感觉，常在体检或有明显糖尿病症状时才发现。该型病情缓慢，血浆胰岛素分泌多，胰岛素受体呈不敏感性。血浆胰岛素水平基本在正常范围内，早中期不需要胰岛素治疗。应激时，易发生酮症酸中毒。

（3）妊娠糖尿病。一般在妊娠后期发生，占妊娠妇女的2%～3%。发病与妊娠期进食过多，以及胎盘分泌的激素抵抗胰岛素的作用有关，大部分患者分娩后可恢复正常，但成为今后发生糖尿病的高危人群。

（4）其他型糖尿病。糖尿病多由胰岛自身疾病或其他内分泌改变所引起，也称继发性糖尿病，如胰腺炎、胰腺切除、血色病等引起的糖尿病，垂体性糖尿病、类固醇性糖尿病等。在原发病治愈时，糖尿病症状可随之消失。

**3. 糖尿病的诊断**

根据美国糖尿病协会1997年提出的糖尿病诊断标准，我国目前采用的诊断原则如下。

（1）糖尿病危险人群，包括老年人、肥胖、有家族史、高血压、高血脂、有妊娠糖尿病史者，或有口渴、多尿、乏力、体重降低、皮肤瘙痒、反复感染者，空腹血糖≥7.0mmol/L，或任何一次血糖值≥11.1mmol/L即可诊断为糖尿病。

（2）如结果可疑，应再做葡萄糖耐量试验。成人空腹服75g葡萄糖后测血糖，餐后2h血糖值≥11.1mmol/L可诊断为糖尿病；7.8～11.1mmol/L为糖耐量降低。

（3）单独空腹血糖6.8～7.0mmol/L，称空腹耐糖不良。

（4）无论空腹或餐后2h水平在临界值左右的患者，需隔2～4周后再做糖耐量试验复查证实，直到肯定诊断或排除糖尿病为止。

### （二）糖尿病的病因

**1. 自身免疫系统缺陷**

因为在Ⅰ型糖尿病患者的血液中可查出多种自身免疫抗体，如谷氨酸脱羧酶抗体、胰岛细胞抗体等。这些异常的自身抗体可以损伤人体胰岛分泌胰岛素的β细胞，使之不能正常分泌胰岛素。而胰岛素是体内合成代谢的关键激素，在调节糖代谢、脂肪代谢、蛋白质代谢中有极其重要的作用。

**2. 遗传因素**

目前的研究显示遗传缺陷是Ⅰ型糖尿病的发病基础，这种遗传缺陷表现在人第六对染色体的人类白细胞抗原（human leucocyte antigen，HLA）异常上。Ⅱ型糖尿病也有家族发病的特点，很可能与基因遗传有关，这种遗传特性Ⅱ型糖尿病比Ⅰ型糖尿病更为明显。例如，双胞胎中的一个患了Ⅰ型糖尿病，另一个有40%的机会患上此病；但如果是Ⅱ型糖尿病，则另一个就有70%的机会患上Ⅱ型糖尿病。

**3. 肥胖**

Ⅱ型糖尿病的一个重要因素可能就是肥胖症。遗传原因可引起肥胖，同样也可引起Ⅱ型糖尿病。身体中型肥胖病患者的多余脂肪集中在腹部，他们比那些脂肪集中在臀部与大腿上的人更容易发生Ⅱ型糖尿病。

**4. 妊娠激素异常**

妊娠时胎盘会产生多种供胎儿发育生长的激素，这些激素对胎儿的健康成长非常重要，但可以阻断母亲体内的胰岛素作用，因此引发糖尿病。妊娠第24～28周是这些激素的高峰时期，也是妊娠型糖尿病的常发时间。

引起胰岛素抵抗的原因除以上因素外，环境因素也非常重要，如激素紊乱、药物影响、应激，特别是不合理的生活方式，如摄取高能量、高脂、高糖饮食、精神过度紧张、酗酒等。

### （三）与糖尿病有关的营养因素

糖尿病是一种由内分泌和体内营养物质代谢紊乱引起的疾病，两种紊乱互为因果、相互作用，使机体许多重要的生化反应失去调控。目前对于糖尿病发病的营养因素研究主要集中在营养物质代谢过程中对胰岛素分泌的影响，尤其是碳水化合物和脂肪的代谢。

**1. 能量**

能量过剩引起的肥胖是糖尿病的主要诱发因素之一。肥胖者多有内分泌代谢紊乱，如血清胰岛素水平升高，脂肪、肌肉及肝细胞内胰岛素受体数目减少，亲和力下降，从而导致胰岛素抵抗，最终引起碳水化合物代谢障碍而引发糖尿病。一般随着体重的下降，葡萄糖耐量可以得到改善，并可使胰岛素分泌减少，胰岛素抵抗减轻。

脂肪细胞是体内储存甘油三酯的主要场所，它有数量和体积的变化，1岁以下小儿体内的脂肪细胞数量增加最快，青春期后主要是脂肪细胞体积的增大。0～1岁小儿由于喂养不当（如辅食添加过早、过多，尤其是碳水化合物类辅食）造成能量过剩，无论小儿当时是否表现为超重或肥胖，其脂肪细胞数量和体积的增加都较其他小儿迅速并且容易持续到成年，易发生肥胖症和糖尿病。

**2. 碳水化合物**

糖尿病的主要诊断依据是血糖值的升高。食物中碳水化合物的组成不同，血糖升高幅度也不同，其影响程度可用血糖指数来衡量。一般情况下，血糖指数越低的食物对血糖升高的反应越小。

当一次进食大量碳水化合物时，血清葡萄糖浓度迅速上升，胰岛素分泌增加，促进葡萄糖的氧化分解，从而维持血糖浓度的相对平衡。多余的葡萄糖以糖原的形式储存或转化为脂肪储存。当血糖水平长期处于较高状态而需要更多的胰岛素，或伴有肥胖等导致机体对胰岛素不敏感时，机体则需要分泌大量的胰岛素以维持血糖的正常水平，由此加重了胰腺的负担，使胰腺因过度刺激而出现病理变化和功能障碍，导致胰岛素分泌的绝对或相对不足，最终出现糖尿病。

除摄取量外，碳水化合物的相对分子质量、种类也可以影响糖尿病的发病。通常认为，单糖类和双糖类较多糖类更易通过肠道上皮细胞进入血液，餐后血糖值的升高也较为迅速，对胰腺的刺激较大。不同结构的多糖类碳水化合物引起的血糖反应也不相同。以淀粉为例，直链淀粉对血糖和胰岛素引起的反应较慢，作用较弱；支链淀粉因其结构的特点，增加了与酶的作用位点而迅速生成葡萄糖，使血糖和胰岛素水平明显升高。

**3. 脂肪**

膳食中多余的脂肪均以甘油三酯的形式储存于脂肪细胞中，可以引起肥胖进而出现糖尿病。膳食脂肪的消化、吸收与碳水化合物密切相关。膳食脂肪被分解为外源性甘油三酯后随乳糜微粒和极低密度脂蛋白进入血液循环，被极低密度脂蛋白水解为甘油和脂肪酸，其中脂肪酸被脂肪细胞摄取形成 CoA 衍生物，与 $\alpha$-磷酸甘油结合生成内源性甘油三酯，储存于脂肪组织中。$\alpha$-磷酸甘油是葡萄糖酵解过程的中间产物，如果糖酵解不能正常进行，将导致血液中甘油三酯水平升高，出现高甘油三酯血症，该症患者常伴发糖尿病，且多在年轻时发病。

膳食脂肪水解产生的脂肪酸主要在骨骼肌内被利用，它与葡萄糖的利用存在一定程度的竞争作用。如果游离脂肪酸的浓度较高，肌肉摄取脂肪酸进行氧化供能的作用则增强，从而使葡萄糖的利用减少，即在某种血浆胰岛素水平下，肌肉对葡萄糖的摄取减少，这是糖尿病发病的主要原因。肥胖者体内脂肪酸生成量较非肥胖者多，血浆游离脂肪酸水平也较高，故发生糖尿病的危险性也较高。

高脂膳食时，膳食脂肪的氧化分解消耗大量葡萄糖分解的中间产物（如 $\alpha$-磷酸甘油），阻断了葡萄糖的彻底氧化分解，使血糖浓度上升，胰岛素分泌增加。同时膳食脂肪的分解、体脂的合成也需要一定量的胰岛素。这都使胰腺的负担加重，造成胰岛素分泌不足和胰岛素抵抗，导致糖尿病。

**4. 蛋白质**

虽然目前还无确切的证据表明膳食蛋白质含量与糖尿病发病的直接关系，但蛋白质代谢与碳水化合物和脂肪代谢密切相关。当碳水化合物和脂肪代谢出现紊乱时，蛋白质的代谢也必然处于不平衡状态，同样可以引起胰岛素分泌量的变化，促进糖尿病的发病。

**5. 矿物质和维生素**

目前还没有关于矿物质和维生素对糖尿病发病的深入、系统的研究，已被普遍接受的观点是膳食补充三价铬对糖尿病有积极的预防作用，三价铬是葡萄糖耐量因子的主要组成部分，也是胰岛素的辅助因子，可促进葡萄糖的利用，改善糖耐量。

### （四）糖尿病患者的营养预防

糖尿病是代谢性疾病，其发病和治疗都与饮食有密切的关系，尤其是Ⅱ型糖尿病，控制饮食是必不可少的环节。糖尿病的饮食控制原则为控制能量的摄入，以淀粉为其主要能量来源，减少饱和脂肪和胆固醇的摄入，适当增加蛋白质的摄入，严格限制单双糖及其制品的摄入。

**1. 糖尿病患者膳食营养治疗目标**

美国糖尿病协会推荐营养治疗目标如下。

（1）Ⅰ型糖尿病患者的营养治疗目标是提供一种含有适当能量和营养组成的健康膳食，必须把食物摄入尤其是糖类的摄入，与胰岛素注射量和体力活动相协调，使血糖保持在一个可接受的范围，避免发生严重的低血糖或高血糖。

（2）Ⅱ型糖尿病患者进行营养治疗的目标是达到良好的血糖、血脂、血压和体重控制，适当地减重以改善血精血脂和血压的升高状况。Ⅱ型糖尿病患者应减少 836～2100kJ（200～500kcal）能量摄入，减少膳食中脂肪的摄入，适当增加体力活动。

**2. 糖尿病患者饮食控制**

（1）控制能量的摄入。合理控制总能量摄入是糖尿病营养治疗的首要原则。糖尿病患者总能量控制在同类人群的 80%，以淀粉作为其主要能量来源。凡肥胖者均需减少能量摄入来降低体重，使体重逐渐下降至理想体重的±5%的范围以配合治疗。儿童、孕妇、乳母及消瘦者则应适当增加 10%～20%的能量摄入以增加体重。糖尿病患者能量分布为：碳水化合物提供的能量占总能量的 45%～55%，蛋白质提供的能量占总能量的 15%～20%，脂肪提供的能量占总能量的 25%～30%。糖尿病患者的体重与能量需要量供给关系见表 4-7。

**表 4-7 成年糖尿病患者能量供给［kJ（kcal）/kg・d］**

| 体型 | 卧床 | 轻体力劳动 | 中体力劳动 | 重体力劳动 |
|---|---|---|---|---|
| 消瘦 | 84～105（20～25） | 146（35） | 167（40） | 188～209（45～50） |
| 正常 | 63～84（15～20） | 125（30） | 146（35） | 167（40） |
| 肥胖 | 63（15） | 84～105（20～25） | 125（30） | 146（35） |

（2）碳水化合物。碳水化合物提供的能量占总能量的 45%～55%。每日碳水化合物的摄入不低于 130g。优先选择复合型碳水化合物（如玉米、燕麦、荞麦、甘薯、全麦面粉、杂豆等粗杂粮）或低 GI/GL（GL 为血糖负荷）型主食，尽量避免摄入葡萄糖、蔗糖等单双糖类含量高的食物（如蜂蜜、麦芽糖、糕点、蜜饯、冰淇淋、甜味饮料、甜度高的水果等）。鼓励全谷物食物占全日主食量的 1/3 以上。全天膳食纤维摄入量应达到 25g～30g。

（3）增加膳食纤维的摄入。流行病学调查和临床研究都已证实膳食纤维有降低血糖和改善糖耐量的作用。膳食纤维在胃肠道内可与淀粉等碳水化合物交织在一起，延缓其消化、吸收；它还有降脂、降血压、降低胆固醇和防止便秘的作用。摄入膳食纤维较高的人群，糖尿病发病率较低；糖尿病患者饮食中的纤维量增加，尿糖含量下降。但膳食纤维增加太多可影响矿物质元素的吸收，通常认为每摄入 4184kJ 能量补充 12～28g 膳食纤维即可。

（4）控制脂肪和胆固醇的摄入。心脑血管疾病及高脂血症是糖尿病的常见并发症，因此糖尿病患者的饮食应适当降低脂肪供给量。另外脂肪是人体能量来源的一部分，糖尿病患者每天的脂肪供暖以占总能量的 20%～30%为宜。其中应限制动物脂肪和胆固醇的摄入，增加多不饱和脂肪酸的摄入，一般建议饱和脂肪酸、单不饱和脂肪酸、多不饱和脂肪酸之间的比例为 1∶1∶1；减少胆固醇的摄入量，少吃胆固醇含量高的食物，如动物内脏、鱼子、蛋黄等，总量应保持在 300mg/d 以下。如果有高胆固醇血症或高血压，摄入量应严格控制在 200mg/d 以下。

（5）选用优质蛋白质。糖尿病患者糖异生作用增强，蛋白质消耗增加，常呈负氮平衡，要适当增加蛋白质供给。多选用大豆、鱼、禽、瘦肉等食物，优质蛋白质至少占总蛋白质的 1/3。蛋白质提供的能量以占总能量的 15%左右为宜，或按每天 1.0～1.5g/kg 的量供给。孕妇、乳母营养不良或存在感染时，如果肝肾功能良好，可按每天 1.5～2.0g/kg 的量供给。儿童糖尿病患者，则按每天 2.0～3.0g/kg 的量供给。肾功能如有不全，应限制蛋白质的摄入，具体应根据肾功能的损害程度而定，一般按每天 0.5～0.8g/kg 的量供给。

（6）提供丰富的维生素和无机盐。无机盐及维生素是参与机体某些特殊生理功能的重要成分，糖尿病与它们有密切的关系。例如，限制钠的摄入量不高于每天 6g，可以预防和减少高血压、冠心病、高脂血症及肾功能不全等糖尿病并发症的发生。近年来有关微量营养素与糖尿病的研究越来越多。研究表明改善患者缺铬的状况，对糖尿病患者空腹血糖的控制及减少并发症的发生都有好处；糖尿病患者体内的硒含量明显低于正常人，烟酸对糖尿病血糖值有显著抑制作用。所以，糖尿病患者在日常生活中，应多选用新鲜的果蔬来补充维生素和无机盐，摄入水果量较大时要注意替代部分主食。

（7）食物多样。糖尿病患者的常用食品一般分为谷类、蔬菜、水果、大豆、奶、瘦肉、蛋、油脂八类。患者每天都应摄入这八类食品，每类食品选用 1～3 种。

（8）合理安排进餐。糖尿病患者的饮食能量餐次分配比特别重要。通常结合饮食习惯、血糖及尿糖升高时间、服用降糖药，尤其是注射胰岛素的时间及病情是否稳定，来确定其分配比例。进餐时间要定时、定量，一天可安排 3～6 餐。三餐比例为 1∶1∶1，也可为 1∶2∶2 或其他比例。尽可能少食多餐，防止一次进食量过多，加重胰岛负担；或一次进食量过少，发生低血糖或酮症酸中毒。急重症糖尿病患者的饮食摄入应在医师或营养师的严密监视下进行。

## 四、骨质疏松

骨质疏松症是指老年人因钙缺乏、雌激素减少、运动不足等因素导致钙、磷代谢障碍引起骨骼微结构破坏、骨密度下降的全身性骨病。骨质疏松是单位体积内骨组织量减少，但存留的骨组织有充分的钙化，一般骨矿物质和基质等比例减少，它与骨软化病不同，后者表现为骨钙化不足而基质并不减少或增多。骨组织疏松是一种骨代谢紊乱的慢性骨病，其特点是骨结构变得稀疏、骨重量减轻、骨脆性增加、容易骨折等。因此，骨质疏松症可能会导致残疾，造成终生痛苦甚至死亡。国际骨质疏松基金会发表过一组数据，全球每 3s 就会发生一起骨质疏松性骨折；33%的女性和 20%的男性会在 50 岁后遭遇一次骨折。骨质疏松症已经成为严重威胁人类健康的公共卫生问题。

### （一）骨质疏松症的分类

**1. 原发性骨质疏松症**

原发性骨质疏松症是随着年龄的增长而出现的一种生理性退行性病变，该型又分 I 型和Ⅱ型，Ⅰ型为绝经后骨质疏松，见于绝经不久的妇女。Ⅱ型为老年性骨质疏松，多在65岁后发生。

**2. 继发性骨质疏松症**

继发性骨质疏松症是由某些疾病和某些原因诱发所致，如内分泌、骨髓及肝、肾等疾病或某些药物所引起的骨质疏松症。

**3. 特发性骨质疏松症**

特发性骨质疏松症是一种原因不明的特发性骨丢失，多发生在8～14岁青少年，妊娠和哺乳期所发生的骨质疏松症也属此类。

后两类骨质疏松症发病率低，去除病因即可缓解；而原发性骨质疏松症发病率高，危害大。

### （二）骨质疏松的主要临床症状

**1. 疼痛**

约半数以上患者有疼痛症状。常见的是腰背酸痛，其次是肩背、颈部或腕踝部，其中腰痛最为常见，疼痛有时放射至臀部直至腿部，活动多时加重，夜间和清晨醒来时明显。患者不清楚引起疼痛的原因，可能是坐位、立位、卧位或翻身时疼痛，疼痛时好时坏，个体差异较大。

**2. 脊柱变形**

脊柱变形多在疼痛后出现，脊椎椎体前部几乎多为松质骨组成，而且此部位是身体的支柱，负重量大，尤其第11、12胸椎及第3腰椎，负荷量更大，容易压缩变形，使脊椎前倾，背曲加剧，形成驼背。随着年龄增长，骨质疏松加重，驼背曲度加大，致使膝关节挛缩显著，身长平均要缩短3～6cm。

**3. 骨折**

骨质疏松不及时治疗易引起骨折。常见骨折部位是脊椎骨、股骨颈、股骨粗隆间、桡骨、腕骨等，其中股骨、颈骨骨折较为常见。脊椎骨常呈压缩性骨折，女性人群中，50～54岁发生率为5%左右，80岁以上可达50%以上。股骨骨折自40岁开始，每隔6～7年，约增加1倍。

**4. 呼吸功能下降**

胸、腰椎压缩性骨折，脊椎后弯，胸廓畸形，可使肺活量和最大换气量显著减少，肺上叶前区小叶型肺气肿发生率可高达40%。老年人多数有不同程度肺气肿，肺功能随着增龄而下降，若再加骨质疏松症所致胸廓畸形，患者往往可出现胸闷、气短、呼吸困难等症状。

### （三）膳食因素与骨质疏松症的关系

膳食中存在可能导致骨量减少的营养因素，如蛋白质、钙、钾、微量元素（锌、铜、锰）、维生素（维生素C、维生素D、维生素K）不足，以及蛋白质、磷、钠过量等；广义上也包括可能导致骨量减少的饮食嗜好因素（如过量饮用酒类、咖啡与碳酸饮料和吸烟），以及饮食毒理因素（如重金属污染）。

**1. 矿物质与骨质疏松症**

（1）钙不足与骨质疏松症。钙与骨质疏松症的关系非常密切。低钙摄入、低钙吸收或高钙排泄都会导致机体钙缺乏，进而导致骨质疏松症；在骨质疏松症的膳食危险因素中，低钙摄入是最重要的作用因素，部分其他因素只是在钙摄入不足的前提下会影响骨量。

低钙摄入影响骨量的途径现已明确：低钙摄入→肠钙吸收量减少→血钙倾向降低→继发性 PTH 分泌增加→血 PTH 升高→骨吸收增强→动员入血骨钙→血钙正常。由此可见，当钙吸收不足时，骨钙融出，骨量减少。长期低钙摄入势必引起骨质疏松症。实验证明，高钙摄入可以和低钙摄入相反的机制来影响骨质，最终通过减弱骨吸收来增加或保持骨量。

（2）磷与骨质疏松症。磷也是人体主要元素的一种，80%以羟基磷灰石的形式存在于骨骼及牙齿中，20%以有机磷的形式存在于组织和体液中。正常人的血磷是波动在一个较窄的范围内，血磷稳定是骨生长、骨矿化的必要条件之一，它具有促进骨质合成和骨矿沉积的作用。而低磷、高磷对骨基质合成和矿化均不利。低磷可刺激破骨细胞，促进骨吸收，使骨细胞合成胶原下降。高磷时可使细胞外液的磷浓度升高，使细胞内的钙浓度降低，钙/鳞浓度比率下降，尤其是钙离子浓度下降，使 PTH 分泌亢进，骨吸收增加，造成骨营养不良，诱发骨质疏松症。

（3）钠、镁与骨质疏松症。钠在骨中的数量也是较大的，约 270mmol/kg，钠可取代羟基磷灰石中的钙离子。正常人每日饮食中含适量的钠是必需的，以维持血纳的平衡。关于钠与骨质疏松症的关系研究尚不多，但有资料显示钠摄入量增加，可使尿钙排出增加，血钙下降，血 PTH 增加，骨吸收增加，从而导致骨量减少甚至发生骨质疏松症。关于镁与骨质疏松症的关系，目前认为高镁和镁缺乏也都是骨质疏松症的因素之一，但其具体机制尚有待于进一步研究。

（4）氟及其他微量元素与骨质疏松症。在骨矿化期，氟替代羟基磷灰石结晶中的部分羟基离子，形成氟化磷灰石。适量的氟磷灰石结晶能够稳定矿盐系统，降低矿盐溶解度，对骨吸收起抑制作用。此外，氟能够刺激成骨细胞增殖和分化，促进胶原蛋白和骨钙素的合成，促进钙盐沉积。当体内氟缺乏时，成骨细胞活性降低。磷灰石溶解性增加，稳定性降低，可导致骨质疏松症。然而，大量研究资料也表明，当氟过量时，可破坏骨组织中磷灰石结晶的结构，使羟基磷灰石过多地转变氟磷灰石，可得氟骨症，使骨硬化，骨的力学性能降低。人体内血氟保持在生理浓度时，才会对骨质有益。其他和骨代谢有关的微量元素还包括铜、锌、锰，它们主要的作用机制是作为酶的辅助因子，参与骨有机质合成中酶蛋白的催化反应，此外，对于骨矿盐的沉积和骨羟基磷灰石的形成和稳定也是必需的。所以，它们在体内的缺乏也被视为是骨质疏松症发生的因素。

**2. 蛋白质与骨质疏松症**

蛋白质和氨基酸是骨有机质合成的重要原料。人体若摄入蛋白质不足，势必造成体内蛋白质缺乏，进而导致成骨细胞不能建造必需的有机质，使骨形成的第一步受阻。若骨有机质不足，骨钙也无所沉积，矿化也会受阻，最终骨量减少，可致骨质疏松症。然而，蛋白质与骨质疏松症的关系是非常复杂的，缺乏会致骨质疏松症，蛋白质摄入过多也可致骨质疏松症。这个观点已被许多学者证实，其机制可能是：①高蛋白可诱导持续性的高尿钙，从而导致负钙平衡；②高蛋白摄入可增加体内的固定酸产生，为了缓冲固定酸，会发生骨溶解。

**3. 维生素 K 不足与骨质疏松症**

维生素 K 是一种脂溶性维生素，广泛存在于自然界中。在生理状态下，维生素 K 的吸收需要胆汁和胰脂酶的协助，由空肠经淋巴吸收，在血液中随 β-脂蛋白一起转运，它具有促进凝血的作用，为体内某些凝血因子合成所必需的辅酶。它对骨代谢的影响是通过促进骨钙素的生物合成，从而促进骨矿化实现的。另外，维生素也有促进骨胶原合成的作用。骨的有机质中 20%为骨钙素蛋白，在骨钙素蛋白形成过程中，一个重要的化学变化环节为谷氨酸残基转变为 $\gamma$-羧基谷氨酸蛋白。在这一过程中，维生素 K 起着重要的辅酶作用。所以，理论上，当体内维生素 K 不足时，骨钙素形成受阻，致使骨矿化障碍，再加上骨胶原合成也受影响，可致骨质疏松症的发生。临床科研中，有许多学者报道了老年性骨质疏松性骨折患者中血维生素 K 水平明显降低，这些患者经维生素 K 治疗后骨质疏松症得到改善，这足以提示维生素 K 不足与骨质疏松症的发生有关密切的关系。

### （四）骨质疏松的预防

骨质疏松症的预防是人的一生都要注意的问题。从胎儿期开始，孕妇就要注意合理营养，适量补钙；婴幼儿至 35 岁以前，要注意合理膳食，合理补钙，使骨钙峰值达到最高峰；以后随着年龄的增长，要加强补钙，防止骨钙大量丢失。

**1. 合理补钙，多吃富含钙食物**

每日至少摄入 1500mg，脱脂奶粉、奶酪是钙的良好来源，也可以通过多食豆类及其制品、硬果等富含钙的食物或服用钙片等方式补充钙。当饮食中钙摄入量不足时，可食用补钙剂 500～1000mg/d。注意钙磷比值应以 1.5～2.1 为好，尽可能减少膳食中的磷含量。

**2. 补足微量元素**

补钙同时，补微量元素锌和铜比单纯补钙效果好。氟对骨骼与牙齿形成有重要作用。氟化物对原发性骨质疏松症治疗范围是每天吸收 10～20mg 氟。

**3. 补充脂溶性维生素 D、A**

活性维生素 $D_3$ 促进小肠黏膜细胞内钙结合蛋白质的形成，后者作为钙的载体不仅可促进钙的吸收，还可提高血钙、血磷的浓度，增高钙磷沉积，有利于骨的钙化；维生素 D 对骨骼健康有双重作用，不仅可以提高骨密度，也可提高骨强度。维生素 A 参与骨有机质胶原和黏多糖的合成，对骨骼钙化有利，饮食不足时，应再额外补充维生素 A。

**4. 补充适量蛋白质**

蛋白质不足可能是导致营养不良、儿童出现骨骼生长迟缓和骨质量减少的重要病理学因子。

**5. 采用科学烹饪方法**

谷类所含的植酸、草酸均与钙结合生成不溶性钙盐，降低钙的生物有效性。谷类中含有植酸酶，可分解植酸盐，释放出游离钙和磷，增加其利用率。通过将大米加适量水浸泡后再烹饪，或适当发酵面粉、玉米粉、豆粉以降低植酸的含量；对含草酸高的蔬菜，应选在沸水中汆一下，可去掉部分草酸。

此外应加强室外体育锻炼。体力活动能刺激成骨细胞活动，有利于骨质形成，故经常进行体育锻炼有助于预防骨质疏松症。如果因各种原因需要暂时卧床，也应在床上尽可能进行四肢和腹背肌肉的主动或被动运动，防止发生失用性肌肉萎缩和骨质疏松进一步加重。室外多晒太阳，有助于人体皮肤内含有的7-脱氢胆固醇转变为维生素D，促进肠道对钙的吸收。

## 五、肿瘤

肿瘤的发生与遗传困素或环境因素有密切的关系，其中饮食习惯的改变、膳食结构的变化、营养素不良都是发生肿瘤的重要原因，膳食中的污染物质，如黄曲霉毒素可加重某些营养素缺乏及不平衡。

### （一）肿瘤的定义

肿瘤是人体中正在发育的或成熟的正常细胞在某些不良因素的长期作用下，细胞群出现过度增生或异常分化而生成的新生物，在局部形成肿块。肿瘤与正常的组织和细胞不同，它不按正常细胞的新陈代谢规律生长，变得不受约束和控制，不会正常死亡，导致细胞呈现异常的形态、功能和代谢，以致破坏正常的组织器官的结构并影响其功能。

肿瘤有良性肿瘤和恶性肿瘤之分，所有的恶性肿瘤总称为癌症。良性肿瘤对局部的器官、组织只有挤压和阻塞的作用，一般不破坏器官的结构和功能，也很少发生坏死和出血。恶性肿瘤细胞还能向周围浸润蔓延，甚至扩散、转移到其他器官组织，继续成倍增生，造成对人体或生命极大的威胁。

癌症的发病率受人体内因和外部环境的影响。癌症的致病内因有先天性免疫缺陷、遗传因素、内分泌失调、年龄因素和胚胎残存组织。癌症的致病外因有化学性因素、物理性因素、生物因素和其他因素等。

### （二）膳食营养与肿瘤的关系

动物实验资料表明，营养素可影响肿瘤的发病率。细胞和分子生物学的资料表明某些营养素可抑制癌细胞的生长、诱导细胞分化、抑制癌基因的表达等，说明营养素与肿瘤的发生发展有着重要的关系。

**1. 能量**

动物实验资料表明，限制进食的动物比自由进食的动物自发性肿瘤的发病率低，肿瘤发生的潜伏期延长；不限制摄入能量但强迫动物运动以促进总能量的消耗，也可以抑制化学致癌物对实验动物的致癌作用。但国内外流行病学的资料报道，在社会经济条件较差和生活水平较低的人群中，胃癌的死亡率较高，因总能量减少，反映了食物摄入量的减少，其他的营养素和蛋白质等的减少，会影响人体的抵抗力和肿瘤的发生。因此，对中老年人来说适当减少总能量摄入的同时，必须满足蛋白质、维生素和无机盐的需要，以增强体质。

**2. 蛋白质**

蛋白质的摄入过低或过高均会促进肿瘤的生长。流行病学的调查表明，食管癌和胃癌患者患病前的饮食中蛋白质的摄入量较正常对照组为低。大豆中不仅含丰富的蛋白质，还含有抑癌作用的物质——大豆异黄酮。但动物性蛋白质增加过多，常伴随脂肪的摄入增加，容易引起结肠癌，两者呈正相关。即使脂肪摄入量并不增加，蛋白质增加过多亦会增加肿瘤的发病率。一般成年人蛋白质占总能量的12%～15%，每天摄入70～80g蛋白质为宜。

**3. 脂肪**

肿瘤流行病学的资料表明，脂肪的摄入量与结肠癌、乳腺癌、动脉粥样硬化性心脏病的发病率成正相关，而与胃癌呈负相关。膳食脂肪中多不饱和脂肪酸与乳腺癌的发生关系密切。膳食中不饱和脂肪酸增加，则增加前列腺素 E2、抑制自然杀伤细胞的活性，影响机体防癌作用。但近年来对鱼油的研究增多，鱼油中含 *n*-3 系列的二十碳五烯酸和二十二碳六烯酸，对肿瘤有抑制作用。脂肪占总能量的 20%～25%，同时饱和脂肪酸占能量的比重不得超过 10%，多不饱和脂肪酸、单不饱和脂肪酸和饱和脂肪酸的比例以 1∶1∶1 为宜。*n*-3 系列脂肪酸和 *n*-6 系列脂肪酸以 1∶6 为宜。

**4. 碳水化合物**

研究认为，高淀粉膳食易引起胃癌，在经济收入低的地区，人群中大多以高淀粉膳食为主。高淀粉膳食本身不会促进肿瘤的形成，但是高淀粉膳食常伴蛋白质摄入量的偏低，且高淀粉膳食与大容量相联系，这种因素易使胃黏膜受损。膳食纤维是不能被人体吸收的多糖，在防癌上起着重要的作用。流行病学的调查和动物实验证明，它能降低结、直肠癌的发病率。其主要作用是吸附致癌物质和增加容积稀释致癌物。食用真菌类食物中的多糖如蘑菇多糖、灵芝多糖、云芝多糖具有诱生干扰素、提高自然杀伤细胞活性的作用，因此，有防癌的作用。

**5. 维生素**

对维生素与肿瘤的关系的研究主要集中在维生素 A、维生素 C 和维生素 E 方面。维生素 $B_2$ 缺乏对食管癌的发生也有影响。维生素 D 也有防癌的作用，补充叶酸可防结肠癌，防止胃癌癌前病变向胃癌转化。

（1）维生素 A。流行病学的研究资料表明癌症患者血清中的视黄醇和 $\beta$-胡萝卜素的含量比正常对照组为低。对吸烟人群调查，维生素 A 摄入量越少，肺癌发生率越高。动物实验表明，维生素 A 对亚硝胺及多环芳烃诱发的小鼠前胃癌、膀胱癌、结肠癌、乳腺癌及大鼠的肺癌、鼻咽癌等均有明显的抑制作用。细胞培养研究发现全反式维甲酸可对早幼粒白血病细胞株（HL-60）有诱导分化的作用。

（2）维生素 C 和维生素 E。它们都有清除氧自由基的作用。维生素 C 是水溶性的抗氧化剂，维生素 E 是脂溶性的抗氧化剂。维生素 C 有消除超氧阴离子自由基、羟自由基和脂质过氧化自由基的作用。不少致癌物必须在体内经过代谢活化形成自由基，去攻击 DNA，才产生致癌的作用，而代谢活化过程中氧自由基起着重要的作用。维生素 C 和维生素 E 有防癌的作用。体外实验发现维生素 C 还能分解亚硝酸盐、阻止亚硝胺合成、有抑制 MNNG 致突变的作用。

**6. 无机盐**

无机盐与肿瘤有关的研究，特别是微量元素更是人们所关注的。常量元素钙有预防消化道肿瘤的作用，微量元素硒有防癌作用，而镍和6价的铬有促癌作用，土壤和水中的镍含量与胃癌死亡率呈正相关，镍有促鼻咽癌发生的作用。

（1）钙。钙有抑制脂质过氧化的作用，它能与脱氧胆酸等相结合形成不溶性钙盐，能保护胃肠道免受次级胆酸的损伤。一些报道认为钙的摄入量与结、直肠癌呈负相关。在中国膳食中常易缺乏钙，因此，增加钙的摄入对防癌更有实际意义。

（2）锌和铜。在肺癌、食管癌、胃癌、肝癌、膀胱癌、白血病患者的血清中均可见到铜高锌低现象、铜/锌比值升高的现象，尤以病情恶化或有转移者更为明显。这是疾病的结果而非病因。锌的摄入量过低，可降低机体的免疫功能，但锌的摄入量过高亦会降低机体的免疫功能，锌的过多量还能影响硒的吸收。流行病学资料报道，锌摄入量过多可能与食管癌、胃癌有关。而胃癌患者尿锌的排出量增加、血锌排出量降低，免疫功能下降，适当补充锌是需要的。

（3）硒。硒的防癌作用比较肯定。流行病学的资料表明土壤和植物中的硒含量，人群中硒的摄入量，血清中硒水平与人类各种癌症（肺癌、食管癌、胃癌、肝癌、肠癌、乳腺癌等）的死亡率呈负相关。动物实验表明硒有抑制致癌物诱发食管癌、胃癌、肝癌、乳腺癌的作用。细胞培养表明亚硒酸钠可抑制食管癌、胃癌、肝癌、口腔癌细胞的生长，在抗致突变试验中能抑制乙酰氨基芴、3-甲基胆蒽、3-甲基-4-二甲基偶氮苯、黄曲霉毒素致癌物的致突变作用。在人群预防肝癌癌前病变的阻断中均有良好的效果。硒是谷胱甘肽过氧化酶的重要组成成分，它能清除氧自由基，保护细胞和线粒体膜的结构和功能。硒还有加强细胞免疫功能的作用，因此，有防癌作用。

## （三）防癌、抗癌的食物

含丰富的维生素C、维生素A、微量元素（硒、碘、锌）等的食物，可以起到抵消、中和、降低致癌物质的致癌作用，达到防癌、抗癌的作用。

有资料表明，大蒜素具有明显的抗癌作用，其对胃液分离出的硝酸盐还原菌的生长及其产生亚硝酸盐的能力均有明显的抑制作用，可降低人体胃液中亚硝酸盐的含量，从而降低患胃癌的风险。含大蒜素的食物主要有葱、大蒜等植物。

## （四）肿瘤患者的合理膳食

肿瘤的发生与膳食有很大的关系，而食物所含成分较复杂，有些进入人体后可转变为致癌物，长期食用可增加患癌症的危险性。而有些食物成分中又含有抑癌物，可减少患癌症的危险性。因此合理的饮食对于维护健康、减少患癌症的危险性十分重要。

**1. 食物多样化，营养要均衡**

食物多样化可以保证膳食中含有多种营养素，而且能避免食物单一所造成的某种营养素过量或缺乏，保证营养素的全面、均衡。不同食物存在的致癌物质不同，量也不同，食物多样化能避免单一食物摄入过多时其所含的致癌物质摄入过多。

**2. 减少脂肪的摄入量**

膳食中脂肪含量高时，肺、直肠、前列腺及乳腺肿瘤发生的概率增加，因此应避免脂肪摄入过量。

**3. 增加维生素、矿物质和膳食纤维的摄入量**

多摄入富含维生素、矿物质和膳食纤维的新鲜蔬菜、水果、五谷杂粮和菌类食品，增加膳食纤维的摄入量。

**4. 限制饮酒**

在机体的某些部位，酒精也与一些致癌因素有协同作用，因此，饮酒是发生癌症的危险因素，特别是那些直接接触酒精的组织（如口腔和咽喉）。

**5. 提高饮食卫生质量**

少吃腌制、盐腌和烟熏食物，不吃烧焦、发霉、腌制失度和腐烂变质的食物。

## 六、痛风

痛风是嘌呤代谢紊乱所致的一组疾病。嘌呤代谢紊乱可为遗传性，也可为获得性。本症可使多种脏器受累，临床表现取决于各种脏器受累程度。其特点是高尿酸血症，急性关节炎反复发作，痛风石形成，严重者可导致关节活动障碍和畸形、肾尿酸结石和痛风性肾实质病变。

80%～90%痛风发作是由于肾脏对尿酸排泄下降，仅有10%～20%是由于尿酸生成增多。正常血尿酸20%来自富含嘌呤的食物，80%来自体内嘌呤生物合成。正常人在普通饮食的情况下，每日的嘌呤摄入总量为150～200mg，而每日体内代谢生成的嘌呤总量为600～700mg，即使能严格限制嘌呤的摄入，血尿酸的水平最多下降15%～20%。

痛风在世界各地均有发病。据统计，欧美地区高尿酸血症的发病率为2%～8%，痛风的发病率为0.2%～1.7%。在我国，随着经济的发展，人们的饮食结构发生了改变，由传统的碳水化合物为主及较低水平蛋白质的膳食结构逐渐转变为高能量、高蛋白、高脂肪的西方膳食模式，加上缺乏适当的体力活动，出现超重、肥胖、痛风的发病率呈直线上升，南方地区上升的趋势比北方明显。资料显示，我国20岁以上的人群2.4%～5.7%有血尿酸过高的情况，老年人高尿酸血症发病率高达24%以上。血尿酸过高的患者如果不注意饮食控制和治疗，则5%～12%可发展成痛风。痛风发病大部分在30～70岁，发病率最高的年龄组男性在50～59岁，女性发生于绝经期以后。但目前男性发病率有逐渐年轻化的倾向。从性别上看，痛风“重男轻女”，即95%的痛风患者是男性。因为男性饮酒、暴食，喜食富含嘌呤、蛋白质的食物，使体内尿酸增加，排出减少。女性由于绝经期后体内雌性激素水平急剧下降，对尿酸盐结晶的抵抗减弱，肾脏排泄尿酸减少，易发生高尿酸血症与痛风。

### （一）痛风的分类

**1. 原发性痛风**

（1）遗传因素。临床所见，痛风有明显的家族遗传倾向，痛风患者亲属合并无症状高尿酸血症的检出率明显高于非痛风患者。痛风与其他具有遗传倾向的代谢性疾病（肥胖、高血压、高脂血症、糖尿病等）关系密切。已查明导致尿酸生成过多的嘌呤代谢中，引起酶的活性改变有酶基因突变的遗传基础。

（2）环境因素。暴饮暴食、酗酒、食入富含嘌呤食物过多是痛风性关节炎急性发作的常见原因。社会经济状况的改善，肥胖、高血压等代谢疾病患病率的增加，也使痛风的患病率增加。

**2. 继发性痛风**

（1）引起体内尿酸生成过多的病因，如白血病、淋巴瘤进展期，尤其是化疗后，真性红细胞计数增多症等。

（2）引起肾脏尿酸排出减少的病因，如重症高血压、子痫致肾血流量减少，影响尿酸的滤过；任何原因引起的肾功能衰竭；先天性肾小管功能异常、范科尼综合征、巴特综合征等；影响肾小管分泌尿酸的代谢异常，如乙醇中毒、饥饿过度、酮症酸中毒、乳酸酸中毒等可引起血液中有机酸含量增多，抑制肾小管尿酸的分泌；一些药物可引起高尿酸血症，如乙胺丁醇。

（3）影响血液尿酸浓度变化的因素。长期用利尿剂治疗、重度肾前性脱水，使血液浓缩、增加血液尿酸浓度。

### （二）痛风的病因和发病机制

**1. 体内嘌呤代谢及其代谢产物尿酸的动态平衡**

体内嘌呤代谢分为嘌呤合成、分解和转化代谢，以及嘌呤代谢产物的排泄等阶段。嘌呤核苷酸有次黄嘌呤核苷酸、腺嘌呤核苷酸和鸟嘌呤核苷酸三种。其合成代谢有两条途径：①体内生物合成途径，即从非嘌呤的前体，经过一系列步骤合成次黄嘌呤核苷酸，然后转换为腺嘌呤核苷酸和鸟嘌呤核苷酸；②补救途径，直接利用从肝脏中来的嘌呤碱基合成嘌呤核苷酸，如利用腺嘌呤合成腺嘌呤核苷酸、鸟嘌呤合成鸟嘌呤核苷酸、次黄嘌呤（hypoxanthine，HX）合成次黄嘌呤核苷酸。嘌呤核苷酸合成速度受5-磷酸核糖-1-焦磷酸和谷氨酰胺的量，以及鸟嘌呤核苷酸、腺嘌呤核苷酸和次黄嘌呤核苷酸对酶的负反馈抑制来调节。

嘌呤核苷酸的代谢终产物为尿酸，尿酸生成的速度主要取决于细胞内5-磷酸核糖-1-焦磷酸的浓度。5-磷酸核糖-1-焦磷酸合成酶、磷酸核糖焦磷酸酰胺移换酶、次黄嘌呤-鸟嘌呤核糖转移酶和黄嘌呤氧化酶对尿酸生成起重要作用。正常人体内尿酸池平均为1200mg，每天产生750mg，约2/3经肾脏清除，1/3由肠道排出体外。尿酸大部分是以游离尿酸盐形式由肾脏排出，少部分尿酸被分泌入肠道，可被细菌分解为尿素和$CO_2$。

**2. 嘌呤代谢异常及其代谢产物尿酸积聚的病因**

嘌呤代谢异常按其代谢过程可分为三类：①嘌呤合成代谢异常；②嘌呤分解代谢异常；③嘌呤转化代谢异常。这些均与代谢过程中的酶类异常相关。尿酸在体内的积聚取决于尿酸生成速度与尿酸经肾排出之间的平衡关系。尿酸生成增多，或尿酸排泄减少，或生成增多和排泄减少同时存在，均可使尿酸积聚而出现血尿酸增高。

## （三）痛风的临床表现

### 1. 原发性痛风

原发性痛风有明显的家族遗传倾向，易发于中老年人，发病高峰为 30～50 岁，约95%为男性，5%女性常为绝经期后发病。根据病情进展特征，痛风病程可分为以下四期：高尿酸血症期、急性发作期、痛风间歇期、慢性期。

（1）高尿酸血症期。病人体内血尿酸升高，未出现任何痛风的临床症状。

（2）急性发作期。此为痛风最具有特征且多见的症状，起病急骤，在数小时之内受累关节即可出现明显的红肿、热痛，常于夜间发作，因关节剧痛而醒，关节局部因疼痛不能触摸，甚至不能盖床单，活动受限。以足部第一跖趾为最好发部位，其次为手足的其他小关节，踝、膝、腕、肘、肩关节。初期多为单关节病变，两侧交替发生，后期可为多关节病变，同时或先后出现。暴饮暴食、饮酒过量、劳累、感染、外伤、手术、创伤、关节周围受压、鞋履不适等均可为诱发因素。急性发作症状多持续一周多，然后逐渐缓解。关节局部红肿消退后，可有皮肤发痒、脱皮、色素沉着。发作期全身症状可有发热、乏力、心率加快、头痛等。

（3）痛风间歇期。痛风间歇期是指两次急性痛风性关节炎发作的间期，短则数周，长则数十年。偶尔一些患者第一次急性关节炎后再无发作，多数为由长至短。间歇期病情相对平稳，也称为静止状态。部分患者可有原受累关节活动后不适，休息后可缓解。处于痛风间歇期的患者仍可有高尿酸血症，受饮食及治疗情况影响，血尿酸水平不稳定。

（4）慢性期。长期高尿酸血症未能纠正，尿酸盐结晶可广泛沉积于关节软骨、滑膜、韧带、皮下、肾脏，逐渐形成尿酸盐结石，重则影响沉积组织的生理功能。其中部分已形成的结石尿酸得到控制后，尚能消融、缩小，甚至完全消失。

（5）皮下痛风石结节。皮下痛风石结节由尿酸盐结晶沉积于皮下形成，好发于耳轮、关节周边（趾、指间关节，膝关节，肘关节，腕关节等），结节大小不等，芝麻大小至 1～2cm 大结节，边界不规则，质硬，表浅部位呈黄白色。其与周边组织界限分明的结节，无触痛，但如合并细菌感染，可有周边组织红肿、压痛，多有破溃口。针刺取出结石成分或破溃分泌物镜检为尿酸盐结晶。

（6）慢性痛风性关节炎。反复多次急性关节炎发作引起的关节组织纤维化及痛风石在关节软骨、滑膜、韧带的沉积，使病变关节逐渐破坏变形，失去运动功能。趾、指间关节，踝、膝、腕关节易受累。

（7）慢性痛风性肾病和肾结石。尿酸盐结晶在肾脏的沉积有两种形式，包括尿酸分泌排泄不足引起的肾小管外尿酸盐沉积（髓质间质、肾小管内尿酸浓度正常）及肾小管内尿酸浓度过高不能及时排出而滞留的肾小管内尿酸盐沉积。慢性尿酸性肾病可在这两种尿酸肾内沉积形式的基础上发生，多数继为反复发作的急性痛风性关节炎之后、少数可在仅有长期高尿酸血症的基础上发生。

### 2. 继发性痛风

在发生高尿酸血症前多为继发病的临床特征。除因先天性肾小管功能异常和慢性肾功能衰竭所致继发性痛风起病缓慢外，多起病较急。以高尿酸血症和大量尿酸盐在肾小管内沉积引起急性肾功能衰竭为多见，血尿酸浓度可大于1mmol/L，尿酸明显增多，尿沉渣中可见大量尿酸盐结晶，偶可见镜下或肉眼血尿。患者可有尿痛、腰背痛、恶心、呕吐、少尿或无尿等症状。

## （四）痛风的饮食营养治疗

**1. 饮食营养治疗目的**

嘌呤是核蛋白代谢的中间产物，而尿酸是人体嘌呤和核酸代谢的最终产物。人体尿酸有两个来源：①外源性尿酸，从富含嘌呤或核蛋白的食物中转化而来，约占体内总尿酸的20%；②内源性尿酸，由体内氨基酸、核苷酸和其他小分子化合物合成和核酸分解代谢而来，约占体内总尿酸的80%。

尽管高尿酸血症的发生主要为内源性代谢紊乱所致，高嘌呤饮食亦非痛风的致病原因，然而高嘌呤饮食可使血尿酸浓度升高，甚至达到痛风患者的水平，当食物中的嘌呤从肠道大量吸收后，可使细胞外液尿酸浓度迅速变化，常常促使痛风性关节炎的急性发作。反之，停止摄入富含嘌呤的食物，可使血尿酸浓度降低，正常人可降低0.6mg/dL，痛风患者可降低1～2m/dL。因此，痛风患者饮食治疗的目的在于控制外源性尿酸的摄入，降低体内尿酸的含量，是预防和治疗高尿酸血症和痛风的手段之一。

**2. 饮食原则**

（1）总能量的摄入。痛风患者半数超过理想体重甚至肥胖，总能量应较理想体重的标准饮食略低10%～15%，以适当减轻体重。根据工作情况一般按理想体重的标准，每天每千克体重104.6～125.52kJ（25～30kcal）计算为宜。因乳酸、$\beta$-羟丁酸、草酰乙酸等有机酸增加能竞争抑制肾小管尿酸的分泌，使血尿酸水平增高，故减肥者应避免饥饿性酮症的发生和剧烈运动。

（2）低脂肪饮食。低脂肪饮食是指限制膳食总脂肪的摄入以达到改善患者脂肪代谢紊乱或脂肪吸收不良的一种医院膳食，按疾病的不同和病情发展情况将全天膳食总脂肪的摄入量分别限制在50g、40g、30g和10g以内。

痛风患者约有3/4伴有高脂血症，宜采用低脂肪饮食控制高脂血症为妥。此外，高脂肪饮食同样可使尿酸排泄减少而致血尿酸增高，故亦应限制脂肪的摄入。饮食的设计要个体化，但一般每天脂肪摄入量限制在40～50g较为理想。

（3）低蛋白质摄入。低蛋白质膳食是指控制膳食中的蛋白质的一种医院膳食，特别是低生物价蛋白质的摄入。其旨在减少含氮代谢产物，减轻肝、肾负担，主要用于急性肾炎、慢性肝、肾（功能）衰竭的患者。

痛风患者应限制蛋白质的摄入量从而控制嘌呤的摄取。一般按每千克体重0.8～1.0g/d计算，选择牛奶、鸡蛋和植物蛋白质为好。当肾脏受累出现蛋白尿时，应以患者血浆蛋白浓度和尿蛋白丢失量决定蛋白质的摄入量。若出现氮质血症则采用低蛋白、低嘌呤饮食。

（4）低盐饮食。低盐饮食是指全天摄入钠在2000mg以内的膳食。痛风患者多伴有高血压，宜采用少盐饮食，多选择蔬菜、水果等碱性食物，特别是高钾、低钠的碱性蔬菜，既有利尿作用，又能促进尿酸盐溶解和排泄。

（5）补充无机盐及维生素。长期忌嘌呤、低嘌呤饮食，限制了肉类、内脏和豆制品摄入，故应适当补充铁剂和多种微量元素、维生素B族和维生素C等。

（6）增加水的摄入。痛风患者应多饮水以利于尿酸的排出。最好保证每天饮水量2000～3000mL，以维持一定的尿量促进尿酸排泄。这是饮食营养治疗中较为重要的环节。

部分食物中嘌呤含量的分类

（7）戒酒。因乙醇代谢使乳酸浓度增高抑制肾脏对尿酸的排泄，同时乙醇促进嘌呤的分解使尿酸增高，故酗酒常为急性痛风发作的诱因，应严格限制饮酒。

（8）低嘌呤饮食。低嘌呤饮食是指每天嘌呤的摄入量应控制在100～150mg。采用低嘌呤饮食应注意烹调时先采用大汤生煮，可使50%的嘌呤溶解在汤内，然后弃汤食用，以减少嘌呤的摄入量。

**思考题**

1. 肥胖的诊断依据有哪些？肥胖患者应该如何减肥？
2. 简述冠心病、高血压患者营养治疗的要点。
3. 与肿瘤相关的膳食营养因素有哪些？日常生活中该如何预防肿瘤？
4. 什么是痛风？什么是高尿酸血症？富含嘌呤的食物主要有哪些类别？

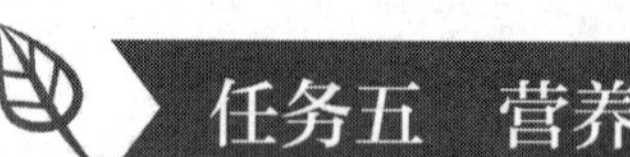

## 任务五　营养配餐认知

**【任务引领】** 

张女士大学毕业后中餐主要在单位就餐，早餐和晚餐均自己烹调。由于其缺乏营养知识和烹调经验不足，早餐经常吃白粥加腌菜，晚餐经常为炒米粉。

（1）请分析其饮食是否符合平衡膳食的要求。

（2）请你为其普及营养配餐的基本知识。

### 一、营养配餐概述

营养配餐是根据用餐人员的不同特点，运用营养学的基本知识，配制适合不同人群合理营养要求的餐饮产品的过程。营养配餐是实现平衡膳食的一种措施，是通过食谱来表达的。

食谱又称菜单，是指按合理营养要求而安排的膳食计划，即根据用膳者生理的或因病理的对能量与营养素需要量、饮食习惯和当地食物的供应情况，制定一定时期内（一日或一周）每餐主食和副食品的种类、数量、搭配及其烹调方法等的计划方案。

营养配餐可将各类人群的膳食营养素参考摄入量，具体落实到用膳者一日、一周或一个月的膳食中，使他们能按需要摄入足够的能量和各种营养素，同时又防止能量或营养素过剩。可结合当地食物的品种、季节、经济条件和烹饪水平，合理选择各种食物，达到平衡膳食。

编制营养食谱，可指导食堂管理人员和家庭有计划地管理膳食，有利于成本核算。编制食谱的基本方法有营养成分计算法、食物交换份法和计算机软件编制法。

## （一）营养配餐的原则与目标

**1. 营养配餐的原则**

应参考《中国居民膳食指南》规定配餐，做到食物多样，谷物为主；多配蔬果，搭配薯类；供应豆类，奶类；适量动物类食品，鱼禽蛋类为主；控制食盐酒类，减少油脂能量；合理选择饮料；原料卫生新鲜，注意科学烹制。

**2. 营养配餐的目标**

餐饮业以食物为基础的营养配餐目标，应符合以下要求。

（1）主食类（米饭、面食、杂豆类及薯类）。每餐应有一种或一种以上主食类食物。

（2）蔬菜、水果类。餐餐有蔬菜，每天的蔬菜品种至少达到五种以上，其中深色蔬菜应占1/2。

（3）畜、禽、蛋、鱼、虾类。每餐该类菜品若有三种以上，宜有一种是鱼、禽、蛋类。

（4）大豆类及坚果。每餐宜有大豆类及其制品；宜搭配10g左右坚果。

（5）油炸、熏、烤、腌制菜品。这些菜品一般不宜超过菜品总数的10%。

（6）饮料。对于餐饮业，每餐宜有以下饮料中的一种或几种：①白水（包括白开水、矿泉水）；②牛奶（脱脂或半脱脂）、酸奶；③蔬果汁（低糖）；④茶；⑤其他。

（7）每天的早餐至少摄入4～5个食物品种，午餐摄入5～6个食物品种，晚餐摄入4～5个食物品种；加上零食1～2个食物品种。每天添加糖的摄入量不超过50g。平均每天摄入12种以上食物，每周25种以上；2周内菜品尽量不重复，主食可以改变不同的烹调方法，注意烹调中的粗细搭配、荤素搭配和色彩搭配。

## （二）营养配餐的依据

（1）《中国居民膳食营养素参考摄入量》（DRIs）。DRIs是确定营养配餐中能量和营养素的主要依据。编制营养食谱时，首先是以能量需要量为基础，以各营养素的推荐摄入量/适宜摄入量为依据确定需要量。制定食谱后，还需以营养素DRIs值为标准评价食谱的制定是否合理，如果与DRIs相差10%，不超过其可耐受最高摄入量值，说明编制的食谱合理可用，否则需加以调整。

（2）《中国居民膳食指南》。膳食指南是食谱设计必须遵循的原则，营养食谱的制定需要根据平衡膳食宝塔来考虑食物种类、数量及合理搭配。

（3）食物成分表。《中国食物成分表》是营养配餐工作必不可少的工具。通过《中国食物成分表》，在编制食谱时才能将营养素的需要量转化为食物的需要量，从而确定食物的品种和数量。

## （三）营养配餐的具体要求

（1）主食。主食是指膳食中以谷薯类烹饪原料为主，主要提供碳水化合物的正餐食品，如米饭、馒头、面条等，以及杂豆和甘薯、芋头等薯类。

1）食物应尽量多样化，每天原料品种达到12种以上，做到细粮与粗粮的合理搭配、干与稀的合理搭配、谷类和薯类的合理搭配。

2）宜以薯类代替部分主食。适量选用全谷类、干豆类及营养强化烹饪原料。

主食调配包括米和面的调配、粗细粮的调配，当然也包括品种和花样的调配。粗粮吃起来口感虽然不如细粮，但营养价值优于细粮，且别有风味。建议一天中最好米面同时食用，最好每天能食用粗粮或全谷类食物，或每周要两顿以上；有条件时可经常吃一些薯类和干豆类食物，以提高膳食中营养素的互补和利用程度，也可增进食欲。

（2）副食。副食是膳食中不以谷薯类烹饪原料为主，除主食以外的正餐食品。副食主要分为荤食和素食，荤食是指畜、禽、鱼、蛋、奶及其制品，素食主要指各种蔬菜、水果和豆类及其制品。合理地搭配各类副食品，就能取长补短，使人体获得较为全面的营养，对增进健康大有益处。

1）动物性食物搭配力求品种多，多选用鱼、虾等水产类，畜肉、禽肉应以瘦肉为主，少用肥肉、荤油。

2）多搭配深色蔬果。蔬菜首选新鲜绿叶蔬菜，适量搭配花果根茎类及菌藻类。蔬菜、水果不应完全相互代替。

3）适量搭配豆类及奶类。

4）饮品宜适量选用对健康有益的鲜榨果蔬饮料和豆浆、花生浆等蛋白质型饮料，少喝合成色素、香精和碳酸饮料。

5）食盐要适度，每300g固体菜品不宜超过1.5g。

6）烹调用油要适度控制，每300g固体菜品宜5～8g。

## 二、常用的烹饪方法

### 1. 烹饪的三个阶段

（1）选料和初加工阶段。营养配餐的选料和初加工阶段，应确保食品原料的安全卫生，注意保存食物的营养成分。保证菜肴的色香味不受影响，既要注意原料的形状完整、美观，也要符合节约的原则。

（2）切配阶段。切就是运用各种刀法把食物切成各种形状，处理后原料的大小、薄厚、长短、形状等符合菜肴的要求，保证定形、定质、定量进行烹饪。配菜就是把经过刀工处理的、两种及以上的主料和辅料进行合理搭配，确定菜肴的“质”（构成原料的配比）和“量”（各种原料的总数量），做到色、香、味、形和营养符合要求。

（3）烹调阶段。烹调是烹饪的最后阶段，烹是原料的加热，调是食物调和滋味。调味就是原料加热时，投入不同口味、气味的调味品，使调味品和菜肴原料产生复杂的化学和物理变化，起到除腥膻、解油腻、松软原料组织、增加美味、美化色彩等作用。

### 2. 烹饪方法的种类

中国菜的烹饪技法很多，据《中国烹饪辞典》的统计，全国各地所有菜肴烹饪方法（含方法相同但名称不同的）有 467 种之多，常用的有炒、爆、熘、烤、炸、炖、焖、煨、蒸、煮、涮等。根据操作过程和菜肴的熟制方式，可分为水熟法、气熟法、油熟法、火熟法、混合熟法、汁熟法、甜制法等。

## 三、食物的合理加工与烹制方法

常用烹饪方法

在烹饪时，要了解食物中各种营养素容易发生的变化，合理选用科学的烹调方法，提高营养素在食物中的保存率和利用率，严格监控烹饪过程中食物的质量，保证食品 208 安全。此外，营养餐的制作还应保证食物的色、香、味俱全，这样才能保证食物的正常摄入，达到营养配餐预期的营养素摄入量。

常用烹制方法

**1. 运用合理的烹制方法**

通过不同烹制方法的搭配，控制油脂摄入量，应多采用蒸、汆、炖、炒等烹制方法，应少用油炸、熏烤等烹制方法。

**2. 食材加工、备料的方法**

应采用适当洗涤、先洗后切、计划备料、沸水快焯等避免营养素流失的烹制方法。为了洗净蔬菜表面的农药和寄生虫卵，可用流水冲洗。尽量不要使用洗洁精等清洗果蔬。洗菜时要先洗后切，不要先切后洗。下锅前尽量少在水中浸泡，洗切与烹调的间隔时间要短。米类加工前的淘洗就可损失较多营养素，大米经一般淘洗维生素 $B_1$ 的损失率可达 40%～60%，维生素 $B_2$ 和烟酸可损失 23%～25%。淘洗的次数越多，水温越高，浸泡时间越长，营养素的损失就越多。因此淘米时要根据米的清洁程度适当清洗，不要用流水冲洗，不要用热水烫，不要用力搓。对某些涩味很重的蔬菜，可用水焯法去除涩味。应用沸水短时间焯菜，不要用温水长时间焯，这样既可使维生素少受损失，又去掉了草酸的涩味。做汤菜时，要在水沸后，再加入青菜。

**3. 合理的烹制方法**

应采用上浆挂糊、旺火急炒、勾芡收汁、现做现吃等保护营养素的烹制方法。

（1）上浆挂糊是在原料表面上裹一层淀粉或面粉调制的糊，可使原料不与热油直接接触，从而减少蛋白质和维生素的损失。

（2）旺火急炒是缩短加热时间，使肉类外部蛋白质迅速凝固，保护了内部营养素不会损失。炒青菜时也要急火快炒，可以减少维生素 C 的损失。

一般中餐菜肴，用淀粉勾芡或适量加点醋，不过早放盐，能对维生素起保护作用。

**4. 避免不利健康的烹制方法**

应避免不利健康的烹制方法，烹调油温勿过高，调味品适时适量。淀粉类食品在超过 120℃高温的烹调下容易产生致癌物丙烯酰胺，煎炸油反复使用也会在高温下产生毒害物质，因此烹调时油温不宜过高。为预防高血压等疾病，食盐等调味品应限量。

## 四、各类人群的膳食特点

分析不同人群的能量和营养素需要、餐次的要求，以及对烹饪方法的特殊要求是进行食谱编制的前提。

**1. 孕妇的膳食**

如果在妊娠前健康，营养状况良好，饮食适量且多样化，那么孕妇不必进行很大的饮食调整。通常在孕期的前 3 个月，主要是“早孕反应”。在此阶段，最好少食多餐，主要摄入易消化的食物，如碳水化合物。在妊娠后期，饮食和能量的摄入将受到孕妇的能量储备与活动强度的影响。多样化的饮食结构即可满足孕妇对营养素的需求。

孕妇不宜饮酒，否则会导致胎儿酒精中毒综合征，表现为新生儿异常，特点是生长和智力发育滞缓。很多研究试图界定对胎儿不造成影响的酒精摄入水平，但目前该界定尚不明确。因此，一般建议孕期不宜饮酒。在一些动物实验中，咖啡因摄入过量有致畸作用，小剂量则可致生长滞缓，当然与个体差异有关。建议孕期最好不要摄入咖啡因。

叶酸摄入不足对妊娠的不利影响包括出生低体重、胎盘早剥和神经管缺陷，在发展中国家还有孕妇巨幼红细胞贫血。妊娠期妇女应该适当补充叶酸或富含叶酸的食物。如果妊娠前营养状况良好，且孕期营养充足的话，则无须进行额外的营养补充，除非医生的处方中有营养补充剂。

**2. 乳母的膳食**

因分泌乳汁及哺育婴儿的需要，乳母需要的能量及多种营养素多于一般妇女，甚至孕妇，乳母的能量比非孕期增加了 25%。如果乳母是多样化的饮食结构，那么额外摄入的 25%能量便可满足哺乳的需求。在我国传统的产妇饮食中，除了钙、叶酸和维生素 C 外，大部分营养素可以满足需求。

哺乳期最好不要试图减去妊娠期间增加的体重而进行饮食控制，其原因有二：首先是，如果不增加能量摄入，则不能满足哺乳所需的额外营养素；其次，某些情况下进行饮食控制将导致泌乳量不足。

如果乳母为素食者，则需补充维生素 $B_{12}$ 和 $n$-3 多不饱和脂肪酸，以满足婴儿对此两种营养素的需求。有些婴儿对牛奶蛋白很敏感，那么乳母在哺乳期间应该避免摄入牛奶。总之，食物中的非营养组分、药物、烟碱等均可能对乳母正常哺乳造成一定的影响。

**3. 婴儿的膳食**

足月产的健康婴儿如果用母乳喂养或用婴儿配方奶粉喂养，在出生后 6 个月内一般是不需要其他食物的。以母乳喂养的婴儿 6 个月后需要补充额外的食物来满足其膳食需求，其主要额外的需求是能量、铁及蛋白质，因此可以给婴儿提供强化铁的谷物食品（米、面、大豆粉等）、水果和蔬菜泥。另外，酸奶、蛋羹、肉泥等也是适宜的婴儿食品。

初始可在喂奶之后提供一些上述食品，然后逐渐增加添加的次数和数量。加入新食物最好是一次一种，以便鉴别婴儿不耐受的食物。引起婴儿过敏反应的最常见的食物有牛奶、蛋白及含麸质的小麦等。

**4. 幼儿的膳食**

1～3 岁的幼儿牙齿逐渐出齐，咀嚼、消化功能逐渐增强，但胃肠功能仍未发育完全，在饮食品种和烹调方法上应做适当调剂，原则上适宜少吃多餐，每日除三餐外，还应加餐两次，并应注意膳食合理。

幼儿的膳食形式已由固体食物逐渐代替了流质、半流质食物，食物的种类已由乳类逐渐扩大到粮食、果蔬、禽、肉、蛋类等多种混合性食物，要注意膳食保持均衡。

幼儿膳食要注意烹调方法，要适合幼儿的消化功能，即细、软、烂、嫩，要适合幼儿的口味，烹调方法多样化，并注意干稀、甜咸、荤素之间的合理搭配。还要根据幼儿好奇、好动的心理特点，制作一些色、香、味、型兼备的诱人食品，提高幼儿食欲。要购买新鲜不变质食品，严格洗涤消毒，生熟食品要分开放置与切割。

**5. 学龄前儿童的膳食**

学龄前儿童随着年龄增长，咀嚼能力和消化功能逐渐增强，他们的饮食逐渐由软到硬，由半流质到接近成人食物，完成从奶类食物为主到谷类食物为主的过渡，而且食物的种类也逐渐增多。但无论如何，却不能和成人的饮食同样对待，以免导致消化功能紊乱，造成营养不良。

3～6 岁的孩子胃容量尚小，一般 600～700mL，需选择营养丰富、容量小、密度高的食物，正餐时少用汤类代替炒菜，稀饭代替米饭；尽量避免纯能量食物，如白糖、粉丝、凉粉、藕粉等。少吃零食，饮用清淡饮料，尽量给孩子营养质量指数高的食物，如动物肝脏、鱼、禽、肉、奶、蛋和大豆制品等。有些食物不适合学龄前儿童，如油煎、油炸食物，刺激性的酸辣食物，刺多的小鱼，腌制、熏制的食物等。儿童应尽量选用新鲜食品。

学龄前儿童以三餐两点制为宜。食物及营养素分配原则如下：早上活动多，早餐、早点共 30%；午餐宜丰盛，午点低能量，以避免影响晚餐，午餐加午点占 40%左右；晚餐宜清淡，以免影响睡眠，晚餐 30%左右。

**6. 学龄儿童的膳食**

学龄儿童生长发育迅速，代谢旺盛，所需能量和各种营养素相对比成年人多。儿童肝脏中储存的能源不多，体内碳水化合物相对较少，又由于活泼好动，所以容易饥饿，仍然鼓励“三餐两点”制。

儿童机体器官尚未成熟，食物应该质地细软易于消化，随着年龄的增长，可逐渐增加食物的种类和数量。学龄儿童膳食应根据季节和当地供应情况，因地因时制定食谱，在调配上注意营养多样化。培养良好的饮食习惯，避免偏食，尽量少吃零食。

**7. 青少年的膳食**

青少年对能量的需要与生长速度成正比，生长发育需要能量为总能量的 20%～30%，青少年期对能量的需要超过从事轻体力劳动成人。与此同时，青少年对蛋白质的需要量也大大增加，以满足迅速生长发育的需要。来源于动物和大豆蛋白质应占 50%，以提供较丰富的必需氨基酸。为满足骨骼迅速生长发育的需要，青少年期机体需储备钙约 200mg/d，伴随第二性征的发育，女性青少年月经初潮，铁丢失增加，铁的供给不足可引起青春期缺铁性贫血，饮食中应增加铁的摄入。青少年期体格迅速发育，同时，处于该时期的青少年学习紧张，维生素及矿物质的供给也不容忽视。

**8. 老年人的膳食**

老年人的膳食应该根据自身的需要，选择多种食物，以达到多种营养素之间的平衡。任何一种营养素大量出现在人体内时，都会干扰其他营养素的代谢过程，甚至造成人体营养素代谢的紊乱。所以老年人在选择营养补充剂或保健食品时，要尤为注意。

老年人在选择食物时，要注意其加工的程度，不宜太粗，也不宜过细过精。食物过于粗糙，会加重消化道的负担，不利于营养素的消化吸收；过于精制，也会导致营养素的缺乏，如主食，以标准米、标准面为主。

采用合理的、适合老年人的烹饪方法，不但可以增加老年人的食欲，也有利于营养素的吸收。对于口腔功能退化明显的老年人可以采用炖、焖的烹调方法。老年人的膳食制度应该是少食多餐的，要避免暴饮暴食，晚餐过饱。老年人的饮水也要注意，一次不宜过多、过猛，晚上尽量少饮，以免因为夜尿影响睡眠。

**思考题**

1. 名词解释：平衡膳食、膳食模式、膳食指南、膳食宝塔、营养配餐。
2. 一般人群《中国居民膳食指南》有哪六条？
3. 简述平衡膳食宝塔中各层食物的种类和数量。
4. 平衡膳食宝塔在应用时需注意哪些问题？
5. 肥胖的诊断依据有哪些？如何减肥？
6. 简述冠心病、高血压患者营养治疗的要点。
7. 与肿瘤相关的膳食营养因素有哪些？日常生活中该如何预防肿瘤？
8. 什么是痛风？什么是高尿酸血症？富含嘌呤的食物有哪些？
9. 简述营养配餐的目标。
10. 食物的烹调方法主要有几种？对营养素破坏比较大的烹调方法有哪几种？
11. 营养配餐的具体要求有哪些？

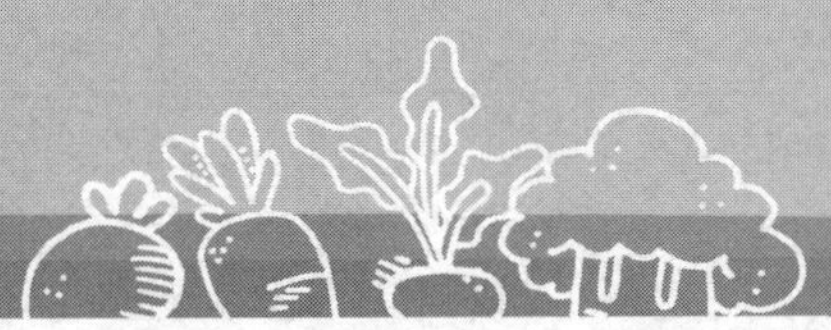

# 项目五　健康管理

**知识目标**

（1）了解健康管理的发展概况。

（2）掌握健康管理的定义、特点和基本步骤。

（3）熟悉健康管理的六种策略。

健康管理

**能力目标**

（1）确立科学健康观。

（2）能制定健康管理工作计划和策略。

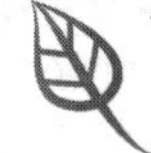

## 任务一　分析健康风险

【任务引领】

某社区居民生活在寒冷的地区，温度在 0℃以下的时间达 6 个月。

（1）请分组分析该地区老年人、高血压患者、孕妇、乳母、青少年、儿童和婴儿等的健康风险。

（2）请为该地区的高血压患者制定健康管理策略。

世界卫生组织提出的人体健康十条标准

### 一、基本概念

**1. 健康的定义**

WHO 1948 年给健康下的定义是，健康是指个人在身体、精神和社会适应能力均处于完美的状态。

**2. 亚健康**

亚健康是指人体处于健康和疾病之间的一种状态。处于亚健康状态者，不能达到健康的标准，表现为一定时间内的活力降低、功能和适应能力减退的症状，但不符合现代医学有关疾病的临床或亚临床诊断标准。

健康的三个层次

（1）亚健康的表现。身心上不适应感觉所反映出来的种种症状，如疲劳、虚弱、情绪改变等，其状况在相当时期内难以明确；与年龄不相适应的组织结构或生理功能减退所致的各种虚弱表现；微生物失衡状态；某些疾病的病前生理病理学改变。

亚健康状态的表现是多种多样的，躯体方面可表现为疲乏无力、肌肉及关节酸痛、头昏头痛、心悸胸闷、睡眠紊乱、食欲不振、腕腹不适、便溏便秘、性功能减退、怕冷怕热、易于感冒、眼部干涩等；心理方面可表现为情绪低落、心烦意乱、焦躁不安、急躁易怒、恐惧胆怯、记忆力下降、注意力不能集中、精力不足、反应迟钝等；社会交往方面可表现为不能较好地承担相应的社会角色，工作、学习困难，不能正常地处理好人际关系、家庭关系，难以进行正常的社会交往等。

（2）根据亚健康状态的临床表现，可将其分为以下三种类型：①以疲劳，或睡眠紊乱，或疼痛等躯体症状表现为主；②以抑郁寡欢，或焦躁不安、急躁易怒，或恐慌胆怯，或短期记忆力下降、注意力不能集中等精神心理症状表现为主；③以人际交往频率减退，或人际关系紧张等社会适应能力下降表现为主。

上述三条中的任何一条持续发作三个月以上，并且经系统检查排除可能导致上述表现的疾病者，目前可分别被判断为处于躯体亚健康、心理亚健康、社会交往亚健康状态。临床上，上述三种亚健康表现常常相兼出现。

**3. 健康生活方式与健康素养水平**

（1）健康生活方式是指有益于健康的、习惯化的行为方式，具体表现为健康饮食、适量运动、不吸烟、不酗酒、保持心理平衡、充足的睡眠、讲究日常卫生等。健康生活方式不仅可以帮助抵御传染性疾病，更是预防和控制心脑血管疾病、恶性肿瘤、呼吸系统疾病、糖尿病等慢性非传染性疾病的基础。

“合理膳食、适量运动、戒烟限酒、心理平衡”作为 WHO 在《维多利亚宣言》中提出的健康四大基石，是对健康生活方式核心内容集中表达，也是我们积极倡导健康生活方式的切入点。

（2）健康素养水平是指具备基本健康素养的人在总人群中所占的比例。判定具备基本健康素养的标准：问卷得分达到总分 80%及以上，即问卷得分≥80 分被判定具备基本健康素养。

国家卫生部 2008 年 1 月发布的第 3 号公告《中国公民健康素养——基本知识与技能（试行）》提出了中国公民必须掌握的 66 条健康素养要点。中国公民健康素养 66 条由 25 条基本知识和理念、34 条健康生活方式与行为和 7 条基本技能组成。

国家卫生和计划生育委员会提出，到 2020 年全国居民的健康素养水平要达到 20%，《“健康中国 2030”的规划纲要》提出，到 2030 年居民健康素养水平提高到 30%，为此国家卫生和计划生育委员会将从四个方面着重加强工作将健康融入所有政策、深入开展全民健康教育，提升人群健康素养水平、加强健康促进与教育体系建设、利用网络新媒体开展健康科普工作。2008 年我国首次发布中国居民健康素养水平调查报告，2013 年我国城乡居民健康素养水平为 9.48%，农村居民为 6.92%，城市居民为 13.80%。

中国公民健康素养 66 条

**4. 健康行为和日常危害健康行为**

健康行为是指为了预防疾病、保持自身健康而采取的行为。这些行为主要有改变吸烟、酗酒、生活无规律等有害健康的行为，积极采取定期体检、有规律的体育锻炼等健康行为。健康行为主要包含以下内容：个体采取的某种行为，必须是对自身健康有益的，主要体现在生理、心理及社会适应行为等方面。

日常危害健康行为主要包括吸烟、酗酒、缺乏运动锻炼、高盐高脂饮食等不良生活方式，以及吸毒、性乱等违法行为。

**5. 致病性行为模式**

致病性行为模式是导致特异性疾病发生的行为模式。目前研究较多的有A型和C型行为。A型行为又叫“冠心病易发性行为”，喜欢竞争，大声和爆发性的讲话，其核心行为表现为不耐烦和敌意。C型行为又称“肿瘤易发性行为”，其表现是压抑情绪，过分自我克制，爱生闷气。C型行为者的各种肿瘤发生率比正常人高3倍左右。

**6. 不良疾病行为**

不良疾病行为指在个人从感知到自身患病到疾病康复过程中所表现出来的不利健康的行为，如瞒病、恐病、讳疾忌医、不及时就诊、不遵医嘱、求神拜佛等。

健康管理的发展

**7. 健康管理**

健康管理是对个体或群体的健康进行全面监测、分析、评估、提供健康咨询和指导，以及对健康危险因素进行干预的全过程。

## 二、健康管理的宗旨

健康管理的宗旨是调动个体和群体及整个社会的积极性，有效地利用有限的资源来达到最大的健康效果。健康管理的具体做法就是为个体和群体（包括政府）提供有针对性的科学健康信息并创造条件采取行动来改善健康，进行科学规范的健康管理体系的构思和设计，确立一个对普通民众有利的健康管理规范。

健康是社会和个人的资源，是个人能力的体现。既然是资源，就需要管理，因为所有的资源都是有限的。通过管理，可以最大地发挥资源的作用。管理就是通过计划、组织、指挥、协调和控制达到资源使用的最优化，目标是能在最合适的时间里把最合适的东西用在最合适的地方发挥最合适的作用。具体来说，管理是包括制定战略计划和目标、管理资源、使用完成目标所需要的人力和财务资本，以及衡量结果的组织过程。管理还包括记录和储存为供以后使用的和为组织内其他人使用的事实和信息的过程。因此，管理事实上是一个过程，实质上是一种手段，是人们为了实现一定的目标而采取的手段和过程。

健康管理就是针对健康需求对健康资源进行计划、组织、指挥、协调和控制的过程，也是对个体和群体健康进行全面监测、分析、评估、提供健康咨询和指导及对健康危险因素进行干预的过程。健康需求可以是一种健康危险因素，如高血压、肥胖；也可以是一种健康状态，如糖尿病或老年痴呆。健康管理的手段可以是对健康危险因素进行分析，健康风险进行量化评估，或对干预过程进行监督指导。健康管理一般不涉及疾病的诊断和治疗过程。

## 三、健康管理的特点

健康管理的特点是标准化、量化、个体化和系统化。健康管理的具体服务内容和工作流程必须依据循证医学和循证公共卫生的标准和学术界已经公认的预防和控制指南及规范等来确定和实施。健康评估和干预的结果既要针对个体和群体的特征和健康需求，又要注重服务的可重复性和有效性，强调多平台合作提供服务。

## 四、健康管理的基本步骤

健康管理是一种前瞻性的卫生服务模式，它以较少的投入获得较大的健康效果，从而增加了医疗服务的效益，提高了医疗保险的覆盖面和承受力。一般来说，健康管理有以下三个基本步骤。

（1）收集服务对象的个人健康信息。个人健康信息包括个人一般情况（性别、年龄等），目前健康状况和疾病家族史，生活方式（膳食、体力活动、吸烟、饮酒等），体格检查（身高、体重、血压等）和血、尿实验室检查（血脂、血糖等）。

（2）进行健康及疾病风险性评估。根据所收集的个人健康信息，对个人的健康状况及未来患病或死亡的危险性用数学模型进行量化评估。其主要目的是帮助个体综合认识健康风险，鼓励和帮助人们纠正不健康的行为和习惯，制定个性化的健康干预措施并对其效果进行评估。

健康风险评估是一个广义的概念，包括简单的个体健康风险分级方法和复杂的群体健康风险评估模型。在健康管理学科的发展过程中，涌现出了很多种健康风险评估的方法。传统的健康风险评估一般以死亡为结果，多用来估计死亡概率或死亡率。近年来，随着循证医学、流行病学和生物统计学的发展，大量数据的积累，使更精确的健康风险评估成为可能。健康风险评估技术的研究主要转向发病或患病可能性的计算方法上。传统的健康风险评价方法已逐步被以疾病为基础的患病危险性评估所取代，因为患病风险比死亡风险更能帮助个人理解危险因素的作用，从而有助于有效地实施控制措施。

健康及疾病风险评估和预测一般有两类方法（表 5-1）。第一类方法建立在评估单一健康危险因素与发病概率的基础上，将这些单一因素与发病的关系以相对危险性来表示其强度，得出的各相关因素的加权分数即为患病的危险性。由于这种方法简单实用，不需要大量的数据分析，是健康管理发展早期的主要健康风险评价方法，目前也仍为很多健康管理机构和项目所使用，包括美国卡特中心及美国糖尿病协会。第二类方法建立在多因素数理分析基础上，即采用统计学概率理论的方法来得出患病危险性与危险因素之间的关系模型，能同时包括多种健康危险因素。健康风险评估所采用的数理方法，除常见的多元回归外，还有基于模糊数学的神经网络方法及 Monte Carlo 模型等。这类方法的典型代表是 Framingham 的冠心病模型。

**表 5-1 两类常用健康评价方法的比较**

| 评价方法 | 定义 | 方法 | 结果表示 |
| --- | --- | --- | --- |
| 单因素加权法 | 判断个人死于某些特定健康状况的可能性 | 多为借贷式计分法，不采用统计概率论方法计算 | 多以健康评分和危险因素评分的方式 |
| 多因素模型法 | 判断一定特征的人患某一特定疾病或死亡的可能性 | 采用疾病基本预测模型法，以数据为基础，定量评价，可用于效果评价 | 患病危险性、寿命损失计算，经济指标计算 |

（3）进行健康干预。在前两步的基础上，以多种形式来帮助个人采取行动、纠正不良的生活方式和习惯，控制健康危险因素，实现个人健康管理计划的目标。与一般健康教育和健康促进不同的是，健康管理过程中的健康干预是个性化的，即根据个体的健康危险因素，进行个体指导，设定个体目标，并动态追踪效果。例如，健康体重管理、糖尿病管理等，通过个人健康管理日记、参加专项健康维护课程及跟踪随访措施来达到健康改善效果。一位糖尿病高危个体，其除血糖偏高外，还有超重和吸烟等危险因素，因此除控制血糖外，健康管理师对个体的指导还应包括减轻体重（膳食、体力活动）和戒烟等内容。

健康管理的这三个步骤可以通过互联网的服务平台及相应的用户端计算机系统来帮助实施。健康管理是一个长期的、连续不断的、周而复始的过程，即在实施健康干预措施一定时间后，需要评价效果、调整计划和干预措施。健康管理是一个无限循环的持续动态过程，单次的循环中健康问题得到解决，不断的循环保证了健康管理朝着健康的方向发展。健康管理的基本步骤及关系如图 5-1 所示。

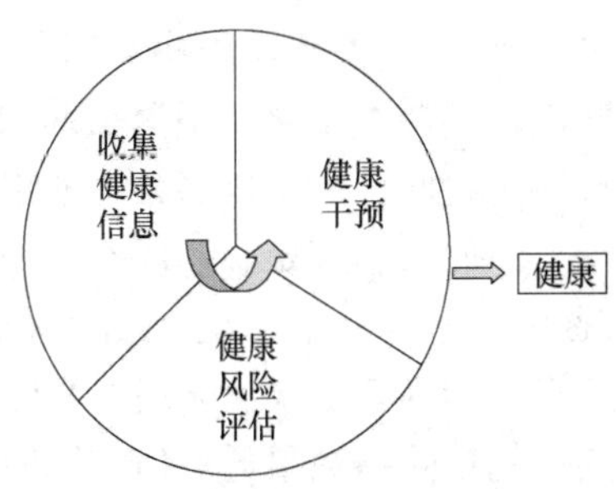

图5-1 健康管理的基本步骤及关系

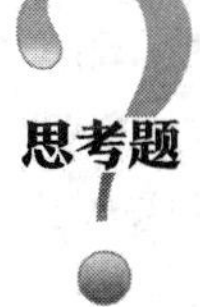
**思考题**

1. 健康管理的特点是什么？
2. 什么是健康管理？
3. 健康管理的基本步骤有哪些？

## 任务二 制定健康管理的基本策略

**【任务引领】**
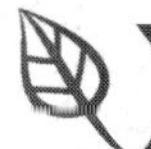

假如你是某健康管理公司的技术人员，该公司主要服务人群为“三高”人群，请你为该公司制定糖尿病患者健康管理的基本策略。

健康管理的基本策略是通过评估和控制健康风险，达到维护健康的目的。

健康信息收集、健康风险评估和健康干预三步中前两者旨在提供有针对性的个性化健康信息来调动个体降低本身健康风险的积极性，而健康干预则是根据循证医学的研究结果指导个体维护自己的健康，降低已经存在的健康风险。研究发现，冠心病、脑卒中、糖尿病、肿瘤及慢性呼吸系统疾病等常见慢性非传染性疾病都与吸烟、饮酒、不健康饮食、缺少体力活动等几种健康危险因素有关。慢性病往往是“一因多果、一果多因、多因多果、互为因果”。各种危险因素之间及与慢性病之间的内在关系已基本明确。慢性病的发生、发展一般有从正常健康人→低危人群→高危人群（亚临床状态）→疾病→并发症的自然规律。从任何一个阶段实施干预，都将产生明显的健康效果，干预越早，效果越好。

健康管理的基本策略包括生活方式管理、需求管理、疾病管理、灾难性病伤管理、残疾管理和综合的群体健康管理六种类型。

## （一）生活方式管理

生活方式与人们的健康休戚相关。国内外关于生活方式影响或改变人们健康状况的研究已有很多。研究发现，即使对于那些正在服用降压和降胆固醇药物的男性来说，健康的生活方式都能明显降低他们患心脏疾病的风险。这项研究从1986年开始，对43 000名40～75岁没有糖尿病、心脏病和其他慢性疾病的男性进行跟踪调查，每年对他们进行两次问卷调查，然后根据长期积累的数据找出生活习惯与心脏疾病之间的关系。研究发现，正在服药的中年男性，如果饮食合理、不吸烟、适量饮酒、保持健康体重和定期运动，他们患心脏疾病的风险将降低57%；不服药的男性，健康的生活方式可以将患心脏疾病的风险降低87%；仅不吸烟一项就能降低50%的患病风险。如果健康生活方式包括所有五项内容（饮食合理、不吸烟、适量饮酒、保持健康体重和定期运动），男性患心脏疾病的风险指数最低。研究同时发现，即使被调查者从前的生活方式不健康，生活方式改变后所带来的好处也是显而易见的。

**1. 生活方式管理的概念**

从卫生服务的角度来说，生活方式管理是指以个人或自我为核心的卫生保健活动。该定义强调个人选择行为方式的重要性，因为后者直接影响人们的健康。生活方式管理通过健康促进技术，如行为纠正和健康教育，来保护人们远离不良行为，减少健康危险因素对健康的损害，预防疾病，改善健康。与危害的严重性相对应，膳食、体力活动、吸烟、适度饮酒、精神压力等是目前对国人进行生活方式管理的重点。

**2. 生活方式管理的特点**

（1）以个体为中心，强调个体的健康责任和作用。选择什么样的生活方式纯属个人的意愿和行为。管理人员可以告知人们什么样的生活方式是有利于健康的，如不应吸烟，如果吸烟应该戒烟；不应挑食、偏食而应平衡饮食等。我们也可以通过多种方法和渠道帮助人们做出决策，如提供条件供大家进行健康生活方式的体验，指导人们掌握改善生活方式的技巧等，但这一切都不能替代个人做出选择何种生活方式的决策，即使一时替代性地做出，也很难长久坚持。

（2）以预防为主，有效整合三级预防。预防是生活方式管理的核心，其含义不仅是预防疾病的发生，还在于逆转或延缓疾病的发展历程。因此，旨在控制健康危险因素，将疾病控制在尚未发生之时，为一级预防；通过早发现、早诊断、早治疗而防止或减缓疾病发展，为二级预防；防止伤残，促进功能恢复，提高生存质量，延长寿命，降低病死率，为三级预防。所以，应针对个体和群体的特点，有效地整合三级预防，而非支离破碎地采用三个级别的预防措施。

（3）通常与其他健康管理策略联合进行。与许多医疗保健措施需要付出高昂费用为代价不同，预防措施通常是便宜而有效的。根据循证医学的研究结果，美国疾病预防控制中心已经确定乳腺癌、低出生体重、乙肝、结核等19种疾病或伤害具有较好成本效果的预防领域，其中最典型的例子就是疫苗的应用，如在麻疹预防上花费 1 美元的疫苗可以节约 11.9 美元可能发生的医疗费用。

**3. 健康行为改变的技术**

生活方式管理的效果取决于如何使用行为干预技术来激励个体和群体的健康行为。四类促进健康行为改变的主要干预技术措施是教育、激励、训练和营销。

（1）教育。传递知识，确立态度，改变行为。

（2）激励。通过正面强化、反面强化、反馈促进、惩罚等措施进行行为矫正。

（3）训练。通过一系列的参与式训练与体验，培训个体掌握行为矫正的技术。

（4）营销。利用社会营销的技术推广健康行为，营造健康的大环境，促进个体改变不健康的行为。

单独应用或联合应用这些技术，可以帮助人们朝着有利于健康的方向改变生活方式。

实践证明，行为改变绝非易事，形成习惯并终生坚持是健康行为改变的终极目标。在过程中，亲朋好友、社区等社会支持系统的帮助非常重要，可以在传播信息、采取行动方面提供有利的环境和条件。

在实际应用中，生活方式管理可以以多种不同的形式出现，也可以融入健康管理的其他策略中去。例如，生活方式管理可以纳入疾病管理项目中，用于减少疾病的发生率或降低疾病的损害；可以在需求管理项目中出现，帮助人们更好地选择食物，提醒人们进行预防性的医学检查。不管应用了什么样的方法和技术，生活方式管理的目的都是相同的，即通过选择健康的生活方式，减少疾病的危险因素，预防疾病或伤害的发生。

### （二）需求管理

**1. 需求管理的概念**

需求管理是健康管理的另一个常用策略。需求管理包括自我保健服务和人群就诊分流服务，帮助人们更好地使用医疗服务和管理自己的小病。这一管理策略基于这样一个理念：如果人们在和自己有关的医疗保健决策中扮演积极作用，服务效果会更好。通过提供一些工具，如小病自助决策支持系统和行为支持，个人可以更好地利用医疗保健服务，在正确的时间、正确的地点，利用正确的服务类型。

需求管理实质上是通过帮助健康消费者维护自身健康和寻求恰当的卫生服务，控制卫生成本，促进卫生服务的合理利用。需求管理的目标是减少昂贵的、临床并非必需的医疗服务，同时改善人群的健康状况。需求管理常用的手段包括寻找手术的替代疗法、帮助患者减少特定的危险因素并采纳健康的生活方式、鼓励自我保健/干预等。

**2. 影响需求的主要因素**

以下四种因素影响人们的卫生服务消费需求。

（1）患病率。患病率可以影响卫生服务需求，因为它反映了人群中疾病的发生水平。但这并不表明患病率与服务利用率之间有良好的相关关系。相当多的疾病是可以预防的。

（2）感知到的需要。个人感知到的卫生服务需要是影响卫生服务利用的最重要的因素，它反映了个人对疾病重要性的看法，以及是否需要寻求卫生服务来处理该疾病。有很多因素影响着人们感知到的需要，主要包括个人关于疾病危险和卫生服务益处的知识，个人感知到的推荐疗法的疗效，个人评估疾病问题的能力，个人感知到的疾病的严重性，个人独立处理疾病问题的能力，以及个人对自己处理好疾病问题的信心等。

（3）患者偏好。患者偏好的概念强调患者在决定其医疗保健措施时的重要作用。患者对选择何种治疗方法负责，医生的职责是帮助患者了解这种治疗的益处和风险。关于患者教育水平的研究结果表明，如果患者被充分告知了治疗方法的利弊，患者就会选择创伤低、风险低、更便宜的治疗手段，甚至在医生给他们提供别的选择时也如此。

（4）健康因素以外的动机。事实表明，一些健康因素以外的因素，如个人请病假的能力、残疾补贴、疾病补助等都能影响人们寻求医疗保健的决定。保险中的自付比例也是影响卫生服务利用水平的一个重要因素。

**3. 需求预测方法与技术**

目前已有多种方法和技术用于预测卫生服务的利用者。归纳起来这些方法主要有以下两种。

（1）以问卷为基础的健康评估。以健康和疾病风险评估为代表，通过综合性的问卷和一定的评估技术，预测在未来的一段时间内个人的患病风险，以及谁将是卫生服务的主要消耗者。

（2）以医疗卫生花费为基础的评估。该方法是通过分析已发生的医疗卫生费用，预测未来的医疗花费。与问卷法不同，医疗花费数据是已经客观存在的，不会出现个人自报数据对预测结果的影响。

**4. 需求管理的主要工具与实施策略**

需求管理通常通过一系列的服务手段和工具，去影响和指导人们的卫生保健需求。常见的方法有 24h 电话就诊分流服务、转诊服务、基于互联网的卫生信息数据库、健康课堂、服务预约等。

### （三）疾病管理

疾病管理是健康管理的又一主要策略，其历史发展较长。美国疾病管理协会（Disease Management Association of America，DMAA）对疾病管理的定义是：“疾病管理是一个协调医疗保健干预和与患者沟通的系统，它强调患者自我保健的重要性。疾病管理支撑医患关系和保健计划，强调运用循证医学和增强个人能力的策略来预防疾病的恶化，它以持续性地改善个体或群体健康为基准来评估临床、人文和经济方面的效果”。疾病管理必须包含人群识别、循证医学的指导、医生与服务提供者协调运作、患者自我管理教育、过程与结果的预测和管理，以及定期的报告和反馈。

由此可以看出，疾病管理具有三个主要特点。

（1）目标人群是患有特定疾病的个体，如糖尿病管理项目的管理对象为已诊断患有1型或Ⅱ型糖尿病的患者。

（2）不以单个病例和/或其单次就诊事件为中心，而关注个体或群体连续性的健康状况与生活质量，这也是疾病管理与传统的单个病例管理的区别。

（3）医疗卫生服务及干预措施的综合协调至关重要。疾病本身使疾病管理关注健康状况的持续性改善过程，而大多数国家卫生服务系统的多样性与复杂性，使协调来自于多个服务提供者的医疗卫生服务与干预措施的一致性与有效性特别艰难。然而，正因为协调困难，也显示了疾病管理协调的重要性。

### （四）灾难性病伤管理

灾难性病伤管理是疾病管理的一个特殊类型，关注的是“灾难性”的疾病或伤害。这里的“灾难性”可以是指对健康的危害十分严重，也可以是指其造成的医疗卫生花费巨大，常见于肿瘤、肾衰、严重外伤等情形。

疾病管理的特点对灾难性病伤管理同样适用。因为灾难性病伤本身所具有的一些特点，如发生率低，需要长期复杂的医疗卫生服务、服务的可及性受家庭、经济、保险等各方面的影响较大等，注定了灾难性病伤管理的复杂性和艰难性。

一般来说，优秀的灾难性病伤管理项目具有以下一些特征。

（1）转诊及时。

（2）综合考虑各方面因素，制定出适宜的医疗服务计划。

（3）具备一支包含多种医学专科及综合业务能力的服务队伍，能够有效应对可能出现的多种医疗服务需要。

（4）最大程度地帮助患者进行自我管理。

（5）患者及其家人满意。

### （五）残疾管理

残疾管理的目的是减少工作地点发生残疾事故的频率和费用代价。从雇主的角度出发，根据伤残程度分别处理，希望尽量减少因残疾造成的劳动和生活能力下降。对于雇主来说，残疾的真正代价包括失去生产力的损失。生产力损失的计算是以全部替代职员的所有花费来估算的，必须用这些职工替代那些由于短期残疾而缺勤的员工。

**1. 造成残疾时间长短不同的原因**

造成残疾时间长短不同的原因包括医学因素和非医学因素。

（1）医学因素有疾病或损伤的严重程度、个人选择的治疗方案、康复过程、疾病或损伤的发现和治疗时期（早、中、晚）、接受有效治疗的容易程度、药物治疗还是手术治疗、年龄、并发症的存在和药物效应。

（2）非医学因素有社会心理问题、职业因素、人际关系、工作压力、工作任务的不满意程度、工作政策和步骤、即时报告和管理受伤、事故、旷工和残疾的情况、诉讼、心理因素，包括压抑和焦虑及过渡性工作的信息通道不流畅等。

**2. 残疾管理的具体目标**

残疾管理主要有以下八个目标。

（1）防止残疾恶化。

（2）注重功能性能力而不是疼痛。

（3）设定实际康复和返工的期望值。

（4）详细说明限制事项和可行事项。

（5）评估医学和社会心理学因素。
（6）与患者和雇主进行有效沟通。
（7）有需要时要考虑复职情况。
（8）要实行循环管理。

### （六）综合的群体健康管理

综合的群体健康管理通过协调上述不同的健康管理策略来对个体提供更为全面的健康和福利管理。这些策略都是以人的健康需要为中心而发展起来的，有的放矢。健康管理实践中基本上应该都考虑采取综合的群体健康管理模式。

一般来说，雇主需要对员工进行需求管理，医疗保险机构和医疗服务机构需要开展疾病管理，大型企业需要进行残疾管理，人寿保险公司、雇主和社会福利机构会提供灾难性病伤管理。

总之，随着健康管理的研究和实践的不断扩展，流行病学、管理科学和行为医学为健康管理成为一门新兴产业提供了理论和实践基础。

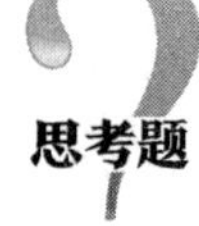

**思考题**

1. 健康与亚健康的定义是什么？
2. 什么是健康管理？健康管理的基本步骤有哪些？
3. 简述生活方式管理的特点。

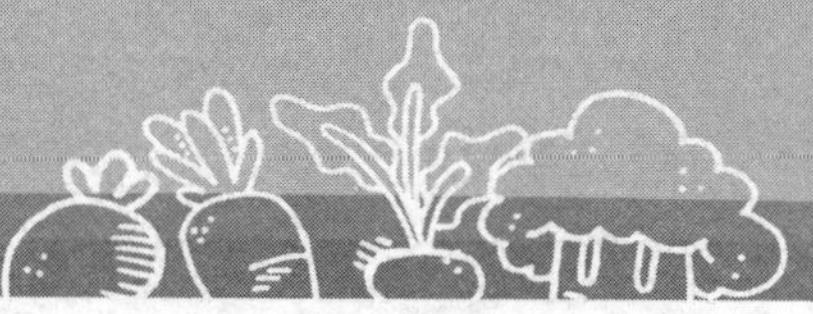

# 项目六　食品安全认知

## 知识目标

（1）了解食品卫生的主要食品安全国家标准。

（2）掌握食品污染的分类、主要来源及预防措施。

（3）了解常见的食品细菌，掌握评价食品卫生质量的主要细菌指标。

（4）了解食品腐败变质的原因及食品腐败变质的主要鉴定指标。

（5）了解食品中易污染的真菌毒素的种类、限量标准，掌握黄曲霉毒素的性质、危害及控制措施。

（6）掌握食品中农药、兽药残留的来源、危害及控制措施。

（7）了解食品中除农药、兽药、生物毒素和放射性物质以外的化学性污染物的来源、危害及控制措施。

（8）掌握食品加工过程中形成的主要致癌物的种类、危害及其控制措施。

食品安全认知

（9）掌握食源性疾病、食物中毒的概念。

（10）掌握食物中毒的分类及预防措施。

## 能力目标

（1）能将所学的食品卫生知识运用于日常生活和工作中，养成良好的卫生习惯。

（2）能分析各类食品中有害物质的种类、来源。

（3）能制定餐饮单位食物中毒的预防措施。

## 任务一　认识食品污染

【任务引领】

2016 年 7 月 20 日，国家食品药品监督管理总局分别发布了第二季度食品安全监督抽检情况分析的通告。抽检发现第二季度的主要问题为食品中超范围、超限量使用食品添加剂问题占不合格总数的 33.6%，食品中微生物污染问题占不合格总数的 25.5%。

（1）查阅资料，总结该类食品不合格的原因主要有哪些？

（2）针对该类产品不合格的原因制定提高产品合格率的控制措施。

## 一、食品污染的定义

食品污染主要是指食品被外来的、有害人体健康的物质所污染。

食品污染的主要原因有两种：①由于人的生产或生活使人类赖以生存的环境介质，即水体、大气、土壤等受到不同程度和不同情况的污染，各种有害污染物被动植物吸收、富集、转移等，造成食物或食品的污染；②食物在生产、种植、包装、运输、储存、加工和销售过程中造成污染。

## 二、食品污染的分类

### （一）按污染物的性质分类

按污染物的性质，食品污染可以分为生物性污染、化学性污染及物理性污染三大类。

**1. 生物性污染**

生物性污染包括微生物、寄生虫、昆虫污染等，其中微生物污染范围最广、危害最大，主要有细菌与细菌毒素、霉菌与霉菌毒素、病毒等。寄生虫和虫卵主要有囊虫、蛔虫、中华睾吸虫等。昆虫污染主要有甲虫类、螨类、蛾类、蝇、蛆等。有害昆虫主要是损坏食品质量，使食品感官性状恶化，降低食物营养价值。

**2. 化学性污染**

化学性污染主要是食品受到各种有害的无机或有机化合物或人工合成物污染。化学污染物种类繁多，来源复杂，包括农用化学物质如农药、兽药等农业投入品使用不当导致农药、兽药等在食品中残留量；工业三废不合理排放造成有毒金属等的严重污染；食品容器包装材料质量低劣或使用不当塑料单体、重金属及添加物的含量超标；食品添加剂的使用不当造成添加剂超标；食品种植、养殖或加工过程中违规添加的物质如三聚氰胺、瘦肉精、孔雀石绿、苏丹红、工业柠檬黄等，都可以造成有害物质污染食品；此外，*N*-亚硝基化合物、多环芳烃化合物、杂环胺、三氯丙醇、丙烯酰胺等也是存在于加工食品中的主要污染物质，二噁英为环境污染产生的一类主要致癌物质。

环境污染物在食品中的存在有其自然背景和人类活动的影响两方面的原因，如汞、镉、铅等重金属及一些放射性物质对食品的污染，在一定程度上受食品产地的地质地理条件的影响。但随着化学物质在工农业生产中的大量生产使用，人类活动造成的环境污染问题变得越来越突出。水体污染、土壤污染、大气污染导致汞、镉、铅、铬等重金属、有毒气体等有害化学物质沉积或附着在食品中，通过食物链而危及人类健康；有机污染物如二噁英、多环芳烃类等都可在环境和食物链中富集，对食品安全构成严重威胁，也使食品的化学性污染发展到不容忽视的地步。

**3. 物理性污染**

物理性污染包括食品在生产、储藏、运输、销售等过程中发生的杂物（如玻璃片、木渣、石块、金属片）污染或放射性核素超过规定的含量而对食品的污染。

食品中的金属物品一般来源于食品加工制造、运输过程中由于疏忽引起的各种机械、电线等碎片存在于食品中，也可能是人为故意破坏而投入到食品中的。消费者如果在食物中吃到这些金属物，可能会对口腔、咽部造成划伤。如果金属物品进入体内且不能及时排出，只能通过手术取出。这些都将给消费者造成很大的身心痛苦，甚至危及生命安全。

食品中的玻璃物品主要是瓶、罐等多种玻璃器皿及玻璃类包装物在食品加工、运输过程中由于疏忽等原因而进入食品中的。玻璃物品会对消费者造成划伤、割伤等损伤，一些进入人体的玻璃物品也需要通过手术才能取出，在一定程度上危害人体健康。此外，食品中的其他杂物如石头、骨头、塑料、鸟粪、小昆虫等存在于食品中，如果不加以控制，都会对人体健康造成一定程度的伤害。

天然放射性物质在自然界中的分布很广，存在于矿石、土壤、天然水、大气和动植物的组织中，可以通过食物链进入食品中。一般认为，除非食品中的天然放射性物质的核素含量很高，否则基本不会影响食品的安全。自 19 世纪末（1895 年）伦琴发现 X 射线后，Mink 于 1896 年就提出了 X 射线的杀菌作用，但直到第二次世界大战后，射线辐射保藏食品的研究和应用才有了实质性的开始。食品辐照是利用射线照射食品，延迟新鲜食物某些生理过程如发芽、成熟过程的发展，或对食品进行杀虫、消毒、杀菌、防霉等处理，达到延长食品保藏期，稳定、提高食品质量的目的。20 世纪 90 年代中期，WHO 根据辐照食品安全性的研究结果，得出结论：只要在规定的剂量和条件下辐照食品，辐照不会导致食品成分的毒性变化，不会增加微生物学的危害，不会导致营养供给的损失。但核试验、核爆炸、核泄漏及超量辐射等可能使食品受到放射性核素的污染，如发生在 1986 年 4 月 26 日的苏联切尔诺贝利核泄漏事故，使几乎整个欧洲都受到核沉降的危害，并危及在这样环境下生长的食用农产品，其中以牛、羊等草食动物受到的威胁最大。2011 年，日本发生的福岛核电站的核泄漏，引起全球民众对核辐射污染的担忧，在我国北京、天津、重庆等地的菠菜上都检测出放射物，同时，由于核泄漏对海洋的污染，还会影响中国近海及海产品的安全性。

### （二）按污染物的来源分类

按污染物的来源，食品污染可以分为以下几种。

（1）食品中存在的天然有害物，如河豚中含有的河豚毒素、发芽和绿皮马铃薯中含有的龙葵碱糖苷、大豆中含有的胰蛋白酶抑制剂、毒蘑菇中含有的蘑菇毒素等。

（2）环境污染物，如铅是地壳中发现的含量最丰富的重金属元素，由于它的用途广泛，因此污染的范围也很广，如海产鱼中铅的自然含量为 0.3mg/kg，受污染的海洋鱼类含铅量可高达 0.2～25mg/kg，生长在高速公路附近的食品中的含铅量为 0.4～2.6mg/kg，是种植在乡村区域的同种植物含铅量的 10 倍。汞是地球上储量很大、分布很广的重金属元素，由于汞在工业上的应用造成环境污染而污染食品，鱼和贝类为易被汞污染的主要食品，是人类膳食中汞的主要来源。

（3）滥用食品添加剂，如在动物性食品的生产过程中，为了发色及防腐，可以使用硝酸盐、亚硝酸盐。但是大量使用这类物质可能造成食用者急性中毒，如果长期食用含一定硝酸盐、亚硝酸盐的食品，致癌的风险将增加。

（4）食品加工、储存、运输及烹调过程中产生的物质或工具、用具中的污染物，如含高淀粉的食品在高温下加工处理，可能生成具有潜在致癌性的丙烯酰胺；如果对食品进行烟熏、烘烤，食品一方面可以从熏烟中吸附、另一方面食品中的油脂在高温下产生具有致癌性的多环芳烃类物质。

（5）使用农产品生产过程中的农用化学品，如农药、化肥、兽药等，它们在保证农业生产的可持续发展方面起到了积极的作用，但是如果不按相关的标准和要求使用，大量残留于农产品中，将对食用农产品造成严重污染，直接威胁到消费者的健康。

新技术，如基因工程技术生产的新产品对健康的影响也越来越受到人们的关注。目前全球已经有十多个国家种植转基因作物，主要是大豆、玉米、棉花、油菜和马铃薯。例如，基因改造的抗除草剂农作物可能造成除草剂用量增加等问题引起了广泛争议。目前人类对基因工程食品的安全性了解不够，这类食品的安全性是可以接受的、还是可能威胁人体健康的还需要进一步研究确证。

综上所述，食品不安全因素可能产生于食物链的不同环节，其中的某些有害物质可因生物富集作用而使处在食物链顶端的人类受到高浓度有毒有害物的危害。

## 三、食品污染的危害

食品污染不仅对消费者的健康构成威胁，而且还会造成经济上的重大损失。食品污染对人体健康的影响，取决于污染物的毒性大小、污染程度及摄入量。

### 1. 影响食品感官性状

当污染物对人体毒副作用很低时，这类污染将主要对食品的感官性状造成危害，如头发、无毒异物等恶性杂质会影响食品商品价值和食用价值。

### 2. 造成急性食物中毒

当污染物随食物进入人体，在短时间内造成机体损害出现，如急性肠胃炎型等临床症状时，即为急性食物中毒。

### 3. 引起机体慢性危害

有时食品中的有害物质，如铅、汞、镉的含量虽少，但因长期持续不断地摄入并在体内蓄积，若干年后才引起机体损害，即表现出慢性中毒症状。

### 4. 致突变、致畸和致癌作用

致突变作用是指污染物或其他环境因素引起生物体细胞遗传信息发生突然改变的作用。致畸作用是指能作用于妊娠母体，干扰胚胎的正常发育，导致先天性畸形的毒作用。目前怀疑数百种物质具有致癌作用，与食品污染有关的致癌物有*N*-亚硝基化合物、黄曲霉毒素、多环芳烃、二噁英及砷、镉、铅等。

### 5. 造成重大经济损失

被污染的食品按食品安全法规需要进行无害化销毁或处理，如果发生食品安全事件，将会导致食品生产企业的重大经济损失。

## 四、防止食品污染的一般原则

为了保障人体的健康，政府、食物种植、养殖者、食品加工和制作者、经营者和消费者都应采取必要措施，防止食品污染，保证食品安全。

（1）制定食品安全国家标准。国家制定了系列食品安全国家标准，如 GB 2762—2017《食品安全国家标准 食品中污染物限量》标准中规定了铅、镉、汞、砷、锡、镍、铬、亚硝酸盐、硝酸盐、苯并［a］芘、*N*-二甲基亚硝胺、多氯联苯、3-氯-1, 2-丙二醇的限量指标。

（2）控制食品污染的来源，如积极治理工业“三废”，保护环境。

（3）在食品的生产、处理、储藏、加工和包装过程中，应用适当的技术。食品生产经营者要严格执行食品安全法律、法规、食品安全标准的规定，积极实施危害分析和关键控制点（hazard analysis and critical control point，HACCP）管理体系，对食品生产的全过程采取相应的防止污染措施。

（4）加强对食品生产经营企业、饮食业、集体食堂，尤其是学校食堂的食品安全监督管理。采取预防措施，避免将污染的食品出售给消费者。

**思考题**

1. 食品污染的定义是什么？食品污染可以分为哪几类？
2. 食品污染的危害有哪些？

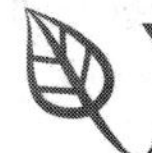

## 任务二　分析食品的生物性污染

**【任务引领】**

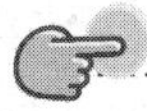

某公司生产裱花蛋糕，蛋糕生产中使用的食品原辅料主要包括面粉、鸡蛋、蛋糕油、水果和植脂奶油等。

（1）请列出裱花蛋糕生产中可能引起的生物性污染的类别。

（2）请制定裱花蛋糕生产过程中预防生物性污染的措施。

食品的生物污染主要是指有毒有害的病毒、细菌、真菌或寄生虫污染食品，使食品失去食用价值。这种污染的危害主要表现为：①使食品腐败、变质、霉烂，破坏其食用价值；②有害微生物在食品中繁殖时产生毒性代谢物，如细菌外毒素和真菌毒素等，摄入后可引起各种急性和慢性中毒；③细菌随食物进入人体，在肠道内分解释放出内毒素，使人中毒；④细菌随食物进入人体侵入组织，使人感染致病。

### 一、食品的细菌污染与腐败变质

食品在生产、加工、储藏、运输、销售及消费过程中，随时都可能被微生物污染。其中，细菌对食品的污染是最常见的生物性污染，是食品最主要的卫生问题。引起食品污染的细菌有多种，主要分两类：一类为非致病菌，会降低食品的食用价值；另一类为致病菌和条件致病菌，它们在一定条件下可以以食品为媒介引起人类感染性疾病或细菌性食物中毒，是食品安全的主要问题之一。

### （一）食品的细菌污染

食品的细菌污染主要指非致病性细菌对食品的污染，是用以衡量食品污染程度，间接估测食品变质可能性及评估食品卫生质量的重要指标，是食品卫生中最常见的有害因素之一，应特别注意以下几种常见的食品细菌。

（1）常见的食品细菌：假单胞菌属、微球菌属、芽孢杆菌属、肠杆菌科各属、弧菌属与黄杆菌属、嗜盐杆菌属与嗜盐球菌属、乳杆菌属。

（2）评价食品卫生质量的细菌污染指标。反映食品卫生质量的细菌污染指标包括细菌总数和大肠杆菌。

### （二）食品的腐败变质

食品的腐败变质是指食品受到各种内外因素的影响，造成其原有化学性质或物理性质和感官性状发生变质，降低或失去其营养价值和商品价值的过程。

**1. 食品腐败变质的原因**

（1）微生物的作用是引起食品腐败变质的重要原因。微生物包括细菌、霉菌和酵母。

（2）食品本身的组成和性质也是引起食品腐败变质的主要原因，如食品本身的成分、所含水分、pH 高低和渗透压的大小。

**2. 食品腐败变质的化学过程、产物与鉴定指标**

（1）食品中蛋白质的分解。肉、鱼、禽、蛋、奶及豆类等食品富含蛋白质，故以蛋白质分解为腐败变质的特征。食品的腐败变质鉴定指标一般是从感官、物理、化学和微生物四个方面确定其适宜指标。以蛋白质为主的食品目前仍以感官指标最为敏感可靠，特别是通过嗅觉可以判定为极轻微的腐败变质。蛋白质分解时小分子物质增多这一现象，先后研究有食品浸出物量、浸出液电导率、折光率、冰点下降、黏度上升及 pH 改变等变化。目前认为与食品腐败变质程度符合率较高的化学指标有三个，均为根据蛋白质分解产物的定量测定即挥发性盐基总氮、二甲胺与三甲胺、K 值（新鲜度指标）。

挥发性盐基总氮指动物性食品由于酶和细菌的作用，在腐败过程中，使蛋白质分解而产生氨及胺类等碱性含氮物质。此类物质具有挥发性，其含量越高，表明氨基酸被破坏的越多，特别是蛋氨酸和酪氨酸，因此营养价值大受影响。常用半微量测定法测定。

K 值主要适用于鉴定鱼类早期腐败，指 ATP 分解的低级产物肌苷和次黄嘌呤占 ATP 系列分解产物 ATP、二磷酸腺苷、一磷酸腺苷、肌苷酸、肌苷、次黄嘌呤的百分比。当 $K<20\%$时，鱼是新鲜的；当 $K>40\%$时，鱼已不宜食用。

（2）食品中脂肪的酸败。食用油脂和食品中脂肪的酸败程度，受脂肪本身的饱和程度、紫外线、氧、水分、天然抗氧化成分及铜、铁、镍等金属离子的存在及食品中微生物解脂酶的影响。酸价和过氧化值为检验油脂新鲜度的常用指标。

（3）碳水化合物的分解。以碳水化合物为主的分解，通常称为发酵或酵解。

**3. 防止食品腐败变质的措施**

为了防止食品腐败变质，延长食品可供食用的期限，常对食品进行加工处理，即食品保藏。通过食品保藏可以改善食品风味，便于携带运输，但其主要的食品卫生意义是防止食品腐败变质。常用的方法包括低温冷藏、冷冻，高温杀菌，脱水干燥，腌制和烟熏，食品辐照保藏等。

## 二、霉菌毒素及其污染

### （一）概述

霉菌在自然界中分布极广，有 45 000 多种，粮豆在农田生长期、收获、储存过程中的各个环节均可受到霉菌的污染，与食品卫生关系密切的霉菌有曲霉、青霉、毛霉和镰刀菌等，如黄曲霉毒素、赭曲霉毒素、杂色曲霉素、烟曲霉毒素、单端孢霉烯化合物、玉米赤霉烯酮及展青霉素、橘青霉素、黄绿青霉素等。多数霉菌对人类是有益，也有一些霉菌能产生对人体有害的霉菌毒素。影响霉菌繁殖和产毒的因素包括食物基质的水分含量、温度、湿度及空气流通环境等。

### （二）黄曲霉毒素的污染

**1. 化学结构和特性**

黄曲霉毒素是由黄曲霉和寄生曲霉在适宜条件下产生的一类肝毒性代谢产物，黄曲霉毒素目前已发现 20 余种，均为二氢呋喃氧杂萘的衍生物。它们在紫外线照射下能产生荧光，根据荧光颜色不同，将其分为 B 族和 G 族两大类及其衍生物，包括 $B_1$、$B_2$、$G_1$、$G_2$、$M_1$、$M_2$、$P_1$、$Q_1$、毒醇、$H_1$、GM 等。在天然污染的食品中以黄曲霉毒素 $B_1$ 最多见，而且其毒性和致癌性也最强，故在食品监测中以黄曲霉毒素 $B_1$ 作为污染指标。

黄曲霉毒素易溶于氯仿和甲醇，而不溶于水、正己烷、石油醚及乙醚中。在长波紫外光下产生荧光，根据荧光颜色、$R_f$值不同而鉴定。黄曲霉毒素耐热，一般在烹调加工的温度下破坏很少。在 280℃时，发生裂解，其毒性被破坏，在加氢氧化钠的碱性条件下，黄曲霉毒素的内酯环破坏，形成香豆素钠盐，该钠盐溶于水，故可通过水洗予以去除，但需加足够数量的碱。

**2. 产毒条件**

产生黄曲霉毒素的霉菌只有黄曲霉和寄生曲霉，其产毒能力及产毒量，不同菌株的差异极大。菌株在湿热地区食品和饲料中出现黄曲霉毒素的概率最高，产生黄曲霉毒素的温度为 11～37℃，相对湿度＞80%，且与食品基质的 pH（酸性）有关；大米为基质黄曲霉毒素 $B_1$ 最适宜的产毒温度为 28～32℃。

黄曲霉毒素最易污染的食品为花生、玉米及其制品，其次是大米、大麦、小麦、薯干，最后是豆类、肉类及奶制品。

**3. 危害**

黄曲霉毒素有很强的急性毒性，也有明显的慢性毒性与致癌性。

（1）急性毒性。黄曲霉毒素 $B_1$ 的半数致死量（median lethal dose，$LD_{50}$）为 0.249mg/（kg · bw），急性毒性为毒性是氯化钾的 10 倍，砒霜的 68 倍。黄曲霉毒素属于肝脏毒，除抑制肝细胞 DNA、RNA 的合成外，也抑制肝脏蛋白质的合成。一次大量口服后，可出现肝实质细胞坏死，胆管上皮增生、肝脂肪浸润及肝出血等急性病变。少量持续摄入则引起肝脏纤维细胞增生、甚至肝硬化等慢性损伤。人体组织的体外试验以黄曲霉毒素 1mg/L 可阻止肝细胞 DNA 及 RNA 的合成。

（2）慢性毒性。黄曲霉毒素持续摄入所造成的慢性毒性，其主要表现是动物生长障碍、肝脏出现亚急性或慢性损伤。

（3）致癌性。黄曲霉毒素可使鱼类、禽类、大鼠、猴及家禽等多种动物诱发实验性肝癌，致癌性是二甲基亚硝胺的 75 倍，二甲基偶氮苯的 900 倍。其他部位也可致肿瘤，如胃腺瘤、肾癌、直肠癌及乳腺、卵巢、小肠等部位肿瘤。流行病学调查，某些地区人群膳食中黄曲霉毒素水平与人类原发性肝癌的发生率呈正相关。

**4. 预防措施**

（1）防霉措施。田间防霉，首先要防虫、 防倒伏；低温保藏（地下库）；除湿，降低水分至安全水分之下；通风。

（2）去毒措施。花生仁及玉米粒等采用挑选霉粒法；大米碾轧加工法、加水搓洗、加碱或用高压锅煮饭；植物油加碱去毒法。①黄曲霉毒素在碱性条件下，其结构中内脂环破坏形成香豆素钠盐，溶于水，故加碱后再用水洗，即可将毒素去除。②紫外线处理，参考的紫外照射设备及处理条件为容器规格长为 400～480mm，直径为 90～100mm，6～10 个容器的串联装置，紫外灯照射功率为 500～1000W，用油泵泵油，控制流速，照射时间 10～15min，照射后油温不超过 100℃。③其他有效的降解方法，如吸附法、电解法等。按处理工艺不同，必要时还需进行过滤或离心操作处理，使油品中黄曲霉毒素 $B_1$ 含量降解至更低的安全限值。

（3）限制各种食品中黄曲霉毒素含量。GB 2761—2017《食品安全国家标准 食品中真菌毒素限量》规定了食品中黄曲霉毒素 $B_1$、黄曲霉毒素 $M_1$ 的限量标准。黄曲霉毒素 $B_1$ 允许量标准分别为玉米及花生仁制品（按原料折算）不得超过 20 g/kg；大米、其他食用油不得超过 10 g/kg；其他粮食、豆类、发酵食品不得超过 5 g/kg；婴儿代乳食品中不得检出。婴儿奶粉中不得检出黄曲霉毒素 $M_1$、牛奶中黄曲霉毒素 $M_1$ 含量不得超过 0.5 g/kg。GB 2761—2017 标准还规定了脱氧雪腐镰刀菌烯醇、展青霉素、赭曲霉毒素 A 及玉米赤霉烯酮的限量指标。

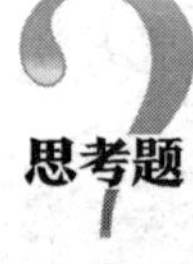

**思考题**

1. 食品生物性污染可以分为哪几类？
2. 引起食品腐败变质的原因有哪些？
3. 食品腐败变质的鉴定指标有哪些？
4. 黄曲霉毒素最容易污染的食品有哪些？如何预防黄曲霉毒素污染食品？

# 任务三　分析食品的化学性污染

【任务引领】

某公司生产裱花蛋糕，蛋糕生产中使用的食品原辅料主要包括面粉、鸡蛋、蛋糕油、水果和植脂奶油等。

（1）请列出裱花蛋糕生产中可能污染的化学性物质。

（2）请制定裱花蛋糕生产过程中预防化学性污染的措施。

## 一、农药残留对食品的污染

### （一）概述

**1. 农药的定义与分类**

农药是指用于预防、消灭或控制危害农业、林业的病、虫、草和其他有害生物，以及有目的地调节植物、昆虫生长的化学合成或来源于生物、其他天然物质的一种物质或几种物质的混合物及其制剂。

按用途可将农药分为杀（昆）虫剂、杀（真）菌剂、除草剂、杀线虫剂、杀螨剂、杀鼠剂、落叶剂和植物生长调节剂等类型。其中使用最多的是杀虫剂、杀菌剂和除草剂三大类。按化学组成及结构可将农药分为有机磷、氨基甲酸酯、拟除虫菊酯、有机氯、有机砷、有机汞等多种类型。

**2. 使用农药的利和弊**

使用农药可以减少农作物的损失、提高产量，提高农业生产的经济效益，增加粮食供应；另一方面，由于农药的大量和广泛使用，不仅可通过食物和水的摄入、空气吸入和皮肤接触等途径对人体造成多方面的危害，如慢性中毒和致癌、致畸、致突变作用等，还可对环境造成严重污染，使环境质量恶化，物种减少，破坏生态平衡。

### （二）食品中农药残留的来源

进入环境中的农药，可通过多种途径污染食品。进入人体的农药据估计约90%是通过食物摄入的。食品中农药残留的主要来源有施用农药对农作物的直接污染；农作物从污染的环境中吸收农药；通过食物链污染食品和粮食使用熏蒸剂；粮食储存加工、运输销售过程中的污染；事故污染等其他来源的污染。

食物中的农药残留对人体的危害主要表现为急性中毒、慢性危害和“三致”作用三种形式。

农药的致癌性

### （三）控制食品中农药残留量的措施

（1）加强对农药生产和经营的管理。国家对农药的使用实行严格的管理制度，加快淘汰剧毒、高毒、高残留农药，推动替代产品的研发和应用，鼓励使用高效、低毒、低残留农药。农药实行安全评估制度。

（2）安全合理使用农药。尽量选用安全、高效、低毒的农药，注意农药的安全使用期和严格遵守农药安全间隔期规定等。

（3）制定和严格执行食品中农药残留限量标准。GB 2763—2021《食品安全国家标准 食品中农药最大残留限量》中规定了包括食品中 2, 4-滴、敌百虫等 564 种农药 10092 项最大残留限量；甲胺磷等 29 种禁用农药，792 项限量标准；氧乐果 20 种限用农药 345 项限量标准，为严格违法违规、使用禁限用农药监督提供了充分的判定依据。

（4）制定适合我国的农药政策，开发高效、低毒、低残留的新品种农药，及时淘汰或停用高毒、高残留、长期污染环境的品种等。

## 二、兽药对食品的污染

### （一）概述

**1. 兽药**

兽药是指用于预防、治疗、诊断动物疾病或有目的地调节动物生理机能的物质（含药物饲料添加剂），主要包括血清制品、疫苗、诊断制品、微生态制品、中药材、中成药、化学药品、抗生素、生化药品、放射性药品及外用杀虫剂、消毒剂等。

**2. 兽药残留**

兽药残留是指给动物使用药物后蓄积或储存在细胞、组织或器官内的药物原形、代谢产物和药物杂质。近年来食品中兽药残留在国内外已成为一个影响广泛和颇具争议的问题，与公众的健康息息相关，也直接关系到产业界的经济利益，甚至国家的对外经贸往来和国际形象。兽药残留是动物用药普遍存在的问题，又是一个特殊的问题。

### （二）食品中兽药的污染来源

造成兽药残留超标的因素很多，一般来讲，主要原因有以下三个。

**1. 非法使用违禁药品**

氯霉素、己烯雌酚和克伦特罗等一直作为药物添加剂使用，并具有良好的抗病和促生长作用。但后来发现它们具有严重的残留毒性，各个国家都逐渐禁止在畜牧生产中使用这些药物。但某些不法商人为获得较高的利益，仍然在养殖生产中使用被明令禁止添加的药物，为此一些发达国家，如美国及欧盟各成员国已开始实施国家残留监控计划，定期向社会公布市场监测结果。

**2. 不遵守休药期**

休药期是指从停止给药到允许动物屠宰或其产品上市的间隔时间。

**3. 其他原因**

除使用违禁药物和不遵守休药期外，还有其他导致食品中兽药残留超标的因素，如饲料加工的交叉污染（一些静电性强的药物如金霉素、磺胺二甲基嘧啶、莫能菌素等较严重）、非靶动物用药、动物个体代谢差异等。

### （三）食品中兽药残留的危害性

**1. 慢性毒性**

虽然动物组织中药物残留水平通常很低，一般一个人每天从动物产品中摄入的药物远低于人的治疗剂量，发生急性中毒的可能性极小，但长期摄入可产生慢性或蓄积毒性。也有一些药物能形成高残留如盐酸克伦特罗（在组织中含量大于 100ng/g）易引起急性中毒。近几年国内关于盐酸克伦特罗中毒的报道较多。

**2. 诱导耐药菌株**

由于在医学临床上也存在滥用抗菌药物的现象，所以调查耐药菌株的确切来源绝非易事，但通过流行病学调查和先进的基因诊断技术基本肯定了动物耐药菌株的产生及其通过食物链向人传播的学说。事实上，随着兽用抗菌药物应用范围和种类的日益扩大，细菌耐药性的产生已经呈现加速趋势，将来很有可能出现对主要抗生素耐药的“超级细菌”。这些耐药菌株将给兽医临诊和医学临床治疗带来严重后果，并且降低药物的市场寿命。

**3. 变态反应**

能引起变态反应的药物不多，其中包括青霉素类、磺胺类、四环素类、氨基糖苷类和氟喹诺酮类。青霉素药物使用广泛，其代谢和降解产物具有很强的致敏作用，威胁最大。轻度的变态反应仅引起皮炎或皮肤瘙痒，严重的变态反应能导致休克，危及生命。极小的剂量（一些方法如微生物测定法可能无法检出）即可诱发变态反应。

**4. 干扰人肠道内的正常菌丛**

食品中的抗微生物药物残留可能干扰人肠道内的正常菌丛，破坏人体肠道生物屏障。尽管目前尚无直接的证据，但这种危险性是显而易见的。

**5. 对环境的影响**

动物排泄物中的抗微生物药物和耐药菌株被释入环境后将污染水源和土壤，在污泥中，细菌可长期保持耐药性质。阿维菌素类药物对低等水生动物毒性很高，排泄物和鱼饲料中的药物可能产生生态毒性。

### （四）兽药残留的预防措施

（1）加强对兽药使用和生产的管理，积极推行“绿色”养殖。

（2）合理使用饲料添加剂：根据《饲料药物添加剂使用规范》等法规，加强对兽药饲料添加剂的监控。

（3）制定和严格执行食品中兽药残留限量标准，严禁使用明文规定禁止使用的兽药。GB 31650—2019《食品安全国家标准 食品中兽药最大残留限量》规定了动物性食品中阿苯达唑等 104 种（类）兽药的最大残留限量；规定了醋酸等 154 种允许用于食品动物，但不需要制定残留限量的兽药；规定了氯丙嗪等 9 种允许作治疗用，但不得在动物性食品中检出的兽药。

## 三、有毒重金属对食品的污染

### （一）概述

重金属是指密度在 $5\times10^{-3}$kg/m$^3$ 以上的金属，如金（Au）、银（Ag）、汞（Hg）、铜

（Cu）、铅（Pb）、镉（Cd）、铬（Cr）等。有些重金属通过食物进入人体，干扰人体正常生理功能，危害人体健康，被称为有毒重金属。这类金属元素主要包括汞、镉、铬、铅、砷（As）、锌、锡（Sn）等。其中，砷属于非金属元素，但根据其化学性质，又鉴于其毒性，一般将其列在有毒重金属元素中。根据这些重金属元素对人类的危害不同，又将它们区分为中等毒性（铜、锡、锌等）和强毒性元素（汞、砷、镉、铅、铬等）。

食品中的有毒重金属元素，一部分来自于农作物对重金属元素的富集，另一部分则来自于食品生产加工、储藏运输过程中出现的污染。重金属元素可通过食物链经生物富集，浓度提高千万倍，最后进入人体造成危害。进入人体的重金属要经过一段时间的积累才显示出毒性，往往不易被人们所察觉，具有很大的潜在危害性。

### （二）有毒重金属的污染来源

未经处理的工业废水、废气、废渣的排放，是汞、镉、铅、砷等重金属元素及其化合物对食品造成污染的主要原因。大气中的重金属主要来源于能源、运输、冶金和建筑材料生产所产生的气体和粉尘。除汞以外，重金属基本上是以气溶胶的形态进入大气，经过自然沉降和降水进入土壤。农作物通过根系从土壤中吸收并富集重金属，也可通过叶片从大气中吸收气态或尘态铅和汞等重金属元素。据研究，蔬菜中铅含量过高与汽车尾气中铅污染有很大的关系。作物中积累的重金属可通过食物链进入人体而给人们的健康带来潜在的危害。农业上施用的农药和化肥是造成食品中重金属污染的另一原因。磷肥含有镉，其施用面广而且量大，可造成土壤、作物和食品的严重污染。长期使用含铅、镉、铜、锌的农药、化肥，如磷矿粉、波尔多液、代森锰锌等，也将导致土壤中重金属元素的积累。有机汞农药含苯基汞和烷氧基汞，在体内易分解成无机汞化合物。目前我国已禁止生产、进口和使用有机汞农药，除拌种常用的醋酸苯汞、氯化乙基汞外，各国都已禁止使用有机汞农药。但民间剩余的农药，仍有间断使用的，应引起重视。

在食品加工过程中使用的机械、管道等与食品摩擦接触，会造成微量的金属元素迁移到食品中，引起污染。储藏食品的大多数金属容器含有重金属元素，在一定条件下也可污染食品。另外，重金属元素还会随部分食用药物进入人体，产生危害。当前，国际上进口中药材和中成药的国家对中药材和中成药中重金属的含量都提出了严格的要求。

### （三）有毒重金属的危害

在常见的几种有毒重金属中，铅对人体的危害最大，其次是砷和汞。

**1. 铅**

铅对人体各系统均有毒害作用，主要病变在神经系统、造血系统和血管方面。神经系统方面，早期可出现高级神经机能障碍，晚期则可造成器质性脑病及神经麻痹。对造血系统，主要是铅干扰血红素的合成而造成贫血。铅对儿童的生长发育影响极大。幼儿大脑对铅污染更为敏感，严重影响儿童的智力发育和行为。儿童血液中铅的含量超过0.6μg/mL 时，就会出现智能发育障碍和行为异常。

**2. 砷**

砷在环境中由于受到化学作用和微生物作用，大都以无机砷和烷基砷的形态存在。不同形态的砷，其毒性相差很大。三价砷化合物的毒性大于五价砷化合物，砷化氢和三氧化二砷（俗称砒霜）毒性最大。口服三氧化二砷 5～50mg 即可中毒，60～100mg 即可致死。长期接触砷，会引起细胞中毒，有时会诱发恶性肿瘤，特别是无机砷是皮肤癌与肺癌的致癌物质。砷还能透过胎盘对胎儿健康造成危害。

**3. 汞**

汞通过食物链的传递而在人体蓄积，蓄积于体内最多的部位为骨髓、肾、肝、脑、肺、心等。汞对人体的神经系统、肾、肝脏等可产生不可逆的损害，汞对机体组织有腐蚀作用，与蛋白质结合，形成疏松的蛋白化合物。1956 年发生在日本的水俣病让人们开始认识到汞对人体的危害，20 世纪 70 年代在中国东北松花江下游和中游地区也发生过亚水俣病。汞在我国蔬菜中的检出率较高，应引起足够重视。

**4. 镉**

镉进入体内可损害血管，导致组织缺血，引起多系统损伤；镉还可干扰铜、钴、锌等微量元素的代谢，阻碍肠道吸收铁，并能抑制血红蛋白的合成，还能抑制肺泡巨噬细胞的氧化磷酰化的代谢过程，从而引起肺、肾、肝损害。镉是人体非必需且有毒元素，可能具有致癌、致畸和致突变作用，特别是 20 世纪 60 年代研究人员提出了镉污染与日本“痛痛病”的因果关系后，环境镉污染与公众健康的关系日益受到人们的关注。

**5. 锡**

人类若长期摄取有机锡，有毒物质将在人体内积累，达到一定浓度就会表现出慢性毒性效应。日本从 20 世纪 60 年代后期开始，在近海渔业和海水养殖中使用有机锡防污涂料，到 80 年代就发现了污染问题。人们一旦大量食用被污染过的鱼虾、贝类，就会发生行走功能障碍和肝脏方面的疾病。

### （四）有毒重金属的预防措施

（1）要从源头上把关，严格控制工业“三废”和城市生活垃圾对农业环境的污染。

（2）加快推行标准化生产，加强农产品品质安全关键控制技术研究与推广，加大无公害农产品生产技术标准和规范的实施力度。

（3）加强食品安全监督与检验，强化品质管理，完善食品安全检验检测体系。有毒重金属的限量标准见 GB 2762—2017《食品安全国家标准 食品中污染物限量》。其中，铅含量最高的豆类的限量标准为≤0.2mg/kg，豆类制品为≤0.5mg/kg；砷含量最高的粮食的限量标准为≤0.7mg/kg，鲜奶为≤0.2μg/mL；无公害食品规定汞的最低限量为≤0.01mg/kg；镉的限量标准，稻谷、糙米及大米为≤0.2mg/kg，水果及其制品为≤0.05mg/kg，蔬菜、禽蛋为≤0.05mg/kg；锡的限量标准为食品（饮料类、婴幼儿配方食品、婴幼儿辅助食品除外）≤260mg/kg，饮料类为≤150mg/kg，仅限于采用镀锡薄板容器包装的食品为≤50mg/kg 等。

（4）加强食品安全教育，提高公众环保意识，加强群众监督，共同保护自然生态环境，维护人体健康。

## 四、食品在储藏加工过程中形成的有害化合物

### （一）*N*-亚硝基化合物

*N*-亚硝基化合物是四大食品污染物之一，在自然界中广泛存在，人们主要通过饮食、饮水等途径吸收，使其进入人体。

**1. 污染途径**

*N*-亚硝基化合物形成的前体物质是亚硝酸盐和胺类，这两类前体物质普遍存在于食品中。

（1）加工食品中 *N*-亚硝基化合物的污染。蔬菜腌制、鱼和肉的腌制、烘烤加工、油煎烹调及腐烂变质均能分解出胺类化合物，与亚硝基作用形成 *N*-亚硝基化合物。蔬菜腌制时如盐分不够，被细菌污染，蔬菜容易腐败变质生成亚硝酸盐。腌制不充分的、不新鲜的蔬菜中含有较多的亚硝酸盐（其中的硝酸盐在细菌作用下，转变成亚硝酸盐）；肉类及其制品大量添加亚硝酸盐和硝酸盐的添加剂，使肉制品中亚硝酸盐含量增肌，咸猪肉中某些非致癌物质如脯氨酸亚硝基，在油煎时可变成致癌物质亚硝基吡咯烷；水产品在腌制、熏制时，存在高含量的亚硝胺化合物，如咸鱼、虾皮等传统食品；在发酵食品如啤酒中也含有亚硝胺，主要是大麦芽在窑中直接用火加热干燥时，产生二甲基亚硝胺。

（2）发霉食品的 *N*-亚硝基化合物的污染。发霉的食品中有亚硝胺存在，有些霉菌可以使食品中的仲胺含量提高数十倍至数百倍。

（3）*N*-亚硝基化合物在体内的合成。人体胃液的 pH 为 1～4，而 *N*-亚硝基化合物形成的最适 pH＜3。当胃酸缺乏时，有利于细菌将硝酸盐还原为亚硝酸盐，利于亚硝胺在胃内合成。

人类接触 *N*-亚硝基化合物的途径还有化妆品、香烟烟雾、农药、化学药物及餐具清洗液和表面清洁剂等。

**2. 危害**

迄今为止，已发现的 *N*-亚硝基化合物有 300 多种，其中 90%以上具有可诱发人和动物的突变、致畸、致癌作用，并可诱发动物的食道癌、胃癌、肝癌、结肠癌、膀胱癌、肺癌等各种癌瘤。流行病学研究表明，经常食用腌制的食物、烟熏的食物和霉变的食物的人群胃癌、食道癌的发病率较高。

**3. 预防措施**

（1）防止食物霉变及其他微生物污染。

（2）控制食品加工中硝酸盐及亚硝酸盐的使用量。

（3）施用钼肥，多施有机肥。

（4）许多食物成分可抑制亚硝基化合物的形成，如大蒜和大蒜素可抑制胃内硝酸盐还原菌，茶叶、猕猴桃、沙棘果汁对亚硝胺的生成也有阻断作用。

（5）提高维生素 C 摄入量 ，维生素 C 有阻断亚硝基化形成的作用。

（6）制定标准。GB 2760—2014《食品安全国家标准 食品添加剂使用标准》规定亚硝酸钠、亚硝酸钾可作为护色剂、防腐剂在腌腊肉制品、酱卤肉制品、油炸肉类、西式

火腿、肉类罐头和熏、烧、烤肉等肉制品加工中使用，最大使用量为≤0.15g/kg。并对最大残留量（以亚硝酸钠计）做了明确规定：西式火腿类为≤70mg/kg；肉类罐头为≤50mg/kg；其他肉制品均要求≤30mg/kg。GB 2762—2017《食品安全国家标准 食品中污染物限量》规定了蔬菜及制品（腌制蔬菜）亚硝酸盐≤2mg/kg；乳及乳制品（生乳及乳粉）亚硝酸盐≤0.4mg/kg；包装饮用水（矿泉水除外）≤0.005mg/L，矿泉水≤0.1mg/L；婴幼儿配方食品、婴幼儿辅助食品等特殊膳食食品种亚硝酸盐限量为≤2mg/kg，肉及肉制品中 *N*-二甲基亚硝胺的限量标准为≤3.0 g/kg、水产动物及其制品中 *N*-二甲基亚硝胺的限量标准为≤4.0 g/kg。

## （二）多环芳烃化合物

多环芳烃化合物包括多环芳烃与杂环胺等，多环芳烃中苯并［a］芘（简称苯并［a］芘）研究的最早。多环芳烃主要由各有机物如煤、柴油、汽油、原油及香烟燃烧不完全而来。食品苯并［a］芘由于其生产加工、烹调方法、距离污染源的远近、生产地区及食品品种等的差异其含量相差很大，食品接触性包装材料的迁移也会造成食品中多环芳烃的污染。

**1. 食品中多环芳烃的来源**

（1）食品在烘烤或熏制时直接受到污染，如新疆烤羊肉滴落油着火后，含量为可达4.7～95.5 g/kg。

（2）食品成分在烹调加工时经高温裂解或热聚形成，是食品中多环芳烃的主要来源。

（3）植物性食物可吸收土壤、水中污染的多环芳烃，并可受大气飘尘直接污染。

（4）食品加工过程中，受机油污染或食品包装材料的污染，以及在柏油马路上晾晒粮食可使粮食受到污染。

（5）污染的水体可使水产品受到污染。

（6）植物和微生物体内可合成微量的多环芳烃。

**2. 危害**

通过食物或水进入机体的苯并［a］芘在肠道被吸收，入血后很快分布于全身。

乳腺及脂肪组织中可蓄积苯并［a］芘，可通过胎盘进入胎儿体内，引起毒性及致癌性，苯并［a］芘主要经过肝脏、胆道从粪便排出体外。苯并［a］芘在体内，通过混合功能氧化酶作用，代谢活化为多环芳烃环氧化物与 DNA、RNA 和蛋白质大分子结合而呈现致癌作用，成为终致癌物，有的苯并［a］芘形成带有羟基的化合物，最后与葡萄糖醛酸、硫酸、谷胱甘肽结合从尿中排出。

（1）致癌作用。苯并［a］芘与前胃肿瘤、肺肿瘤及白血病有剂量反应关系，流行病学调查表明，食品中苯并［a］芘含量与癌症发病率有关。

（2）间接致突变物。在 Ames 试验及其他细菌突变、细菌 DNA 修复、动物精子畸变等实验中皆呈阳性反应。人组织培养中也发现有组织毒性作用。

**3. 防止苯并［a］芘危害的措施**

（1）防止污染改进食品加工烹调方法包括以下四种：①加强环境治理，减少环境对食品污染；②熏制、烘干粮食应改进燃烧过程，改良食品烟熏剂，不使食品直接接触炭火熏制、烘烤，使用熏烟洗净器或冷熏液；③粮食、油料种子不在柏油路晾晒，以防沥青污染；④机械化生产食品要防止润滑油污染食品，或改用食用油作润滑剂。

（2）去毒措施。食品中的苯并［a］芘可用吸附法去除活性炭，食用烟熏食物时可去除食物的表皮。

（3）制定食品中允许含量标准。目前许多国家的科研机构都在探讨食物中多环芳烃和苯并芘的限量标准及人体允许摄入量问题，一般认为对机体无害的水中苯并芘水平为 0.03 g/L。GB 2762—2017《食品安全国家标准 食品中污染物限量》规定，食品中苯并［a］芘的限量指标为油脂及其制品苯并［a］芘含量≤10 g/kg，谷类及其制品、肉及制品和水产动物及其制品中的含量≤5 g/kg。食品中苯并［a］芘的含量按 GB/T 5009.27—2016 规定的方法测定。

### （三）丙烯酰胺

2002 年，瑞典国家食品管理局首次从油炸或焙烤的淀粉类食品中发现了高含量的丙烯酰胺，大量试验表明丙烯酰胺具有神经毒性、致突变性、致癌性和生殖发育等一系列毒性作用。人体可通过消化道、呼吸道、皮肤黏膜等多种途径接触丙烯酰胺，饮水是其中的一条重要接触途径。对接触丙烯酰胺的职业人群和偶然暴露于丙烯酰胺人群的调查表明，丙烯酰胺具有神经毒性作用。食品中丙烯酰胺的污染途径主要有下面两种。

**1. 高温加工形成**

食品中的丙烯酰胺是由天冬酰胺和还原性糖在高温加热过程中通过美拉德反应形成，淀粉类食品在高温（>120℃）烹调下容易产生丙烯酰胺，140～180℃为其生成的最佳温度。因此油炸淀粉类食品和焙烤食品中丙烯酰胺的含量高于普通蒸煮的淀粉类食品。2002 年 4 月瑞典国家食品管理局和斯德哥尔摩大学研究人员率先报道，在一些油炸和烧烤的淀粉类食品，如炸薯条、炸土豆片等中检出丙烯酰胺，而且含量超过饮水中允许最大限量的 500 多倍。通过添加香料、维生素 E 等抗氧化剂可以抑制油炸和焙烤食品中丙烯酰胺的形成。

**2. 包装材料污染**

丙烯酰胺是一种白色晶体化学物质，是生产聚丙烯酰胺的原料。聚丙烯酰胺主要用于水的净化处理、纸浆的加工及管道的内涂层等。GB 9685—2016《食品安全国家标准 食品接触材料及制品用添加剂使用标准》中规定纸张中丙烯酰胺的特殊迁移值不得检出。

## 五、非法添加物的污染

2008 年以来食品整治办先后发布了包括吊白块、苏丹红等 47 种《食品中可能违法添加的非食用物质名单》，其中包括吊白块被添加在腐竹、粉丝、面粉、竹笋中，苏丹红被添加在辣椒粉、含辣椒类的食品（辣椒酱、辣味调味品）中等。

## 六、滥用食品添加剂导致的污染

食品添加剂按照 GB 2760—2014 标准规定的使用范围和使用量使用是安全的，但是食品添加剂的滥用会导致食品污染。

2008 年以来食品整治办先后发布了面包、面条、糕点等 22 类食品中可能滥用的食品添加剂品种名单。腌菜中可能滥用的食品添加剂包括着色剂、防腐剂、甜味剂（糖精钠、甜蜜素等），面点、月饼中可能滥用的食品添加剂包括乳化剂（蔗糖脂肪酸酯等、乙酰化单甘脂肪酸酯等）、防腐剂、着色剂、甜味剂等。食品添加剂的超标使用也是目前国家食品安全监管的重要内容之一。

1. 食品的化学性污染主要包括哪几类？
2. 污染食品的农药主要有哪几类？请分别列出谷类中农药残留的限量标准。
3. 污染食品的重金属主要有哪几种？请分别列出谷类中重金属的限量标准。
4. 谷类制品加工过程中常使用的非法添加物有哪些？

# 任务四　分析餐饮食物中毒的原因

【任务引领】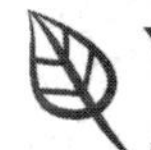

某餐饮服务有限公司为新注册的公司，公司主要提供快餐配送业务。

（1）请分析可能引起食物中毒的源头。

（2）请根据该公司的情况，为公司制定新员工培训计划。

## 一、食源性疾病

食源性疾病是指凡是通过摄食而进入人体内的致病因素引起的，通常具有感染性质或中毒性的一类疾病，包括常见的食物中毒、食源性肠道传染病、食源性寄生虫病及化学性有毒有害物质所引起的疾病等。食源性疾病的发病率居各类疾病总发病率的第二位，是当前世界上最突出的卫生问题。

## 二、食物中毒

食物中毒是指食用了被生物性、化学性污染的有毒有害物质的食品或食用了含有有毒有害物质的食品，出现的急性、亚急性食源性疾病。

食物中毒属于食源性疾病，既不包括因暴饮暴食而引起的急性胃肠炎、食源性肠道传染病（如伤寒）和寄生虫病（如旋毛虫），也不包括因一次大量或长期少量多次摄入某些有毒有害物质而引起的以慢性毒性为主要特征（如致癌、致畸、致突变）的疾病。

## （一）食物中毒的特点

（1）食物中毒的发生与摄取某种食物有关，患者有食用同一有毒食物史，流行波及范围与有毒食物供应范围相一致，停止该食物供应后，流行即告终止。

（2）发病潜伏期短，发病集中。潜伏期一般在数分钟至 48h，短时间内可有大量进食者突然发病，且患者病情来势凶猛，呈爆发性，一般病程也较短。

（3）所有中毒患者的临床表现基本相似，以恶心、呕吐、腹痛、腹泻等胃肠道症状为主。

（4）一般情况下，人与人之间无直接传染。发病曲线呈突然上升之后又迅速下降的趋势，无传染病流行时的余波。

## （二）食物中毒的流行病学特点

（1）发病具有季节性特点。细菌性食物中毒主要发生在 6～10 月份，化学性食物中毒全年均可发生。

（2）发病的地区性特点。绝大多数食物中毒的发生有明显的地区性，如我国沿海省区多发生副溶血性弧菌食物中毒，肉毒中毒主要发生在新疆等地区，霉变甘蔗中毒多见于北方地区，农药污染食品引起的中毒多发生在农村地区等。但由于近年来食品的快速配送，食物中毒发病的地区性特点越来越不明显。

（3）导致食物中毒原因的分布特点。微生物导致的食物中毒事件中，主要是由于沙门菌、副溶血性弧菌、蜡样芽孢杆菌引起；植物导致的中毒事件主要为毒蘑菇、菜豆和桐油引起；化学性食物中毒主要为污染了亚硝酸盐、农药、鼠药的食品引起；动物性中毒主要为河豚鱼。

（4）食物中毒病死率低。

（5）食物中毒发生场所分布特点。中毒发生的场所多见于集体食堂、饮食服务单位和家庭。发生在家庭的食物中毒事件报告起数及死亡人数最多，病死率最高，为 7.9%，误食误用毒蘑菇和化学毒物是家庭食物中毒事件死亡的主要原因。发生在集体食堂的食物中毒事件中毒人数最多，主要原因是食物污染或变质、加工不当、储存不当及交叉污染等。

## （三）食物中毒的类型

一般按病原物分类，可将食物中毒分为五类。

### 1. 细菌性食物中毒

细菌性食物中毒标准

细菌性食物中毒是指因摄入了含有致病菌或其毒素的食品引起的急性、亚急性疾病，是食物中毒中较常见的一类。发病率较高，多数细菌性食物中毒病死率较低，发病有明显的季节性，5～10 月份最多。

细菌性食物中毒 70%以上的食物中毒是由细菌性食物中毒导致，如沙门氏菌、金黄色葡萄球菌、副溶血性弧菌、肉毒梭菌、蜡样芽孢杆菌、变形杆菌等可引起细菌性食物中毒。我国发生的细菌性食物污染或食物中毒以沙门氏菌、变形杆菌和葡萄球菌较为常见，其次为副溶血弧菌、蜡样芽孢杆菌引起的。细菌性食物中毒的类型为感染型、毒素型、混合型三种。细菌性食物中毒判断标准及处理原则见 WS/T 13—1996、WS/T 7—1996、WS/T 8—1996 等系列标准。

其他食物中毒标准

**2．真菌及其毒素食物中毒**

真菌及其毒素食物中毒是指食用被真菌及其毒素污染的食物引起的食物中毒。其发病率较高，死亡率也较高，发病的季节性及地域性均较明显。例如，由赤霉病麦中毒、霉变甘蔗中毒等引起的真菌毒素和霉变食品中毒。

霉变甘蔗中毒是由霉菌节菱孢菌中的甘蔗节菱孢和遮生节菱孢产生3-硝基丙酸引起的，多发生在北方。潜伏期为十几分钟，出现呕吐、头晕、视力障碍进而眼球偏侧凝视，阵发性抽搐时四肢强直屈曲、内旋，呈鸡爪状，继而昏迷甚至死亡。

**3．动物性食物中毒**

动物性食物中毒是指食入动物性食物而引起的食物中毒。其发病率较高，死亡率因动物种类而异。例如，由河豚鱼、青皮红肉鱼、贝类等引起的动植物性食物中毒，其中，以河豚鱼所引起的食物中毒死亡率较高。

（1）河豚中毒。河豚中的毒素为河豚毒素，是一种非蛋白质神经毒素，可分为河豚素、河豚酸、河豚卵巢毒素及河豚肝脏毒素。其中河豚卵巢毒素毒性最强，其毒性比氰化钠毒性强 1000 倍，0.5mg 可致人死亡。河豚毒素为无色针状结晶、微溶于水，易溶于稀醋酸，对热稳定，煮沸、盐腌、日晒等均不能将其破坏。河豚毒素存在于鱼肉之外的所有组织中，其中以卵巢毒性最强，肝脏次之。通常情况下，河豚鱼的肌肉大多不含毒素或仅含少量毒素，但产于南海的河豚鱼，肌肉中也含有毒素。不同品种的河豚鱼所含有的毒素量相差很大，人工养殖的河豚鱼不含有河豚毒素。

河豚毒素可直接作用于胃肠道，引起局部刺激作用；河豚毒素还可选择性地阻断细胞膜对 $Na^+$的通透性，使神经传导阻断，呈麻痹状态。潜伏期一般在 10min～3h。起初感觉手指、口唇和舌有刺痛；然后出现恶心、呕吐、腹泻等胃肠症状，四肢肌肉麻痹，身体摇摆、共济失调，甚至全身麻痹、瘫痪，最后出现语言不清、血压和体温下降。患者常因呼吸麻痹、循环衰竭而死亡。一般情况下，患者意识清楚，死亡通常发生在发病后 4～6h 范围内。河豚毒素在体内排泄较快，中毒后若超过 8h 未死亡者，一般可恢复。

（2）组胺中毒。海产鱼类中的青皮红肉鱼，如鲣鱼、参鱼、鲐巴鱼、竹夹鱼、金枪鱼等鱼体中含有较多的组氨酸。当鱼体不新鲜或腐败时，产生自溶作用，组氨酸被释放出来。污染于鱼体的细菌，如组胺无色杆菌或摩氏摩根菌产生脱羧酶，使组氨酸脱羧基形成大量的组胺。一般认为当鱼体中组胺含量超过 200mg/100g 即可引起中毒。组胺可导致支气管平滑肌强烈收缩，引起支气管痉挛；循环系统表现为局部或全身的毛细血管扩张，患者血压降低。组胺中毒临床表现的特点是发病急、症状轻、恢复快。患者在食鱼后 10min～2h 内出现面部、胸部及全身皮肤潮红和热感，全身不适，眼结膜充血并伴有头痛、头晕、恶心、腹痛、腹泻、心跳过速、胸闷、血压下降、心律失常、甚至心脏骤停。有时可出现荨麻疹，咽喉烧灼感，个别患者可出现哮喘。一般体温正常，大多在 1～2d 内恢复健康。

组胺中毒多发生在夏秋季，在 15～37℃、有氧、弱酸性（pH 6.0～6.2）和渗透压不高（盐分含量 3%～5%）的条件下，组氨酸易于分解形成组胺引起中毒。

（3）麻痹性贝类中毒。麻痹性贝类中毒在全世界均有发生，多发生在 5～10 月份，以夏季沿海地区多见，这一季节易发生赤潮，且贝类易于捕获。当贝类食入有毒的藻类（如双鞭甲藻、膝沟藻科的藻类等）后，其所含的有毒物质即进入贝体内。当人食用这种贝类后，毒素可迅速从贝肉中释放出来对人呈现毒性作用。与藻类共生的微生物也可产生贝类毒素。

目前已从贝类中分离出 18 种毒素，依基因的相似性可将这 18 种毒素分为四类，即石房蛤毒素、新石房蛤毒素、膝沟藻毒素及脱氨甲酰基石房蛤毒素。其中石房蛤毒素发现的最早、毒性最强，它是一种白色、溶于水、耐热、分子质量较小的非蛋白质毒素，很容易被胃肠道吸收而不被消化酶所破坏。该毒素对酸、热稳定，碱性条件下发生氧化，毒性消失。石房蛤毒素为神经毒，中毒机制是对细胞膜 $Na^+$通道的阻断造成了神经系统传导障碍而产生麻痹作用。中毒的潜伏期短，仅数分钟至 20min。开始为唇、舌、指尖麻木，随后颈部、腿部麻痹，最后运动失调。患者可伴有头痛、头晕、恶心和呕吐，最后出现呼吸困难。膈肌对此毒素特别敏感，重症者常在 2～24h 因呼吸麻痹而死亡，病死率为 5%～18%。病程超过 24h 者，则预后良好。

**4．植物性食物中毒**

植物性食物中毒是指食入植物性中毒食物引起的食物中毒。例如，含氰甙果仁、木薯、发芽的马铃薯、新鲜的黄花菜、四季豆、毒蘑菇（毒蕈）等引起的动植物性食物中毒，其中毒蕈引起的食物中毒多见于春、秋暖湿季节及丘陵地区，病死率较高。

（1）菜豆中毒。菜豆又称四季豆、刀豆等，菜豆中毒一年四季均可发生，多发生于秋季，致病物质尚不十分清楚，可能与红细胞凝集素和皂素有关。菜豆加热不彻底，毒素不能被破坏，即可引起食物中毒。菜豆中毒也可能与菜豆的品种、产地、季节、成熟度、食用部位有关。菜豆中毒多发生于集体食堂。

（2）毒蕈中毒。不同毒蕈含不同毒素，有些毒蕈同时含多种毒素。预防毒蕈中毒最根本的方法是不要采摘自己不认识的蘑菇食用；毫无识别毒蕈经验者千万不要自己采摘蘑菇食用。毒蕈与可食用蕈很难鉴别，民间百姓有一定的实际经验，如在阴暗肮脏处生长的、颜色鲜艳的、形状怪异的、分泌物浓稠易变色的、有辛辣酸涩等怪异气味的蕈类一般为毒蕈。但以上经验不够完善，不够可靠。

毒蕈中毒的类型

（3）含氰苷类食物中毒。苦杏仁、木薯、果仁等中含有氰苷。氰苷溶于水变成氢氰酸，氢氰酸的氰离子可与细胞色素氧化酶中的铁离子结合，使呼吸酶失去活性，氧不能被组织细胞利用导致组织缺氧而陷于窒息状态。氢氰酸可直接损害延髓的呼吸中枢和血管运动中枢。当果仁在口腔中咀嚼和在胃肠内进行消化时，氰苷被果仁所含的水解酶水解释放出氢氰酸并迅速被黏膜吸入血液引起中毒。苦杏仁含量最高，平均为 3%，而甜杏仁则平均为 0.1%，其他果仁平均为 0.4%～0.9%。苦杏仁氰苷为剧毒，对人的最小致死量为 0.4～1.0mg（kg · bw），相当于 1～3 粒苦杏仁。

苦杏仁中毒的潜伏期为 1～2h。木薯中毒的潜伏期为 6～9h。苦杏仁中毒时，出现口中苦涩、流涎、头晕、头痛、恶心、呕吐、心悸、四肢无力等。较重者胸闷、呼吸困难、呼吸时可嗅到苦杏仁味。严重者意识不清、呼吸微弱、继之意识丧失、瞳孔散大、对光反射消失、最后因呼吸麻痹或心跳停止而死亡。预防此类食物中毒的方法是勿食苦杏仁等果仁，包括干炒果仁；采取去毒措施，加水煮沸可使氢氰酸挥发，可将苦杏仁等制成杏仁茶、杏仁豆腐。木薯所含氰苷 90%存在于皮内，因此食用时通过去皮、蒸煮等方法可使氢氰酸挥发。

（4）豆浆中毒。豆浆中毒多见于集体食堂，特别是幼儿园和小学食堂，有害物质可能是胰蛋白酶抑制剂。中毒症状为恶心、呕吐等消化道症状为主。豆浆中脲酶含量 50mg/kg 时可引起儿童中毒，脲酶含量 100mg/kg 时可引起成人中毒。

**5. 化学性食物中毒**

化学性食物中毒是指食入化学性中毒食物引起的食物中毒。发病的季节性、地域性不明显，发病率和病死率均较高。例如，由亚硝酸盐、砷化物、瘦肉精、农药、假酒等引起的有毒化学物质食物中毒，死亡率较高的为砷化物、亚硝酸盐和农药引起的食物中毒。

## 三、人畜共患传染病

人畜共患传染病是指“人和脊椎动物之间自然感染与传播的疾病”。该类疾病的病原体既可存在于动物体内，也可存在于人体内，既可由动物传染给人，也可由人传染给动物。大多数的人畜共患疾病通常由动物传染给人，由人传染给动物的比较少见。

**1. 炭疽**

炭疽是炭疽杆菌引起的人畜共患的急性传染病。本病主要发生在畜间，以牛、羊、马等草食动物最为多见。炭疽杆菌在未形成芽孢之前，55～58℃、10～15min 即可被杀死。炭疽杆菌在空气中 6h 形成芽孢，炭疽杆菌的芽孢具有强大的抵抗力，需 140℃、3min 或 100℃、5min 方能杀灭。

炭疽杆菌的传染途径主要经过皮肤接触或由空气吸入，因食用被污染食物引起的胃肠型炭疽较少见。临床上常依感染途径不同分为体表感染型、经口感染型和吸入感染型三种。病程中常并发败血症，最终可因毒素引起机体功能衰竭而死亡，除皮肤炭疽外，肠炭疽和肺炭疽病死率较高，危害严重。病畜不准解体，整体高温化制或 2m 深坑加石灰掩埋，肉尸绝对禁止食用。同群牲畜应立即隔离，进行相关检查。

**2. 鼻疽**

由鼻疽假单孢菌引起的烈性传染病。自然感染主要通过与病畜接触，经消化道、损伤的皮肤、黏膜及呼吸道传染。鼻疽的潜伏期为 6 个月，临床上常分为急性型和慢性型。病畜的处理同炭疽。

**3. 口蹄疫**

口蹄疫为猪、牛、羊等动物的急性传染病，也是接触性人畜共患传染病。病畜体温升高，口腔黏膜、牙龈、舌、鼻出现水疱或形成烂斑，口角线状流涎，蹄发生水疱。口蹄疫是传播速度快、发病率高、流行猛烈的动物传染病之一。

口蹄疫病毒没有囊膜，对脂溶剂不敏感。对酸、碱较敏感。耐热性差，60℃经 15min、70℃经 10min 和 80℃经 1min 可被杀灭。而病畜的肉只要加热超过 100℃也可将病毒全部杀死。

口蹄疫的主要传播途径是消化道、呼吸道、损伤的或完整的皮肤、黏膜。潜伏期为 2～18d，突然发病，表现为发烧，口腔干热，唇、齿龈、舌边、颊部、咽部潮红，出现水疱（手指尖、手掌、脚趾），同时伴有头痛、恶心、呕吐或腹泻。患者在数天后痊愈，愈后良好，但有时可并发心肌炎。患者对人基本无传染性，但可把病毒传染给牲畜，再度引起畜间口蹄疫流行。

**4. 结核病**

结核病（tuberculosis）是由结核杆菌引起的慢性传染病，牛、羊、猪和家禽均可感染。牛型和禽型结核可传染给人。

结核杆菌无鞭毛、无荚膜、无芽孢，没有运动性，含有大量的类脂和蜡质成分，对外界的抵抗力较强。它在干燥状态可存活2～3个月，在腐败物和水中可存活5个月，在土壤中可存活7个月到1年。但此菌对湿热抵抗力较差，60℃、30min即失去活力。

患结核病的病畜表现为消瘦、贫血、咳嗽，呼吸音粗糙、有啰音，颌下、乳房及体表淋巴结肿大变硬。如果为局部结核，有大小不一的结节，呈半透明或灰白色，也可呈干酪样、钙化或化脓等。结核病主要通过咳嗽的飞沫及痰干后形成的灰尘而传播，人还会通过喝含菌牛奶而被感染。

**5. 疯牛病**

疯牛病是牛海绵状脑病（bovine spongiform encephalopathy，BSE）的俗称。其病理改变是脑海绵状变性，并伴有严重的神经系统症状和体征，包括人类的克雅病、羊瘙痒病和牛海绵状脑病。疯牛病属于“可传播性海绵状脑病”中的一种，病死率100%。

疯牛病是由一种非常规的病毒——朊病毒（prion）引起的。朊病毒又称朊蛋白，它不含有核酸，也没有病毒的形态，却能在动物体内复制，从没有感染性转化为具有感染性。其主要成分是一种蛋白酶抗性蛋白，能够抵抗蛋白酶的作用，表现为对现有杀灭一般病毒的物理化学方法均有抵抗力。朊病毒颗粒耐高温，即使加热到360℃仍有感染力。因此一般的高温处理，并不能达到对有疯牛病的牛肉彻底消毒。

**6. 猪链球菌病**

猪链球菌菌体呈圆形或椭圆形，直径小于2mm，一般呈链状或成双排列，革兰氏染色呈阳性。多数致病菌株具有溶血能力。猪链球菌分为35个血清型，引起猪发病的链球菌以2型为主，溶菌酶释放蛋白和细胞外蛋白因子是其毒性因子。

猪链球菌2型在环境中的抵抗力较强，但对热敏感，加热100℃可直接杀灭本菌，对一般消毒剂敏感。猪链球菌病在临床上常见有猪败血症和猪淋巴结脓肿两种类型。其主要特征是急性出血性败血症、化脓性淋巴结炎、脑膜炎及关节炎，以败血症的危害最大，发病猪群的死亡率可以达到80%以上。猪链球菌主要经呼吸道和消化道感染，也可以经损伤的皮肤、黏膜感染。病猪和带菌猪是该病的主要传染源，其排泄物和分泌物中均有病原菌。

**7. 禽流感**

禽流感（avian influenza）是由A型流感病毒引起的，A型流感病毒呈多形性，其中球形直径为80～120nm，有囊膜。基因组为分节段单股负链RNA。依据其外膜血凝素（H）和神经氨酸酶（N）蛋白抗原性的不同，目前可分为15个H亚型（H1～H15）和九个N亚型（$N_1$～$N_9$）。

甲型流感病毒除感染人外，还可感染猪、马、海洋哺乳动物和禽类。感染人的禽流感病毒亚型主要为$H_5N_1$、$H_9N_2$、$H_7N_7$，其中感染$H_5N_1$的患者病情重，病死率高。

禽流感病毒对热比较敏感，对外界环境抵抗力较强。病毒对低温抵抗力较强，在有甘油保护的情况下可保持活力1年以上。病毒在直射阳光下40～48h可灭活，如果用紫外线直接照射，可迅速破坏其传染性。禽流感病毒对有机溶剂均敏感，常用消毒剂容易将其灭活。

**8．猪水疱病**

猪水疱病是猪的一种烈性传染病，病原体为猪水疱病毒。其流行性强，发病率高。

家畜中仅猪感染发病，人的感染途径以接触感染为主。对病猪及同群生猪应立即宰杀，病猪的肉尸、内脏和副产品（包括头、蹄、血、骨等）均应经高温处理后方可出厂，毛皮也应消毒后出厂。

**9．猪瘟、猪丹毒、猪出血性败血症**

猪瘟、猪丹毒、猪出血性败血症是猪的三大传染病，分别由猪瘟病毒、猪丹毒杆菌、猪出血性败血症杆菌所致。

患病猪的肉尸和内脏有显著病变时应作为工业用途或销毁。有轻微病变的肉尸和内脏应在24h内经高温处理后出厂，血液作为工业用途或销毁，猪皮消毒后可利用，脂肪炼制后方可食用；若超过24h即需延长高温处理30min，内脏改作为工业用途或销毁。

## 四、食物过敏

食物过敏（food allergy）也称为食物的超敏反应或变态反应，是指所摄入体内的食物中的某组成成分，作为抗原诱导机体产生免疫应答而发生的一种变态反应性疾病。至少有 30%的人在一生中会经历一次或多次食物过敏事件，食物过敏患病率在成人中为1%～3%，在儿童中为4%～6%。

食物过敏原是指存在于食品中可以引发人体食品过敏的成分。已知结构的过敏原都是蛋白质或糖蛋白。

食物不耐受时不涉及免疫系统对食物的不良反应，如摄食某食物后出现胀气、打嗝、腹泻或不愉快的反应等。食物过敏和食物不耐受容易混淆，诊断时应注意区分。

### （一）常见的引起过敏的食物

引起食物过敏的食物有160多种，但常见的致敏食品主要有八类。

（1）牛奶及奶制品（干酪、酪蛋白、乳糖等）。

（2）蛋及蛋制品。

（3）花生及其制品。

（4）大豆和其他豆类及各种豆制品。

（5）小麦、大麦、燕麦等谷物及其制品。

（6）鱼类及其制品。

（7）甲壳类及其制品。

（8）坚果类（核桃、芝麻等）及其制品。

### （二）食物过敏的症状

食物过敏的症状一般在食用引起过敏食物后几分钟至1h内出现，可持续数天甚至数周。过敏反应的特定症状和严重程度受摄入的过敏原量及过敏者敏感性的影响。

食物过敏者可出现皮肤症状，如发痒、发红、肿胀等；胃肠道症状，如腹痛、恶心、呕吐、腹泻、口腔发痒和肿胀等；呼吸道症状，如鼻和喉发痒和肿胀、哮喘等；眼睛发痒和肿胀；以及心血管系统症状，如胸部疼痛、心律不齐、血压降低、昏厥、丧失知觉甚至死亡。

### （三）防治措施和处理原则

（1）避免食物致敏原。预防食物过敏者发生食物过敏的唯一办法是避免食用含有过敏原的食物。对含有麸质蛋白的谷物过敏的患者，要终身禁食全谷类食物，应食用去除谷类蛋白的谷类。烹调或加热使大多数食物抗原失去致敏性。

（2）粘贴致敏食物标签。食物致敏原的标志已经成为许多国家法规的强制性要求。

（3）一旦发生食物过敏，需对症处理。对 IgE 介导的过敏反应，可适当给予抗组织胺类药物。

## 五、食源性疾病预防的主要措施

**1. 食源性疾病预防的基本原则**

（1）避免在没有卫生保障的公共场所进餐。

（2）在有卫生保障的超市或菜市场购买有安全系数的食品，不买散装食品。

（3）新鲜食品经充分加热后再食用，不喝生水。

（4）避免生熟食混放、混用砧板、菜刀等，避免生熟食交叉污染。

（5）不生食、半生食海鲜及肉类，生食瓜果必须洗净。

（6）重视加工凉拌和生冷类食品的清洁。

（7）尽量每餐不剩饭菜。

（8）吃剩的饭菜尽量放在 10℃以下储藏，食用前必须充分加热。

（9）夏季避免食用家庭自制的腌制食品。

（10）养成饭前便后洗手的良好卫生习惯。

**2. 食物的合理储藏**

食物做好后应尽快吃掉。如果需要存放 4h 以上，特别是在气温较高的夏秋季节，应在 60℃以上高温或 5℃以下的低温下保存。食物的合理储藏就是要保持新鲜，避免污染。

（1）高温灭菌防腐。食品经高温处理，可杀灭其中大部分微生物，有效控制食品的腐败变质，延长保存时间。一般食物在 60～65℃加热 30min，即可杀灭一般致病菌，并能基本保持食品原有的品味。肉块、剩饭菜、蛋类食物安全烹调温度应达到 71℃，整只禽类肉的加热要求 82℃以上。

（2）低温储藏。食物安全保藏的温度冷藏为 5℃以下，冻藏在－18℃以下。一般家用电冰箱内存放食物冷藏温度在 4～8℃，冻藏温度为－12～－23℃。

（3）储存食品的容器及环境要求。盛放食品的包装容器必须安全、无害，易保持清洁。储藏食物时要生熟分开，以免交叉污染。油脂较多的食物不宜在塑料容器中长期保存。粮食、干果类食物宜在低温、避光、通风、干燥的环境中储藏，并要采取防尘、防蝇、防鼠、防虫及防霉等措施。储藏食物时要特别注意远离农药等有毒有害物品。

**3. 食物烹调加工的卫生要求**

（1）保持良好的个人卫生。烹调食物的人员应符合健康要求，养成良好的个人卫生习惯，专业厨师操作时应穿戴清洁的工作服、帽。在操作前、接触不洁物品后要洗手。就餐者在饭前也要洗手，最好实行分餐制或设置公用餐具，个人餐具要分开使用。患病时避免与别人共餐，以防止疾病传染。

（2）保持洁净的环境和用具。食品加工场所的地面、墙壁、天花板、门窗等内环境应保持清洁和良好状况，要符合相关卫生要求。餐具、饮具和盛放直接入口食品的容器，使用前必须洗净、消毒；炊具用后应立即洗净，保持清洁；加工冷荤凉菜的用具容器应当事先消毒，并保持专用。擦拭餐具的抹布，每天都应蒸煮消毒。

（3）避免食物的交叉污染。直接入口食品、待加工食品和原料三者之间不得混放或混合加工。洗菜盆、刀、砧板、盛放菜碗盘等一定要生熟分开，避免交叉使用。食品不得接触有毒物和不洁物。加工生食后，应及时洗手再接触熟食。

（4）慎重处理动物性食物。肉类食物生食易感染食源性疾病，在没有安全保障的情况下，肉、禽、鱼、奶等食物必须加热熟透后再食用。对于体积较大的食物，加热时间要足够，以免外熟里生。

（5）改变不良烹调方式。煎、炸、烤等烹调食物的方法加热温度很高，不仅会破坏较多的维生素，而且容易引起蛋白质和脂肪高温变性，特别是鱼、肉等食物煎煳或烤焦时，可能产生苯并芘、杂环胺等致癌物。

（6）腌制食物的安全。腌制食物时应注意加足食盐，并低温储存；大量腌制蔬菜时至少要腌制 20d 以上再食用；肉制品中加入硝酸盐或亚硝酸盐时应严格按照食品安全标准的规定，不可过量使用。

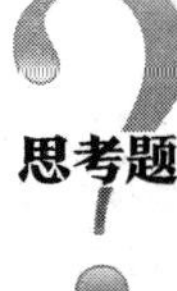


1. 名词解释：食物中毒、食源性疾病、食物过敏。
2. 食物中毒的特点有哪些？
3. 引起食物中毒的原因有哪些？
4. 食源性疾病预防的基本原则有哪些？
5. 常见的致敏食品主要有哪几大类？

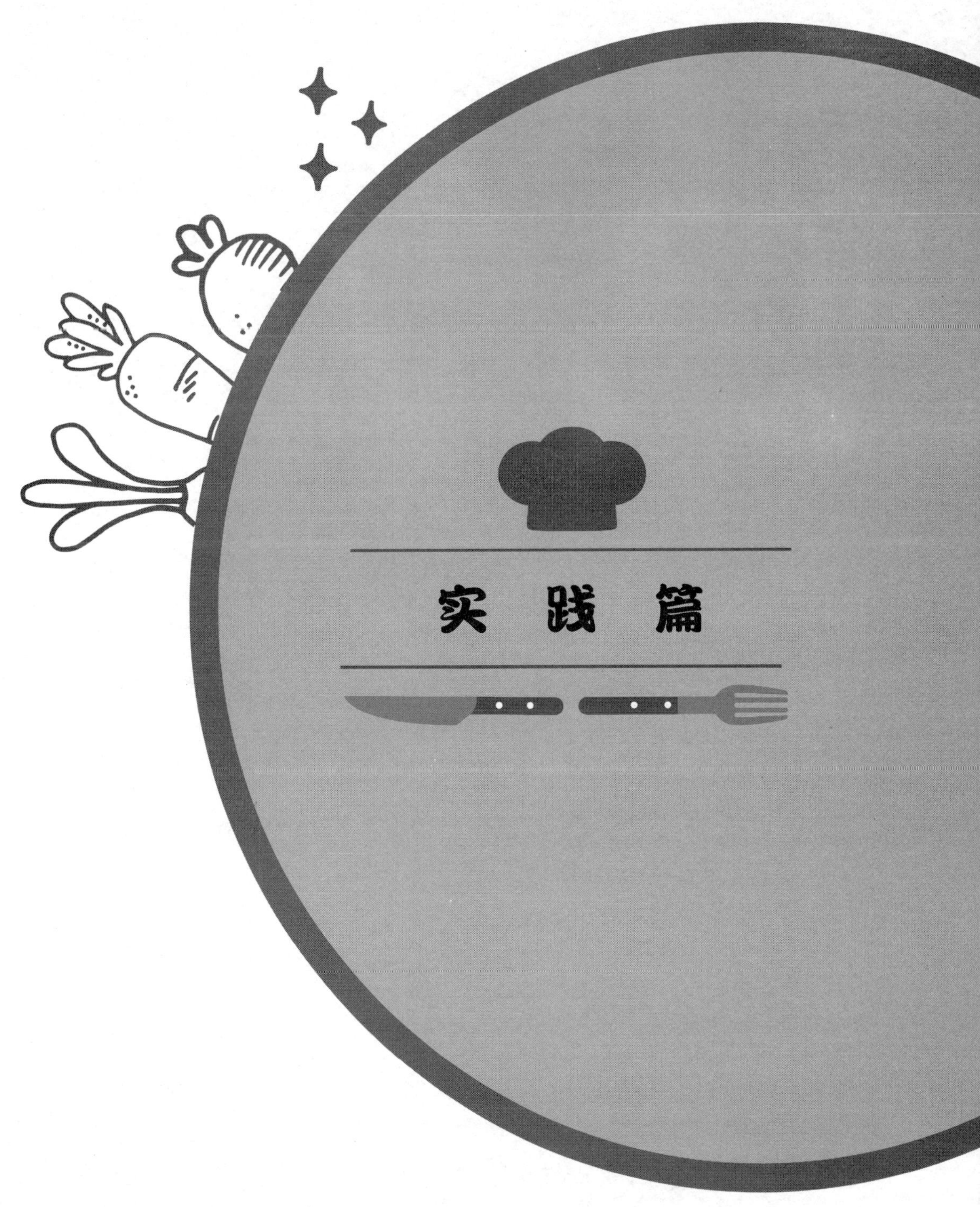

# 实践篇

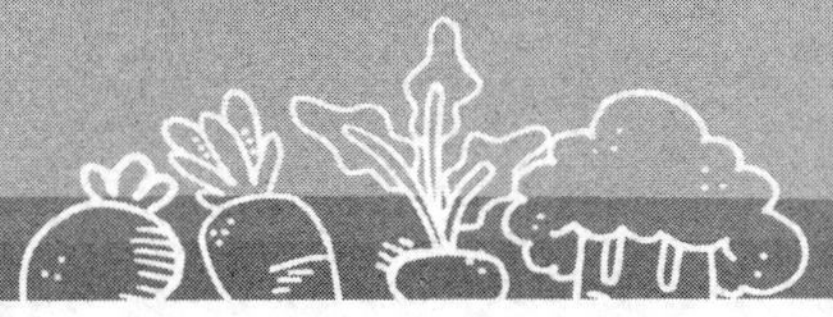

# 项目七 技能训练

## 任务一 测量人体的体格指标

### 知识目标

（1）了解人群健康监测常用的体格测量指标及意义。
（2）熟悉体格测量调查表的内容和设计原则。

### 能力目标

技能训练

（1）能正确选择和使用身高、体重、体格围度的测量器械。
（2）能熟练测量2岁以上人群的身高、体重。
（3）掌握头围、腰围、臀围的测量方法。
（4）能正确计算体重指数。
（5）熟悉我国成人体重分类、中心型肥胖判定的标准。
（6）能根据成人身高、体重、腰围指标，进行超重、肥胖及中心型肥胖的判定。

### 一、知识准备

体格大小或生长速度是反映机体营养状况的敏感指标，体格测量是评价群体或个体营养状况的主要方法之一。成人体格测量的主要指标有身高、体重、上臂围、腰围、臀围和皮褶厚度等。其中，身高和体重可综合反映机体、肌肉和内脏的发育状况。成人因身高已稳定，通过体重变化可以观察蛋白质和能量的摄入概况。

#### （一）体格测量与评价的意义

（1）能够反映个体或群体身体的匀称度。通过体格的测量评价可以了解体格现状几个指标间的比例关系。例如，用身高与体重的比例关系表达肥胖程度；用身高与坐高之间的比例关系来反映人体躯干与下肢的比例关系，说明体型的特点等。通过体格的测量评价还可以为运动员选材提供基础资料，为体育锻炼实践及某些疾病的预防提供有价值的依据。

（2）能够反映青少年儿童生长的速度与发育水平。采用跟踪测量的方法，对某一个体在某一时间段内（一年或几年）的生长速度与标准水平进行比较，从而评价生长情况属于正常或异常；通过对测量资料与相同地区同类人群的发育标准进行比较，可以了解某一个体或群体发育水平属于正常或异常。通过对生长速度与发育水平的了解，能清楚掌握其发展趋势，发现其生长发育过程中存在的问题。

### （二）体格测量的基本要求

体格测量一般均采取直立姿势，保持耳眼水平位，左右耳屏点与右侧眼眶下点在同一水平面上；在未提出特定测量要求时（如进行左右侧肢体的对称性比较等），一般测量受试者右侧肢体；测量前，使受试者了解测量的目的及具体要求；测量时，受试者尽量裸露肢体；测量过程中应统一测量方法，尽量采用通用、标准的方法；注意随时校正仪器，以减少误差，确保测量数据准确可靠。

### （三）体格测量的主要指标测量

体格测量包括身体的长度、宽度、围度、重量四类。身体长度包括身高、坐高、上肢长、下肢长、大腿长、小腿长、手长、足长等；身体宽度包括肩宽、盆骨宽、指距等；身体围度包括头围、胸围、上臂围、前臂围、腰围、臀围、大腿围、小腿围等；身体重量是指体重。

### （四）体格评价

体格评价可直接用测量获得数据进行绝对值评价，也可以把测量数据转换为指数来进行评价。形态指数是根据人体各部分的比例和相互的内在关系，把两项或两项以上指标的测量值按照一定的数学方法计算得出的相对值。用形态指数进行身体发育水平的评价时，可以使不同年龄、性别、地区和种族的个体或群体之间的评价建立在对等条件之上，使相互之间的比较更具有科学性。因此，形态指数在评价身体生长发育和运动员选材等领域得到了广泛的应用。目前国内外常采用多项指标的综合评价。

用形态指数进行体格评价时，先计算出形态指数，然后用离差法、百分位数法对形态指数划分等级，制定出体格评价标准。在制定评价标准时，必须考虑年龄、性别、种族等因素，对生长发育期的儿童少年应按类别和年龄分别制定评价标准。国内的一些评价标准不宜直接引用于对中国人进行评价，而且不是所用的指数对任何性别和年龄的被评价者都是越高越好。因此，在评价时应做具体分析，才能做出正确的判断。

**1. 描述人体各环节长度的指数**

（1）上肢长/身高×100。

（2）指距/身高×100。

（3）坐高/身高×100。

（4）前臂长/身高×100。

（5）下肢长/身高×100。

（6）足长/身高×100。

以上几种指数主要是通过有关长度与身高之比，来衡量各环节长度的相对值。指数越大，相对较长。其他指数的求法可根据评价的需要而定。

**2. 描述人体各环节宽度的指数**

（1）肩宽/身高×100。

Ⅱ（2）骨盆宽/身高×100。

（3）腰宽/身高×100。

（4）手宽/身高×100。

（5）足宽/身高×100。

以上几种指数主要通过有关宽度与身高之比，反映人体各部位的发育程度。指数大，身体相对较宽，体格较强壮。

**3. 描述人体各环节围度的指数**

（1）胸围/身高×100。

（2）腰围/身高×100。

（3）上臂放松围/身高×100。

（4）上臂紧张围/身高×100。

（5）大腿围/身高×100。

（6）小腿围/身高×100。

以上几种指数主要通过有关围度与身高之比，来评价胸、腰、上臂及大小腿的相对围度。指数大，相对较粗壮。它们是反映人体各部位发育程度的常用指数。

**4. 肥胖评价**

（1）体重指数又称体质指数，是一种计算身高比体重的指数，计算方法是体重（kg）与身高（m）的平方的比值，即

$$BMI=体重（kg）/身高^2（m）$$

我国BMI指数评价见表7-1。

**表7-1 我国BMI指数评价**

| 体重指数（BMI） | 类别 | 体重指数（BMI） | 类别 |
|---|---|---|---|
| ＜18.5 | 偏瘦 | 24～27.9 | 偏胖 |
| 18.5～23.9 | 正常 | ≥28 | 肥胖 |
| ≥24 | 超重 | — | — |

注：BMI指数适合18～65岁人群。

（2）腰臀比（WHR）指数。WHR＝腰围（cm）/臀围（cm），正常比值为男性≤0.9、女性≤0.85。

（3）标准体重。标准体重应用于成年人，一般以此来评价人体的体重是否在适宜范围。

标准体重（kg）＝身高（cm）－105

男性：标准体重（kg）＝［身高（cm）－100］×0.9。

女性：标准体重（kg）＝［身高（cm）－100］×0.85。

实际体重在标准体重±10%以内为正常范围；±（10%～20%）为超重或减重；超过±20%为肥胖或瘦弱。

成人标准体重对照表

**5. 人体比例**

（1）身高中点为耻骨联合上缘。该点至支撑面的垂直距离为身高的

1/2，小于 1/2 为短腿型，大于 1/2 为长腿型。

（2）指间距（肩臂长）与身高等长。指间距/身高小于 1 者为臂短型，大于 1 者为臂长型。

（3）坐高与身高比例。一般用“坐高/身高×100”这一指数研究评价人体体格、体型特征。52 以下是短躯型；52～53 为中躯型；54 以上为长躯型。该指数受年龄、性别、城乡和种族等因素的影响，亚洲人较欧洲人大，女子比男子大，儿童较成人大。

## 二、实训准备

**1. 学习准备**

掌握 WS/T 424—2013《人群健康监测人体测量方法》标准中相关指标“测量方法”的基本要求。

掌握 WS/T 428—2013《成人体重判定》标准中“体重分类”“中心型肥胖分类”的基本要求；了解 WS/T 423—2013《5 岁以下儿童生长状况判定》标准。

**2. 场地选择**

场地应安静、通风、光线良好，室温 25℃左右。

**3. 器材准备**

（1）测量身高的工具有立柱式身高计、电子式身高计等，也可使用简单的软尺、立尺等。身高计装好后用钢尺校准。

（2）测量体重的工具有机械磅秤、电子磅秤、刻度式体重计、电子式体重计。体重秤安装稳定，并用砝码校准。

（3）测量体格围度的工具有玻璃纤维软尺。

（4）记录笔。采用纸质记录表时，应用钢笔或圆珠笔填写，不要用铅笔。

**4. 记录表**

记录表可以是纸质的，也可采用计算机录入电子表格。

根据测量目的确定测量指标和内容，测量前应先询问并填写相关信息。

记录表内容应包括被测定人信息、测定项目、备查项目、计算机编码等。被测定人信息包括姓名、性别、年龄、文化程度、住址等。测定项目包括体格测量的各项指标，如身高、体重等。备查项目指便于补填、核查、更正等设立的项目，如记录表的编号、测量人员的组织、姓名、被调查人的电话、调查日期等。计算机编码则是为后期录入和分析做准备。

## 三、实训任务

### （一）人体身高、体重、体格围度测量的实训步骤

**1. 2 岁以上人群身高测量**

（1）测量条件：适合于 2 岁以上人群，测量时被测量者应免冠、赤足，解开发髻。

（2）测量工具：立柱式身高计，分度值为 0.1cm，有抵墙装置，滑测板应与立柱垂直，滑动自如。

（3）测量方法。

1）被测量者取立正姿势，站在踏板上，挺胸收腹，两臂自然下垂，脚跟靠拢，脚尖分开约 60°，双膝并拢挺直，两眼平视正前方，眼眶下缘与耳廓上缘保持在同一水平。

2）足跟、臀部和双胛间三个点同时接触立柱，头部保持立正位置（图 7-1）。

3）测量者手扶滑测板轻轻向下滑动，直到底面与头颅顶点接触，此时观察被测者姿势是否正确，确认姿势正确后读数。

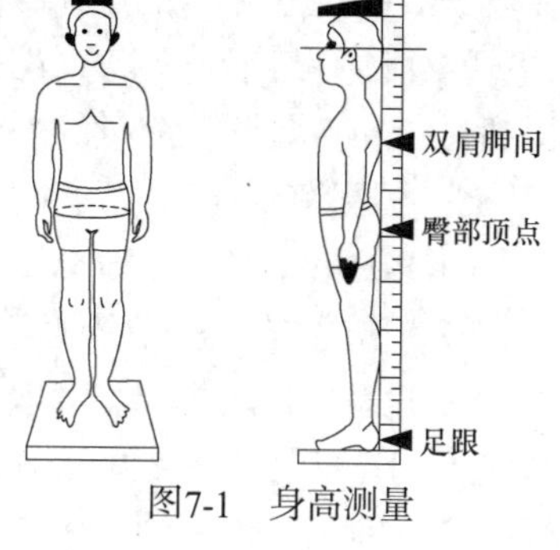

图7-1　身高测量

4）读数与记录。读数时测量者的眼睛与滑测板底面在同一个水平上，读取滑板底面对应立柱所示数值，以 cm 为单位，精确到 0.1cm。

**2. 2 岁以上人群体重测量**

（1）测量条件。适合于 2 岁以上人群，测量应在清晨、空腹、排泄完毕的状态下进行。

（2）测量工具。经计算认证的体重榜，分度值≤0.1kg。使用前体重榜以 20kg 标准砝码为参考物校准体重计，误差不得超过±0.1kg，测量时将体重计放置平稳并调零。

（3）测量方法。被测者平静站立于体重秤踏板中央，两腿均匀负重，免冠、赤足、穿贴身内衣裤。

（4）读数与记录。准确记录体重秤读数，精确到 0.1kg。

**3. 头围测量**

（1）测量工具。玻璃纤维软尺。

（2）测量部位。通过右侧眉弓与枕骨粗隆最高点平面头部周长。

（3）测量方法。测量者立于被测者的前方或右方，用左手拇指将软尺零点固定于头部右侧齐眉弓上缘处，右手持软尺沿逆时针方向经枕骨粗隆最高处绕头部一圈回到零点（图 7-2）；测量时软尺应紧贴皮肤，左右两侧保持对称，长发者应先将头发在软尺经过处向上下分开。

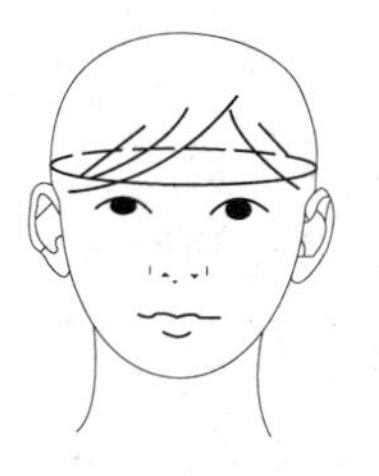
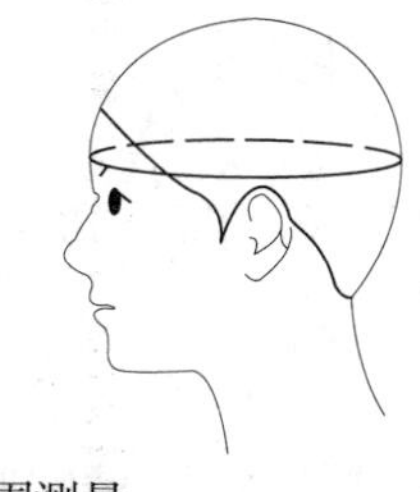
图7-2　头围测量

（4）读数与记录。以 cm 为单位，精确到 0.1cm。

**4. 腰围测量**

（1）测量工具。玻璃纤维软尺。

（2）测量部位。双侧腋中线肋弓下缘和髂嵴连线中点位置为测量平面，12 岁以下儿童以脐上 2cm 为测量平面。

（3）测量方法。被测者取立位，两眼平视前方，自然均匀呼吸，腹部放松，两臂自然下垂，双足并拢（两腿均匀负重），充分裸露肋弓下缘与髂嵴之间测量部位；将双侧腋中线肋弓下缘和髂嵴连线中点处（通常是腰部的天然最窄部位）做标记；将软尺轻轻贴住皮肤，经过双侧标记点，围绕身体一周，平静呼气末读数（图 7-3）。

（4）读数与记录。以 cm 为单位，精确到 0.1cm。重复测量两次，两次测量的差值不得超过 1cm，取两次测量的平均值。

**5. 臀围测量**

（1）测量工具。玻璃纤维软尺。

（2）测量部位。臀部最高点平面体围。

（3）测量方法。被测者取站立位，两眼平视前方，自然均匀呼吸，腹部放松，两臂自然下垂，双足并拢（两腿均匀负重），穿贴身内衣裤；将软尺轻轻贴住皮肤。经过臀部最高点，围绕身体一周（图 7-4）。

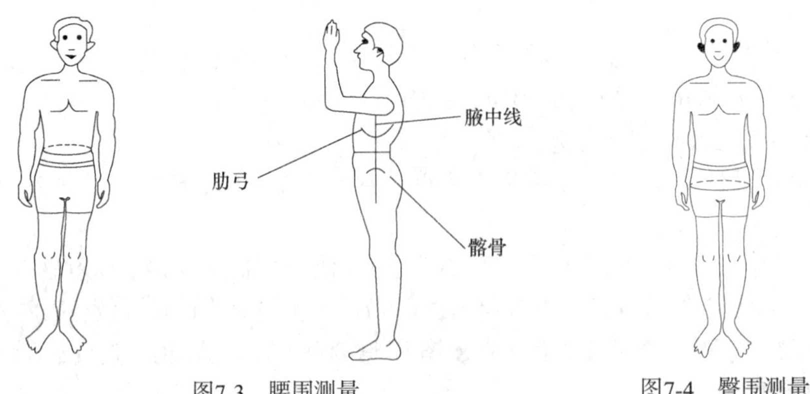


图7-3 腰围测量　　图7-4 臀围测量

（4）读数与记录。测量两次，两次差值不超过 1cm，取两次测量的平均值。以 cm 为单位，精确到 0.1cm。

## （二）成人体重评价

**1. 体重指数计算**

判断体重是否正常，可以用 BMI 为依据对成人体重分类。

**2. 体重评价指标**

我国健康成人体重分类的 BMI＜18.5，为体重过轻，18.5～23.9 为体重正常，在 24～27.9 范围内者为超重，≥28 者为肥胖。

**3. 中心型肥胖**

我国成人中心型肥胖前期分类标准：85≤男性腰围＜90cm，80≤女性腰围＜85cm。

我国成人中心型肥胖分类标准：男性腰围≥90cm，女性腰围≥85cm。

**思考题**

1. 人体体格测量的指标有哪些？
2. 人体体重的评价指标有哪几种？
3. 请简述人体身高测量的步骤。

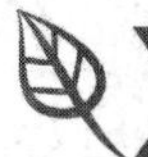

# 任务二 测量成人健康基本生理指标

## 知识目标

了解人体体温、血压、呼吸频率和脉搏等健康基本生理指标。
掌握各生理指标的测量方法。

## 知识目标

能进行人体体温、脉搏和血压等生理指标的测量。
能根据测试对象的人体基本生理指标提出膳食指导意见和运动处方。

## 一、知识准备

（1）血压是人体重要的生命特征，健康的血压有助于维持健康的心跳，情绪激动、紧张、运动等因素对血压都有影响。血压单位在临床使用时采用毫米汞柱（1mmHg＝1333.3Pa）。血压测量是了解血压水平、诊断高血压、指导治疗、评估降压疗效及观察病情变化的主要手段。

成人的正常血压为收缩压＜140mmHg，舒张压＜90mmHg。诊室血压正常读数为＜120/80mmHg，诊室血压读数为 139mmHg 或舒张压达到 80～89mmHg 时，称血压常高值。

（2）体温是反映人体健康状况重要的生理指标，体温变化通常标志着疾病的发生、发展和转归。体温是指机体深部的平均温度，不同部位进行检测，测得的结果也不同。从操作便利性及稳定性角度考虑，临床上通常用口腔温度、直肠温度和腋窝温度来代表体温。腋窝测量体温安全、卫生、方便，是目前临床最常用的测温部位。

成人的正常腋下温度为 36.4～37.3℃，平均为 36.8℃。早晨略低，下午略高，24h 内波动不超过 1℃。老年人体温略低，月经期前或妊娠期妇女体温略高，运动或进食后体温略高。

体温高于正常范围称为发热，见于感染、创伤、恶性肿瘤、脑血管意外及各种体腔内出血等。体温低于正常范围称为体温过低，见于休克、严重营养不良、甲状腺机能低下及过久暴露于低温条件下等。

（3）正常人安静状态下，呼吸频率为 16～20 次/min，随着年龄的增长逐渐减慢。呼吸频率超过 24 次/min 称为呼吸过速，见于发热、疼痛、贫血、甲状腺机能亢进及心力衰竭等。呼吸频率低于 12 次/min 称为呼吸过慢，见于颅内高压、麻醉药过量等。

（4）成人正常脉搏为 60～100 次/min，女性稍快；儿童平均为 90 次/min，婴幼儿可达 130 次/min；老年人较慢，为 55～60 次/min。脉搏的快慢受年龄、性别、运动和情绪等因素的影响。

## 二、实训准备

（1）在进行判断前，需要掌握人体健康基本生理指标评价的参考标准。

（2）体温测量设备：水银体温计。

（3）血压测量设备。

1）血压计。建议采用合格的台式水银血压计、电子血压计、动态血压计。台式水银血压计用于诊室血压测量，上臂式电子血压计用于家庭血压测量。

2）听诊器。应使用高质量的短管听诊器，常规采用模式胸件，当听低频率柯氏音时建议采用钟式胸件。

（4）环境条件。适当空间、适宜温度、环境安静且无噪声。

## 三、实训步骤

**1. 测量腋下温度**

先将体温计度数甩到35℃以下，擦干被测者腋下的汗液。再将体温计水银端放在腋下最顶端后夹紧，协助被测者屈臂过胸夹紧，防止滑脱。10min后取出读数。

**2. 测量脉搏**

将食指、中指和无名指指腹平放于手腕桡动脉处，力度适中，以能感觉到脉搏搏动为宜。一般可以测量30s，脉搏异常者测量1min。计1min搏动次数。

**3. 测量呼吸**

将手放置患者的诊脉部位似诊脉状，观察被测者的腹腔部，一起一伏为一次呼吸，测量30s。

**4. 台式水银血压计标准测压步骤**

（1）稳定受测者情绪，确定正确体位。受测者在测血压前30min内避免剧烈活动、禁止吸烟和饮咖啡或酒，排空膀胱，安静休息5min以上。测压时保持安静，不讲话，不活动肢体。坐位测量需要准备适合受测者手臂高度的桌子，及有靠背的椅子。特殊情况下可以取卧位或站立位；老人、糖尿病患者及常出现体位性低血压情况者，应测立位血压。

（2）打开血压计开关，检查水银柱液面是否与刻度0点平齐。台式水银血压计一般每半年定期校准一次。

（3）受测者上肢裸露，袖带紧贴皮肤缚于上臂。将袖带紧贴缚在被测者的上臂，袖带的下缘应在肘弯上2.5cm，气囊至少应包裹80%上臂，松紧度为能塞进两个手指。绑缚好的袖带与心脏在同一水平。立位血压测量血压计应放在心脏水平。

（4）触及肱动脉搏动，将听诊器体件置于肱动脉上。听诊器应当平坦紧贴放置，不能过分用力压，否则会导致动脉变形，产生杂音。听诊器的膜件不要接触衣服、袖带和橡皮管，避免摩擦音。

（5）右手以均匀节奏向袖内注气，观察水银柱上升高度，使气囊内压力达到动脉搏动音消失后，再升高20～30mmHg，然后松开放气旋钮，使气囊匀速缓慢放气，下降速度为每搏心跳2～4mmHg。心率缓慢者，放气速率应更慢些。

（6）血压读数的确定。在放气过程中两眼平视水银柱凸面，当听到第一次肱动脉搏动声响（柯氏音第一音）时，水银柱凸面的垂直高度为收缩压；当随水银柱下降，声音突然变小，最终消失时（柯氏音第五音），水银柱所示数值为舒张压。获得舒张压读数后，快速放气至零。但儿童、孕妇、老年人及一些特殊病（严重贫血、甲状腺机能亢进症、主动脉关闭不全）者，舒张压的第Ⅴ时相柯氏音无法判断，因此以变音（第Ⅳ时相柯氏音）作为舒张压的数值。

（7）测量完毕，记录血压值。记录血压值时选择最近的 2mmHg 刻度值，不宜选择整数 10mmHg 偏爱数值。血压末数值应以 0mmHg、2mmHg、4mmHg、6mmHg、8mmHg 表示。

（8）应间隔 1～2min 重复测量，取两次读数的平均值记录。如果收缩压或舒张压的 2 次读数相差 5mmHg 以上，应再次测量，取三次读数的平均值记录；每次测压三遍，取其平均值为本次血压值。

（9）整理血压计。血压测量完毕，将气囊排气，卷好袖带，平整地放入血压计盒中。向右侧倾斜血压计 45°，使水银柱内水银进入水银槽后关闭开关。

一般情况下，家庭自测血压的血压值低于诊所测量的血压，家庭自测的血压的平均值为 135/85mmHg，相当于诊所测量血压的 140/90mmHg。非同日多次家庭自测血压的平均值≥135/85mmHg，可考虑诊断为高血压，但最好结合诊所测量血压诊断高血压。

思考题

1．评价人体的常见生理指标有哪些？
2．请简述不同人群血压正常的指标分别是多少。
3．请简述人体血压测量的步骤。

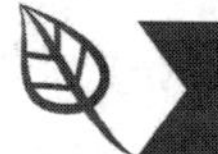

## 任务三 膳食调查

### 知识目标

（1）熟悉膳食调查的内容。
（2）了解膳食调查的种类、目的和意义。
（3）掌握膳食评价的方法及步骤。
（4）掌握 24h 回顾法技术要点和具体实施步骤。
（5）掌握三餐供能比、膳食营养素计算的基本方法。

### 能力目标

（1）能够独立完成膳食调查相关工作。
（2）能够对膳食调查结果进行合理科学的评价。
（3）能设计 24h 回顾法调查表。
（4）能够用 24h 回顾法开展膳食调查。
（5）会查《中国食物成分表》，能按膳食宝塔食物结构进行食物归类。
（6）能初步判断膳食结构是否合理，并提出合理化的改进意见。
（7）掌握膳食调查中能量、蛋白质、脂肪食物来源分布的计算方法。
（8）能根据调查结果初步判断人体摄入能量状况，并能提出合理化改进意见。

## 一、知识准备

### （一）膳食调查的定义

膳食调查指对个人、家庭或人群一定时间内各种食物摄入量及营养素摄入状况的调查。

### （二）膳食调查的目的和意义

（1）了解在一定时间内调查对象通过膳食所摄取的能量和各种营养素的数量和质量，评价居民膳食结构和营养现状，预测今后的可能发展趋势。

（2）发现与膳食营养因素有关的营养问题，为合理调配食谱、制定膳食营养素参考摄入量提供参考。为进一步监测或进行原因探讨提供依据，有助于预防、诊断和治疗营养素缺乏症。

（3）膳食调查是营养调查工作中的一个基本组成部分，本身又是一个相对独立的内容。膳食调查结果可以为所调查的单位或人群改善营养提供咨询、指导。

（4）膳食调查可以为某些与营养有关的综合性或专题性研究提供基础资料，为国家制定政策和社会发展规范提供信息。例如，调查某些地方病、营养相关疾病与营养的关系，研究某些生理常数、营养水平判定指标等。

### （三）膳食调查的内容

进行膳食调查前应考虑调查对象的选择。调查对象包括调查点的选择和调查人员的选择两个方面。要根据膳食调查的目的、人力、物力来决定。原则上应注意是否有代表性，既能代表全面，又能包括一般的特殊情况。

膳食调查的目的不同，其调查的内容也不尽相同，但一般包括以下主要内容。

（1）每人每日摄入食物的品种和数量。

（2）烹调加工方法对维生素保存的影响。

（3）饮食制度、餐次分配。

（4）过去膳食情况、饮食习惯，生理卫生状况（年龄、性别、劳动强度），是否有慢性病等。

### （四）膳食调查的方法

常用的膳食调查方法有记账法、24h 回顾法、称量（重）法、膳食史法、熟食采样分析法等。膳食调查的目的不同，其调查方法也不尽相同，必须选择一个最能正确反映个体或人群当时食物摄入量的方法，必要时可以多种方法并用。

膳食调查时间长短也随膳食调查目的、膳食管理方法及调查方法而不同。一般为 5～7d，其中不包括节假日。如果居民有星期日吃得较好的习惯，则应包括星期日在内的 7d 调查。如果在集体食堂的机构可用记账法进行调查，调查日数可长达一个月到半年。应用询问法可以对儿童一个月内的膳食情况做出比较准确的估计。研究癌症与不同膳食组分（如脂肪、膳食纤维等）的关系常用膳食史法，调查期可长达数年。

**1. 记账法**

记账法是根据该单位在一定期限内的各种食物消耗总量和就餐者的人数计算出平均每人每日的食物消耗量，再根据《中国食物成分表》计算每人每日的能量和营养素的摄入量。适用于有详细伙食账目的集体单位，也可用于家庭。

记账法的操作简单，费用低，所需人力少，适用于大样本膳食调查，且易于为膳食管理人员掌握。记账法可以调查长时期的膳食，而且适合于进行全年不同季节的调查。但是这种方法只能得到全家或集体的人均摄入量，难以分析个体膳食摄入情况。

**2. 24h 回顾法**

24h 回顾法是指通过询问调查对象过去 24h 实际的膳食摄入状况，对其食物摄入量进行计算的一种方法。24h 回顾法中的 24h 通常是指从调查时间点开始向前推 24h。24h 回顾法的主要优点是所用时间短、应答者不需要较高的文化，能得到个体的膳食营养素摄入状况，便于与其他相关因素进行分析比较，这种膳食调查结果对于人群营养状况的原因分析也是非常有价值的。缺点是应答者的回顾依赖于短期记忆，对调查者要严格培训，不然调查者之间的差别很难标准化。

24h 回顾法可用于家庭中个体的食物消耗状况调查，也适用于描述不同人群个体的食物摄入状况。在实际工作中一般选用 3d 连续调查方法，具体询问获得信息的方式也有很多种，包括面对面询问，使用开放式表格或事先编码好的调查表通过电话、录音机等进行询问，其中最典型的方法是使用开放调查表进行面对面的询问。24h 回顾法一般要求在 15～40min 完成，以面对面进行调查的应答率较高：对于所摄入的食物可进行量化估计。

**3. 称量（重）法**

称量法对某一个伙食单位或个人一日各餐食物食用量进行称重，计算每人每日的营养素摄入量。称量法准确性高，可作为膳食调查的“金标准”，用以衡量其他方法的准确性。一天食物摄入量记录表见表 7-2。

**表 7-2 一天食物摄入量记录**

| 餐次 | 食物名称 | 食物质量 |
| --- | --- | --- |
| 早餐 | | |
| 午餐 | | |
| 晚餐 | | |

**4. 膳食史法**

膳食史法是估计被调查者在指定的一段时间内摄入某些食物的频率的方法。这种方法以问卷的形式进行膳食调查，以调查个体经常性的食物摄入种类，根据每日、每周、每月甚至每年所食各种食物的次数或食物的种类来评价膳食营养状况。近年来被应用于了解一定时间内的日常摄入量，以研究既往膳食习惯和某些慢性病的关系。

**5. 熟食采样分析法**

熟食采样分析法是通过实验室化学分析测定调查对象在一定时间内所摄入食品的能量和营养素数量及质量。收集样品的方法是双份饭菜法，制作两份完全相同的饭菜，一份供调查者食用，另一份作为分析样品。分析样品在数量和质量上必须与摄入的食物一致。

### （五）膳食调查的步骤

膳食调查的计算与评价主要包括膳食中各类食物摄入量的计算、膳食结构分析和评价、膳食能量摄入量计算与评价、膳食营养素的计算与评价。具体内容包括每餐饭菜名称、各类食物的质量、就餐人数；平均每人每日各类食物的摄入量；平均每人每日各种营养素的摄入量；平均每人每日各种营养素供给量标准；平均每人每日各种营养素摄入量占推荐摄入量的百分数；能量营养素来源及分布；蛋白质来源及分布；脂肪的来源及分布；三餐能量的分配；营养状况评价。

具体调查步骤如下。

第一步：膳食资料的收集与整理，求出平均每人每日各种食物的消耗量。

记账法的记录时间为一个月，统计每日就餐人数，计算平均每人每日各种食物的消耗量。

称量法：计算每日每餐各种食物可食部消耗生重、熟重和剩余熟食量，求出生熟比例，然后将一天各餐的结果相加取得一日的各种食物消耗量。各种食物需经分类综合，然后求得每人每日食物的平均消耗量。

第二步：营养素的计算，依据为《中国食物成分表》。

对原始资料按《中国食物成分表》计算出每种主要食物所供给的能量和各种营养素。记账法可按每千克食物计算，称量法按 100g 食物计算，所得的总量即为调查期间该人群（或个人）平均每人每日能量和各营养素的摄入量（表 7-3）。

**表 7-3　每人每日营养素摄入量计算**

| 名称 | 质量/g | 蛋白质/g | 碳水化合物/g | 能量/kcal | 钙/mg | 磷/mg | 铁/mg | 维生素A/μg | 胡萝卜素/mg | 硫胺素/mg | 核黄素/mg | 烟酸/mg | 维生素C/mg | 粗纤维/g |
|---|---|---|---|---|---|---|---|---|---|---|---|---|---|---|
| | | | | | | | | | | | | | | |
| | | | | | | | | | | | | | | |
| | | | | | | | | | | | | | | |
| | | | | | | | | | | | | | | |
| 总计 | | | | | | | | | | | | | | |

第三步：计算膳食中各类食物的质量及百分比，包括三大营养素的能量比、能量的三餐分配、蛋白质的食物来源分配（表 7-4 和表 7-5）。

**表 7-4　膳食成分、能量及蛋白质来源分配**

| 项目 | 总数 | 谷数 | 豆类及豆制品 | 叶菜类 | 根茎类 | 瓜果类 | 肉类 | 鱼类 | 乳类 | 蛋类 | 植物油 | 纯糖 | 其他 |
|---|---|---|---|---|---|---|---|---|---|---|---|---|---|
| 膳食成分 | 质量/g | | | | | | | | | | | | |
| 能量来源 | 质量/g | | | | | | | | | | | | |
| 蛋白来源 | 质量/g | | | | | | | | | | | | |

表 7-5 每人每日所得三大营养素提供的能量及其能量比

| 类别 | 摄入量/g | 能量/kcal | 能量比 |
| --- | --- | --- | --- |
| 蛋白质 | | | |
| 脂肪 | | | |
| 碳水化合物 | | | |
| 合计 | | | |

第四步：依据膳食供给量标准进行膳食状况评价。

根据膳食调查的结果对人体营养素和能量的摄入量、各种营养素的来源比例及膳食构成进行评价判断分析。膳食调查的结果与我国颁布的营养素供给量标准进行比较。从各营养素摄入量、三大产热营养素占总能量的比例及优质蛋白质占总蛋白质的比例等方面进行评价，并提出膳食改进建议。如果某种营养素的供给量长期低于标准的90%，则往往可能有营养不足症发生；如果长期低于标准的 70%则有发生营养缺乏病的可能。

**1. 合理的营养素摄入量及比例**

（1）能量。成人能量的摄入量占参考摄入量的 80%以上基本满足要求，95%以上最好。长期摄入量低于参考摄入量的 70%为供应不足，长时间将导致能量营养不良；但长期摄入量超过参考摄入量的 50%或更高是有害无益的。儿童的能量摄入量占参考摄入量的 90%以上为正常，低于 80%为不足。

（2）蛋白质。当能量供应充足时，蛋白质摄入量应达到参考摄入量的 80%以上，否则可能使一部分儿童出现缺乏症状。如果蛋白质的供应仅为参考摄入量的 70%，能量供应又不能满足，儿童可能出现严重的缺乏症。优质蛋白质最好能占全蛋白质的 1/3 以上。

（3）脂肪。在合理膳食中，一般规定每日由脂肪供给的能量占每日总能量摄入的20%～30%，其中饱和脂肪酸提供的能量不能超过总能量的 10%。

（4）碳水化合物。合理的碳水化合物摄入所产生的能量应该占每日总能量摄入的55%～65%。

（5）矿物质。我国居民容易缺乏的矿物质是钙，特别是婴幼儿、青少年、孕妇和乳母，儿童膳食氮、钙、磷的适宜比例应为 10∶1∶1.5。食物中供给铁的量往往大于参考摄入量的 2～4 倍，但实际仍有一定数量的人患有缺铁性贫血，主要是铁的吸收不好。

（6）维生素。合理膳食要求维生素 A 与胡萝卜素的摄入比例为 1∶3，因此，膳食中要有一定数量的动物性食品，大约占维生素 A 总供给量的 30%。

**2. 膳食模式分析**

《中国居民平衡膳食宝塔》是根据《中国居民膳食指南》结合中国居民的膳食结构特点设计的，它提出了一个营养上比较理想的膳食模式，可以根据该膳食模式数据对人群的膳食模式进行评价。平衡膳食宝塔分为五层，谷薯类位于底层，每人每天应吃 250～400g；蔬菜类和水果类位于第二层，每人每天应吃蔬菜类 300～500g 和水果类 200～350g；畜禽肉、水产类、蛋类食物位于第三层，每人每天应吃畜禽肉 40～75g，水产类 40～75g，蛋类 40～50g；奶及奶制品、大豆及坚果类位于第四层，每人每天应吃奶及奶制品 300g，大豆及坚果类 25～35g；第五层塔尖是油和盐，每人每天摄入食用油的量为 25～30g，盐不超过 6g，添加糖不超过 30g。各类食物的摄入量一般指食物的生重。

**3. 与 DRIs 比较评价**

将就餐者实际摄入的能量和营养素的量与中国营养学会于 2013 年制定的《中国居民膳食营养素参考摄入量》进行比较。

对个体膳食评价的核心是比较被调查者的日常摄入量和需要量。在任何情况下一个人的真正需要量和日常摄入量只能是一个估算结果，因此对个体膳食适宜性评价都是不精确的。正确计算摄入量和恰当选择参考值对评价有重要意义。对评价结果进行解释需要谨慎，必要时应当结合该个体其他方面的材料，如体格测量或生化测定结果进行综合评价，以确定某些营养素的摄入量是否足够。

对群体的评价主要是评估人群中摄入不足或摄入过多的流行情况，以及亚人群间摄入量的差别；方法是比较日常营养素摄入量与需要量来评估摄入不足。对于平均需要的营养素，摄入量低于平均需要者在群体中占的百分数即为摄入不足的比例数。对于有适宜摄入量的营养素只能比较群体平均摄入量或中位数摄入量和适宜摄入量的关系。但当平均摄入量低于适宜摄入量时，没有办法判断摄入不足的比例。日常摄入量超过可耐受最高摄入量者所占的百分数就是人群中有过量摄入风险的比例。

任何一个人群的营养素摄入量和需求量都处于一种分布状态，只能通过进行合理的比较得到摄入不足或摄入过多的概率。

## 二、实训准备

（1）学习标准。熟悉 WS/T 426.1—2013《膳食调查方法 第 1 部分：24h 回顾法》相关技术要求，了解《中国食物成分表》的用法。

（2）调查时间。由于我国居民日常膳食中食物种类较多，各种食物的摄入频率相差较大，因此使用 1d 的 24h 回顾法所获得的调查结果在评价调查对象膳食营养状况时变异较大，在代表一定群体的膳食调查设计中，一般选用连续 3d 24h 回顾法（每天询问调查对象 24h 的进餐情况，连续进行 3d，具有较好的食物摄入代表性）。此外，由于调查对象工作日和休息日的膳食常常会有很大的差异，因此，选择 3d 24h 回顾法的调查时间应该是相连的两个工作日和一个休息日连续进行。

（3）调查表。在调查前根据调查目的和调查对象设计好调查用的工作表格。调查表格可以是纸质的调查表格，也可以是电子化的调查表格。调查人员在调查中所使用的调查表格应包括表 7-6 所包含的内容，并对调查项进行编码，以便数据的计算录入。

**表 7-6 24h 回顾法调查**

姓名： 性别： 年龄： 生理状况： 劳动强度： 人日数： 个人编码：

| 进餐时间 | 食物名称 | 原料名称 | 原料编码 | 原料质量/g | 是否可食部 |
|---|---|---|---|---|---|
| 早餐 | | | | | |
| 上午零食 | | | | | |

续表

| 进餐时间 | 食物名称 | 原料名称 | 原料编码 | 原料质量/g | 是否可食部 |
|---|---|---|---|---|---|
| 午餐 | | | | | |
| 下午零食 | | | | | |
| 晚餐 | | | | | |
| 晚上零食 | | | | | |

注：生理状况分为正常、孕妇、乳母；劳动强度分为轻体力活动（一般指办公室、修理电器钟表、售货员、服务员、实验操作、讲课等）、中等体力活动（一般指学生日常活动、机动车驾驶、电工安装、车床操作、金属制造等）、重体力活动（一般指非机械化农业劳动、炼钢、舞蹈、体育运动、装卸、采矿等）；进餐时间分为早餐、上午零食、午餐、下午零食、晚餐、晚上零食；根据调查目的也可在表中添加进餐地点、制作方法和制作地点等内容。

（4）食物成分表。调查到的各种食物的原料名称，要通过查《中国食物成分表》填写出相应的原料编码。

（5）食物模型和图谱。调查中可使用食物模型和图谱及各种食品大小的参考质量，从而对回忆的摄入食物进行质量估计。

（6）计算器或计算软件。数据整理中涉及大量的数据计算，为了保证计算的准确和高效性，要借助于计算器或相关的计算软件。

（7）熟悉调查对象家中（或地区）常用的容器和食物信息。熟悉常用容量如碗、盘子、杯子或瓶子的大小，熟悉常吃的食物如馒头、苹果、梨等的质量；了解被调查者居住地市场上主副食供应的品种、价格及食物生熟比值和体积之间的关系；做到能较准确地按照食物的体积估计食物的质量及生食与熟食的比值。

（8）熟悉《中国食物成分表》（2009）、《中国居民膳食营养素参考摄入量》（2013 版）和《中国居民平衡膳食宝塔》图。

（9）通过膳食调查得到 24h 回顾法调查表或食物称重登记表、食物能量和营养素计算表。

（10）对调查期间的食谱、各种食物原料进行了解。

（11）预先设计好各类食物摄入量记录表、统计表等。

## 三、实训步骤

### （一）24h 回顾法

#### 1. 调查对象的告知

与调查对象做好沟通与预约。调查人员在调查前应向调查对象简要介绍调查内容，明确告知回顾调查的时间周期和调查地点。家庭调查应该入户进行询问。

#### 2. 调查内容

调查内容应包括调查对象的基本信息、进餐时间、食物名称、原料名称及原料质量等。

#### 3. 询问和记录调查对象的食物摄入信息

（1）调查人员在调查过程中，可按进餐时间顺序进行询问，对于每一餐次，可按照主食、副食、饮料、水果等的顺序，帮助每名调查对象对进食内容的回忆，避免遗漏。家庭共同进餐时，应注意每名家庭成员摄入食物的比例分配。

按照表 7-6，以进餐为顺序，依次询问和记录调查对象 24h 的食物摄入情况。如果遇到混合性食物，要按照其中的原料组成，分别询问每一原料的名称和质量，同时记录是否为可食部，以便在计算食物营养素时去除不可食部分。

（2）调查人员在调查过程中，应注意询问一些容易被忽略的食物，如两餐之间的零食，同时也应该注意询问调查对象在外就餐的情况。

（3）多种原料组成的食物，如果在《中国食物成分表》中无法找到该种食物，则应该分别记录原料的名称并估计每种原料的质量。

（4）调味品和食用油的用量，24h 回顾法中很难准确估计其消费量，常采用称重法作为补充以准确定量。

（5）表 7-6 的人日数计算。为调查对象在家和在外就餐的人日数之和，即无论在家还是在外只要进餐并调查到食物消费量，可记录该餐人次为 1。如果调查日调查对象未进早餐，午餐在外就餐，晚餐在家就餐，午餐和晚餐消费食物都已询问并登记，餐次比分配为 0.2∶0.4∶0.4，则其当日人日数为 0.8×（0×0.2＋1×0.4＋1×0.4）。

**4. 核查和完善表格**

调查人员在调查完成后要及时对调查表的内容进行调查和复核，并按照《中国食物成分表》准确填写记录每种食物的原料编码。

**5. 计算**

（1）平均每日各类食物摄入量。调查对象的各类食物摄入量是根据食物成分的分类原则（将同一类别的食物进行加和）来计算的。见下式：

$$m=m_1/V$$

式中，$m$——调查对象平均每日各类食物的摄入量，单位为 g；

$m_1$——调查期间调查对象摄入的各类食物的原料质量之和，单位为 g；

$V$——调查期间进餐人日数之和。

（2）平均每日能量或营养素摄入量。调查对象平均每日能量或营养素摄入量（表 7-7），是根据《中国食物成分表》中各种食物的可食部及能量或营养素含量计算的。公式为

$$I=\frac{\sum_{i=1}^{n} m_i \times A_i / 100 \times B_i}{V}$$

式中，$I$——调查对象平均每日能量或营养素摄入量，单位为 g；

$m_i$——调查期间被调查对象摄入的某类食物的原料质量，单位为 g；

$A_i$——该食物可食部的比例；

$B_i$——每百克该食物中能量或营养素的含量，单位为 g；

$V$——调查期间进餐人日数之和。

**表 7-7 食物能量和营养素计算（以脂肪为例）**

| 原料名称 | 原料编码 | 原料质量/g | 可食部/% | 每 100g 食物脂肪含量/g | 摄入食物脂肪含量/g |
|---|---|---|---|---|---|
| | | | | | |
| | | | | | |
| 合计 | | | | | |

注：原料编码、可食部及每 100g 食物能量和营养素的含量数据来源为《中国食物成分表》（2009）。

## （二）膳食调查结果的评价

### 1. 膳食结构分析评价

（1）食物品种的分类排序。将所调查的各种食物分类排序，并记录在表 7-8 中。

表 7-8 各种食物摄入量调查记录

| 食物类别 | 质量/g | 食物类别 | 质量/g | 食物类别 | 质量/g | 食物类别 | 质量/g |
|---|---|---|---|---|---|---|---|
| 米及其制品 | | 蔬菜及其制品 | | 鱼虾类 | | 糕点类 | |
| 面及其制品 | | 水果及其制品 | | 奶类及奶制品 | | 糖、淀粉 | |
| 其他谷类 | | 坚果类 | | 蛋类及奶制品 | | 食盐 | |
| 薯类 | | 畜肉及其制品 | | 植物油 | | 酱油 | |
| 豆类及其制品 | | 禽肉及其制品 | | 动物油 | | 酱类 | |

（2）计算各类食物摄入量。通常把食物按膳食宝塔分类归为谷薯类、蔬菜类、水果类、畜禽肉、水产品、蛋类、奶及奶制品、大豆及坚果类、油和盐 10 类，见表 7-9。在进行食物归类时，有些食物要进行折算才能相加。例如，计算牛奶类摄入量时，不能将鲜奶与奶粉的消费量直接相加，应按蛋白质含量将奶粉折算成鲜奶量后再相加。相当于鲜奶摄入量＝奶制品摄入量×奶制品蛋白质含量/鲜奶蛋白质含量。同样，各种豆制品也需要折算成黄豆的量，然后相加。相当于黄豆摄入量＝豆制品摄入量/黄豆蛋白质含量。计算出膳食宝塔中各类食物摄入量的合计值，再根据被调查对象的能量水平，把膳食宝塔建议的不同能量水平的食物摄入量相应值，一并填入表 7-9 中。

表 7-9 24h 各类食物的摄入量统计

| 食物 | 谷薯类 | 蔬菜类 | 水果类 | 畜禽肉 | 水产品 | 蛋类 | 奶及奶制品 | 大豆及坚果类 | 油 | 盐 |
|---|---|---|---|---|---|---|---|---|---|---|
| 摄入量 | | | | | | | | | | |
| RNI | | | | | | | | | | |

（3）总体评价和建议。将被调查者 24h 所摄入的各类食物与《中国居民平衡膳食宝塔》推荐的食物种类比较，评价食物种类是否齐全、多样化。与膳食宝塔相应能量水平各类食物建议量进行比较，评价各类食物摄入量是否满足人体需要，是否达到膳食平衡的要求。针对被调查者膳食中存在的问题，给出合理化建议，如增加或减少某类食物的摄入。同时，宝塔建议的每人每日各类食物适宜摄入量适用于一般健康人群，应用时需要根据被评价者的性别、年龄和活动强度选择合适的食物建议摄入量。

### 2. 膳食能量和主要营养素来源计算与评价

分析评价项目主要有三大营养素供能比例、三餐供能比例、优质蛋白质摄入比例、油脂摄入量，与平衡膳食宝塔比较食物类别与数量是否平衡、合理。

（1）计算能量摄入量。分别计算各种食物的蛋白质、脂肪和碳水化合物的含量，再计算三大供能营养素的总摄入量，然后得出蛋白质、脂肪、碳水化合物各自提供的能量。最后将三种营养素能量相加，即为总的能量摄入量。

蛋白质提供能量（kcal）＝蛋白质摄入量（g）×4（kcal/g）

脂肪提供能量（kcal）=脂肪摄入量（g）×9（kcal/g）

碳水化合物提供能量（kcal）=碳水化合物摄入量（g）×4（kcal/g）

（2）计算三大营养素供能比。三大营养素供能比（%）=各营养素摄入量/食物总能量×100%。三大营养素供能比见表 7-10。

**表 7-10 三大营养素供能比**

| 分类 | 蛋白质 | 脂肪 | 碳水化合物 |
| --- | --- | --- | --- |
| 实际比/% | 10～15（成人） | 20～30（成人） | 50～65 |
| 参考值/% | 12～14（儿童） | 25～30（儿童、青少年） | 添加糖＜10 |

（3）计算蛋白质的食物来源。分别计算动物性食物、豆类的蛋白质含量。评价膳食中优质蛋白质（豆类蛋白质和动物性蛋白质）占总蛋白的比例，要求优质蛋白质占膳食蛋白质总量的 1/3～1/2。

（4）计算脂肪的食物来源分配。计算动物性脂肪和植物性脂肪的比例。

（5）初步结果分析与评价。根据 DRIs 推荐的膳食能量来源比例，蛋白质能量占 10%～15%（儿童为 12%～14%），脂肪能量占 20%～30%（儿童、青少年为 25%～30%），碳水化合物能量占 50%～65%（添加糖＜10%）。根据此标准对膳食调查结果进行评价。

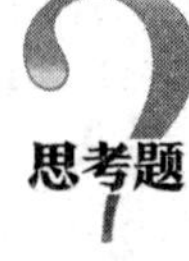

**思考题**

1. 膳食调查的目的和意义是什么？
2. 膳食调查的方法有哪几种？比较各种膳食调查方法的优缺点。
3. 简述 24h 回顾法开展膳食调查的步骤。
4. 如何对膳食调查的结果进行评价？

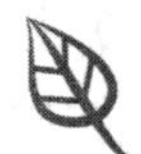

## 任务四 食品营养标签的制作与解读

### 知识目标

（1）了解制定食品标签的目的和意义。
（2）了解食品标签标准实施的原则。
（3）掌握食品标签的制作过程。
（4）掌握营养成分数据表达的基本方法及规定。
（5）掌握营养声称和功能声称的表达方式。

### 能力目标

（1）能够独立完成食品营养标签的制作。
（2）能正确解读、应用食品营养标签。
（3）会计算食品的营养成分数据。

## 一、知识准备

营养标签是指食品标签上向消费者提供食品营养信息和特性的说明，是消费者了解食品营养组分和特征的主要途径，包括营养成分表、营养声称和营养成分功能声称。

### （一）食品营养标签制定的目的

食品营养标签是向消费者提供食品营养信息和特性的说明，也是消费者直观了解食品营养组分、特征的有效方式。根据《中华人民共和国食品安全法》有关规定，为指导和规范我国食品营养标签标示，引导消费者合理选择预包装食品，促进公众膳食营养平衡和身体健康，保护消费者知情权、选择权和监督权，参考国际食品法典委员会和国内外管理经验，在卫生部《食品营养标签管理规范》的工作基础上，组织制定了 GB 28050—2011《食品安全国家标准 预包装食品营养标签通则》。

### （二）食品营养标签制定的意义

根据国家营养调查结果，我国居民既有营养不足，也有营养过剩的问题，特别是脂肪和钠（食盐）的摄入较高，是引发慢性病的主要因素。通过实施营养标签标准，要求预包装食品必须标示营养标签内容，一是有利于宣传普及食品营养知识，指导公众科学选择膳食；二是有利于促进消费者合理平衡膳食和身体健康；三是有利于规范企业正确标示营养标签，科学宣传有关营养知识，促进食品产业健康发展。

### （三）营养标签标准实施的原则

营养标签标准实施应当遵循以下三项原则。

（1）食品生产企业应当严格依据法律法规和标准组织生产，符合营养标签标准要求。

（2）提倡以技术指导和规范执法并重的监督执法方式，对预包装食品营养标签不规范的，应积极指导生产企业，帮助查找原因，采取“加贴”等改进措施改正（国家另行规定的除外）。

（3）推动食品产业健康发展，食品生产企业应当采取措施，将营养标签标准的各项要求与生产技术、经营、管理工作相结合，逐步减少盐、脂肪和糖的用量，提高食品的营养价值，促进产业健康发展。

### （四）营养标签的基本信息

（1）预包装食品标签上向消费者提供食品营养信息和特性的说明，包括营养成分表、营养声称和营养成分功能声称。营养标签是预包装食品标签的一部分。

（2）营养声称对食品营养特性的描述和声明，如能量水平、蛋白质含量水平。营养声称包括含量声称和比较声称。

（3）含量声称是描述食品中能量或营养成分含量水平的声称。声称用语包括“含有”“高”“低”或“无”等。

（4）比较声称是与消费者熟知的同类食品的营养成分含量或能量值进行比较以后的声称。声称用语包括“增加”或“减少”等。

（5）营养成分功能声称是某营养成分可以维持人体正常生长、发育和正常生理功能等作用的声称。

（6）NRV 计算。NRV 是用于比较食品营养成分含量高低的参考值，专用于食品营养标签。营养成分含量与 NRV 进行比较，能使消费者更好地理解营养成分含量的高低。营养成分含量占 NRV 的百分数计算公式如下：

$$\text{NRV\%}=\frac{X}{\text{NRV}}\times 100\%$$

式中，$X$——食品中某营养素的含量；

NRV——该营养素的营养素参考值。

（7）修约和修约间隔。营养成分数值的修约规则根据 GB/T 8170—2008《数值修约规则》的有关规定执行。修约间隔是制定修约保留位数的一种方式。为统一标示格式和方便消费者，建议在同一营养成分表中采用同一种修约规则。

（8）某营养成分的 NRV%不足 1%时的标示方法。当某营养成分含量≤“0”界限值时，应按照本标准表 7-11 中“0”界限值的规定，含量值标示为“0”，NRV%也标示为 0%。当某营养成分的含量＞“0”界限值，但 NRV%＜1%，则应根据 NRV 的计算结果四舍五入取整，如计算结果＜0.5%，标示为“0%”；0.5%≤计算结果＜1%，则标示为 1%。

（9）预包装食品能量和营养成分含量声称的要求和条件，见表 7-11。

**表 7-11　能量和营养成分含量声称的要求和条件**

| 项目 | 含量声称方式 | 含量要求 | 限制性条件 |
| --- | --- | --- | --- |
| 能量 | 无能量 | ≤17kJ/100g（固体）或≤100mL（液体） | 其中脂肪提供的能量≤总能量的 50% |
| | 低能量 | ≤17kJ/100g 固体<br>≤80kJ/100mL 液体 | |
| 蛋白质 | 低蛋白质 | 来自蛋白质的能量≤总能量的 5% | 总能量指每 100g 或每份 |
| | 蛋白质来源或含有蛋白质 | 每 100g 的含量≥10%NRV<br>每 100mL 的含量≥5%NRV 或<br>每 420kJ 的含量≥5%NRV | — |
| | 高或富含蛋白质 | 每 100g 的含量≥20%NRV<br>每 100mL 的含量≥10%NRV 或<br>每 420kJ 的含量≥10%NRV | — |
| 脂肪 | 无或不含脂肪 | ≤0.5g/100g（固体）或≤100mL（液体） | — |
| | 低脂肪 | ≤3g/100g 固体，≤1.5g/100mL 液体 | — |
| | 瘦 | 脂肪含量≤10% | 仅指畜禽肉类 |
| | 脱脂 | 液态奶和酸奶：脂肪含量≤0.5%<br>奶粉：脂肪含量 1.5% | 仅指乳品类 |
| | 无或不含饱和脂肪 | ≤0.1g/100g（固体）或≤100mL（液体） | 指饱和脂肪及反式脂肪总和 |
| | 低饱和脂肪酸 | ≤1.5g/100g 固体，≤0.75g/100mL 液体 | ① 指饱和脂肪及反式脂肪的综合；<br>②其提供能量占食品总能量的 10%以上 |
| | 无或不含反式脂肪酸 | ≤0.3g/100g（固体）或≤100mL（液体） | — |

续表

| 项目 | 含量声称方式 | 含量要求 | 限制性条件 |
|---|---|---|---|
| 胆固醇 | 无或不含胆固醇 | ≤5mg/100g（固体）或≤100mL（液体） | 应同时符合低饱和脂肪酸的声称含量要求和限制性条件 |
| | 低胆固醇 | ≤20mg/100g 固体，≤10mg/100mL 液体 | |
| 碳水化合物（糖） | 无或不含糖 | ≤0.5g/100g（固体）或≤100mL（液体） | — |
| | 低糖 | ≤5g/100g（固体）或≤100mL（液体） | — |
| | 低乳糖 | 乳糖含量≤2g/100g（mL） | 仅指乳品类 |
| | 无乳糖 | 乳糖含量≤0.5g/100g（mL） | |
| 膳食纤维 | 膳食纤维来源或含有膳食纤维 | ≥3g/100g（固体）<br>≥1.5g/100mL（液体）或≥1.5g/420kJ | 膳食纤维总量符合其含量要求；或者可溶性膳食纤维、不溶性膳食纤维或单体成分任一项符合含量要求 |
| | 高或富含膳食纤维或良好膳食纤维 | ≥6g/100g（固体）<br>≥3g/100mL（液体）或≥3g/420kJ | |
| 钠 | 无钠或不含钠 | ≤5mg/100g 或≤100mL | 符合“钠”声称的声称时，也可用“盐”字代替“钠”字，如“低盐”等 |
| | 极低钠 | ≤40mg/100g 或≤100mL | |
| | 低钠 | ≤120mg/100g 或≤100mL | |
| 维生素 | 维生素×来源或含有维生素× | 每 100g 中≥15%NRV<br>每 100mL 中≥7.5%NRV 或<br>每 420kJ 中≥5%NRV | 含有“多种维生素”指三种或三种以上维生素含量符合“含有”的声称 |
| | 高或富含维生素× | 每 100g 中≥30%NRV<br>每 100mL 中≥15%NRV 或<br>每 420kJ 中≥10%NRV | 富含“多种维生素”指三种或三种以上维生素含量符合“富含”的声称 |
| 矿物质（不包括钠） | ×来源或含有× | 每 100g 中≥15%NRV<br>每 100mL 中≥7.5%NRV 或<br>每 420kJ 中≥5%NRV | 含有“多种矿物质”指三种或三种以上矿物质含量符合“含有”的声称 |
| | 高或富含× | 每 100g 中≥30%NRV<br>每 100mL 中≥15%NRV 或<br>每 420kJ 中≥10%NRV | 富含“矿物质”指三种或三种以上矿物质含量符合“富含”的声称 |

注：用“份”作为食品计量单位时，也应符合 100g（mL）含量要求才可进行声称。

（10）预包装食品能量和营养成分含量声称的同义语，见表 7-12。

**表 7-12 含量声称的同义语**

| 标准语 | 同义语 | 标准语 | 同义语 |
|---|---|---|---|
| 不含，无 | 零，没有，100%不含，0% | 含有，来源 | 提供，含，有 |
| 极低 | 极少 | 富含，高 | 良好来源，含丰富×、丰富×，提供高（含量）× |
| 低 | 少、少油（仅用于低脂肪的声称） | — | — |

（11）预包装食品能量和营养成分比较声称的要求和条件，见表 7-13。

**表 7-13 能量和营养成分比较声称的要求和条件**

| 比较声称方式 | 要求 | 条件 |
| --- | --- | --- |
| 减少能量 | 与参考食品比较，能量值减少 25%以上 | 参考食品（基准食品）应为消费者熟知、容易理解的同类或同一属类食品 |
| 增加或减少蛋白质 | 与参考食品比较，蛋白质含量增加或减少 25%以上 | |
| 减少脂肪 | 与参考食品比较，脂肪含量减少 25%以上 | |
| 减少胆固醇 | 与参考食品比较，胆固醇含量减少 25%以上 | |
| 增加或减少碳水化合物 | 与参考食品比较，碳水化合物含量增加或减少 25%以上 | |
| 减少糖 | 与参考食品比较，糖含量减少 25%以上 | |
| 增加或减少膳食纤维 | 与参考食品比较，膳食纤维含量增加或减少 25%以上 | |
| 减少钠 | 与参考食品比较，钠含量减少 25%以上 | |
| 增加或减少矿物质（不包括钠） | 与参考食品比较，矿物质含量增加或减少 25%以上 | |
| 增加或减少维生素 | 与参考食品比较，维生素含量增加或减少 25%以上 | |

（12）预包装食品能量和营养成分比较声称的同义语，见表 7-14。

**表 7-14 比较声称的同义语**

| 标准语 | 同义语 | 标准语 | 同义语 |
| --- | --- | --- | --- |
| 增加 | 增加×%（×倍） | 减少 | 减少×%（×倍） |
| | 增、增×%（×倍） | | 减、减×%（×倍） |
| | 加、加×%（×倍） | | 少、少×%（×倍） |
| | 增高、增高了×%（×倍） | | 减低、减低×%（×倍） |
| | 添加（了）×%（×倍） | | 降×%（×倍） |
| | 多×%，提高×倍等 | | 低×%（×倍）等 |

（13）能量和营养成分含量的允许误差范围，见表 7-15。

**表 7-15 能量和营养成分含量的允许误差范围**

| 食品营养成分 | 标示值允许误差范围 |
| --- | --- |
| 食品的蛋白质、多不饱和脂肪酸、碳水化合物、糖（仅限乳糖），总的、可溶性或不可溶性膳食纤维及其单体，维生素（不包括维生素 D、维生素 A），矿物质（不包括钠），强化的其他营养成分 | ≥80%标示值 |
| 食品中的能量及脂肪、饱和脂肪、反式脂肪，胆固醇，钠，糖（除外乳糖） | ≤120%标示值 |
| 食品中的维生素 D 和维生素 A | 80%～180%标示值 |

## （五）营养标签的格式

（1）关于食品营养标签的格式。

为了规范食品营养标签标示，便于消费者记忆和比较，在保证符合基本格式要求和确保不对消费者造成误导的基础上，企业在版面设计时可进行适当调整，包括但不限于：

因美观要求或为便于消费者观察而调整文字格式（左对齐、居中等）、背景和表格颜色或适当增加内框线等。

（2）关于强制标示能量和核心营养素（1+4）的基本格式，如表7-16所示。

表7-16 营养标签基本格式

| 项目 | 每100g | NRV% |
|---|---|---|
| 能量 | 1841kJ | 22% |
| 蛋白质 | 5.0g | 8% |
| 脂肪 | 20.8g | 35% |
| 碳水化合物 | 58.2g | 19% |
| 钠 | 25mg | 1% |

（3）关于标示营养声称和营养成分功能声称的位置。

营养声称、营养成分功能声称可以在标签的任意位置标示，其字号不得大于食品名称和商标。

（4）关于营养成分的标示顺序。

营养成分的标示顺序按照GB 28050—2011标准中的营养成分表的顺序标示。当不标示某些营养成分时，后面的成分依序上移。不能按照营养素含量高低或重要性随意调整营养素排列顺序。

### （六）豁免强制标示营养标签的预包装食品

预包装食品豁免强制标示营养标签的食品包括生鲜食品、乙醇含量≥0.5%的饮料酒类、包装总表面积≤100cm$^2$或最大表面面积≤20cm$^2$的食品、现制现售的食品、包装的饮用水、每日食用量≤10g或≤10mL的预包装食品和其他法律法规标准规定可以不标示营养标签的预包装食品七类食品。

## 二、实训准备

（1）学习准备。熟悉GB 28050—2011《食品安全国家标准 预包装食品营养标签通则》相关技术要求，了解GB/T 8170—2008《数值修约规则与极限数值的表示和判定》的有关规定。

（2）核对产品标准。查询产品执行的企业标准或国家标准（地方标准）。

（3）了解《中国食物成分表》的用法，查询产品原辅料的营养成分数据。

（4）按照GB 28050—2011营养标签的六种格式，结合产品特点，设计营养标签格式。

## 三、实训内容及步骤

### （一）预包装食品营养标签的解读

（1）看食品名称，了解食品的类型、属性。

（2）看配料表，了解食品的品质或成分组成。

（3）看营养成分表，了解能量和营养素的含量。

1）留意营养成分表中的单位（食物参考量），如每 100g 或每 100mL 或每份。

2）阅读能量和营养素含量及食物参考量。可用于比较同类食品，计算从食物摄取的能量和营养素。

3）参考 NRV，查看食物中能量或某种营养素含量的多寡。

（4）读懂营养声称的含义。

（5）选择符合消费者需求的食品。

### （二）采用计算法制作下列曲奇饼干的营养标签

曲奇饼干的基本配方为低筋面粉 100g，黄油 40g，糖粉 45g，鸡蛋 25g，牛奶 15g。

**1. 确认产品的配方和原辅材料清单**

根据产品所执行的企业标准或国家标准（地方标准），确认产品的原辅材料配料表（表 7-17）。

**表 7-17 产品原辅材料配料**

| 原辅材料名称 | 占总配方百分比/% |
| --- | --- |
| 原料 a | |
| 原料 b | |
| 原料 c | |
| 原料 d | |

**2. 收集各类原辅材料的营养成分信息**

营养成分含量的间接计算，可以是利用原料的营养成分含量数据，根据原料配方计算获得；也可利用可信赖的食物成分数据库数据，根据原料配方计算获得。

可用于计算的原料营养成分数据来源包括供货商提供的检测数据；企业产品生产研发中积累的数据；权威机构发布的数据，如《中国食物成分表》（2009）。

收集各类原辅材料的营养成分信息，并记录每个营养数据的来源（表 7-18）。

**表 7-18 各类原辅材料的营养成分**

| 原辅材料名称 | 原辅材料的营养成分信息 | | | | 数据来源 |
| --- | --- | --- | --- | --- | --- |
| | 蛋白质/g | 脂肪/g | 碳水化合物/g | 钠/mg | |
| 原料 a | | | | | 《中国食物成分表》（第一册） |
| 原料 b | | | | | 供应商提供 |
| 原料 c | | | | | 供应商提供 |
| 原料 d | | | | | 《中国食物成分表》（第二册） |

**3. 进行能量和营养成分数值修约**

通过上述原辅材料的营养成分数据，计算产品 A 的每种营养成分数据和能量值，并结合能量及各营养成分的允许误差范围，对能量和营养成分数值进行修约（表 7-19）。

表 7-19 营养成分修约值

| 项目 | 100g（修约前） | 100g（修约后） |
|---|---|---|
| 能量 | | |
| 蛋白质 | | |
| 脂肪 | | |
| 碳水化合物 | | |
| 钠 | | |

### 4. 营养素参考值（NRV%）计算

根据修约后的能量、营养成分数值，参照表 7-20 中营养素的 NRV，计算 NRV%，并按修约间隔取整数。

表 7-20 能量和营养成分 NRV 值、名称、顺序、表达单位、修约间隔和“0”界限值

| 能量和营养成分的名称顺序 | NRV | 修约间隔 | “0”的界限值（每 100g 或每 100mL） | 能量和营养成分的名称顺序 | NRV | 修约间隔 | “0”的界限值（每 100g 或每 100mL） |
|---|---|---|---|---|---|---|---|
| 能量 | 8400kJ | 1 | ≤17kJ | 维生素 $B_{12}$ | 2.4μg | 0.01 | ≤0.05μg |
| 蛋白质 | 60g | 0.1 | ≤0.5g | 维生素 C | 100mg | 0.1 | ≤2.0mg |
| 脂肪 | ≤60g | 0.1 | ≤0.5g | 烟酸 | 14mg | 0.01 | ≤0.28mg |
| 饱和脂肪 | ≤20g | 0.1 | ≤0.1g | 叶酸 | 400μgDFE | 1 | ≤8μgDFE |
| 反式脂肪 | | 0.1 | ≤0.3g | 泛酸 | 5mg | 0.01 | ≤0.10mg |
| 单不饱和脂肪 | | 0.1 | ≤0.1g | 生物素 | 30μg | 0.1 | ≤0.6μg |
| 多不饱和脂肪 | | 0.1 | ≤0.1g | 胆碱 | 450 mg | 0.1 | ≤9.0mg |
| 胆固醇 | ≤300mg | 1 | ≤5mg | 磷 | 700mg | 1 | ≤14mg |
| 碳水化合物（糖） | 300g | 0.1 | ≤0.5g | 钾 | 2000mg | 1 | ≤20mg |
| 糖（乳糖） | | 0.1 | ≤0.5g | 镁 | 300mg | 1 | ≤6mg |
| 膳食纤维 | 25g | 0.1 | ≤0.5g | 钙 | 800mg | 1 | ≤8μg |
| 钠 | 2000mg | 1 | ≤5mg | 铁 | 15mg | 0.1 | ≤0.3mg |
| 维生素 A | 800μgRE | 1 | ≤8μgRE | 锌 | 15mg | 0.01 | ≤0.30mg |
| 维生素 D | 5μg | 0.1 | ≤0.1μg | 碘 | 150mg | 0.1 | ≤3.0μg |
| 维生素 E | 14mgα-TE | 0.01 | ≤0.28mg -TE | 硒 | 50mg | 0.1 | ≤1.0μg |
| 维生素 K | 80μg | 0.1 | ≤1.6μg | 铜 | 1.5mg | 0.01 | ≤0.03mg |
| 维生素 B1 | 1.4mg | 0.01 | ≤0.03mg | 氟 | 1mg | 0.01 | ≤0.02mg |
| 维生素 B2 | 1.4mg | 0.01 | ≤0.03mg | 锰 | 3mg | 0.01 | ≤0.06mg |
| 维生素 B6 | 1.4mg | 0.01 | ≤0.03mg | — | | — | — |

对于 NRV 低于某数值的营养成分，如脂肪的 NRV≤60g，在计算产品脂肪含量占

NRV 的百分比时，应该按照 60g 来计算。饱和脂肪、胆固醇也采取类似方式计算。

**5. 营养标签形式的选择**

根据包装面积和设计要求，选择适当形式的营养成分表。

**6. 营养声称选择**

根据以上营养声称含量多少和声称要求条件，挑选营养素和声称内容。

（1）含量声称。表 7-11 列出的营养成分均可进行含量声称，并应符合相应要求。对营养成分进行含量声称时，必须使用表 7-12 中规定的用语。

（2）比较声称。比较声称的条件是能量值或营养成分含量与参考食品的差异≥25%。

（3）营养成分功能声称。当能量或营养成分含量符合营养声称的要求和条件时，可根据食品的营养特性，选用 GB 28050—2011 标准中相应的一条或多条功能声称标准用语。

**7. 营养标签的核定和归档**

（1）最终根据营养素参考值计算和营养声称判断，绘制营养标签。

（2）把所有计算值和报告等归档。

### （三）直接检测法制作产品的营养标签

（1）确定检验项目。按照 GB 28050—2011 标准规定，根据产品特性，在 1+4 的基础上，确定拟标示的营养成分。

（2）选择检测标准及方法。营养成分检测应首先选择我国食品安全标准规定的检测方法或与之等效的检测方法。无国家标准规定的检测方法时，可参考国际组织标准或权威科学文献。

（3）通过检测产品直接得到营养成分含量数值。企业可根据产品或营养成分的特性，确定抽检样品的来源、批次和数量。原则上这些样品应能反映不同批次的产品，具有产品代表性，保证标示数据的可靠性。

企业可自行开展营养成分的分析检测，也可委托有资质的检验机构完成。

对于采用计算法的，企业负责计算数值的准确性，必要时可用检测数据进行比较和评价。为保证数值的溯源性，建议保留相关信息，以便查询和及时纠正相关问题。

（4）进行能量和营养成分数值修约。

（5）营养素参考值（NRV%）计算。

（6）营养标签形式的选择。

（7）营养声称的选择。

（8）营养标签的核定和归档。

**思考题**

1. 什么是营养标签？营养标签的内容包括哪些？
2. 简述营养标签制作的步骤。
3. 豁免强制标示营养标签的预包装食品有哪些？
4. 请列出食品营养标签标识中容易出现的错误。

# 任务五 编制食谱

## 知识目标

（1）了解食谱编制的目的、意义、理论依据和我国营养食谱编制的现状。
（2）掌握食谱编制的基本原则。
（3）掌握《中国食物成分表》、《中国居民膳食营养素参考摄入量》的查阅方法。
（4）熟悉计算法编制一日食谱的方法。
（5）掌握食物交换法设计食谱的基本原则，掌握食物交换法设计一周食谱的方法。
（6）了解各类人群营养需求的特点，掌握食谱编制、食谱评价和食谱调整的基本原则。

## 能力目标

（1）能熟练使用《中国食物成分表》。
（2）能确定各类人群的能量和其他营养素的需要量标准。
（3）能够独立完成食谱编制、评价和调整工作。

## 一、知识准备

### （一）计算法编制一日食谱的案例分析

以6岁男童为例，介绍计算法编制一日食谱的方法。

**1. 工具准备**

食谱的编制需要准备《中国食物成分表》（2009）、计算器、《中国居民膳食营养素参考摄入量》（2013版）。

**2. 确定全日能量需要**

查阅《中国居民膳食营养素参考摄入量》（2013版），6岁男童能量的参考摄入量为1400kcal（5858kJ）。

**3. 确定宏量营养素需要**

膳食中蛋白质需要：查阅《中国居民膳食营养素参考摄入量》（2013版），6岁男童蛋白质的参考摄入量为35g，蛋白质供能比＝蛋白质（g）×蛋白质的产能系数4（kcal/g）÷全日能量参考摄入量（kcal）＝35（g）×4（kcal/g）÷1400（kcal）＝10%。

膳食中脂肪需要（g）＝全日能量参考摄入量（kcal）×脂肪占总能量比重÷脂肪的产能系数＝1400（kcal）×30%÷9（kcal/g）≈46.7g（脂肪占总能量比按照30%计算，注：当计算脂肪实际摄入量时，除非有要求，否则膳食中脂肪的能量百分比范围一般选择低值）。

膳食中碳水化合物的供能比＝100%－蛋白质供能比（%）－脂肪供能比（%）＝100%－10%－30%＝60%。

膳食中碳水化合物参考摄入量（g）＝全日能量参考摄入量（kcal）×碳水化合物占总能量比重（%）÷碳水化合物的产能系数4（kcal/g）＝1400（kcal）×60%÷

4（kcal/g）=210g。

**4. 根据餐次比计算每餐宏量营养素目标**

学龄前儿童的餐次比以早餐、早点占总能量的30%，午餐加午点占总能量的40%，晚餐占总能量的30%计算。

（1）早餐、早点。能量=全日能量参考摄入量（kcal）×30%=1400（kcal）×30%=420kcal；蛋白质参考摄入量（g）=全日蛋白质参考摄入量（g）×30%=35（g）×30%=10.5g；脂肪参考摄入量（g）=全日脂肪参考摄入量（g）×30%=46.7（g）×30%≈14.0g；碳水化合物参考摄入量（g）=全日碳水化合物参考摄入量（g）×30%=210（g）×30%=63.0g。

（2）午餐、午点。能量=全日能量参考摄入量（kcal）×40%=1400（kcal）×40%=560kcal；蛋白质参考摄入量（g）=全日蛋白质参考摄入量（g）×40%=35（g）×40%=14.0g；脂肪参考摄入量（g）=全日脂肪参考摄入量（g）×40%=46.7（g）×40%≈18.7g；碳水化合物参考摄入量（g）=全日碳水化合物参考摄入量（g）×40%=210（g）×40%=84.0g。

（3）晚餐。能量=全日能量参考摄入量（kcal）×30%=1400（kcal）×30%=420kcal；蛋白质参考摄入量（g）=全日蛋白质参考摄入量（g）×30%=35（g）×30%=10.5g；脂肪参考摄入量（g）=全日脂肪参考摄入量（g）×30%=46.7（g）×30%≈14.0g；碳水化合物参考摄入量（g）=全日碳水化合物参考摄入量（g）×30%=210（g）×30%=63.0g。

**5. 主食品种、数量的确定**

已知能量和三种宏量营养素的膳食目标，根据《中国食物成分表》中食物含量的多少，确定主食的品种和数量。

主食的品种主要根据用餐者的饮食习惯来确定，北方习惯以面食为主，南方则以大米为主食居多。由于粮谷类是碳水化合物的主要来源，因此主食的数量主要根据各类主食原料中碳水化合物的含量来确定。

假如主食只吃一种，根据《中国食物成分表》（2009）查出所选食物含碳水化合物的百分含量。

主食数量（g）=膳食中碳水化合物目标值（g）÷某种食物碳水化合物的百分含量（%）

如果某一餐选择两种以上的主食，就把碳水化合物目标值分配给不同的主食，然后根据上式计算各种主食的数量。若早餐以小米粥和馒头为主食，并且分别提供20%和80%的碳水化合物。查《中国食物成分表》，每100g小米含碳水化合物73.5g，每100g面粉含碳水化合物74.6g，那么：

小米质量（g）=小米的碳水化合物目标值（g）÷小米中碳水化合物的百分含量（%）
=63.0（g）×20%÷73.5%≈17.1g

面粉质量（g）=面粉的碳水化合物目标值（g）÷面粉中碳水化合物的百分含量（%）
=63.0（g）×80%÷74.6%≈67.6g

**6. 副食品种、数量的确定**

蛋白质广泛存在于动植物性食物中，除了谷类食物提供蛋白质，各类动物性食物和豆制品是优质蛋白质的主要来源。因此，副食的品种和数量的确定是依据副食所提供的蛋白质数量。

计算步骤如下。

（1）计算主食中提供的蛋白质数量。

主食中蛋白质数量（g）＝∑[某种主食质量(g)×该主食中蛋白质的百分含量（%）]

（2）计算副食中蛋白质的数量。

副食中蛋白质的数量（g）＝蛋白质参考摄入量（g）－主食中蛋白质数量（g）

（3）计算副食的数量。

如果副食由多种食物组成，分别为副食1、副食2、副食3、……、副食$n$，设定各种副食的蛋白质数量占副食蛋白质总量的比例为$A_1\%$、$A_2\%$、$A_3\%$、……、$A_n\%$（注：$A_1+A_2+A_3+\cdots\cdots+A_n=100$）。查阅《中国食物成分表》，各种副食的蛋白质百分含量为$B_1\%$、$B_2\%$、$B_3\%$、……、$B_n\%$。则，各种副食的数量为

副食1的数量（g）＝副食中蛋白质的数量（g）$\times A_1\%\div B_1\%$

副食2的数量（g）＝副食中蛋白质的数量（g）$\times A_2\%\div B_2\%$

副食$n$的数量（g）＝副食中蛋白质的数量（g）$\times A_n\%\div B_n\%$

实例计算：以该6岁男童的午餐、午点为例。已知午餐、午点的蛋白质为14.0g、脂肪为18.9g、碳水化合物为84.0g。

（1）主食。假设以米饭（大米）为主食，查《中国食物成分表》知，每100g粳米含碳水化合物77.7g，则粳米的数量（g）＝碳水化合物目标值（g）÷粳米的碳水化合物的百分含量（%）＝84.0（g）÷77.7%≈108.1g。

（2）副食。①计算主食中蛋白质的数量。查《中国食物成分表》可知，100g粳米含蛋白质8.0g。那么，主食的蛋白质数量（g）＝108.1（g）×8.0%≈8.6g。②副食蛋白质的数量（g）＝14.0（g）－8.6（g）＝5.4g。

假设副食为青菜豆腐和鲜蘑菇炒肉。并且，副食中蛋白质的2/3由动物性食物供给，1/3由豆制品供给。

由《中国食物成分表》知，每100g瘦猪肉含蛋白质20.3g，每100g豆腐含蛋白质8.1g，那么瘦猪肉数量（g）＝5.4（g）×（2/3）÷20.3%≈17.7g；豆腐数量（g）＝5.4（g）×（1/3）÷8.1%≈22.2g。

注意：青菜、鲜蘑菇中也含有一定数量的蛋白质，但是在计算副食数量时，为了简化计算过程，往往忽略蔬菜和水果中的蛋白质。但是在食谱评价时，需要考虑蔬菜和水果中的蛋白质。

**7. 蔬菜量的确定**

确定了动物性食物和豆制品的数量，就可以保证蛋白质的摄入。最后微量营养素和纤维素的量就选择蔬菜补齐。蔬菜的品种和数量可根据不同季节市场的蔬菜供应情况，以及考虑与动物性食物和豆制品配菜的需要来确定，蔬菜的数量也可以根据《中国居民平衡膳食宝塔》来预估。

**8. 油和盐**

首先要考虑以上食物已经含有多少油和盐，如查《中国食物成分表》得知，100g瘦猪肉含脂肪6.2g，100g豆腐含脂肪3.7g，100g粳米含脂肪0.6g。午餐植物油的数量计算

如下：

午餐的植物油（g）=午餐的脂肪参考摄入量（g）−粳米（g）×粳米的脂肪的百分含量（%）−瘦猪肉（g）×瘦猪肉的脂肪的百分含量（%）−豆腐（g）×豆腐的脂肪的百分含量（%）
=18.9（g）−77.7（g）×0.6%−17.7（g）×6.2%−22.2（g）×3.7%≈16.5g

盐的计算方法类似。

**9. 编制一日食谱**

根据计算的每餐的饭菜用量，编制一日食谱，早餐（含早点）、午餐（含午点）、晚餐的能量分配在30%、40%、30%左右即可，见表7-21。

**表7-21 6岁男童一日食谱举例**

| 餐次 | 饭菜名称 | 食物名称/可食部用量 | 食物名称/市品用量 |
|---|---|---|---|
| 早餐 | 小米粥 | 小米17g | 小米17g |
| | 馒头 | 馒头90g | 富强粉67g |
| | 芹菜炒蛋 | 芹菜50g | 芹菜55g |
| | | 鸡蛋30g | 鸡蛋1个 |
| | | 植物油4g | 植物油4g |
| 早点 | 牛奶 | 牛奶200mL | 牛奶200mL |
| | 饼干 | 饼干15g | 饼干15g |
| 午餐 | 米饭 | 粳米80g | 粳米80g |
| | 青菜豆腐 | 青菜80g | 青菜90g |
| | | 豆腐22g | 豆腐22g |
| | | 植物油4g | 植物油6g |
| | 鲜蘑菇炒肉片 | 瘦猪肉18g | 瘦猪肉18g |
| | | 鲜蘑菇80g | 鲜蘑菇85g |
| | | 植物油5g | 植物油4g |
| 午点 | 苹果 | 苹果100g | 苹果115g |
| | 面包 | 面包50g | 面包50g |
| 晚餐 | 面条 | 面条100g | 面条100g |
| | 清蒸罗非鱼 | 罗非鱼50g | 罗非鱼90g |
| | 凉拌黄瓜 | 黄瓜100g | 黄瓜100g |
| | 炒绿豆芽 | 绿豆芽50g | 绿豆芽50g |
| | | 瘦猪肉丝15g | 瘦猪肉15g |
| | | 植物油5g | 植物油7g |
| 全天食用盐：≤6g | | | |

## （二）食谱的评价

以12岁男生一日食谱为例（表7-22），介绍食谱评价的步骤和过程。

表 7-22 某 12 岁男生一日食谱举例

| 餐次 | 饭菜名称 | 食物名称/可食部用量 |
|---|---|---|
| 早餐 | 面包 | 面粉 150g |
| | 火腿 | 火腿 25g |
| | 牛奶 | 牛奶 250g |
| | 苹果 | 苹果 100g |
| 午餐 | 青椒肉片 | 青椒 100g |
| | | 瘦猪肉 45g |
| | | 植物油 6g |
| | 熏干芹菜 | 熏干 30g |
| | | 芹菜 100g |
| | | 植物油 5g |
| | 馒头 | 面粉 150g |
| 晚餐 | 米饭 | 大米 125g |
| | 番茄炒鸡蛋 | 番茄 125g |
| | | 鸡蛋 60g |
| | | 植物油 5g |
| | 韭菜豆腐汤 | 韭菜 25g |
| | | 南豆腐 30g |
| | | 植物油 3g |
| 全天食用盐：≤6g | | |

对食谱进行评价可以使食谱更科学、合理。评价食谱能否满足营养需求，并发现某些营养素的缺乏或过量，以便及时进行调整和纠正。食谱评价包括食物结构、营养素含量、能量来源、蛋白质来源、脂肪来源、三餐能量分布、烹饪方法等方面的评价。

食谱的评价需要准备《中国食物成分表》(2009)、计算器、《中国居民膳食营养素参考摄入量》(2013 版)。

**1. 分析食物结构**

首先按类别将食谱中的食物归类排序，并列出每种食物的数量，看食物种类是否齐全，不同颜色的食物搭配是否合理。表 7-23 中所列食物按九类食物分类，与《中国居民平衡膳食宝塔》比较，分析是否适宜。

表 7-23 食物摄入量与《中国居民平衡膳食宝塔》参考摄入量的比较（g）

| 食物类别 | 实际摄入量 | 膳食宝塔参考摄入量① |
|---|---|---|
| 油、盐 | 油 19，盐（尚未计算） | 油 30，盐 6 |
| 奶及奶制品 | 250② | 300 |
| 大豆及坚果类 | 19③ | 25 |
| 畜禽肉类 | 70 | 75 |

续表

| 食物类别 | 实际摄入量 | 膳食宝塔参考摄入量[1] |
|---|---|---|
| 水产类 | 0 | 75 |
| 蛋类 | 60 | 50 |
| 蔬菜类 | 350 | 450 |
| 水果类 | 100 | 400 |
| 谷类薯类及杂豆 | 425 | 350 |

① 《中国居民平衡膳食宝塔》建议不同能量的膳食各类食物的参考摄入量是不同的。12 岁男生一日的能量参考摄入量为 2400kcal（10 042kJ），各类食物的参考摄入量见表 7-21。

② 奶类食物摄入量按照每 100g 各种奶类中蛋白质的含量与每 100g 鲜奶中蛋白质的含量（3g）的比作为系数，折算成鲜奶的量。折算公式：鲜奶量＝奶制品摄入量×蛋白质含量÷3。

③ 豆类及其制品摄入量按照每 100g 黄豆中蛋白质含量（35.1g）的比作为系数，折算成黄豆的量。折算公式为黄豆量＝豆制品摄入量×蛋白质含量÷35.1。南豆腐的蛋白质百分含量为 6.2%，30g 南豆腐折算黄豆量为 5.3g。熏干的蛋白质百分含量为 15.8%，30g 熏干折算黄豆量为 13.5g。

根据表 7-22 对食谱的食物结构进行分析。一般以食物的实际摄入量与膳食宝塔参考摄入量的比值为 90%～110%为宜。该 12 岁男生一日食谱中油脂、奶类、豆类、蔬菜和水果数量偏少，畜禽肉数量适中，蛋类、谷类薯类及杂豆数量略多，缺少水产类。

**2. 计算食谱的营养素含量**

从《中国食物成分表》中查出每 100g 食物所含营养素的量，算出每种食物所含营养素的量，计算公式：

食谱中某营养素含量＝$\sum$[食物量(g)×可食部分比例×100g食物中某营养素含量÷100]

以计算 150g 面粉中所含营养素为例，从《中国食物成分表》中查出小麦粉 100g 可食部为 100%，含能量 344kcal（1439kJ），蛋白质 11.2g，脂肪 1.5g，碳水化合物 73.6g，钙 31mg，铁 3.5mg，维生素 $B_1$ 0.28mg，维生素 $B_2$ 0.08mg，故 150g 面粉可提供：

能量＝150×344÷100＝516（kcal）

蛋白质＝150×11.2÷100＝16.8（g）

脂肪＝150×1.5÷100＝2.25（g）

碳水化合物＝150×73.6÷100＝110.4（g）

钙＝150×31÷100＝46.5（mg）

铁＝150×3.5÷100＝5.25（mg）

维生素 $B_1$＝150×0.28÷100＝0.42（mg）

维生素 $B_2$＝150×0.08÷100＝0.12（mg）

其他食物的计算方法和过程与此类似。计算出所有食物提供的营养素含量，分别累计相加，就得到该食谱提供的能量和营养素的总量。

注：计算过程可以采用 Excel 或其他营养编制软件处理。

**3. 评价营养素含量**

将食物中营养素含量的计算结果与《中国居民膳食营养素参考摄入量》（2013 版）中的同年龄、同性别人群的推荐摄入量（或适宜摄入量）和可耐受最高摄入量进行比较，从而评价营养素摄入水平，见表 7-24。

表 7-24 膳食营养素摄入量的评价

| 指标 | 能量/ kcal | 蛋白质/g | 脂肪/ % | 维生素 $B_1$/mg | 维生素 C/mg | 钙/mg | 铁/mg |
|---|---|---|---|---|---|---|---|
| 摄入量 | 2113 | 77.5 | 24.4 | 0.9 | 80 | 602.9 | 20 |
| 推荐摄入量 | 2350 | 40 | 25～30 | 1.3 | 90 | 1000 | 13 |
| （摄入量÷推荐摄入量）/ % | 89.9 | 193.7 | 偏低 | 69.2 | 88.9 | 60.9 | 133.3 |
| 可耐受最高摄入量 | — | — | — | — | 1400 | 2000 | 35 |

根据营养素的实际摄入量与营养素推荐摄入量（或适宜摄入量）的比较，评价营养素的摄入情况。其中，摄入量与推荐摄入量（或适宜摄入量）的比值大于 110%的营养素，需要比较摄入量与可耐受最高摄入量值的大小。如果摄入量大于可耐受最高摄入量值，可以判断该营养素摄入过量。该食谱提供的铁的摄入量符合要求，蛋白质摄入量偏高，能量、脂肪、维生素 $B_1$、维生素 C、钙的摄入量不足。

**4. 分析能量的来源**

根据蛋白质、脂肪、碳水化合物的能力折算系数，分别计算出蛋白质、脂肪和碳水化合物三种营养素提供的能量占总能量的比例。

蛋白质的供能比＝77.5（g）×4（kcal/g）÷2113（kcal）×100%≈14.7%

脂肪的供能比＝57.4（g）×9（kcal/g）÷2113（kcal）×100%≈24.4%

碳水化合物的供能比＝100%－14.7%－24.4%×100%≈60.9%

青少年蛋白质、脂肪、碳水化合物适宜的供能比分别为 12%～14%、25%～30%、50%～65%。该食谱的蛋白质、碳水化合物的摄入量比例比较合适，脂肪摄入量偏低。

**5. 分析蛋白质来源**

将来自动物性食物及豆类食物的蛋白质累计相加即为优质蛋白质的量，本例为 35g。食谱中总蛋白质为 77.5g。则，优质蛋白质占总蛋白质比例＝35÷77.5×100%≈45.2%。

优质蛋白质比例超过 1/3，可以认为优质蛋白质的供应量比较适宜。

**6. 分析脂肪来源**

计算动物来源的脂肪占脂肪总摄入量的比例，本例为 44.9%。

动物脂肪占脂肪总摄入量的比例少于 50%，可以认为脂肪来源合理。

**7. 计算三餐能量分布**

将早、中、晚三餐的所有食物提供的能量分别按餐次累计相加，得到每餐摄入的能量，然后除以全天摄入的总能量得到每餐提供能量占全天总能量的比例：

早餐供能比＝712÷2113×100%≈33.7%

午餐供能比＝760÷2113×100%≈36.0%

晚餐供能比＝100%－33.7%－36.0%＝30.3%

三餐能量的合理比例为 30%、40%、30%，说明该食谱的三餐能量分配比较适宜。

**8. 评价烹饪方法**

烹饪方法可以调整油、盐、糖的用量，也可以对味道和风味进行调整。无油炸、烧烤等烹调方法，但使用了熏干，烟熏食品对健康不利。

综合评价，该食谱食物种类较齐全，考虑了优质蛋白质的供应，脂肪的来源合理，三餐能量分配合理。但是，该食谱也存在着一些问题，如维生素 $B_1$、钙等营养素摄入量不足，需要调整。

### （三）食谱的调整

根据上述 12 岁男生一日食谱的评价，对食谱进行调整，下面介绍食谱调整的步骤和过程。

**1. 餐次能量比例的调整**

饮食要有合理的膳食能量分布，保证一天的能量和营养素均衡，将一天的食物总量根据用餐次数、时间，按照一定数量和质量进行分配。一般两餐时间间隔为 4～5h，不超过 6h，这与胃排空时间相近；我国多数地区居民习惯于一天吃三餐，三餐食物量的分配及间隔时间应该与作息时间和劳动状况相匹配，一般早餐 30%，晚餐、午餐占 30%～40%为宜，对于三餐两点的人群，可将早点合计到早餐中，将午点合计到午餐中来计算。

上述 12 岁男生的三餐能量的比例为 33.7%、36.0%、30.3%，该食谱的三餐能量分配比较适宜。

**2. 蛋白质的调整**

中国营养学会建议，不同人群的蛋白质推荐摄入量或摄入比例，如青少年蛋白质适宜的供能比为 12%～14%。对于处在生长发育期的儿童和青少年，还要求优质蛋白质占膳食蛋白质总量的 30%以上。

上述 12 岁男生的蛋白质供能比例为 14.7%，且优质蛋白质占总蛋白质比例为 45.2%，说明该食谱的蛋白质摄入量比例比较合适，优质蛋白质比例适宜。

**3. 脂肪的调整**

中国营养学会建议，不同人群的脂肪摄入比例，如 12 岁男生的脂肪适宜的供能比应为 25%～30%。脂肪调整需要考虑食用油的品种、脂肪酸的构成，其中动物源的脂肪应该在 50%以下。

上述 12 岁男生的脂肪供能比为 24.4%，其中动物脂肪占脂肪总摄入量的比例为 44.9%。可以认为脂肪来源合理，但是脂肪的供能比例略低。

**4. 其他营养素的调整**

各种营养素适宜的摄入比例为推荐摄入量（或适宜摄入量）的 90%～110%。营养素摄入量少于推荐摄入量（或适宜摄入量）的 90%，需要补充该营养素或富含该营养素的食物。营养素摄入量大于推荐摄入量（或适宜摄入量）的 110%，还需要比较营养素摄入量与可耐受最高摄入量值的关系，若营养素摄入量大于可耐受最高摄入量值，则判定该营养素摄入过量，需要减少该营养素的摄入。

上述 12 岁男生的食谱中，能量、脂肪、维生素 $B_1$、维生素 C、钙摄入不足，需要补充能量、脂肪及富含维生素 $B_1$、维生素 C 和钙的食物，以满足其生长发育的需要。

**5. 烹饪方法的调整**

烹饪方法可以调整油、盐、糖的用量，也可以根据味道和风味进行调整。应该尽量避免和减少油炸、烟熏、烧烤等烹调方法。同时还需要注意营养素的损失。

上述 12 岁男生摄入的食物中，熏干为烟熏制品，不宜食用。其他食材的选择及烹饪方法较适宜。

## （四）食物交换份法编制一周的食谱案例分析

食物交换份法简单易行，它是将常用食物按其所含营养素量的近似值归类，计算出每类食物每份所含的营养素值和食物质量，然后将每类食物的内容列出表格供交换使用，然后根据不同能量需要，按蛋白质、脂肪和碳水化合物的合理分配比例，计算出各类食物的交换份数和实际质量，并按每份食物等值交换代量表选择食物。

### 1. 食物交换份法的基本原则

人们按食物所提供的主要营养素的不同，将常用食品分为四个组（即谷薯组、果蔬组、肉蛋组、供热组）共八类（表 7-25）。食品交换份法的原则是等能量的食品可以进行交换，一般是同类食品进行交换，即每类食品交换份的食品所含的能量相似（一般定为 90kcal，即 377kJ），每个交换份的同类食品中蛋白质、脂肪、碳水化合物等营养素含量相似。因此，在制定食谱时同类的各种食品可以相互交换（表 7-26～表 7-29）。

**表 7-25 各类食物交换份的营养价值**

| 组别 | 类别 | 每份质量/g | 能量/kcal | 蛋白质/g | 脂肪/g | 碳水化合物/g | 主要营养素 |
|---|---|---|---|---|---|---|---|
| 谷薯组 | 谷薯类 | 25 | 90 | 2.0 | — | 20.0 | 碳水化合物、膳食纤维 |
| 蔬果组 | 蔬菜类 | 500 | 90 | 5.0 | — | 17.0 | 维生素、膳食纤维、矿物质 |
| | 水果类 | 200 | 90 | 1.0 | — | 21.0 | |
| 肉蛋组 | 大豆类 | 25 | 90 | 9.0 | 4.0 | 4.0 | 蛋白质、脂肪 |
| | 奶制品 | 160 | 90 | 5.0 | 5.0 | 6.0 | |
| | 肉蛋类 | 50 | 90 | 9.0 | 6.0 | — | |
| 油脂组 | 坚果类 | 15 | 90 | 4.0 | 7.0 | 2.0 | 脂肪、蛋白质 |
| | 油脂类 | 10 | 90 | — | 10.0 | — | 脂肪 |

一般在四组食品内部可互换，但若跨组进行交换将影响平衡膳食原则。水果一般不和蔬菜交换，因水果含糖量高，且水果中其他矿物质含量多低于蔬菜，故不能用水果代替蔬菜。硬果类脂肪含量高，如食用少量硬果可减少烹调油使用量。

### 2. 各类食物的每单位食物交换代量表

**表 7-26 谷薯组食物交换代量**

| 食物类别 | 食品名称 | 质量/g | 食品名称 | 质量/g |
|---|---|---|---|---|
| 谷薯类食物（每份供能 90kcal）、蛋白质 2g、碳水化合物 20g，脂肪可忽略不计 | 大米、小米、糯米、薏米 | 25 | 绿豆、红豆、芸豆、干豌豆 | 25 |
| | 高粱米、玉米碴 | 25 | 干粉条、干莲子 | 25 |
| | 面粉、米粉、玉米粉 | 25 | 油条、油饼、苏打饼干 | 25 |
| | 混合面 | 25 | 烧饼、烙饼、馒头 | 35 |

续表

| 食物类别 | 食品名称 | 质量/g | 食品名称 | 质量/g |
|---|---|---|---|---|
| 谷薯类食物（每份供能 90kcal）、蛋白质 2g、碳水化合物 20g，脂肪可忽略不计 | 燕麦片、莜麦面 | 25 | 咸面包、窝窝头，生面条、魔芋条 | 35 |
| | 荞麦面、苦荞面 | 25 | 茨菇 | 35 |
| | 各种挂面、龙须面 | 25 | 马铃薯、山药、藕、芋艿 | 75 |
| | 通心粉 | 25 | 米饭 | 130 |
| | 荸荠 | 150 | 凉粉 | 300 |

**表 7-27　蔬果组食物交换代量**

| 食物类别 | 食品名称 | 质量/g | 食品名称 | 质量/g |
|---|---|---|---|---|
| 蔬菜类食物（每份供能 90kcal）、蛋白质 5g、碳水化合物 17g | 大白菜、圆白菜、菠菜、油菜 | 500 | 白萝卜、青椒、茭白 | 400 |
| | 韭菜、茴香、茼蒿、鸡毛菜 | 500 | 冬笋、南瓜、花菜 | 350 |
| | 芹菜、苤蓝、莴苣笋、油菜苔 | 500 | 鲜豇豆、扁豆、四季豆 | 250 |
| | 西葫芦、番茄、冬瓜、苦瓜 | 500 | 胡萝卜、洋葱、蒜苗 | 200 |
| | 黄瓜、茄子、丝瓜、莴笋 | 500 | 山药、荸荠、凉薯 | 150 |
| | 芥蓝菜、瓢儿菜、塌棵菜 | 500 | 芋头 | 100 |
| | 空心菜、苋菜、雪里蕻、龙须菜 | 500 | 毛豆、鲜豌豆 | 70 |
| | 绿豆芽、鲜蘑菇、水浸海带 | 500 | 百合 | 50 |
| 水果类食物（每份供能 90kcal）、蛋白质 1g、碳水化合物 21g，脂肪可忽略不计 | 西瓜 | 750 | 李子、杏 | 200 |
| | 草莓、阳桃 | 300 | 葡萄、樱桃 | 200 |
| | 鸭梨、杏、柠檬 | 250 | 橘子、橙子 | 200 |
| | 柚子、枇杷 | 225 | 梨、桃、苹果 | 200 |
| | 猕猴桃、菠萝 | 200 | 柿子、香蕉、鲜荔枝 | 150 |

**表 7-28　肉蛋组食物交换代量**

| 食物类别 | 食品名称 | 质量/g | 食品名称 | 质量/g |
|---|---|---|---|---|
| 肉类（每供能 90kcal）、蛋白质 9g、脂肪 6g） | 熟火腿、香肠、肉松 | 20 | 鸭蛋、松花蛋（1 枚，带壳） | 60 |
| | 肥瘦猪肉 | 25 | 鹌鹑蛋（6 枚，带壳） | 60 |
| | 熟叉烧肉（无糖）、午餐肉 | 35 | 鸡蛋清 | 150 |
| | 熟酱牛肉、酱鸭、肉肠 | 35 | 带鱼、鲤鱼、甲鱼、比目鱼、草鱼 | 80 |
| | 瘦猪、牛、羊肉 | 50 | 大黄鱼、鳝鱼、黑鲢、鲫鱼 | 80 |
| | 带骨排骨 | 70 | 河蚌、蚬子、豆腐、豆腐脑 | 200 |
| | 鸭肉、鸡肉、鹅肉 | 50 | 对虾、清虾、鲜贝、蛤蜊肉 | 100 |
| | 兔肉 | 100 | 蟹肉、水浸鱿鱼、老豆腐 | 100 |
| | 鸡蛋（1 枚，带壳） | 60 | 水浸海参 | 350 |

续表

| 食物类别 | 食品名称 | 质量/g | 食品名称 | 质量/g |
|---|---|---|---|---|
| 豆/奶类食物（每份供能 90kcal）、蛋白质 9g、脂肪 4g、碳水化合物 4g） | 全脂奶粉 | 20 | 酸牛奶 | 150 |
| | 脱脂奶粉 | 25 | 淡全脂牛奶 | 150 |
| | 豆浆粉 | 25 | 牛奶 | 245 |
| | 干黄豆 | 25 | 豆浆 | 400 |
| | 嫩豆腐（南豆腐） | 150 | 北豆腐 | 100 |
| | 豆腐丝 | 50 | 油豆腐 | 30 |
| | 豆腐干 | 50 | 腐竹 | 20 |
| | 内酯豆腐 | 150 | — | — |

**表 7-29 油脂组食物交换代量**

| 食物类别 | 食品名称 | 质量/g | 食品名称 | 质量/g |
|---|---|---|---|---|
| 油脂类（每份供能 90kcal）、脂肪 10g | 花生油、香油（1 汤勺） | 10 | 猪油 | 10 |
| | 玉米油、菜籽油（1 汤勺） | 10 | 牛油 | 10 |
| | 豆油（1 汤勺） | 10 | 羊油 | 10 |
| | 红花油（1 汤勺） | 10 | 黄油 | 10 |
| | 核桃仁 | 15 | 葵花籽（带壳） | 25 |
| | 杏仁、芝麻酱、松子仁 | 15 | 西瓜子（带壳） | 40 |
| | 花生米 | 15 | — | — |

**3. 确定用餐对象的全日能量需要量**

根据个人年龄、性别、身高、体重、劳动强度及季节等情况适当调整。特殊人群的能量需求（kcal）为超重肥胖者膳食能量每大应减少约 1/3，一般女性 1000～1200kcal，男性 1200～1600kcal；或比日常摄入能量低 300～500kcal。高血压、糖尿病等慢性病患者膳食能量可按 25～30kcal（kg · bw）计算，脑卒中患者能量的摄入量可按 20～35kcal（kg · bw）计算。

**4. 根据用餐对象能量水平计算其每日所需食物交换份份数**

不同能量级别人群食物交换份的需要量见表 7-30。

**表 7-30 不同能量级别人群食物交换份的需要量**

| 不同能量水平<br>能量需要量 | 女性Ⅰ 1800kcal | | 女性Ⅱ 2100kcal | | 女性Ⅲ 2400kcal | | 男性Ⅰ 2250kcal | | 男性Ⅱ 2600kcal | | 男性Ⅲ 3000kcal | |
|---|---|---|---|---|---|---|---|---|---|---|---|---|
| | 质量/g | 单位/份 | 质量/g | 单位/份 | 质量/g | 单位/份 | 质量/g | 单位/份 | 质量/g | 单位/份 | 质量/g | 单位/份 |
| 总交换份数 | — | 20 | — | 23.5 | — | 27 | — | 25 | — | 29 | — | 33 |
| 谷薯类 | 250 | 10 | 300 | 12 | 338 | 13.5 | 325 | 13 | 350 | 14 | 425 | 18 |
| 大豆类 | 30 | 1 | 30 | 1 | 30 | 1 | 30 | 1 | 45 | 1.5 | 45 | 1.5 |
| 蔬菜类 | 300 | 1 | 350 | 1 | 450 | 1.5 | 350 | 1 | 450 | 1.5 | 450 | 1.5 |

续表

| 不同能量水平能量需要量 | 女性Ⅰ 1800kcal | | 女性Ⅱ 2100kcal | | 女性Ⅲ 2400kcal | | 男性Ⅰ 2250kcal | | 男性Ⅱ 2600kcal | | 男性Ⅲ 3000kcal | |
|---|---|---|---|---|---|---|---|---|---|---|---|---|
| | 质量/g | 单位/份 | 质量/g | 单位/份 | 质量/g | 单位/份 | 质量/g | 单位/份 | 质量/g | 单位/份 | 质量/g | 单位/份 |
| 水果类 | 200 | 1 | 300 | 1.5 | 400 | 2 | 400 | 2 | 400 | 2 | 400 | 2 |
| 肉禽类 | 50 | 1 | 50 | 1 | 75 | 1.5 | 50 | 1 | 100 | 2 | 100 | 2 |
| 蛋类 | 25 | 0.5 | 50 | 1 | 50 | 1 | 50 | 1 | 50 | 1 | 50 | 1 |
| 水产类 | 50 | 1 | 75 | 1.5 | 75 | 1.5 | 75 | 1.5 | 100 | 2 | 100 | 2 |
| 奶类 | 300 | 2 | 300 | 2 | 300 | 2 | 300 | 2 | 300 | 2 | 300 | 2 |
| 烹调油 | 25 | 2.5 | 25 | 2.5 | 30 | 3 | 25 | 2.5 | 30 | 3 | 30 | 3 |

例如，对于从事舞蹈工作的女性演员，其能量需要量为2400kcal（10 042kJ），其需要摄入的总食物交换份数为（2400/90＝27份）27份，即需要摄入13.5（338/25）份谷薯类食物交换份、1份豆类食物交换份、1.5份蔬菜类交换份、2份水果类食物交换份、4份肉禽蛋鱼虾等动物性食物交换份、2份奶类交换份、3份油脂类，这相当于约谷类338g、豆类及豆制品30g、蔬菜450g、水果400g、肉禽类75g、蛋类50g、鱼虾类75g、奶类及奶制品300g、油脂30。值得注意的是，食物交换代量表的交换单位不同，折合的食物交换份数也不同。

这些食物分配到一日三餐中可以做如下安排。

早餐：馒头（面粉60g）、小米红薯粥（大米25g、红薯60g、小米10g）、牛奶300g、鸡蛋1个。

加餐：葡萄200g。

午餐：饺子（牛肉50g、白菜200g）、红豆黑米饭（黑米50g、白米50g、红豆10g）、芹菜千张（芹菜150g、千张14g）、烧鲫鱼75g。

加餐：苹果200g。

晚餐：米饭（大米100g）、北豆腐60g、肉丝炒莴笋（肉丝25g、莴笋100g）（全日烹调用油30g）。

该一日食谱见表7-31。

**表7-31 某重体力劳动成年女子一日食谱举例**

| 餐次 | 食物名称 | 可食部用量/g |
|---|---|---|
| 早餐 | 馒头 | 面粉60 |
| | 小米红薯粥 | 大米25 |
| | | 红薯60 |
| | | 小米10 |
| | 牛奶 | 牛奶300 |
| | 鸡蛋 | 鸡蛋50 |
| 加餐 | 葡萄 | 葡萄200 |

续表

| 餐次 | 食物名称 | 可食部用量/g |
|---|---|---|
| 午餐 | 饺子 | 牛肉 50 |
| | | 白菜 200 |
| | 红豆黑米饭 | 黑米 50 |
| | | 白米 50 |
| | | 红豆 10 |
| | 芹菜千张 | 芹菜 150 |
| | | 千张 14 |
| | 鲫鱼 | 鲫鱼 75 |
| 加餐 | 苹果 | 苹果 200 |
| 晚餐 | 米饭 | 大米 100 |
| | 北豆腐 | 北豆腐 60 |
| | 肉丝炒莴笋 | 瘦猪肉肉丝 25 |
| | | 莴笋 100 |
| 全天 | 植物油 | 豆油 30 |

食物交换份法是一个比较粗略的方法，实际应用中，可将计算法与食物交换份法结合使用，首先用计算法确定食物的需要量，然后用食物交换份法确定食物种类及数量。

**5. 编制一周食谱**

通过食物的同类互换，可以以一日食谱为模本，设计出一周食谱。利用食物交换份法将一日食谱编制为一周食谱，见表 7-32。

**表 7-32 某轻休力劳动成年男子一周食谱**

| 餐次 | 一 | 二 | 三 | 四 | 五 | 六 | 七 |
|---|---|---|---|---|---|---|---|
| 早餐 | 馒头（面粉150g）；大米粥（大米25g）；牛奶250g；鸡蛋50g；葡萄200g | 二米粥（大米50g、小米75g）；面包75g；酸奶200g；鸭蛋50g；李子200g | 鸡蛋挂面（挂面100g、鸡蛋50g）；馒头（面粉75g）；牛奶（奶粉30g）；香蕉200g | 玉米面100g；高粱米75g；牛奶 250g；鸡蛋50g；苹果200g | 鸡蛋炒饭（米饭 175g、鸡蛋 50g）；酸奶 200g；桃200g | 凉粉 750g；面包 188g；牛奶 250g；鸭蛋50g；橙子200g | 土豆 250g；馒头（面粉125g）；牛奶（奶粉30g）；水煮蛋50g；橘子200g |
| 午餐 | 饺子（牛肉50g、白菜200g）；小米粥（小米25g）；芹菜千张（芹菜150g、千张14g）；鲫鱼75g；苹果200g | 米饭（大米100g）；菠菜肉丝（菠菜200g、肉丝50g）；紫菜海米汤（紫菜15g、海米75g）；香蕉200g | 米饭（大米100g）；蒜苗烧牛肉（蒜苗80g、牛肉75g）；海虾冬瓜汤（海虾50g、冬瓜75g）；葡萄200g | 米饭（大米125g）；豆芽炒肉丝（绿豆芽150g、肉丝25g）；胡萝卜烧羊肉（胡萝卜80g、羊肉）50g；豆浆 125g；橙子200g | 花卷100g；柿子椒炒肉（柿子椒150g、瘦肉50g）；醋熘白菜（白菜150g）；番茄蛋汤（番茄50g、鸡蛋15g）；橘子200g | 馒头（面粉120g）；红烧带鱼（带鱼75g）；醋溜土豆丝（土豆100g）；菠菜汤（菠菜75g）；橘子200g | 挂面（100g）；素三丁（竹笋75g、胡萝卜50g、黄瓜75g）；韭菜鸡蛋汤（韭菜50g、鸡蛋15g）；清蒸鲤鱼（75g），香蕉200g |

续表

| 餐次 | 一 | 二 | 三 | 四 | 五 | 六 | 七 |
|---|---|---|---|---|---|---|---|
| 晚餐 | 米饭（大米150g）；北豆腐60g；肉丝炒莴笋(瘦猪肉25g、莴笋100g) | 青菜肉丝挂面(挂面75g、肉丝25g、青菜100g)；韭菜千张(韭菜150g、千张33g) | 花卷（面粉50g)；虾皮紫菜汤（紫菜5g、虾皮25g)；烧小白菜（小白菜175g、粉丝20g、腐竹10g) | 馒头（面粉50g)；凉拌海带（海带70g)；鲫鱼豆腐汤（鲫鱼75g、南豆腐100g) | 米饭（大米125g)；红烧茄子（茄子150g、瘦肉25g)、麻婆豆腐（南豆腐170g) | 绿豆粥(绿豆15g、大米25g)；炒豌豆(豌豆100g、肉片50g)；白菜豆腐(白菜175g、北豆腐80g) | 小米粥(小米25g)；肉片烩蘑菇（肉片50g、蘑菇200g)；清炒雪里蕻(雪里蕻100g) |
| 全天 | 豆油30g | 菜籽油30g | 花生油30g | 豆油30g | 花生油30g | 菜籽油30g | 豆油30g |

**6. 评价一周食谱**

把一周所食的食物和食物所含的营养素相加，按照食谱的评价方法对食物的种类、营养素摄入量的多少、能量来源及三餐能量分布、蛋白质来源、脂肪来源、烹饪方法等进行分析评价，发现问题及时调整。

## 二、实训准备

（1）《中国食物成分表》《中国居民膳食营养素参考摄入量》、笔记本、记录本、计算器。

（2）调查当地市场应季提供的食物品种。

（3）列出已选择的食物，并查询《中国食物成分表》，确定每种食物的营养成分。

## 三、实训步骤

### （一）食谱设计

**1. 使用计算法为7岁男生编制一份早餐食谱**

该学生希望早餐主食为面食，同时有鸡蛋、牛奶、蔬菜等。为了保证他的营养需要，营养师拟以小麦粉、鸡蛋、牛奶、青菜等为其进行膳食设计，其中鸡蛋提供的蛋白质占动物性食物提供蛋白质的比例为40%，学生早餐能量约为全日能量的25%，蛋白质提供的能量占能量的15%，脂肪为25%。请根据表7-33和表7-34确定该学生早餐标准粉、鸡蛋、牛奶的数量（以克计，取整数）（请写出具体计算过程，计算过程中保留一位小数）。

**表7-33 能量的推荐摄入量（kcal）**

| 年龄/岁 | 男 | 女 |
|---|---|---|
| 6～ | 1400 | 1250 |
| 7～ | 1500 | 1350 |
| 8～ | 1650 | 1450 |

表 7-34 部分食物成分（以 100g 可食部计）

| 食物名称 | 食部/% | 能量/kcal | 蛋白质/g | 脂肪/g | 碳水化合物/g |
|---|---|---|---|---|---|
| 小麦粉 | 100 | 344 | 11.2 | 1.5 | 73.8 |
| 鸡蛋 | 88 | 144 | 13.3 | 8.8 | 2.8 |
| 牛奶 | 100 | 54 | 3.0 | 3.2 | 3.4 |

**2. 使用食物交换份法进行个人的食谱编制**

（1）表 7-35 是该用餐对象某日的食谱，根据表中所提供的信息，分析食谱中谷类食物、蔬菜水果类食物、动物性食物、豆类食物、油类食物各有多少份。

（2）试用食物交换份法为该用餐对象设计一周的食谱。根据食物交换份法的基本原则和食物不重复的原则，将所有的食物全部进行更新，以制定全新的一日食谱，要求早餐主食为大米、午餐主食为大米、晚餐主食为挂面。

表 7-35 一日食谱

<table>
<tr><th>餐次</th><th>饭菜名称</th><th>食物名称/可食部用量/g</th></tr>
<tr><td rowspan="2">早餐</td><td>牛奶</td><td>牛奶 250</td></tr>
<tr><td>面包</td><td>面包 150</td></tr>
<tr><td rowspan="4">午餐</td><td rowspan="4">饺子</td><td>面粉 100</td></tr>
<tr><td>瘦猪肉 50</td></tr>
<tr><td>白菜 250</td></tr>
<tr><td>豆腐 350</td></tr>
<tr><td rowspan="5">晚餐</td><td>小米粥</td><td>小米 50</td></tr>
<tr><td>米饭</td><td>大米 150</td></tr>
<tr><td>鸡蛋</td><td>鸡蛋 2 个</td></tr>
<tr><td rowspan="2">芹菜炒豆腐干</td><td>芹菜 250</td></tr>
<tr><td>豆腐干 12.5</td></tr>
<tr><td>加餐</td><td>苹果</td><td>苹果 125</td></tr>
<tr><td>全日用油</td><td>豆油</td><td>豆油 25</td></tr>
<tr><td colspan="3">全天食用盐：≤6g</td></tr>
</table>

## （二）食谱评价

**1. 老年人三日食谱综合评价**

表 7-36 是某营养师为老年人制定的三日食谱，请对其合理性进行评价。

表 7-36 老年人三日食谱

| 餐次 | 周一 | 周二 | 周三 |
|---|---|---|---|
| 早餐 | 山药粥、发糕、卤蛋 | 红枣粥、椒盐卷、咸鸡蛋、咸菜 | 甘薯、玉米粥、馒头、香肠、酱豆腐 |
| 中餐 | 米饭、沙锅豆腐、素炒圆白菜、桃子 | 米饭、香菇炖鸡、炒胡萝卜丝 | 水饺、拌菜心 |
| 加餐 | 牛奶、面包 | 牛奶、面包 | 牛奶、饼干 |
| 晚餐 | 鸡蛋挂面汤、葱油花卷、胡萝卜炒肉丝、烧白菜 | 玉米粥、馒头、海米木耳烧菜心 | 米饭、蕃茄炒鸡蛋、素炒三丝 |

请根据老年人的生理特点、营养需要与膳食安排，分析该食谱需要修改的地方，并说明原因。

**2. 7 岁女孩三日食谱综合评价**

一个 7 岁女孩，身高 140cm，体重 38kg。膳食问卷调查发现其三日内摄入的食物如下：大米 0.3kg、猪肉（肥瘦）0.1kg、面粉 0.1kg、鸡蛋 0.15kg、油菜 0.3kg、芹菜 0.3kg、菜籽油 0.1kg、牛奶 0.6kg、豆腐 0.6kg、苹果 0.6kg。每 100g 食物中所含营养素见表 7-37。

**表 7-37 每 100g 食物中所含的营养素**

| 食物名称 | 可食部/% | 能量/kcal | 蛋白质/g | 脂肪/g | 碳水化合物/g | 维生素 A/μgRE | 硫胺素/mg | 维生素 C/mg | 钙/mg | 铁/mg |
|---|---|---|---|---|---|---|---|---|---|---|
| 稻米 | 100 | 346 | 7.4 | 0.8 | 77.6 | 0.11 | 0.22 | 0 | 13 | 2.3 |
| （小麦）粉 | 100 | 344 | 11.2 | 1.5 | 73.6 | 0 | 0.28 | 0 | 31 | 3.5 |
| 油菜 | 87 | 20 | 1.6 | 0.4 | 3.3 | 90 | 0.03 | 31.3 | 94 | 1 |
| 菜籽油 | 100 | 899 | 0.0 | 99.9 | 0.0 | 0 | 0.0 | 0 | 9 | 3.7 |
| 豆腐 | 100 | 81 | 8.1 | 3.7 | 4.2 | 0 | 0.04 | 0 | 164 | 1.9 |
| 猪肉（肥瘦） | 100 | 395 | 13.2 | 7.7 | 2.4 | 18 | 0.22 | 0 | 6 | 1.6 |
| 鸡蛋 | 88 | 127 | 11.7 | 8.8 | 2.5 | 206 | 0.1 | 0 | 49 | 1.8 |
| 芹菜 | 66 | 9 | 0.5 | 0.1 | 2.6 | 7 | 0.01 | 7.9 | 32 | 0.5 |
| 牛奶 | 100 | 54 | 3.0 | 3.2 | 3.4 | 24 | 0.03 | 1 | 104 | 0.3 |
| 苹果 | 76 | 40 | 0.2 | 0.2 | 10.3 | 2 | 0.05 | 3.0 | 3 | 0.5 |

（1）请评价该女孩的膳食组成能否满足其能量和各种营养素的需要（从能量、蛋白质、维生素 A、钙、铁几方面考虑）。

该女孩膳食的能量和各种营养素的实际摄取量（请填表 7-38，数值单位同前）

**表 7-38 该女孩膳食的能量和各种营养素的实际摄取量**

| 营养素 | 能量 | 蛋白质 | 维生素 A | 维生素 $B_1$ | 维生素 C | 钙 | 铁 |
|---|---|---|---|---|---|---|---|
| 参考摄入量 | | | | | | | |
| 实际摄入量 | | | | | | | |

（2）请评价该女孩膳食能量来源的是否合理（请填表 7-39）。

**表 7-39 膳食能量来源**

| 膳食能量来源 | 蛋白质 | 脂肪 | 碳水化合物 |
|---|---|---|---|
| 合理的能量来源分配比例/% | | | |
| 该女孩膳食的能量来源比例/% | | | |

（3）请评价该女孩膳食蛋白质来源是否合理，请填表 7-40。

表 7-40 膳食蛋白质来源

| 膳食蛋白质来源 | 谷类 | 豆类 | 动物类 | 其他 |
| --- | --- | --- | --- | --- |
| 占蛋白质总摄入量的比例/ % | | | | |

（4）该膳食组成是否合理，请进行综合评价，并提出改进措施。

## （三）计算法编制大学生一日食谱并进行评价

（1）判断体型，确定就餐者的能量需要量。了解就餐者的年龄、性别、职业、生理状况和体力活动情况，正常体重者可从中国居民膳食能量需要量表中直接查到相应的能量需要量值。

（2）计算全天蛋白质、脂肪、碳水化合物供给量。适宜的膳食能量构成：蛋白质为10%～15%，脂肪为20%～30%，碳水化合物为50%～65%。碳水化合物供给量（g）＝全日能量需要量（kcal）×碳水化合物占总能量比（%）÷4（kcal/g）；脂肪供给量（g）＝全日能量需要量（kcal）×脂肪占总能量比（%）÷9（kcal/g）；蛋白质供给量（g）＝全日能量需要量（kcal）×蛋白质占总能量比（%）÷4（kcal/g）。

（3）根据餐次比计算每餐供能营养素目标。成人的餐次分配比：早餐为25%～30%，午餐为30%～40%，晚餐为30%～40%。早、中、晚餐（点）供能营养素摄入量目标：各餐次的能量（kcal）＝能量需要量（kcal）×各餐次比（%）；各餐产能营养素供给量（g）＝产能营养素总供给量（g）×各餐次比（%）。

（4）确定主食品种和质量。已知产能营养素需要量，根据《中国食物成分表》，就可以确定主食的品种和质量。主食一般选用米、面，各餐主食数量主要根据主食原料中的碳水化合物含量确定。

主食质量＝膳食中碳水化合物目标量÷某食物碳水化合物的含量

（5）确定副食品种和数量。

① 主食蛋白质的量＝∑某食物质量×某食物蛋白质含量。

② 副食中蛋白质供给量（g）＝蛋白质摄入目标量（g）－主食蛋白质提供量（g）。

③ 设定副食中蛋白质分别由动物性食物和豆制品供给，如3/4和1/4，据此分别求出各自蛋白质的供给量。

④ 查表并计算各类动物性食物和豆制品的量。

某副食质量＝副食中蛋白质供给量×某食物供给比例÷某食物蛋白质含量

（6）配备蔬菜。设计蔬菜的品种和数量，要考虑主要微量营养素、膳食纤维的含量。蔬菜的品种和数量可根据地域、季节等市场供应，以及与动物性食物和豆制品配菜的需要来确定。

（7）油和盐。

首先要考虑所选食物中已含有多少脂肪和盐（钠），再计算烹调油和调味品的量。

烹调油的供给量＝全日脂肪供给量－食物脂肪已提供量

（8）食谱编制。

（9）食品能量和营养素计算。

（10）食谱评价与调整。

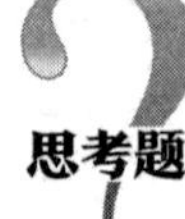


1. 简述食谱编制的理论依据。
2. 食谱编制的主要方法有哪几种？
3. 简述食物交换份法编制食谱的步骤。
4. 简述计算法编制食谱的步骤。
5. 简述食谱评价和调整的依据。

# 参 考 文 献


葛可佑，2005．中国营养师培训教材［M］．北京：人民卫生出版社．

江育萍，2016．临床营养学［M］．北京：中国医药科技出版社．

冷言冰，韩琴，刘新，2015．预防医学专业技能训练与实习指南［M］．西安：西南交通大学出版社．

刘剑英，杨元平，易龙，等，2013．中西医结合营养学［M］．北京：科学技术文献出版社．

苏爱梅，孙健乐，2013．食品营养与健康［M］．北京：中国质检出版社，中国标准出版社．

孙长颢，2007．营养与食品卫生学［M］．北京：人民卫生出版社．

孙桂菊，李群，2013．护理营养学［M］．南京：东南大学出版社．

孙远明，2006．食品营养学［M］．北京：科学出版社．

孙远明，余群力，2002．食品营养学［M］．北京：中国农业大学出版社．

田克勤，2007．食品营养与卫生［M］．3版．大连：东北财经大学出版社．

王尔茂，苏新国，2015，食品营养与健康［M］．2版．北京：科学出版社．

韦莉萍，2008．公共营养师［M］．广州：广东经济出版社．

吴坤，2006．营养与食品卫生学［M］．5版．北京：人民卫生出版社．

杨月欣，王光亚，潘兴昌，2009．中国食物成分表［M］．北京：北京大学医学出版社．

中国就业培训技术指导中心，2012．公共营养师［M］．2版．北京：中国劳动社会保障出版社．

中国营养学会，2006．中国居民膳食营养素参考摄入量［M］．北京：中国轻工业出版社．

中国营养学会，2014．中国居民膳食营养素参考摄入量（2013版）［M］．北京：科学出版社．

# 附录 中国居民膳食营养素参考摄入量分类总表（2013版）

附表 1-1 中国居民膳食能量需要量（EER）

| 年龄/岁 | 男性身体活动水平（PAL） | | | | | | 女性身体活动水平（PAL） | | | | | |
|---|---|---|---|---|---|---|---|---|---|---|---|---|
| | 轻（I） | | 中（II） | | 重（III） | | 轻（I） | | 中（II） | | 重（III） | |
| | MJ/d | kcal/d | MJ/d | kcal/d | MJ/d | kcal/d | MJ/d | kcal/d | MJ/d | kcal/d | MJ/d | kcal/d |
| 0～ | — | — | 0.38① | 90② | — | — | — | — | 0.38① | 90② | — | — |
| 0.5～ | — | — | 0.33① | 80② | — | — | — | — | 0.33① | 80② | — | — |
| 1～ | — | — | 3.77 | 900 | — | — | — | — | 3.35 | 800 | — | — |
| 2～ | — | — | 4.60 | 1100 | — | — | — | — | 4.18 | 1000 | — | — |
| 3～ | — | — | 5.23 | 1250 | — | — | — | — | 5.02 | 1200 | — | — |
| 4～ | — | — | 5.44 | 1300 | — | — | — | — | 5.23 | 1250 | — | — |
| 5～ | — | — | 5.86 | 1400 | — | — | — | — | 5.44 | 1300 | — | — |
| 6～ | 5.86 | 1400 | 6.69 | 1600 | 7.53 | 1800 | 5.23 | 1250 | 6.07 | 1450 | 6.90 | 1650 |
| 7～ | 6.28 | 1500 | 7.11 | 1700 | 7.95 | 1900 | 5.65 | 1350 | 6.49 | 1550 | 7.32 | 1750 |
| 8～ | 6.90 | 1650 | 7.74 | 1850 | 8.79 | 2100 | 6.07 | 1450 | 7.11 | 1700 | 7.95 | 1900 |
| 9～ | 7.32 | 1750 | 8.37 | 2000 | 9.41 | 2250 | 6.49 | 1550 | 7.53 | 1800 | 8.37 | 2000 |
| 10～ | 7.53 | 1800 | 8.58 | 2050 | 9.62 | 2300 | 6.90 | 1650 | 7.95 | 1900 | 9.00 | 2150 |
| 11～ | 8.58 | 2050 | 9.83 | 2350 | 10.88 | 2600 | 7.53 | 1800 | 8.58 | 2050 | 9.62 | 2300 |
| 14～ | 10.46 | 2500 | 11.92 | 2850 | 13.39 | 3200 | 8.37 | 2000 | 9.62 | 2300 | 10.67 | 2550 |
| 18～ | 9.41 | 2250 | 10.88 | 2600 | 12.55 | 3000 | 7.53 | 1800 | 8.79 | 2100 | 10.04 | 2400 |
| 50～ | 8.79 | 2100 | 10.25 | 2450 | 11.72 | 2800 | 7.32 | 1750 | 8.58 | 2050 | 9.83 | 2350 |
| 65～ | 8.58 | 2050 | 9.83 | 2350 | — | — | 7.11 | 1700 | 8.16 | 1950 | — | — |
| 80～ | 7.95 | 1900 | 9.20 | 2200 | — | — | 6.28 | 1500 | 7.32 | 1750 | — | — |
| 孕妇（1～12周） | — | — | — | — | — | — | 7.53 | 1800 | 8.79 | 2100 | 10.04 | 2400 |
| 孕妇（13～27周） | — | — | — | — | — | — | 8.79 | 2100 | 10.04 | 2400 | 11.29 | 2700 |
| 孕妇（≥28周） | — | — | — | — | — | — | 9.41 | 2250 | 10.67 | 2550 | 11.92 | 2850 |
| 乳母 | — | — | — | — | — | — | 9.62 | 2300 | 10.88 | 2600 | 12.13 | 2900 |

①的单位为MJ/（kg·d），②的单位为kcal/（kg·d）。

**附表 1-2　中国居民膳食蛋白质参考摄入量（DRIs）**

| 年龄/岁 | 男性 | | 女性 | |
|---|---|---|---|---|
| | EAR | RNI | EAR | RNI |
| | g/d | g/d | g/d | g/d |
| 0～ | — | 9（AI） | — | 9（AI） |
| 0.5～ | 15 | 20 | 15 | 20 |
| 1～ | 20 | 25 | 20 | 25 |
| 2～ | 20 | 25 | 20 | 25 |
| 3～ | 25 | 30 | 25 | 30 |
| 4～ | 25 | 30 | 25 | 30 |
| 5～ | 25 | 30 | 25 | 30 |
| 6～ | 25 | 35 | 25 | 35 |
| 7～ | 30 | 40 | 30 | 40 |
| 8～ | 30 | 40 | 30 | 40 |
| 9～ | 40 | 45 | 40 | 45 |
| 10～ | 40 | 50 | 40 | 50 |
| 11～ | 50 | 60 | 45 | 55 |
| 14～ | 60 | 75 | 50 | 60 |
| 18～ | 60 | 65 | 50 | 55 |
| 孕妇（1～12 周） | — | — | 50 | 55 |
| 孕妇（13～27 周） | — | — | 60 | 60 |
| 孕妇（≥28 周） | — | — | 75 | 85 |
| 乳母 | — | — | 70 | 80 |

注："—" 表示未制定。

附表 1-3　中国居民膳食脂肪、脂肪酸参考摄入量（DRIs）和可接受范围（AMDR）

| 年龄/岁 | 脂肪 | 饱和脂肪酸 | *n*-6 多不饱和脂肪酸[①] | | *n*-3 多不饱和脂肪酸 | |
|---|---|---|---|---|---|---|
| | AMDR | U-AMDR | AI | AMDR | AI[②] | AMDR |
| | %E | %E | %E | %E | %E | %E |
| 0～ | 48（AI） | — | 7.3 | — | 0.87 | — |
| 0.5～ | 40（AI） | — | 6.0 | — | 0.66 | — |
| 1～ | 35（AI） | — | 4.0 | — | 0.60 | — |
| 4～ | 25～30 | 8 | 4.0 | — | 0.60 | — |
| 7～ | 25～30 | 8 | 4.0 | — | 0.60 | — |
| 18～ | 20～30 | 10 | 4.0 | 2.5～9 | 0.60 | 0.5～2.0 |
| 60～ | 20～30 | 10 | 4.0 | 2.5～9 | 0.60 | 0.5～2.0 |
| 孕妇和乳母 | 20～30 | 10 | 4.0 | 2.5～9 | 0.60 | 0.5～2.0 |

①表示亚油酸的数值，②表示 α-亚麻酸的数值。

附表 1-4　中国居民膳食碳水化合物参考摄入量（DRIs）和可接受范围（AMDR）

| 年龄/岁 | 碳水化合物 | | 添加糖 |
|---|---|---|---|
| | EAR | AMDR | AMDR |
| | g/d | %E | %E |
| 0～ | 60（AI） | 60（AI，g） | — |
| 0.5～ | 80（AI） | 85（AI，g） | — |
| 1～ | 120 | 50～65 | — |
| 4～ | 120 | 50～65 | <10 |
| 7～ | 120 | 50～65 | <10 |
| 11～ | 150 | 50～65 | <10 |
| 14～ | 150 | 50～65 | <10 |
| 18～65 | 120 | 50～65 | <10 |
| 孕妇 | 130 | 50～65 | <10 |
| 乳母 | 160 | 50～65 | <10 |

## 附表 1-5　中国居民膳食矿物质参考摄入量（DRIs）

| 年龄/岁 | 常量元素 | | | | | | | | 微量元素 | | | | | | | | | | | | | | |
|---|---|---|---|---|---|---|---|---|---|---|---|---|---|---|---|---|---|---|---|---|---|---|---|
| | 钙 | | 磷 | | 镁 | 钾 | 钠 | 氯 | 铁 | | | 碘 | | 锌 | | | 硒 | | 铜 | | 钼 | | 铬 |
| | mg/d | | mg/d | | mg/d | mg/d | mg/d | mg/d | mg/d | | | μg/d | | mg/d | | | μg/d | | mg/d | | μg/d | | μg/d |
| | RNI | UL | RNI | UL | RNI | AI | AI | AI | RNI 男 | RNI 女 | UL | RNI | UL | RNI 男 | RNI 女 | UL | RNI | UL | RNI | UL | RNI | UL | AI |
| 0～ | 200 | 1000 | 100 | — | 20 | 350 | 170 | 260 | 0.3 | | — | 85 | — | 2 | | — | 15 | 55 | 0.3 | — | 2 | — | 0.2 |
| 0.5～ | 250 | 1500 | 180 | — | 65 | 550 | 350 | 550 | 10 | | — | 115 | — | 3.5 | | — | 20 | 80 | 0.3 | — | 3 | — | 4.0 |
| 1～ | 600 | 1500 | 300 | — | 140 | 900 | 700 | 1100 | 9 | | 20 | 90 | — | 4.0 | | 8 | 25 | 100 | 0.3 | 2.0 | 40 | 200 | 15 |
| 4～ | 800 | 2000 | 350 | — | 160 | 1200 | 900 | 1400 | 10 | | 30 | 90 | 200 | 5.5 | | 12 | 30 | 150 | 0.4 | 3.0 | 50 | 300 | 20 |
| 7～ | 1000 | 2000 | 470 | — | 220 | 1500 | 1200 | 1900 | 13 | | 35 | 90 | 300 | 7.0 | | 19 | 40 | 200 | 0.5 | 4.0 | 65 | 450 | 25 |
| 11～ | 1200 | 2000 | 640 | — | 300 | 1900 | 1400 | 2200 | 15 | 18 | 40 | 110 | 400 | 10.0 | 9.0 | 28 | 55 | 300 | 0.7 | 6.0 | 90 | 650 | 30 |
| 14～ | 1000 | 2000 | 710 | — | 320 | 2200 | 1600 | 2500 | 16 | 18 | 40 | 120 | 500 | 12.0 | 8.5 | 35 | 60 | 350 | 0.8 | 7.0 | 100 | 800 | 30 |
| 18～ | 800 | 2000 | 720 | 3500 | 330 | 2000 | 1500 | 2300 | 12 | 20 | 40 | 120 | 600 | 12.5 | 7.5 | 40 | 60 | 400 | 0.8 | 8.0 | 100 | 900 | 30 |
| 50～ | 1000 | 2000 | 720 | 3500 | 330 | 2000 | 1400 | 2200 | 12 | 12 | 40 | 120 | 600 | 12.5 | 7.5 | 40 | 60 | 400 | 0.8 | 8.0 | 100 | 900 | 30 |
| 65～ | 1000 | 2000 | 700 | 3000 | 320 | 2000 | 1400 | 2200 | 12 | 12 | 40 | 120 | 600 | 12.5 | 7.5 | 40 | 60 | 400 | 0.8 | 8.0 | 100 | 900 | 30 |
| 80～ | 1000 | 2000 | 670 | 3000 | 310 | 2000 | 1300 | 2000 | 12 | 12 | 40 | 120 | 600 | 12.5 | 7.5 | 40 | 60 | 400 | 0.8 | 8.0 | 100 | 900 | 30 |
| 孕妇（1～12 周） | 800 | 2000 | 720 | — | 370 | 2000 | 1500 | 2300 | — | 20 | 40 | | | | | | | | | | | | 31 |
| 孕妇（13～27 周） | 1000 | 2000 | 720 | — | 370 | 2000 | 1500 | 2300 | — | 24 | 40 | 230 | 600 | — | 9.5 | 40 | 65 | 400 | 0.9 | 8.0 | 110 | 900 | 34 |
| 孕妇（≥28 周） | 1000 | 2000 | 720 | — | 370 | 2000 | 1500 | 2300 | — | 29 | 40 | | | | | | | | | | | | 36 |
| 乳母 | 1000 | 2000 | 720 | — | 330 | 2400 | 1500 | 2300 | — | 24 | 40 | 240 | 600 | — | 12 | 40 | 78 | 400 | 1.4 | 8.0 | 103 | 900 | 37 |

## 附表 1-6 中国居民膳食维生素参考摄入量（DRIs）

| 年龄/岁 | 脂溶性维生素 | | | | | | | | 水溶性维生素 | | | | | | | | | | | | | | | | | | | | | | | | | | |
|---|---|---|---|---|---|---|---|---|---|---|---|---|---|---|---|---|---|---|---|---|---|---|---|---|---|---|---|---|---|---|---|---|---|---|---|
| | 维生素 A | | | 维生素 D | | 维生素 E | | 维生素K | 维生素 $B_1$ | | | 维生素 $B_2$ | | | 维生素 $B_6$ | | | 维生素 $B_{12}$ | | 泛酸 | 叶 酸 | | | 烟 酸 | | | | 烟酰胺 | 胆碱 | | | 生物素 | 维生素 C | | |
| | RNI | | UL | RNI | UL | AI | UL | AI | AI | RNI | | AI | RNI | | AI | RNI | UL | AI | RNI | AI | AI | RNI | UL | AI | RNI | | UL | UL | AI | UL | | AI | AI | RNI | UL |
| | μgRAE/d | | μgRAE/d | μg/d | | mgα-TE/d | | mg/d | mg/d | mg/d | | mg/d | mg/d | | mg/d | | | μg/d | | mg/d | μgDFE/d | | μg/d | mgNE/d | mgNE/d | | mgNE/d | mg/d | mg/d | mg/d | | mg/d | mg/d | | |
| | 男 | 女 | | | | | | | | 男 | 女 | | 男 | 女 | | | | | | | | | | | 男 | 女 | | | | 男 | 女 | | | | |
| 0～ | 300① | | 600 | 10① | 20 | 3 | — | 2 | 0.1 | — | — | 0.4 | — | — | 0.2 | — | — | 0.3 | — | 1.7 | 65 | — | — | 2 | — | — | — | — | 120 | 120 | — | 5 | 40 | — | — |
| 0.5～ | 400① | | 600 | 10① | 20 | 4 | — | 10 | 0.3 | — | — | 0.5 | — | — | 0.4 | — | — | 0.6 | — | 1.9 | 1100 | — | — | 3 | — | — | — | — | 150 | 150 | — | 9 | 40 | — | — |
| 1～ | 310 | | 700 | 10 | 20 | 6 | 150 | 30 | — | 0.6 | 0.6 | — | 0.6 | 0.6 | — | 0.6 | 20 | — | 1.0 | 2.1 | — | 160 | 300 | — | 6 | 6 | 10 | 100 | 200 | 200 | 1000 | 17 | — | 40 | 400 |
| 4～ | 360 | | 900 | 10 | 30 | 7 | 200 | 40 | — | 0.8 | 0.8 | — | 0.7 | 0.7 | — | 0.7 | 25 | — | 1.2 | 2.5 | — | 190 | 400 | — | 8 | 8 | 15 | 130 | 250 | 250 | 1000 | 20 | — | 50 | 600 |
| 7～ | 500 | | 1500 | 10 | 45 | 9 | 350 | 50 | — | 1.0 | 1.0 | — | 1.0 | 1.0 | — | 1.0 | 35 | — | 1.6 | 3.5 | — | 250 | 600 | — | 11 | 10 | 20 | 180 | 300 | 300 | 1500 | 25 | — | 65 | 1000 |
| 11～ | 670 | 630 | 2100 | 10 | 50 | 13 | 500 | 70 | — | 1.3 | 1.1 | — | 1.3 | 1.1 | — | 1.3 | 45 | — | 2.1 | 4.5 | — | 350 | 800 | — | 14 | 12 | 25 | 240 | 400 | 400 | 2000 | 35 | — | 90 | 1400 |
| 14～ | 820 | 620 | 2700 | 10 | 50 | 14 | 600 | 75 | — | 1.6 | 1.3 | — | 1.5 | 1.2 | — | 1.4 | 55 | — | 2.4 | 5.0 | — | 400 | 900 | — | 16 | 13 | 30 | 280 | 500 | 400 | 2500 | 40 | — | 100 | 1800 |
| 18～ | 800 | 700 | 3000 | 10 | 50 | 14 | 700 | 80 | — | 1.4 | 1.2 | — | 1.4 | 1.2 | — | 1.4 | 60 | — | 2.4 | 5.0 | — | 400 | 1000 | — | 15 | 12 | 35 | 310 | 500 | 400 | 3000 | 40 | — | 100 | 2000 |
| 50～ | 800 | 700 | 3000 | 10 | 50 | 14 | 700 | 80 | — | 1.4 | 1.2 | — | 1.4 | 1.2 | — | 1.6 | 60 | — | 2.4 | 5.0 | — | 400 | 1000 | — | 14 | 12 | 35 | 310 | 500 | 400 | 3000 | 40 | — | 100 | 2000 |
| 65～ | 800 | 700 | 3000 | 15 | 50 | 14 | 700 | 80 | — | 1.4 | 1.2 | — | 1.4 | 1.2 | — | 1.6 | 60 | — | 2.4 | 5.0 | — | 400 | 1000 | — | 14 | 11 | 35 | 300 | 500 | 400 | 3000 | 40 | — | 100 | 2000 |
| 80～ | 800 | 700 | 3000 | 15 | 50 | 14 | 700 | 80 | — | 1.4 | 1.2 | — | 1.4 | 1.2 | — | 1.6 | 60 | — | 2.4 | 5.0 | — | 400 | 1000 | — | 13 | 10 | 30 | 280 | 500 | 400 | 3000 | 40 | — | 100 | 2000 |
| 孕妇（1～12周） | | 700 | 3000 | 10 | 50 | 14 | 700 | 80 | — | | 1.2 | — | | 1.2 | — | 2.2 | 60 | — | 2.9 | 6.0 | — | 600 | 1000 | — | | 12 | 35 | 310 | 420 | 420 | 3000 | 40 | — | 100 | 2000 |
| 孕妇（13～27周） | | 770 | 3000 | 10 | 50 | 14 | 700 | 80 | — | | 1.4 | — | | 1.4 | — | 2.2 | 60 | — | 2.9 | 6.0 | — | 600 | 1000 | — | | 12 | 35 | 310 | 420 | 420 | 3000 | 40 | — | 115 | 2000 |
| 孕妇（≥28周） | | 770 | 3000 | 10 | 50 | 14 | 700 | 80 | — | | 1.5 | — | | 1.5 | — | 2.2 | 60 | — | 2.9 | 6.0 | — | 600 | 1000 | — | | 12 | 35 | 310 | 420 | 420 | 3000 | 40 | — | 115 | 2000 |
| 乳母 | | 1300 | 3000 | 10 | 50 | 17 | 700 | 85 | — | | 1.5 | — | | 1.5 | — | 1.7 | 60 | — | 3.2 | 7.0 | — | 550 | 1000 | — | | 15 | 35 | 310 | 520 | 520 | 3000 | 50 | — | 150 | 2000 |

① 表示 AI 值；“—”未制定；有些维生素未制定 UL，主要原因是研究资料不充分，并不表示过量摄入没有健康风险。

**附表 1-7　中国居民膳食水适宜摄入量（AI）**

| 年龄/岁 | 饮水量[①] | | 总摄入量[②] | |
|---|---|---|---|---|
| | L/d | | L/d | |
| | 男性 | 女性 | 男性 | 女性 |
| 0～ | — | | 0.7[③] | |
| 0.5～ | — | | 0.9 | |
| 1～ | — | | 1.3 | |
| 4～ | 0.8 | | 1.6 | |
| 7～ | 1.0 | | 1.8 | |
| 11～ | 1.3 | 1.1 | 2.3 | 2.0 |
| 14～ | 1.4 | 1.2 | 2.5 | 2.2 |
| 18～ | 1.7 | 1.5 | 3.0 | 2.7 |
| 孕妇（早） | | +0.2 | | +0.3 |
| 孕妇（中） | | +0.2 | | +0.3 |
| 孕妇（晚） | | +0.2 | | +0.3 |
| 乳母 | | +0.6 | | +1.1 |

① 温和气候条件下，轻身体活动水平。如果在高温或进行中等以上身体活动时，应适当增加水摄入量。
② 总摄入量包括食物中的水及饮水中的水。
③ 纯母乳喂养的婴儿不需要额外补充水分。

**附表 1-8　中国成人其他膳食成分特定建议值（SPL）和可耐受最高摄入量（UL）**

| 其他膳食成分 | AI | SPL | UL |
|---|---|---|---|
| 膳食纤维/（g/d） | 25 | — | — |
| 植物甾醇/（g/d） | — | 0.9 | 2.4 |
| —植物甾醇酯/（g/d） | — | 1.5 | 3.9 |
| 番茄红素/（mg/d） | — | 18 | 70 |
| 叶黄素/（mg/d） | — | 10 | 40 |
| 原花青素/（mg/d） | — | 200 | 800 |
| 大豆异黄酮*/（mg/d） | — | 55 | 120 |
| 花色苷/（mg/d） | — | 50 | — |
| 氨基葡萄糖/（mg/d） | — | 1000 | — |
| —硫酸或盐酸氨基葡萄糖/（mg/d） | — | 1500 | — |
| L-肉碱/（mg/d） | — | — | 2000 |
| 姜黄素/（mg/d） | — | — | 720 |

*指绝经后妇女。